BIOMEDICAL MATERIALS

바이오메디컬 소재학

왕명현 지음

바이오메디컬 소재학

인 쇄 : 2019년 8월 19일 초판 1쇄
발 행 : 2019년 8월 26일 초판 1쇄

지은이 : 왕명현

발행인 : 송 준
발행처 : 홍릉과학출판사

주 소 : 서울시 강북구 인수봉로 50길 10
전 화 : 02-999-2274~5 **팩스 :** 02-905-6729
e-mail : hongpub@hongpub.co.kr
홈페이지 : www.hongpub.co.kr

ISBN : 979-11-5600-692-3 (93510)
정 가 : 26,000원

파본이나 잘못된 책은 교환하여 드립니다.

바이오메디컬소재학

BIOMEDICAL MATERIALS

Biomedical Science

Biomedical engineering

HISTONE

CHROMATIN

CHROMOSOME

NUCLEOLUS

왕명현 지음

홍릉과학출판사

머리말

21세기는 Biotechnology, 즉 생명공학의 세기라고 불리워질 정도로 생명공학의 발전은 눈부시며, 이러한 발전에 기초하여 의학, 약학, 농학 및 식품공학 및 화장품 공학의 발전에도 기여하고 있습니다. 그러므로 생명공학을 기초로 하여 바이오메디칼소재학은 인간의 삶의 질 향상과 직결된 문제로 관심과 수요가 크게 늘고 있습니다. 주지하는 대로 현대 이러한 학문분야는 미생물과 동 · 식물을 기본 소재로 신약 물질의 탐구와 개발뿐만 아니라 기능성식품 및 화장품 연구개발에까지 포함하고 있습니다. 우리나라에서도 최근 신기술 신산업으로서의 바이오메디칼산업이 명실상부한 미래 성장동력의 하나로서 자리를 잡아가고 있는 것 같아 전공자로서 매우 기쁘게 생각하고 있습니다. 하지만 전문서적의 부족으로 학생과 연구자들이 많은 어려움을 겪고 있는 실정입니다.

2009년 학부생 및 대학원생 그리고 연구자들을 위한 『식물 의생명공학』을 출간한 바 있습니다. 그로부터 2년후인 2011년에 개정판으로 『의생명산업공학』을 출판하여 눈부시게 변화하고 발전하는 의생명산업 분야에 다소나마 새로운 연구자료의 지침서와 길잡이로서 역할을 하였습니다. 그러나, 급변하고 있는 연구환경을 반영한 교재의 필요성 때문에 『바이오메디칼소재학』은 『의생명산업공학』을 대폭적으로 수정 · 보완한 개정판입니다. 따라서, 본 개정판은 분자생물학적인 기술과 천연물로부터 생리활성물질의 효능을 발견하여 기능성 물질 및 식 · 의약품이 생성되는 기본원리 및 응용기술을 이해하기 쉽도록 개념과 원리 및 구체적인 방법까지도 기술하였습니다.

이 책이 학부생과 대학원생 그리고 관련연구자에게 기초자료로 활용되고 바이오메디칼 분야의 발전에 조금이나마 기여할 수 있기를 기대합니다. 그리고 여전히 부족한 부분이 많지만, 독자 여러분께서 관심과 조언을 주신다면, 앞으로도 바이오메디칼 분야의 발전에 기여하도록 더욱 노력하겠습니다.

마지막으로 이 책이 빛을 보기까지 원고정리를 도와준 강원대학교 박철호 교수님과 출판에 있어서 끝까지 수고를 아끼지 않으신 홍릉과학출판사 김기용 이사님과 박찬혁님께 진심으로 감사의 마음을 전합니다.

목차

제3장 천연 의약 소재 및 제품

제4장 피부의 생명소재 및 활용

제5장 헬스케어 소재와 활용

제 1 장

의생명소재학의 기초

Biomedical Materials

1. 의생명소재학이란?

의생명소재학(Science of Biomedical Materials)이란 의생명과학(Biomedical Science)과 의생명공학(Biomedical engineering) 등 의생명 과학기술의 소재를 다루는 학문적 체계를 의미한다. 이론적 기초부터 물질적 재료와 소재화 기술에 이르기까지 광범위한 분야를 포함하나 좁은 의미에서는 '바이오 소재활성화'와 밀접히 연관된 개념으로 이해할 수 있다. 20세기에 들어 획기적으로 발달한 생물공학은 소재와 산업유형을 기준으로 Green Biotechnology(농업생명공학), White Biotechnology (화학생명공학), Red Biotechnology(의료생명공학) 등으로 분류된다.

바이오(Bio)란 그리스어의 Bios에서 유래된 것으로 생명, 생물을 의미하며 인간을 포함한 동물, 식물, 미생물에 이르는 지구상 모든 생명체를 대상으로 한다. 미국 의회의 기술평가국 (Office of Technology Assessment) 에서는 생명공학(Biotechnology)을 "식물이나 동물을 개량하거나 특별한 사용을 위한 미생물을 개발하기 위하여 살아있는 생물체나 그들 생물체로부터 생성된 물질을 사용하는 어떤 기술들"이라고 정의하였다. 광의로 해석하면 생물이 갖는 유전, 번식, 성장, 자기제어, 물질대사 등의 기능을 인간생활에 유익하게 사용하는 새로운 생물이용기술로 인류의 생활, 생존, 환경의 보전에 사용이 되는 생물종, 물질, 기기, 기구 등을 연구, 생산하는 기술이라고 정의될 수 있다. 오늘날 생명공학기술은 인간뿐만 아니라 동물, 식물, 미생물에 이르는 모든 생명

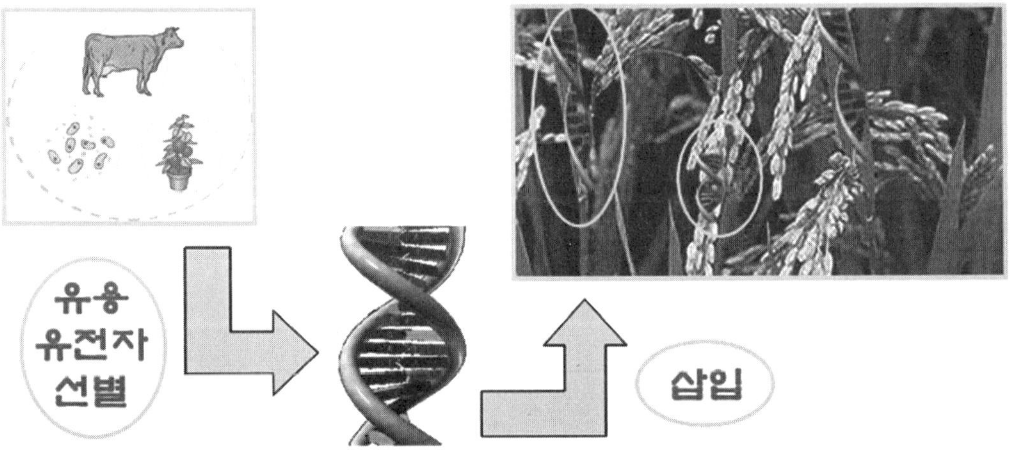

그림 1. 재조합 DNA 기술

체를 대상으로 하며, 생명현상에 대한 연구를 바탕으로 생명의 기능과 그 특징을 이용해 농업, 의료, 화공, 에너지, 환경 등 인간의 생존, 생활, 문화 및 건강과 같은 폭넓은 인류문명의 발달을 견인하는 산업화에 기여한다. 일예로, 생명공학의 핵심기술인 재조합 DNA(recombinant DNA) 기술 (그림 1)로 생명체로부터 이전에 자연에 존재하지 않았던 새롭고 희귀한 생물체 및 물질을 얻을 수 있다.

이밖에도 생명공학은 세포학, 분자 생물학, 미생물학, 유전학, 생리학, 생화학 같은 자연과학뿐만 아니라 공학과 컴퓨터 과학을 포함하는 종합적 학문이다. 바이오공학기술을 사용하여 유용한 농작물과 가축을 만들고 유전성 병의 진단과 유전자를 이용하는 치료, 재조합 백신 등의 개발이 이루어져 왔다. 또한 미생물 이용을 통해 산업적으로 유출되는 독성 물질을 정화하여 환경을 복원시키고 멸종되어 가는 종을 유전적 방법을 사용하여 보호하기도 한다. 또한 지난 3세기 동안 인구가 10배 이상 증가하여 약 70억 인구가 되었고 기술개발에 따른 환경문제도 심각해져 산성비, 온난화, 유해물질 쓰레기, 생물의 멸종 등 많은 문제들이 발생하고 있다. 이러한 문제를 해결하는데도 첨단바이오공학 및 다양한 과학기술이 개발, 활용되고 있다. 특히 인간의 평균수명이 100세를 바라보는 시대를 눈앞에 두고 있어 의료, 제약, 식품, 위생, 보건 등 건강 증진을 위한 기술이 획기적으로 발달해 오고 있음을 알 수 있다. 또한 그 원자재가 되는 의생명소재의 생산, 가공 및 관련 타 분야기술과의 융·복합도 활발히 이루어지고 있다. 그러므로 의생명과학(Biomedical Science)은 인간생명 및 의학과 관련한 생명과학을 의미하며 의생명소재학(Science of Biomedical Materials)은 의학적으로 유용한 물질과 제품을 생산하며 그 과정에 필요한 제조공정기술을 체계화한 것이라고 할 수 있다.

1.1 생명의 특성

생물이 무생물과 구분되는 공통적인 특징은, 첫째 모든 생물은 복잡한 구조를 가지고 있고 – 질서(order), 둘째 다양하게 변화되는 외부환경에 대해 생명이 유지될 수 있는 범위 내에서 내부환경을 유지 시킨다 – 조절(regulation), 셋째 종에 따라 성장과 발생의 특징을 갖으며 – 성장과 발생(growth and development), 넷째 에너지를 획득하여 활동에 이용할 수 있고 – 에너지 이용(energy utilization), 다섯째 환경의 자극에 반응 한다 – 반응(response), 여섯째 세포내에서 DNA가 복제되어 자신과 같은 개체를 만들 수 있고 – 생식(reproduction), 마지막으로 시간의 흐름에 따라 진화한다 – 진화(evolution). 생물은 생태계에 의해 존재하는데, 그의 정의는 여러 개체군(population)으

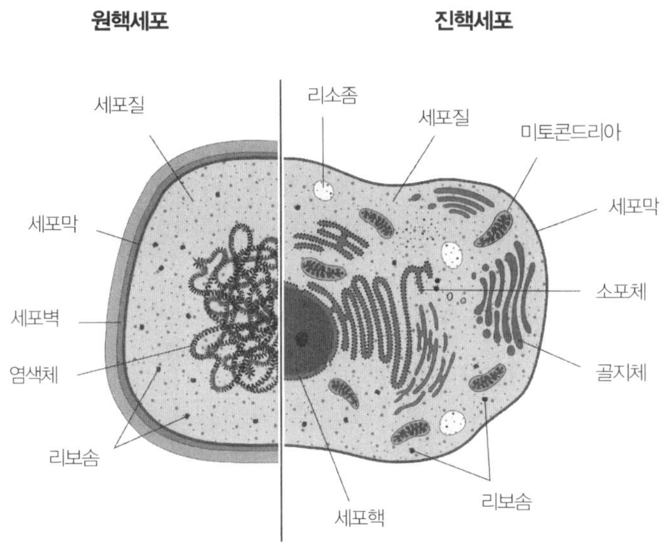

그림 2. 원핵세포와 진핵세포의 크기 및 구조 비교

로 구성된 군집(community)의 집단이다. 개체군은 각 살아있는 생명체인 개체(organism)가 모인 것이고 각 개체는 다시 여러 단계로 구성된다.

식물은 여러 기관(organ), 즉 잎, 줄기, 뿌리 등의 영양기관과 꽃, 열매, 종자인 생식기관으로 이루어져 있다. 각 기관은 여러 조직(tissue)으로 이루어진 조직계(tissue system)가 있고 각 조직들은 유사한 기능을 가지고 있는 세포(cell)로 이루어져 있다. 이와 같이 생물은 세포로 구성되어 있으며 정교하고 복잡한 체제를 갖추고, 동화작용 · 이화작용과 같은 물질대사가 일어난다. 세포는 원핵세포(prokaryotic cell)와 진핵세포(eukaryotic cell)로 나뉜다. 원핵세포는 다시 박테리아와 고세균

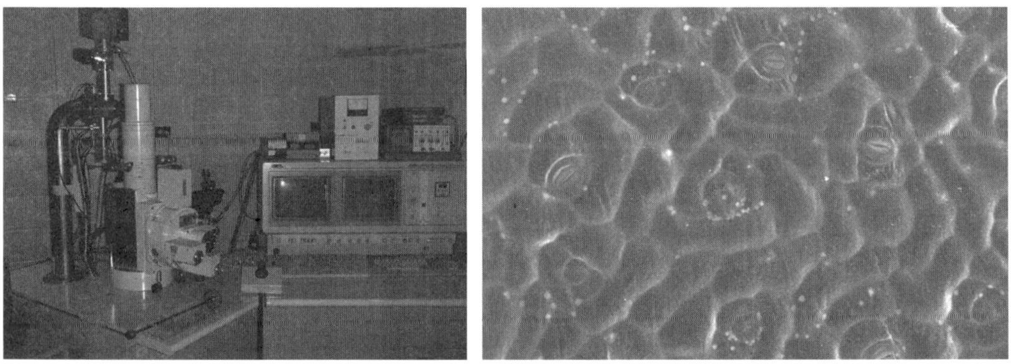

그림 3. 주사전자현미경(SEM)과 담배 잎의 주사전자현미경 사진

(archaea)로 나뉜다. 원핵세포와 진핵세포의 구조적 차이는, 원핵세포는 핵(nucleus)이 없는 반면 진핵세포는 핵이 뚜렷이 구분된다는 점이다.

세포의 연구는 1665년 훅(Robert Hook)이 자신의 만든 현미경으로 세포를 발견하면서 시작되었다. 이후 1831년에 브라운이 핵을 발견하였고, 1846년 몰이 원형질을 발견하였다. 이는 현미경의 발전이 가져온 결과라 할 수 있다. 1950년대에는 전자현미경의 사용이 시작되어 세포의 구조에 대한 연구가 활성화 되었다. 생물학자들은 세포 표면의 정밀한 구조물 연구를 위해 주사전자현미경(scanning electron microscope, SEM)을 이용하는데, 이는 금속으로 도금된 세포 표면에 전자를 주사하여 금속표면에서 방출된 전자를 한곳으로 모아 세포 표면의 영상을 만든다. 투과전자현미경(transmission electron microscope, TEM)은 아주 얇게 자른 표본에 전자 광선을 투과시켜 내부 구조를 관찰한다.

1.2 세포의 구조

동물세포와 식물세포의 형태를 그림에서 알 수 있다. 세포 내에는 핵 이외에도 핵과 원형질막 사이에 세포질(cytoplasm)로 가득차 있으며, 다양한 구조의 고유한 기능을 가지는 세포소기관(oranelle)이 떠있다. 대부분의 세포소기관들은 막으로 싸여 있지만(막성 세포소기관, membraneous organelles), 그렇지 않은 것들도 있다. 막성 세포소기관은 핵(nucleus), 소포체(endoplasmic reticulum), 골지체(Golgi apparatus), 미토콘드리아(mitochondria), 리소좀(lysosome), 퍼옥시좀(perosisome)이다.

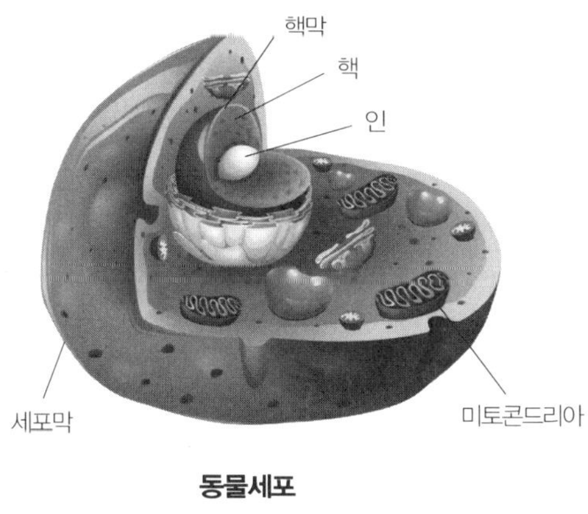

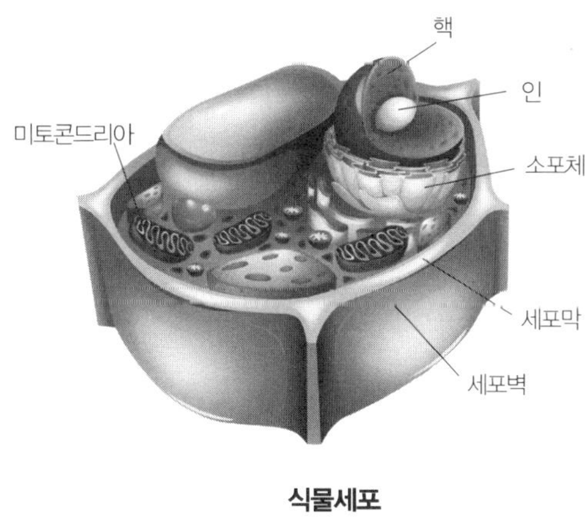

그림 4. 동물세포와 식물세포의 구조

세포의 화학적 활동은 막성 세포소기관에서 일어난다. 서로 다른 조건의 물질대사가 한 세포내에서 일어날 수 있는 것은 소기관들이 막으로 둘러싸여 있어서 서로 독립적인 환경 조건을 유지할 수 있기 때문이다. 또한 세포 내부의 막이 없다면, 막의 표면적이 작아져 필요한만큼의 물질대사를 수행 할 수 없을 것이다. 직경이 원핵세포의 10배정도이고 세포질의 체적은 1000배이지만 원형질막의 면적은 100배정도에 불과하고 대부분의 중요한 물질 대사 과정이 막에서 일어난다.

진핵세포의 세포소기관들의 기능을 요약하면 다음 표1과 같다.

표 1. 진핵세포의 세포소기관들의 기능

생 성	
핵(nucleus)	DNA, RNA 합성
리보솜(ribosome)	단백질 합성
조면소포체 (rough endoplasmic reticulum)	단백질, 분비단백질, 가수분해효소의 합성
활면소포체 (smooth endoplasmic reticulum)	지방 합성, 탄수화물대사(간), 해독작용(간), 칼슘이온 저장
골지체(golgi apparatus)	고분자의 변형, 일시적 저장, 수송
분 해	
리소좀(lysosome)	영양분, 박테리아, 손상된 세포소기관의 분해
퍼옥시좀(peroxisome)	부산물로 생기는 H2O2의 분해를 이용하는 물질대사
액포(vacuole)	분해(리소좀과 같은), 화학물질저장, 세포팽창, 물의 균형
에너지전환	
엽록체(chloroplast)	빛에너지를 화학에너지로 전환
미토콘드리아(mitochondria)	음식의 화학에너지를 ATP로 전환
기 타	
세포뼈대(cytoskeleton)	세포모양의 유지, 세포소기관의 고정, 움직임, 세포의 움직임, 신호전달
세포벽(cell wall)	세포모양의 유지와 지탱, 표면보호, 세포사이의 결합
세포 외바탕질(extracellular matrix)	조직에서 세포사이의 결합, 표면 보호, 세포활동의 조절
세포연접(cell junction)	세포사이의 연락, 세포사이의 결합

(1) 식물세포의 소기관

대부분의 세포소기관들은 동물세포와 식물세포 모두에서 발견된다. 단지 엽록체(chloroplast)만이 동물세포에서는 나타나지 않는다. 또한 단단한 세포벽(cell wall)으로 둘러싸여 있으며, 세포 중앙에 커다란 액포(vacuole)를 갖는다. 세포벽은 중간 바닥층(middle lamella)을 사이에 두고 서로 연결되어 있다. 식물의 생장은 분열(division)과 확장(elongation)을 통해 일어나게 되며, 분열조직(meristem)에 있는 세포가 분열됨으로써 이루어진다. 식물의 줄기와 뿌리의 끝에 있는 정단분열조직(apical meristem)에서 식물을 신장시키며 이러한 발달 과정을 일차 생장(primery growth)이라 하며, 이차생장은 유관속 형성층(vascular cambium)과 코르크 형성층 (cork cambium)의 측부 분열에 의해 이루어진다.

사이토졸(cytosol)에는 세포내 골격을 이루는 섬유성 및 구상 단백질로 구성된 3차원 연결망이 발달하여 세포내의 공간적 위치를 제공한다. 식물세포는 미세섬유(microfilament)와 미세소관(micro-tubule) 두 종류의 골격요소를 갖는다.

(2) 생체막

생체막은 생명체의 가장자리를 이루며 세포질과 외부 환경을 분리한다. 또한 막에는 내재성 단백질이 있어 세포에 필요한 물질들을 선택적 수송이 가능하다. 이렇게 세포 안과 밖을 소통하는 화학물질을 조절하는데 에너지를 소모한다. 대부분의 막들은 인지질(phospholipids)라는 특별 지질과 단백질로 이루어져 있다. 인지질은 친수성과 소수성을 모두 띠는 양극성 물질이기 때문에 인지질의 인산기가 소수성 부분을 둘러싸서 물과 상호 반응하도록 한다.

이중층으로 막을 형성한 인지질 이중층에는 특수한 단백질들이 끼어있다. 내재성 단백질과 표재성 단백질이 그것이다. 내재성 단백질은 지질 이중층 내부에 박혀 있으며 세포의 바깥과 접촉하기도 하고 세포막의 소수성과 접하기도 하며, 세포의 안쪽 사이토졸과 접촉하기도 한다. 표재성 단백질은 세포막 표면에 수소결합으로 붙어 있으며 세포막과 세포골격간 상호반응 등 몇 가지 역할을 하고 있다.

이러한 양상을 나타내기 때문에 생체막은 유동모자이크(fluid mosaic)라고 묘사되고 있다.

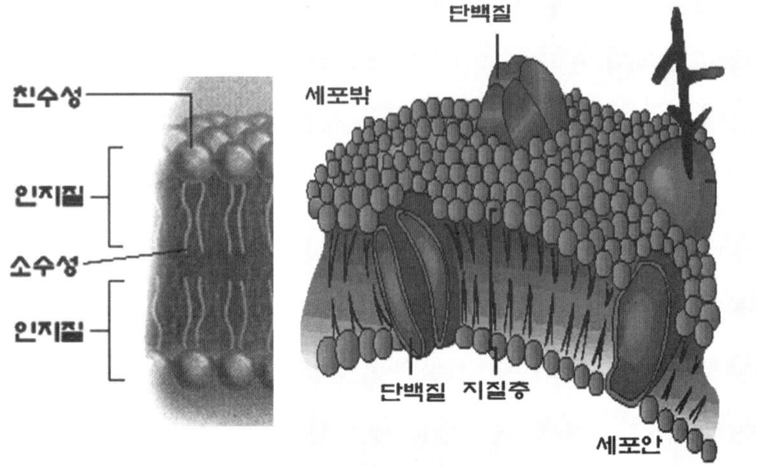

그림 5. 지질층의 구조와 유동모자이크 모델

(3) 핵

핵(nucleus)은 DNA와 단백질로 구성된 염색체가 저장되고 복제되는 직경 5~8 μm정도의 막성 세포소기관이다. 핵막에는 70~150 nm정도의 핵공(pore)을 갖고 있는데 이 핵공을 통해 RNA를 비롯한 여러 과립성 물질이 이동한다. 두 가닥의 DNA가닥은 히스톤(histone)이라고 하는 단백질과 결합되어 실 모양의 염색질(chromatin)로 되어 있다. 이 염색질은 염색체(chromosome)를 형성한다. 핵 안에서 염색질과 인접하여 섬유성 물질과 작은 입자 덩어리로 구성되어 있는 것은 인(nucleolus)라고 하는데 여기에서 염색질 DNA 일부에 RNA와 단백질이 결합하여 형성된 것이다. 핵 안의 염색체 수는 종(species)에 따라 다르다. 사람의 체세포의 경우는 46개의 염색체가 있고, 벼는 24개의 염색체를 가지며 호저세포는 34개의 염색체를 가진다.

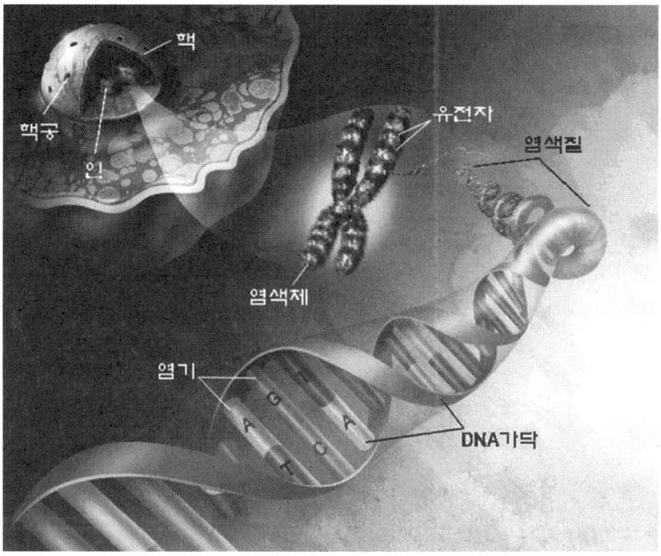

그림 6. 핵의 구조

(4) 리보솜

리보솜(ribosome)은 핵 안에 인에서 크고 작은 2개의 서브유니트(subunit)로 구성된다. 구성된 리보솜은 핵공을 통해 세포질로 이동하여 rRNA와 복합체를 이뤄 단백질을 합성한다. 일부 리보솜은 사이토졸에 떠있고 다른 리보솜들은 소포체(endoplasmic reticulum)라 불리는 막 형태의 세포소기관 외부에 부착되어 있다. 단백질이 합성 될 때 5~6개의 리보솜이 mRNA의 사슬에 연결되어 늘어서게 되는데 이때의 리보솜과 mRNA의 집합체를 폴리솜(polysome)이라 한다.

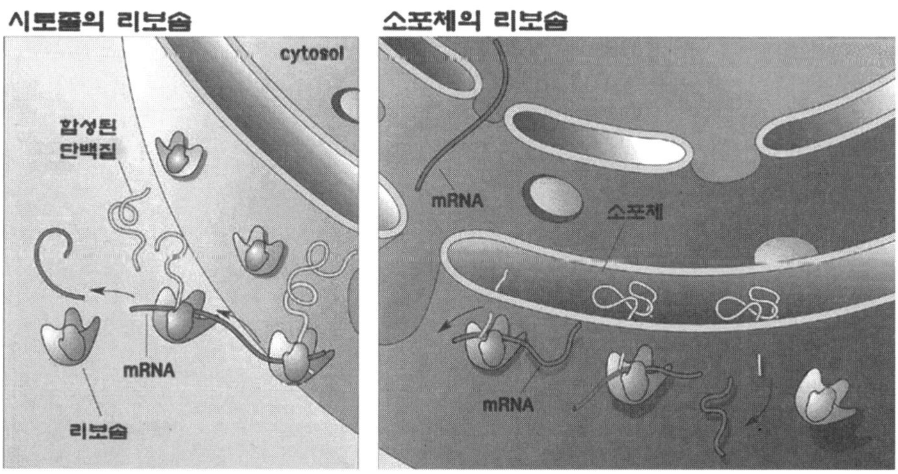

그림 7. 두 가지 형태의 리보솜

(5) 소포체

소포체(endoplasmic reticulum, ER)는 핵의 외막과 연속되고 리보솜이 붙은 조면 소포체(rough endolasmic reticulum)와 리보솜이 붙지 않은 활면 소포체(smooth endoplasmic reticulum)의 두 가지 형이 있다. 조면 소포체는 막 단백질과 분비 단백질을 합성하는 곳으로 세포질에서 특정물질의 합성과 수송을 담당하는 연결 체제를 구성한다. 리보솜에서 만들어진 단백질의 일부는 소포체 효소에 의하여 만들어진 인지질처럼 소포체 막으로 끼어들어 간다. 또한 리보솜에 의해 합성된 폴리펩티드가 소포체의 내부에서 당과 연결되어 당단백질(glycoprotein)분자를 만들어 수송소포(transport vesicle)로 포장되어 골지체를 거처 그 기능을 갖춘 단백질로 조립되어 실제로 세포 밖으로 방출시킨다.

활면 소포체는 보유하고 있는 많은 다양한 효소들을 사용하여 지방산(fatty acids), 인지질(phospholipids), 스테로이드(steroids) 등의 지질(lipids)을 합성한다. 또한 활면 소포체는 칼슘이온을 저장하고 있다가 신경세포에서 전달된 신호가 근육세포를 자극하면, 칼슘이온을 방출하여 세포가 수축하게 한다. 간세포에 있는 활면 소포체의 효소 가운데 하나는 간세포에서 혈액으로 분비되는 당성분의 양을 조절하고, 다른 효소는 약물과 유해한 물질을 분해한다.

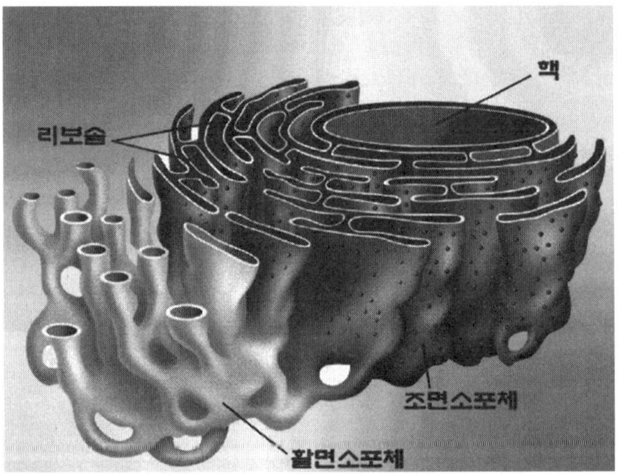

그림 8. 조면소포체와 활면소포체

(6) 골지체

골지체(golgi body)는 세포 내의 정제소, 창고, 그리고 선적센터의 역할을 한다. 원형질막을 향한 트렌스(trans)면과 세포 중심부를 향한 시스(cis)면이 있는 극성구조를 가진다. 소포체로부터 생성된 소낭을 시스면을 통해 전달받아 화학적인 수식을 통해 기능에 맞는 분자로 마무리한 뒤 트렌스면에서 다시 소낭 형태로 포장되어 다른 소기관 또는 세포 밖으로 수송된다.

식물세포의 골지체는 세포벽 성분인 헤미셀룰로오스(hemicellulose)와 펙틴(pectin)의 비섬유소다당류와 단백질을 합성하여 세포벽 형성에 중요한 역할을 한다. 골지체에서 유래한 소낭이 원형질막과 융합하면 원형질막과 세포벽 사이로 소낭함유물을 운반한다.

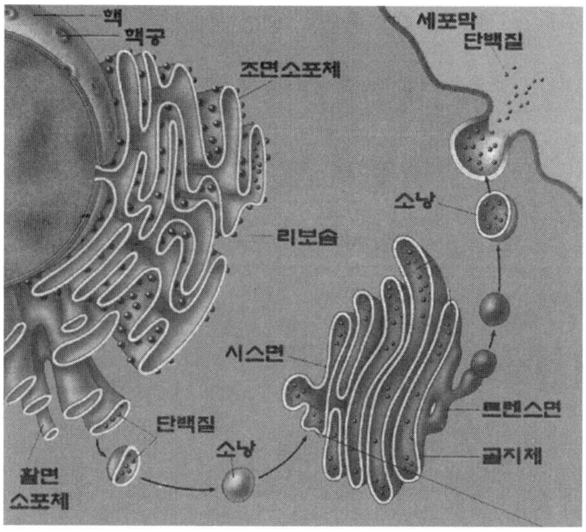

그림 9. 골지체의 구조

(7) 액포

액포(vacuole)는 막으로 둘러싸인 주머니로 크기와 모양이 다양하다. 식물세포의 중심에 있는 중심액포(central vacuole)는 무기이온, 유기산, 당, 효소 등의 생명유지에 필요한 화학물질 및 식물의 방어기작에 관여하는 일련의 이차대사산물을 저장하며, 물을 흡수하여 액포 내 용질을 축적시켜 세포의 크기가 커지도록 한다.

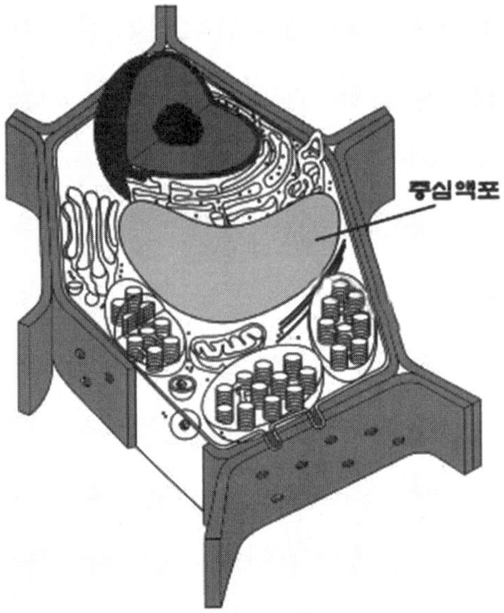

그림 10. 식물세포의 중심액포

(8) 미토콘드리아와 엽록체

식물세포는 생명을 유지하기 위해 필요한 에너지를 생성할 수 있는 2개의 세포소기관인 미토콘드리아(mitochondria)와 엽록체(chloroplast)가 있다. 미토콘드리아는 당대사인 세포호흡을 통해 방출되는 에너지를 이용해 ATP가 생성되고, 엽록체는 엽록소와 엽록소 결합 단백질을 색소체(plastid)로 포함하여 빛 에너지를 사용하여 광합성을 수행한다.

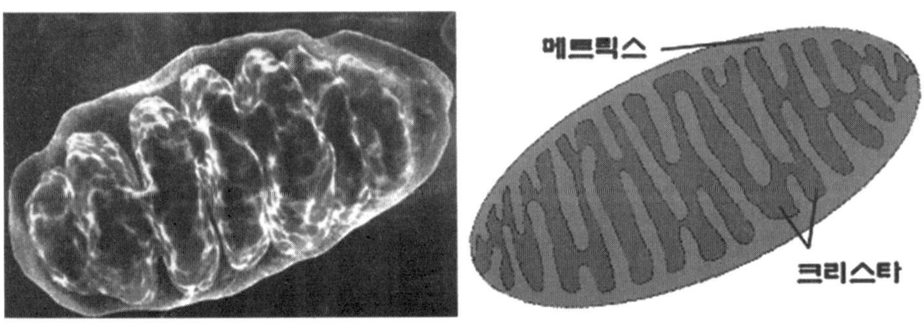

그림 11. 미토콘드리아의 구조

미토콘드리아는 고형이며 외막은 편평하지만 내막은 심하게 주름져있다. 주름진 부분을 크리스타(crista)라고 하고 내막의 표면적을 넓게 하여 ATP산출을 최대화 하기 위해 주름진 구조를 갖으며, 세포호흡의 기능을 수행하는 수많은 효소와 물질들이 자리잡고있다. 크리스타 이외의 안쪽 부분을 매트릭스(matrix)라하며 여기에 TCA회로에 관여하는 효소들이 들어있다.

엽록체는 두 개의 막을 갖고 있으며 진한 용액으로 채워진 스트로마(stroma)와 여러 개의 틸라코이드(thylakoid)가 중첩되어 형성된 그라나(grana)라 불리는 구조를 갖고 있다. 그라나에는 광화학반응에 참여하는 단백질과 색소가 들어 있으며 스트로마에는 암반응에 관여하는 효소와 용질들이 들어 있다.

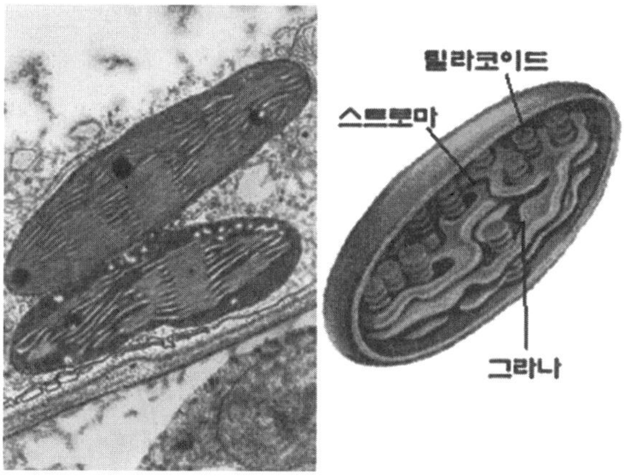

그림 12. 엽록체의 구조

엽록체와 미토콘드리아는 이중막을 갖고 있으며 스트로마와 매트릭스에 핵의 염색체와는 여러 가지로 다른 고리모양의 이중나선 구조의 DNA가 있으며 핵의 DNA복제와는 독립적으로 DNA 복제가 이루어질 수 있다.

(9) 세포내 골격

세포를 구조적으로 지지하고 세포소기관들에게 공간적 위치를 제공하기 위해 세포질 사이로 뻗어있는 섬유상물질의 그물구조를 갖는 세포골격(cytoskeleton)을 갖는다. 또한 이 세포골격은 세포의 분열과 세포벽의 퇴적, 세포의 형태 및 세포 재분화가 일어날 때 본질적인 역할을 한다. 식물세포는 액틴(actin)단백질로 되어 있는 미세섬유(microfilament)와 단위 물질로 튜불린(tubulin)을 갖는 원통형 미세소관(microtubule)의 두 종류의 골격 요소를 갖고 있으며 각각의 굵기는 7 nm, 25 nm로 일정하지만 길이는 일정하지 않다.

(10) 세포벽

세포벽은 세포를 보호할 뿐만 아니라 식물이 땅 위에 서 있을 수 있도록 지지대 역할을 하면서도 생장이 일어날 때 세포의 신장이 가능하다. 또한 세포가 너무 많은 물을 흡수하여 터지는 것을 막아준다. 1차 세포벽은 비결정성 기질 내에 결정성 셀룰로오스 마이크로피브릴이 분산되어 있는 구조이며, 원형질막보다 보통 10~100배 정도 더 두꺼우며, 다당류와 단백질로 된 바탕질에 섬유소 섬유질이 배열되어 있고 강도는 절연체와 비슷하다.

펙틴과 헤미셀룰로오스의 두 부분으로 나눌 수 있는데 펙틴은 복잡한 다당류로 구조적 변이가 크고 헤미셀룰로오스는 극단적으로 변형된 다당류로 셀룰로오스와 구별된다. 2차 세포벽은 1차 세포벽보다 셀룰로오스 함량이 높고 펙틴의 함량이 낮고 물과의 결합수가 적다. 또한 리그닌(lignin)이 세포벽의 기질 내에 존재하여 세포벽이 견고성을 갖는데 결정적인 역할을 한다. 2차 세포벽이 발달한 세포벽의 강도는 같은 직경의 철근 강도와도 비슷하다.

세포벽은 조화된 기능을 수행하기 위하여 세포들 사이를 서로 완전히 단절시키지 않고 사이사이를 연결해주는 구조인 세포연접(cell junction)이 있다. 식물에서는 소포체와 미세소관으로 이루어진 방추사의 잔재가 소낭의 융합을 방해하는 곳에 생기고 세포벽 물질의 퇴적으로 벽의 두께가 증가되면서 생긴 원형질 연락사(plasmodesma)로 세포 사이를 연결하여 물, 영양분, 그리고 화학적 신호의 순환 및 연락체계를 형성한다.

1.3 세포분열

1858년 독일의 버초우(Rudolf virchow)는 모든 세포는 세포에서 유래된다는 생물학적 원리를 발견하였다. 그의 논리에 따르면 생식과 유전을 포함한 모든 생명체의 연속성은 근본적으로 세포의 복제에 기인하며 이것을 세포분열(cell division)이라고 한다. 세포분열이 시작되기 전에 세포내의 염색체는 완전히 동일한 한 쌍의 염색분체로 복제가 일어난다. 각각의 염색분체는 딸세포로 균등하게 나뉘어져서 분열전의 세포 염색체와 같은 상태를 유지한다. 세포분열을 통해 한 세포로부터 다세포 개체가 만들어질 수 있으며, 오래되었거나 손상된 세포를 새로운 세포로 대체시켜준다.

(1) 세포주기

세포 분열을 통해 생명체의 세포수가 유지된다. 그러나 세포마다 매일 분열하는 것과 이보다 늦게 분열하는 등 세포분열 정도에는 차이가 있다. 세포는 자라고 분열하여 두 개의 딸세포가 되고 또 다시 자라서 분열하는 주기를 세포주기(cell cycle)라고 한다.

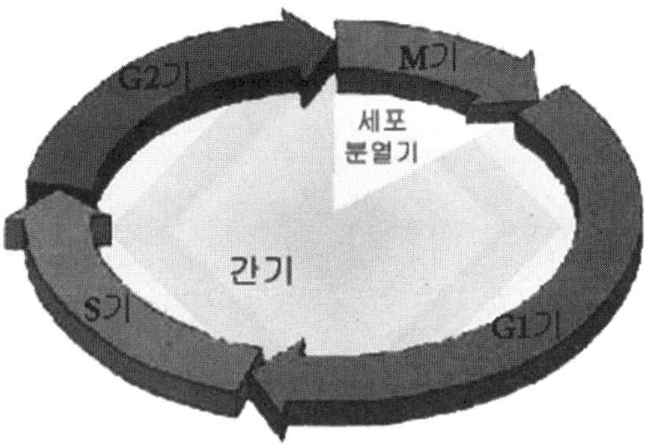

그림 13. 세포주기

세포주기의 약 90%인 대부분은 간기(interphase)로 세포의 대사활동이 매우 활발한 시기이다. 이 기간에 염색체가 복제되고 세포를 구성하는 구성성분이 만들어지며 세포가 가장 많이 자란다. 간기를 DNA 합성을 기준으로 다시 3단계로 나눌 수 있다. 그 첫 번째 단계는 G1기(제1간기)로 DNA 합성이 일어나기 전 단계이며 세포분열과 DNA 합성 사이의 공백기를 나타낸다. 즉 이 시기 동안은 세포의 단백질이 증가하고 리보솜이나 미토콘드리아 같은 세포내 소기관의 수가 증가하는 성장 시기이다. 두 번째 단계는 DNA 복제가 일어나는 S기이다. S기 초기의 안일 염색체 들이 S기 동안 DNA 복제가 일어나 한 쌍의 염색분체가 된다. 다음은 G2기(제2간기)이다. G2기는 DNA가 복제된 후 세포분열이 시작되기 전까지의 단계이며 세포의 물질대사가 활발하게 나타나고 세포분열에 필수적인 단백질들이 합성된다. 간기 다음으로 나타나는 세포주기는 체세포분열기(mitotic phase, M phase)이다. 체세포분열기는 각각 염색체를 포함한 세포내 내용물들이 균등하게 나뉘는 체세포 분열 과정과 세포질이 분열되어 두 개의 세포가 만들어지는 세포질 분열과정으로 나눌 수 있다.

(2) 체세포분열

한 개체가 성장하는 것은 세포의 숫자 또는 크기의 증가에 의한 것이다. 그러나 세포의 크기는 한정되어 있기 때문에 개체의 성장은 세포분열에 의한 세포 수의 증가라고 할 수 있다. 이러한 과정을 유사분열(mitosis)라고 한다. 체세포분열이 시작되면 핵과 세포의 구조가 크게 변화 하는 연속적인 과정이다. 이 연속적인 과정을 전기(prophase), 중기(metaphase), 후기(anaphase), 말기(telophase)로 구분 할 수 있다.

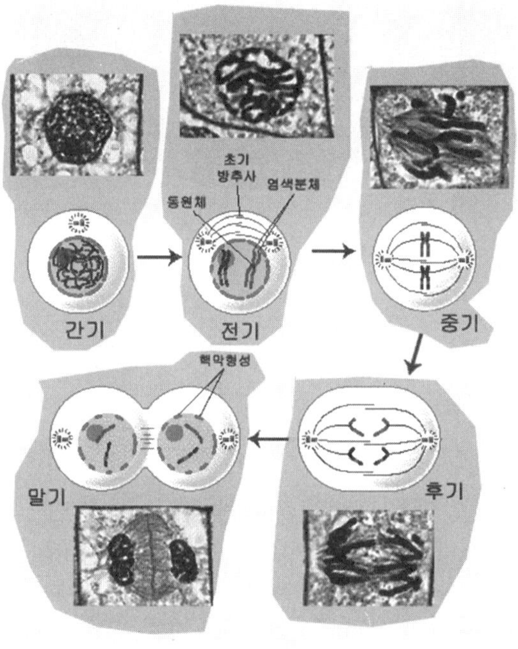

그림 14. 체세포분열과정

전기: 세포분열의 첫 번째 단계로 염색사가 단단히 감기고 접혀 뚜렷하고 짧은 막대기 형태의 염색분체를 형성하며, 동원체에 의해 한 쌍의 염색분체가 서로 붙는다. 또한 핵막이 점차 사라지고 방추사라는 구조가 나타난다.

중기: 염색분체가 방추사의 중앙으로 이동하여 적도판을 형성하여 방추사와 동원체가 결합한다.

후기: 각 염색체의 동원체가 분리되어 염색분체가 분리된다. 이렇게 분리된 염색분체는 방추사를 따라 세포의 양극으로 이동한다.

말기: 염색체가 세포의 양극에 도달하게 되면 방추사는 사라지고 새로운 핵막이 형성되기 시작한다. 새로운 핵이 형성되면서 염색체는 다시 풀리며 염색사가 된다. 이어 세포질이 분열되어 완전한 두 개의 딸세포고 분할된다.

(3) 세포질분열

세포질분열은 세포질이 분리되어 세포가 둘이 되는 과정이다. 동물세포의 경우는 분할에 의해 세포질이 분열된다. 세포 표면에 분할구(cleavage)라고 하는 얕은 흠이 단백질인 액틴으로 이어진 고리 모양의 미세섬유에 의해 생긴다. 미세섬유가 점차 수축하여 분할구가 점점 깊어져 결국 둘로 나누어진다. 식물세포는 동물세포와는 달리 세포벽의 구성성분이 들어있는 작은 주머니(vesicle)가 모세포의 중간 부분에 모여 세포판을 형성한다. 이 세포판에 세포벽 구성 물질이 점차 축적되면서 바깥쪽으로 자라 세포판의 막과 원형질막이 융합하여 새로운 세포벽이 형성되어 두 딸세포로 나뉜다.

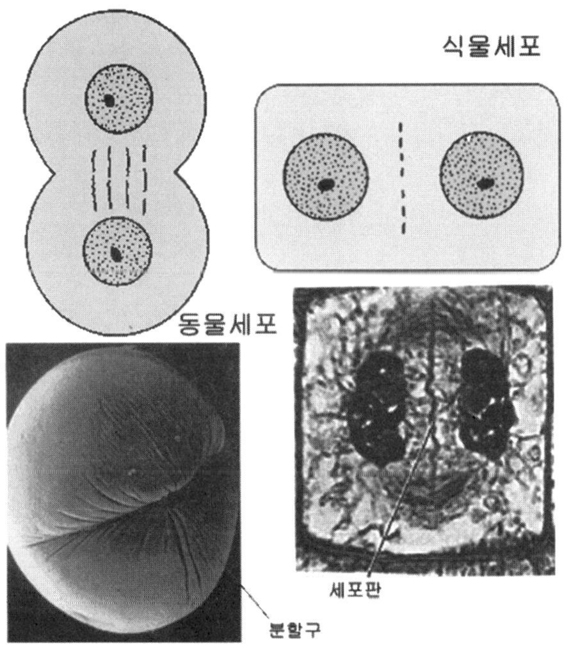

그림 15. 동물세포와 식물세포의 세포질분열

(4) 감수분열

세포는 감수분열(meiosis)을 통하여 염색체 절반만 가지는 반수체가 되어 두 개의 반수체가 수정을 통해 새로운 생명체가 탄생하게 된다. 이렇게 염색체가 반으로 줄어들기 때문에 두 배우자가 융합하여 생긴 수정란의 유전물질의 세대를 거듭해도 같은 양을 유지할 수 있다. 수컷에게서는 정자가 형성되며, 암컷에게서는 난자가 생산된다. 정자는 수컷의 정소에서 정자형성(spermatogenesis)과정을 거쳐 생산된다. 정자형성과정은 네 단계로 분류되는데, 1단계는 DNA가 복제되어 염색분체를 형성하는 단계이다. 2단계에서 두 개의 염색분체가 서로 쌍을 이뤄 시냅시스(synapsis)를 이루게 되며 3단계에서 염색분체 쌍이 나누어져 각각의 딸세포로 분리된다. 마지막 4단계에서 각각의 딸세포의 염색분체가 다시 분리되어 원래의 염색체 수의 반을 가진 4개의 딸세포로 분리된다.

암컷의 난자 역시 난소에서 수컷과 유사한 난자형성과정이 일어나 난자를 생산한다. 그러나 정자형성과정과 차이점은 감수분열 과정 중에 하나의 세포로만 집중되어 최종적으로 1개의 난자와 3개의 극체를 생산한다는 것이다. 난자는 정자에 비해 매우 커서 더 많은 영양분을 필요로 하기 때문이다. 극체는 난자에 영양분을 공급해 주는 역할을 한다.

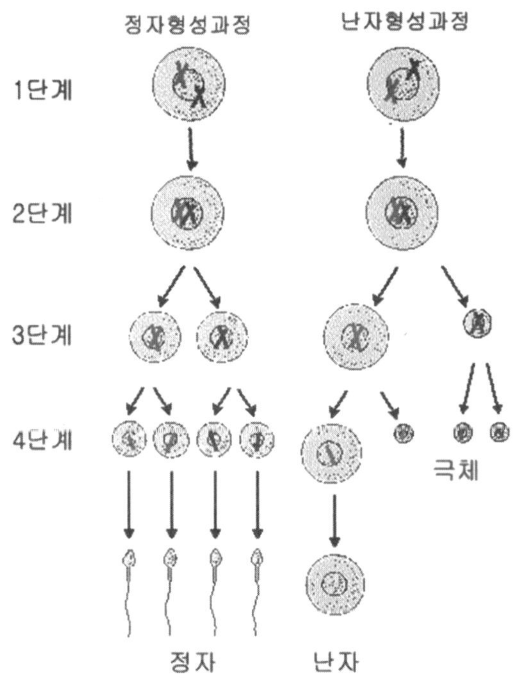

그림 16. 정자와 난자 형성과정

표 2. 체세포 분열과 감수분열의 비교

구분	체세포 분열	감수분열
DNA복제	분열이 시작되기 전 간기의 S기에 일어난다 → 1회	감수 1분열이 시작되기 전 간기의 S기에 일어난다 → 1회
분열횟수	1회	2회(감수1분열, 감수2분열)
상동염색체의 접합	일어나지 않는다	일어난다(2가염색체 형성
딸세포의 수	2개	4개
딸세포의 유전적 구성	유전적으로 모세포와 동일하며, 모세포와 염색체수가 동일하다 (2n→2n)	유전적으로 모세포와 다름, 염색체 수가 모세포의 절반(2n→n)
기능	세포 증식	생식세포 형성

(5) 세포사멸

Neurosis: 영양소의 결핍과 독물, 외상 등 외적 환경 요인에 따른 수동적 세포사(세포의 타살). 미토콘드리아와 소포체가 팽창한다.

Apoptosis: 개체의 제어 기구에 의해 프로그램된 생리적, 능동적인 세포사(세포의 자살). DNA가 단편화되고 핵이 응축한다.

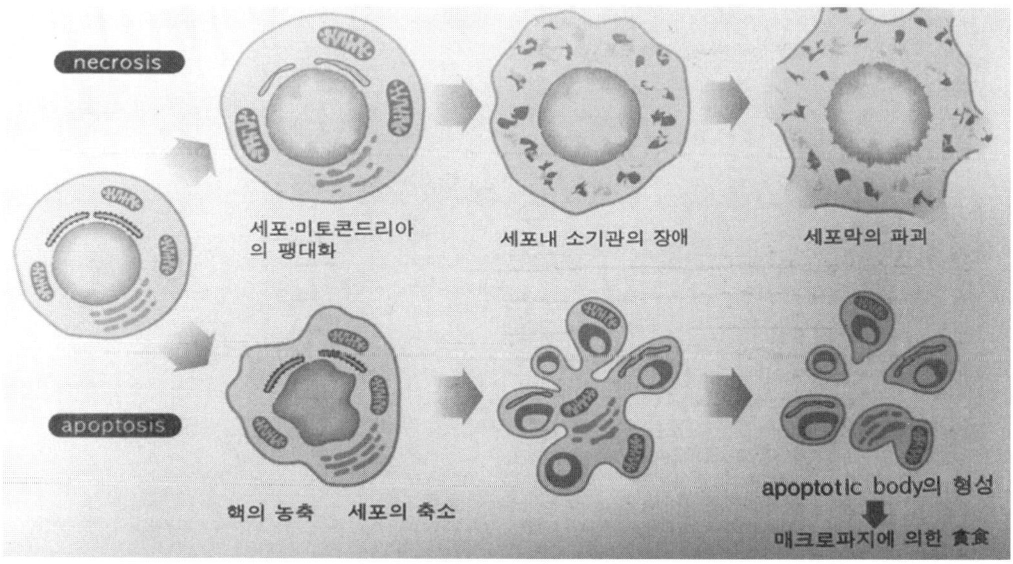

그림 17. 세포사멸

2. DNA의 구조

2.1 DNA의 정의

DNA는 deoxyribonucleic acid의 약자로 뉴클레오티드(nucleotide)가 길게 반복되어 이루는 사슬형 중합체이다. 다시 말해 A, T, G, C 네 종류의 뉴클레오티드라고 하는 단량체(monomer)가 사슬처럼 연결되어 중합체(polymer)를 형성하는데 이를 폴리뉴클레오티드(polynucleotied)라고 한다. 뉴클레오티드를 좀 더 자세히 살펴보면 3종류의 구성요소를 가지고 있음을 알 수 있다. 염기(base), 당(deoxyribose), 인(phosphate)이다. 염기의 종류에 따라 네 종류로 나뉘는데, 아데닌(adenine, A)과 구아닌(guanine, G)은 퓨린(purine)계 이고, 시토신(cytosine, C), 티민(thymine, T)은 피리미딘(pyrimidine)계이다. 인산기는 중앙에 인 원자를 갖고 있으며 이 때문에 DNA는 산성을 띈다. 당은 다섯 개의 탄소원자를 가지고 있는데, 네 개는 한 개의 산소와 고리구조를 만들고, 한 개는 고리 위쪽으로 돌출되어 있다.

RNA와 DNA는 당의 2번 탄소 위치에 산소가 존재하는지 아닌지에 따라 구분가능하다. 즉, RNA는 2번 탄소에 산소원자가 존재하는 리보스(ribose)를 당으로 갖고 있으며, DNA는 2번 탄소에 산소원자가 존재하지 않는 디옥시리보스(deoxyribose)를 당으로 갖고 있다. 또한 RNA는 피리미딘계 염기인 티민 대신 우라실(uracil, U)이 존재한다.

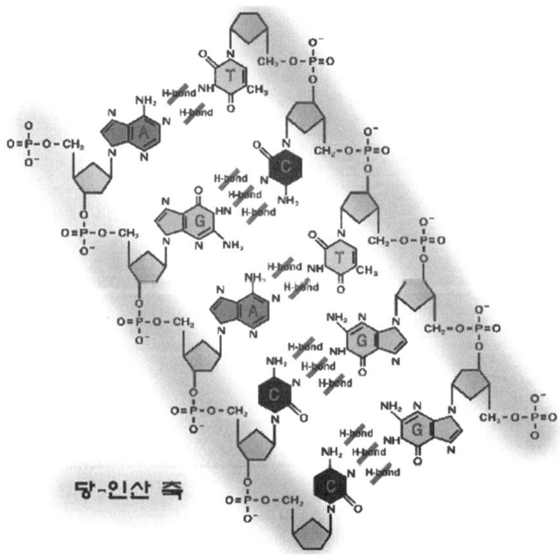

그림 18. DNA의 구조

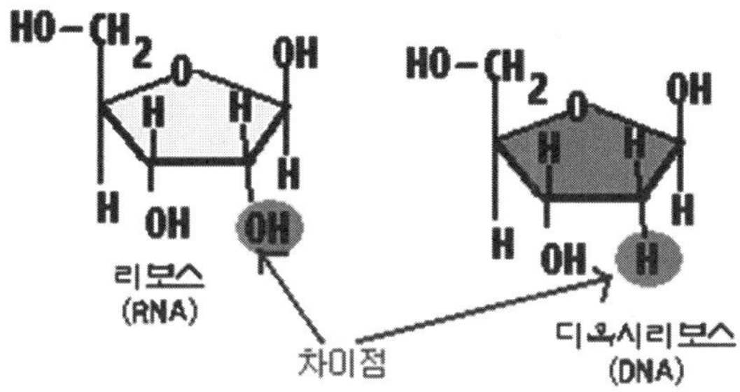

그림 19. 디옥시리보스와 리보스 차이

뉴클레오티드와 뉴클레오티드가 연결될 때는 한 뉴클레오티드에 있는 당과 그다음 뉴클레오티드의 인산이 공유결합하여 연결된다. 이렇게 인산과 당의 축이 생긴다. 염기는 편평하며, 소수성이고 공명효과(Resonance effect)라는 전자이동 능력을 갖고 있으므로 열 및 자외선에 매우 안정되고, 소수성이지만 수소를 주고 받을 수 있기 때문에 다른 분자와 수소 결합 할 수도 있다. DNA의 네 종류의 뉴클레오티드는 모두 분자 전체가 친수성(hydrophilic)인 당, 인산기와 소수성(hydrophobic)인 염기를 갖고 있다. 이처럼 친수성과 소수성을 한 분자 내에 가지고 있다.

표 3. DNA와 RNA의 비교

	DNA	RNA
당		
염기	A, G, C, T	A, G, C, U
분자구조	이중나선구조	단일시슬구조
기능	유전정보저장(유전물질의 본질)	일부 바이러스의 유전정보저장, 단백질 합성
발견되는 장소	핵, 미토콘드리아, 엽록체	핵, 미토콘드리아, 엽록체, 리보솜, 세포질

2.2 DNA의 구조

DNA에 관한 연구가 진행되면서 DNA의 기능을 밝히기 위해 DNA의 구조에 관한 연구가 활발해 졌다. 단백질과 같은 거대 분자의 3차원적 구조를 통해 그 기능이 밝혀지기 시작하자 DNA의 경우도 마찬가지일 것이라는 기대하에 진행되었다. 윌킨스(Maurice Wilkins)와 프랭클린(Rosalind

Franklin)은 X-선 결정구조학(X-ray crystallography)를 이용하여 DNA의 구조를 분석하였다. 규칙적인 배열을 하고 있는 경정에 X-선을 조사하여 일정한 패턴으로 산란되는 양상을 감광필름이나 컴퓨터에 기록하여 분석할 수 있다. 이렇게 만든 사진을 통해 DNA 나선이 2㎚의 균일한 직경을 갖고 있다는 사실을 알게 되었다. 또한 샤가프는 여러 종에서 DNA의 염기조성을 주의 깊게 분석하였다. 그 결과 뉴클레오티드의 상대적인 양은 종마다 다르지만 아데닌과 티민, 그리고 구아닌과 시토신의 양은 동일하다는 사실을 알게 되었다. 즉 분석한 모든 종에서 퓨린과 피리미딘 염기는 1:1의 비유로 존재한다. 이것이 샤가프의 법칙(chargaff's rule)이다.

이같은 정보들을 모두 활용하여 왓슨과 크릭은 DNA의 분자 모형을 구축하기 시작했다. 당-인산 축을 이중나선의 바깥쪽에 놓고 염기를 DNA분자의 내부에 들어가도록 하였고, 네 종류의 염기는 특별한 방법으로 쌍을 이룰 것이라고 생각하였다. 처음에는 같은 종류의 염기끼리 결합할 것이라고 생각하였다. 그러나 이렇게 이중 고리를 갖는 염기 끼리(A와 A) 결합할 경우와 단일 고리를 갖는 염기끼리(C와 C) 결합할 경우의 폭은 거의 두 배 정도의 차이를 보인다. 그러므로 DNA는 균일한 굵기를 유지하지 못하고 불룩 튀어 나온 모양을 하게 될 것이다. 따라서 이중고리의 염기는 단일 고리의 염기와 결합을 할 것이라는 것이 확실해졌다. 또한 각 염기는 상대염기와 적절하게 수소결합을 할 수 있는 화학기를 가진다. 즉 아데닌은 티민과, 구아닌은 시토신과 수소결합을 가장 잘 할 수 있다. 이처럼 A와 T, G와 C가 쌍을 이루는 경우는 샤가프가 동일한 비율로 존재한다고 밝힌 것과도 일치한다. 아데닌과 티민 사이에는 두 개, 구아닌과 시토신 사이에는 세 개의 수소결합이 형성된다. DNA가닥의 한쪽 끝은 5'인산기를 지니고 다른 쪽은 3'수산기를 지닌다. 왓슨과 크릭은 DNA 두 가닥이 서로 반대 방향(antiparallel)인 경우 염기 사이의 수소 결합이 이루어 질 수 있다는 것도 발견하였다.

DNA는 몇 가지 구조를 갖는다. 보통 가장 많이 갖는 구조는 B형 DNA 구조이다. 이것은 중심축을 내려다 볼 때 시계방향으로 회전하는 오른쪽 나선 구조이며, 염기가 중심축에서 거의 직각 방향으로 포개어지고 한 바퀴 회전하는 동안 10개의 염기쌍이 위치한다. 결정 구조의 수분함량이 75% 정도로 증가되면 약간 변형된 B형 DNA구조인 A형 DNA 구조가 나타나게 된다. 이 A형 DNA는 염기가 축에서 약간 뒤틀어져 있고 한 회당 염기수가 많아진다. 1979년 리치(Alexander Rich)연구진은 Z형 DNA라 불리는 구조를 발견 하였다. 이 구조는 왼쪽 방향 나선구조이며 당-인산 골격이 지그재그 모양을 이루고 있다. 이 Z형 DNA는 퓨린과 피리미딘 염기가 반복되는 작은 DNA분자의 결정구조에서 발견되었다. 이 구조는 염분의 농도가 높은 상태에서 안정하다. 그러나 시토신에 메틸기가 부착되면 생리적인 조건에서도 Z형 DNA가 형성될 수 있기 때문에 진핵세포에서 유전자 발현 조절에 관여하는 것으로 생각되고 있다.

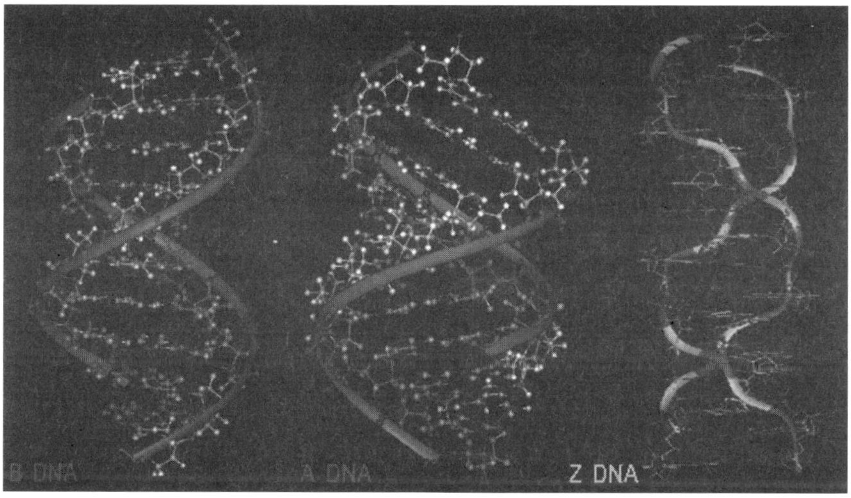

그림 20. 다른 형태의 DNA 구조

2.3 DNA 복제

왓슨과 크릭의 DNA 모형은 한 가닥의 DNA가 또 다른 가닥을 만드는 틀로 작용한다는 주형(template) 기작에 의해 DNA 복제가일어 난다는 것을 암시하였다. 이중나선 중 한 가닥의 염기서열을 안다는 염기쌍 규칙(base-pairing rule)을 적용하여 다른 쪽의 염기 서열을 쉽게 알아 낼 수 있다. 즉, 두 가닥의 DNA중 한 가닥을 가리고 염기쌍 규칙을 적용해 가려지지 않은 쪽의 DNA에 상보적인 염기를 결정하면 가려진 쪽의 염기서열을 쉽게 알아 낼 수 있듯이 유전자가 복제될 때에도 이 같은 방법이 적용된다고 예측하였다. 이런 복제과정을 반보존적 복제(semiconservative replication)라고 한다. 실제로 DNA 복제가 일어나기 위해서는 나선으로 꼬여있는 DNA 분자가 계속 풀려야 하고, 두 가닥의 DNA가 거의 동시에 복제되어야 한다. 이 같이 DNA 복제는 개념상으로는 단순하지만 실제로는 복잡한 생화학적 과정이다.

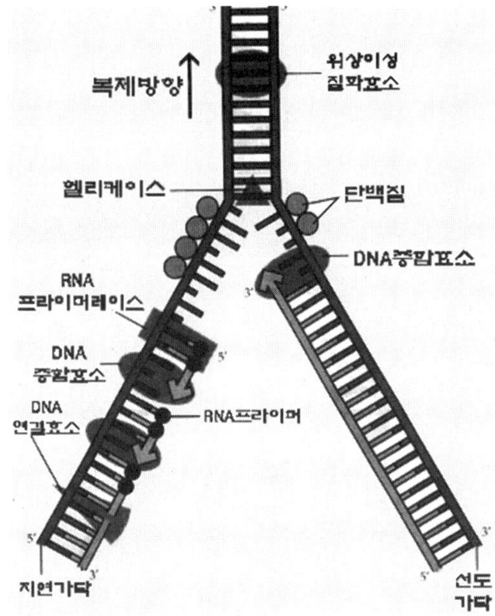

그림 21. 반보존적 복제

(1) DNA 복제 관련 실험

1958년 메셀슨(Meselson)과 스탈(Stahl)은 질소 동위원소 15N을 사용하여 DNA의 복제기작을 증명하는 실험을 고안하였다. 15N은 보통 형태인 14N보다 무겁기 때문에 15N을 포함하는 배지에서 여러 세대동안 대장균을 배양하면 그 대장균의 DNA의 밀도는 높아진다. 높아진 DNA의 밀도는 농도구배 원심분리(density-gradient centrifugation)기법을 이용하여 결정할 수 있다. 이 방법은 시험관내에 CsCl의 농도가 아래쪽으로 갈수록 높아지도록 준비한 다음 DNA를 첨가하여 초원심분리하면 밀도에 따라 시험관에 띠가 형성된다. 메셀슨과 스탈은 무거운 DNA(15N)을 포함하는 세균을 14N만을 포함하는 배지로 옮긴 다음 복제시킨 뒤 DNA를 농도구배 원심분리 기법을 사용하여 원심분리하여 나타나는 띠로서 DNA가 반보존적으로 복제되는지 완전보존적으로 복제 되는지 알 수 있게 된다.

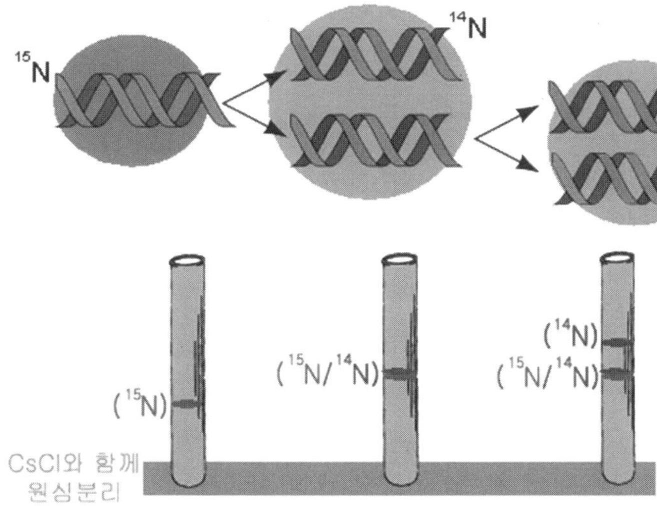

그림 22. 메셀슨과 스탈의 실험

(2) DNA 복제 관련 효소

DNA가 복제되기 위해서는 우선 나선형으로 꼬여있는 DNA를 한가닥으로 풀어주는 과정이 필요하다. 이 과정을 조절하는 효소가 위상이성질화효소(topoisomerase)와 DNA 헬리케이스(helicase)이다. 위상이성질화효소는 두 가지 방법으로 나선 구조에 영향을 준다. 1형 위상이성질화효소(type Ⅰ topoisomerase)는 이중나선의 한 가닥을 절제한 다음 잘려진 끝부분에 결합하여 잘리지 않은 가닥을 잘려진 틈사이로 통과시켜 다시 인산디에스테르 결합을 형성한다. 2형 위상이성질화효소(type Ⅱ topoisomerase)는 이중나선 두 가닥을 모두 절제하여 그사이로 이중나선의 다른 부분을 통과시킨다.

DNA 헬리케이스는 DNA 복제의 개시부위에 결합하여 DNA를 단일가닥으로 풀어주며, 프라이머레이스(primerase)같은 다른 단백질이 개시 부위에 결합하도록 돕는다. 프라이머레이스가 DNA에 결합하여 DNA 복제의 선도가닥에 프라이머를 합성하여 DNA 중합효소가 DNA 복제를 시작할 수 있도록 한다. DNA 복제 과정 역시 다른 모든 대사과정과 마찬가지로 효소에 의해 조절된다. 대장균의 DNA 복제과정을 예로 살펴보면, 복제에 관여하는 세 종류의 중합효소가 존재한다. 복세 및 DNA 수선과정에서 짧은 길이의 DNA를 합성히여 간격을 채우는 DNA 중합효소(DNA polymerase) Ⅰ과 역시 DNA 손상을 수선하는 과정에 작용하고 손상된 DNA를 복제하는 DNA 중합효소 Ⅱ, 그리고 정상적인 DNA 복제과정을 담당하는 주된 중합효소인 DNA 중합효소 Ⅲ이 그것이다. 이 밖에 RNA 가수분해효소 (RNAase), DNA 연결효소(ligase)등의 효소가 작용하며, 효소는 아니지만 단일가닥결합단백질(single-strand binding protein, SSB)와 같은 복제인자(replication factor)가 DNA 복제에 관여한다. 이들에 대한 자세한 내용은 DNA 복제과정을 설명하면서 계속될 것이다.

(3) 연속적 복제와 불연속적 복제

DNA의 복제과정은 양방향으로 동시에 진행된다. DNA 중합효소는 이미 존재하는 뉴클레오티드의 3'말단에만 새로운 뉴클레오티드를 첨가할 수 있으므로 DNA는 항상 5'에서 3'방향으로만 복제된다. 그러므로 3'에서 5'으로 위치하는 주형가닥에 대해서는 연속적 복제(continuous replication)가 가능하다. 반면 반대 가닥은 불연속 복제(discontinuous replication)가 일어난다. 이 경우에는 복제가 진행됨에 따라 다시 분기점이 생기므로 조각조각의 짧은 DNA가 합성된다. 이 조각은 처음 발견한 연구자의 이름을 따라 오카자키 절편(okazaki fragment)라고 한다. 이렇게 오카자키 절편이 합성되려면 RNA 프라이머레이스에 의해 3'-OH기를 제공하여 DNA 중합효소가 절편 합성을 가능하게 하는 RNA 프라이머가 합성되어야 한다.

오카자키 절편을 합성하는 DNA 중합효소 Ⅲ은 3'→5'핵산말단분해효소 활성(3'→5'exonuclease acitivity)이 있기 때문에 오카자키 절편의 프라이머에 이르면 합성을 중단하고 프라이머를 제거할 수 있다. 각각 합성된 오카자키 절편들은 DNA 연결효소(DNA ligase)가 에너지를 이용하여 두 개의 절편을 연결시킨다.

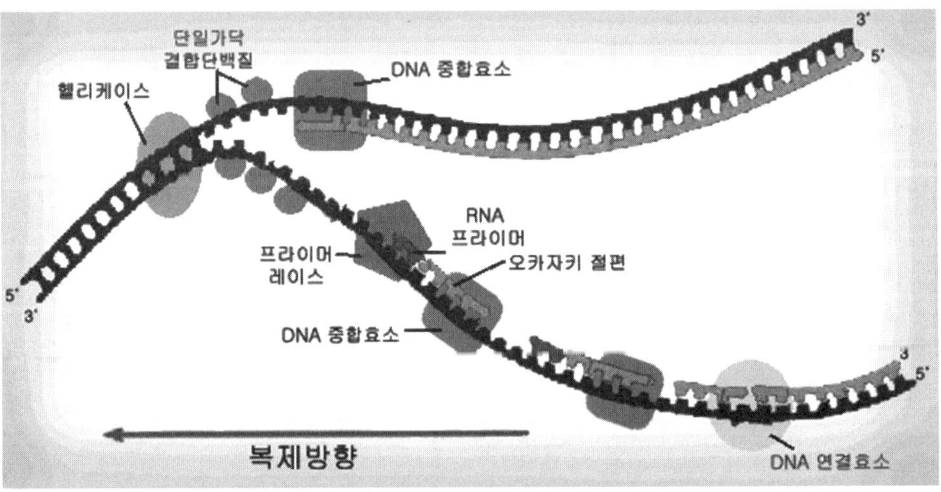

그림 23. DNA 복제과정

(4) 진핵세포의 DNA복제

진핵세포의 DNA는 함량이 높고 히스톤과 결합되어 있지만 복제 개시점이 여러 개 이므로 비교적 짧은 시간 안에 DNA를 복제할 수 있다. 진핵세포의 예로 효모를 살펴보면, DNA복제의 복제 원점(autonomously replication sequence, ARS)에서 시작되며, 이 ARS는 특정한 서열을 지니는 11개의 염기쌍과 100~200염기쌍 정도를 포함하는 짧은 DNA 서열 2~3개를 포함한다. 여섯 개의 단백질이 복제개시 자리 인식복합체(origin recognition complex, ORC)를 이루어 DNA 개시 부위에 항상 결합되어 있기 때문에 DNA 복제가 시작되기 위해서는 다른 단백질의 작용이 필요하다. 그 중 한가지로 세포주기를 조절하는 CDK(cyclin-dependent kinase)단백질이 복제 개시를 조절한다. 진핵세포에서 DNA는 세포주기의 S기 동안만 복제되기 때문에 세포주기를 조절하는 단백질에 의해 DNA복제가 조절되는 것은 당연하다.

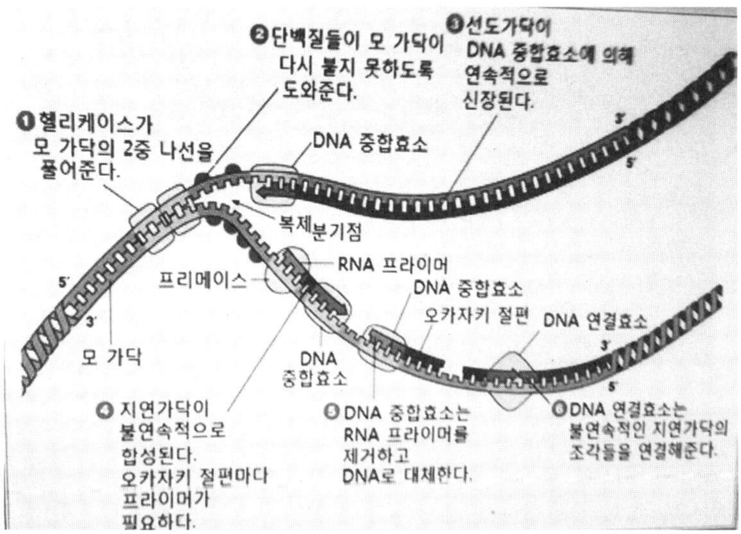

그림 24. DNA 복제과정

3. 유전정보의 흐름

한 개체가 갖는 유전자형이 DNA에 내재되어있는 정보이고, 그 정보는 기능을 갖는 단백질로서 표현되어 개체를 구성하거나 개체의 대사활동을 촉매한다. 이것은 명백한 사실이지만 DNA에서 직접 단백질이 만들어지지 않는다. 이 두 사이를 연계해주는 것이 RNA이다. 즉 DNA에서 RNA로 이어지고 이 RNA로부터 단백질이 합성되는 것이다. DNA에서 유전정보가 RNA로 바뀌는 것을 전사(transcription), RNA에서 단백질이 합성되는 과정을 번역(translation)이라고 한다.

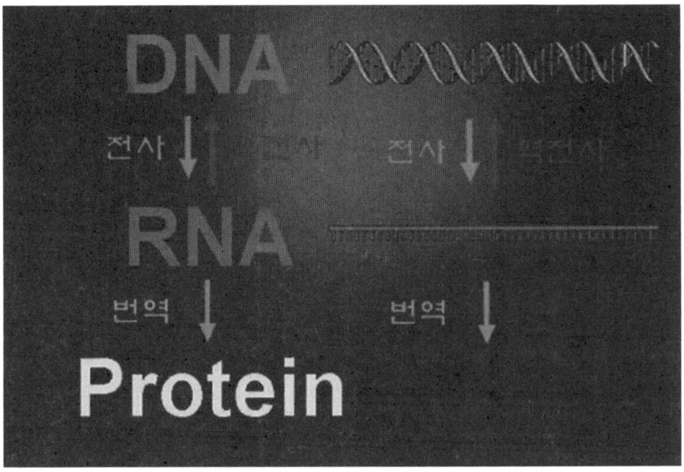

그림 25. 유전정보의 흐름

유전자와 단백질, 즉 효소의 관계는 1940년대에 미국의 비들(Beadle)과 테이텀(Tatum)의 붉은 빵곰팡이(Neurosporacrassa)연구를 통해 성명되기 시작하였다. 비들과 테이텀은 단순배지에서는 자랄 수 없는 영양요구돌연변이 (nutritional mutants)인 곰팡이 균주를 연구하였고, 이 균주는 곰팡이에 필요한 분자 합성 과정에 관여하는 효소 하나가 결여되어 스스로 특정 아미노산을 만들어내지 못하였다. 이러한 돌연변이체는 하나의 특정유전자에만 결함이 있다는 것을 입증하게 되었다. 이에 따라 그들은 각각의 유전자는 특별한 효소를 생산한다는 1유전자−1효소(one gene-one enzyme)설을 주장하였다. 이후 이 가설은 효소뿐만 아니라 모든 단백질로 확대되어 1유전자−1단백질의 개념으로 바뀐 뒤 이어서 많은 종류의 단백질은 두 개 이상의 폴리펩티드 사슬을 가지며, 각각의 폴리펩티드는 자신의 유전자에 의해 결정된다는 사실이 밝혀지게 되어 결국 1유전자–1폴리펩티드로 바뀌게 되었다.

3.1 유전암호

DNA의 유전정보가 어떻게 단백질이라는 다른 정보로 바뀌는지 알아보자. DNA는 시작과 끝이 있는 특정 염기 서열이 존재하는 유전자 이며 DNA 한 분자는 수 천 개의 유전자를 갖는다. DNA는 전사라고 하는 과정을 통해 DNA 가닥의 염기와 상보적인 염기배열의 RNA 분자로 만들어진다. 이 RNA 분자로부터 단백질의 아미노산 서열이 지정되지만 RNA는 단지 운반자에 불과할 뿐 아미노산 서열을 결정하는 유전정보는 DNA의 뉴클레오티드 배열에 근거를 두고 있다. 뉴클레오티드와 아미노산의 관계는 유전암호(genetic codc)로 알려져 있다.

네 종류의 뉴클레오티드로 20개의 아미노산을 암호화하려면 하나의 뉴클레오티드가 하나의 아미노산을 지정할 수는 없다. 만약 2개의 뉴클레오티드가 하나의 아미노산을 지정하는 암호여서 AG가 한 아미노산을 지정하고, AT는 다른 아미노산을 지정하게 되면 네 종류의 뉴클레오티드로 만들 수 있는 암호는 16개뿐이기 때문에 20개의 아미노산을 암호화하기에는 부족하다. 세 개

첫 번째 염기	두 번째 염기 U		두 번째 염기 C		두 번째 염기 A		두 번째 염기 G		세 번째 염기
	code	Amino Acid	code	Amino Acid	code	Amino Acid	code	Amino Acid	
U	UUU	phe	UCU	ser	UAU	tyr	UGU	cys	U
U	UUC	phe	UCC	ser	UAC	tyr	UGC	cys	C
U	UUA	leu	UCA	ser	UAA	STOP	UGA	STOP	A
U	UUG	leu	UCG	ser	UAG	STOP	UGG	trp	G
C	CUU	leu	CCU	pro	CAU	his	CGU	arg	U
C	CUC	leu	CCC	pro	CAC	his	CGC	arg	C
C	CUA	leu	CCA	pro	CAA	gln	CGA	arg	A
C	CUG	leu	CCG	pro	CAG	gln	CGG	arg	G
A	AUU	ile	ACU	thr	AAU	asn	AGU	ser	U
A	AUC	ile	ACC	thr	AAC	asn	AGC	ser	C
A	AUA	ile	ACA	thr	AAA	lys	AGA	arg	A
A	AUG	met 시작	ACG	thr	AAG	lys	AGG	arg	G
G	GUU	val	GCU	ala	GAU	asp	GGU	gly	U
G	GUC	val	GCC	ala	GAC	asp	GGC	gly	C
G	GUA	val	GCA	ala	GAA	glu	GGA	gly	A
G	GUG	val	GCG	ala	GAG	glu	GGG	gly	G

그림 26. 유전암호

의 뉴클레오티드를 사용하면 64개의 암호가 가능하여 20개의 아미노산을 충분히 지정할 수 있게 된다. 이것은 삽입 또는 결실 돌연변이 실험을 통해서 증명되었다. 유전자의 하나 또는 두 개의 염기가 삽입 되거나 결실 되었을 때는 아미노산의 배열에 영향을 미치지만 세 개의 염기가 삽입 또는 결실 되었을 경우는 아미노산 배열이 재구성되는 것으로 보아 세 개의 뉴클레오티드가 하나의 아미노산을 지정하는 암호로서 작용하며 이를 코돈(codon)이라고 한다.

하나의 아미노산은 하나 이상의 유전암호에 의해서 지정될 수 있기 때문에 유전암호는 반복적이다. 단백질 합성 기구는 RNA상의 이러한 유전암호를 읽어서 해당 아미노산을 결합시켜 단백질을 합성한다. 이 암호들 중 UAA, UAG, UGA는 단백질 합성의 종결을 알리는 신호로 작용하며 종결암호라고 한다. AUG는 아미노산 중 메티오닌을 지정하면서 단백질 합성의 시작을 알린다. 그러므로 보통 단백질의 첫 번째 아미노산은 메티오닌이다.

3.2 전사

(1) 프로모터와 전사과정에 관련된 요소

세균의 프로모터를 예로 살펴보면 대략 30개의 뉴클레오티드로 되어 있으며 대부분 유전자의 윗서열(upstream)에 존재한다. 보통 −10과 −35 부분이다. 대장균의 RNA 중합효소는 프로모터 서열의 −35구역을 인식하고 결합하며, −10구역에도 결합하여 DNA를 단일가닥이 되게 하여 전사가 시작되도록 한다. 세균에서 RNA 중합효소가 프로모터 부분을 인식하기 위해서는 일시적으로 시그마요소(σ factor)라는 단백질이 결합하여 특정 프로모터와 결합하도록 결합 특이성을 제공한다. 이 시그마 요소는 전사가 시작되면 RNA 중합효소로부터 즉시 떨어져 나온다.

진핵세포의 프로모터는 TATA박스로 전사 시작점으로부터 윗서열 25번째 염기에 위치한다. 또한 많은 경우에는 상류 75번째에 CAAT박스를 갖는다. 원핵세포의 경우는 하나의 RNA 중합효소만을 갖고 있지만 진핵세포는 3종류의 RNA 중합효소를 갖고 있으며 이것은 RNA 중합효소 Ⅰ, Ⅱ, Ⅲ이다. RNA 중합효소 Ⅰ은 5.8S, 18S, 28S rRNA(리보솜 RNA)를 전사하며, RNA 중합효소 Ⅱ는 유전정보를 포함하는 mRNA(전령 RNA)를 전사하고, RNA 중합효소 Ⅲ은 tRNA(운반 RNA), 5S rRNA 그리고 핵과 세포질에서 발견되는 작은 분자의 RNA를 전사한다. RNA 중합효소 이외에 전사 개시를 높거나 전사 활성을 조절하는 진사 인자(transcription factor)라 불리는 단백질들이 존재하며 RNA 중합효소가 프로모터와의 결합력을 증가시키는 유전자 특이적 조절 단백질 또한 존재한다. 이러한 조절 단백질들은 직접 중합효소에 결합하거나 다른 전사 조절 단백질과 결합하여 활성을 조절한다. 증폭자(enhancer)라 불리는 짧은 DNA 서열은 유전자의 윗서열이나 아래서열(down stream) 또는 유전자 가운데 존재하며 수천 개 염기서열이 떨어진 위치의 유전자도 조절할 수 있다.

(2) 전사과정

진핵세포의 경우에는 DNA가 핵에 존재하므로 전사과정이 핵에서 일어나지만 원핵세포의 경우에는 핵이 없어 DNA가 세포질 내에 존재하므로 전사도 세포질에서 일어난다. 전사 과정은 DNA 복제와 비슷한 방식으로 일어난다. 먼저 전사가 시작되는 부위에 두 가닥의 DNA가 벌어진 다음 한 가닥을 주형으로 RNA 중합효소(RNA polymerase)의 작용으로 진행된다. RNA 중합효소는 DNA 중합효소와 마찬가지로 수형의 DNA를 따라 상보적인 뉴클레오티드를 연결하는 방식으로 진행한다. 다만 T대신 U가 A와 결합한다.

DNA상에는 전사가 시작되어야할 유전자 부위에 프로모터(promoter)라고 불리는 부분이 있으며 이 부분에 RNA 중합효소가 결합하여 전사가 시작되게 한다. 이 단계를 개시(initiation)단계라고 한다. 어느 유전자에나 프로모터가 존재하며 이 프로모터는 또한 두 가닥의 DNA 중 한 가닥

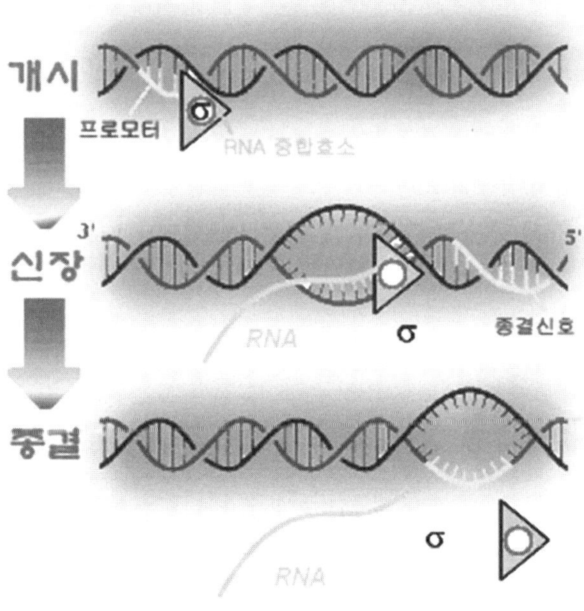

그림 27. 전사과정

만이 전사되도록 하는 신호가 된다. 전사의 두 번째 단계는 신장(elongation)이다. DNA에 결합된 RNA 중합효소가 주형에 상보적인 뉴클레오티드를 한 번에 하나씩 연결해 나가게 된다. 합성된 RNA가 길어짐에 따라 DNA 주형으로부터 분리되어 나오고 벌어졌던 DNA는 원상태로 돌아가 다시 이중 나선 구조를 이루게 된다. 전사의 마지막 단계는 종결(termination)이다. DNA상의 특별 염기 부분인 종결신호(terminator)에 도달한 RNA 중합효소는 더 이상 RNA를 합성하지 못하고 DNA에서 떨어져 나오게 되며 이미 합성된 RNA분자는 유전자에서 떨어져 나오게 된다.

이러한 전사과정에 의하여 DNA의 유전암호를 전달하는 RNA 이외에 단백질 합성에 관여하는 rRNA와 tRNA도 만들어 진다. 뒷부분에서 이 RNA들에 대해 알아볼 것이다.

(3) RNA 가공과정

원핵세포에서는 핵이 존재 하지 않으므로 세포질에서 전사된 RNA가 바로 단백질로 번역되는 반면 진핵세포에서는 핵에서 전사된 RNA가 핵 밖으로 나와야 단백질 합성이 가능하다. 이 과정에서 몇 가지 가공(processes)과정을 거친다. 진핵세포의 핵에서 새로이 전사된 RNA는 이형핵 RNA(heterogeneous nulclear RNA, hnRNA)라하고 핵 밖으로 나오기 전에 양 끝에 뉴클레오티드가 첨가된다. 앞쪽에는 캡(cap)라고 하는 메틸화된 구아닌 염기가 첨가되고, 뒤쪽에는 polyadenylation과정을 통해 poly A 꼬리(tail)가 첨가 된다. 이렇게 첨가된 캡과 꼬리는 세포에 있는 효소들로부터 RNA분자를 보호하고 세포질로 이동 가능하게 하며 리보솜이 RNA를 잘 알아볼 수 있도록 하는 역할을 한다. 또한 단백질로 번역시 영향을 주지 않는다.

캡과 꼬리의 첨가 과정 이외에 또 한 가지 과정이 수행된다. 대부분의 진핵생물의 유전자에는 단백질로 번역되는 부분(엑손, exon)과 단백질로 번역되지 않는 부분(인트론, intron)이 반복되어 존재한다는 사실이 밝혀져 있다. 단백질로 번역되지 않는 불필요한 부분을 제거하고 엑손끼리 연결 시켜 성숙한 RNA 분자로 만들어지는 과정을 RNA 스플라이싱(RNA splicing)이라고 한다. 이 과정을 통해 최종적인 RNA를 구성하는 엑손들의 조합을 다양하게 만들 수 있기 때문에 35,000여개의 사람 유전자로부터 무수히 많은 폴리펩티드를 만들 수 있다. 대부분의 경우는 단백질과 작은 RNA 분자의 복합체에 의해 스플라이싱이 수행되지만 rRNA의 경우는 하나의 rRNA분자에서 28S, 18S, 5.8S rRNA가 잘려나오는 것처럼 RNA 자체가 효소의 역할을 하는 경우도 있다.

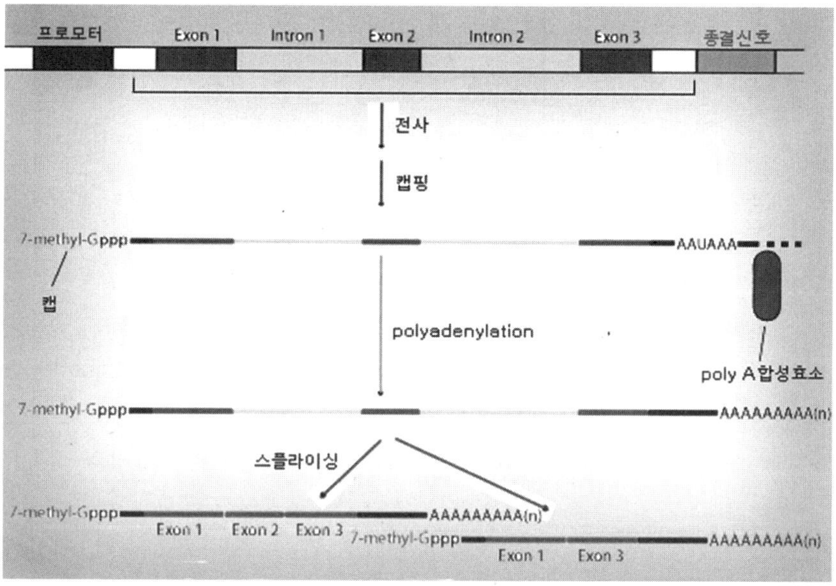

그림 28. RNA 가공과정

(4) RNA의 종류

진핵세포에서 DNA로부터 세 종류의 RNA가 전사된다고 이야기 했다. 각각 전령RNA(mRNA), 리보솜RNA(rRNA), 운반RNA(tRNA)이다. mRNA는 번역에 필요한 정보를 갖고 있는 가장 중요한 성분이다.

rRNA는 mRNA와 tRNA의 작용을 조절하면서 실제로 단백질을 만드는 세포내의 소기관이라 할 수 있는데, 상당량의 rRNA는 단백질과 함께 리보솜을 구성한다. tRNA는 mRNA에 있는 유전정보를 단백질의 아미노산으로 번역하는 통역자 역할을 한다. 세 뉴클레오티드를 읽어 그 암호에 맞는 아미노산을 세포질로부터 운반하여 연결시킨다. 이 역할을 수행하기 위해 tRNA는 다른 RNA와 구별되는 독특한 구조를 갖는다. 하나의 RNA 가닥이 약 80개의 뉴클레오티드로 구성되어 뒤틀리고 접혀서 몇 군데의 이중나선 부위를 만들며 짧은 RNA 염기쌍 결합을 만는다. 접혀 있는 부분의 한쪽 말단에 안티코돈(anticodon)이라는 특별한 세 염기가 있다. 이 부분이 mRNA의 코돈과 상보적으로 작용하여 mRNA의 특정 코돈을 인식할 수 있다. 접혀있는 부분 중 다른 쪽 끝부분은 아미노산이 결합 할 수 있는 부위이며 결합하는 아미노산이 다른 운반RNA 사이에 약간의 차이를 갖는다.

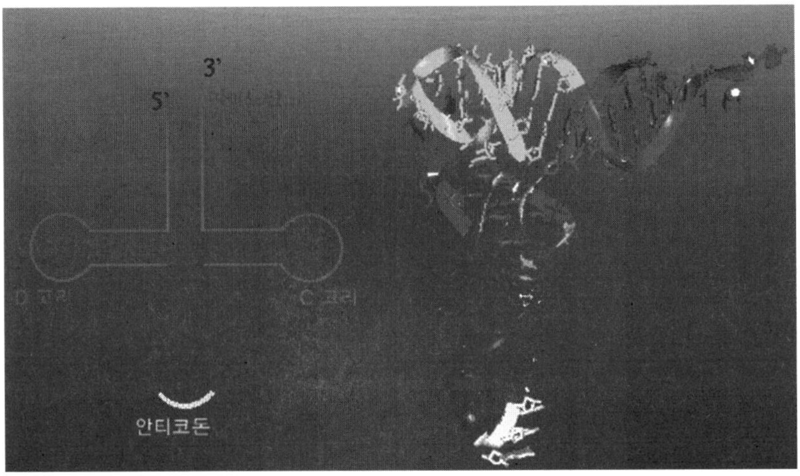

그림 29. 운반 RNA의 구조

3.3. 번역

(1) 번역관련 요소

진핵세포의 핵에서 전사된 RNA가 가공과정을 거친 다음 세포질로 전달된다. 세포질로 이동된 RNA로부터 단백질이 합성되는 과정을 번역(translation)이라고 한다. 이 과정에는 몇 가지 요소가 요구된다. 먼저 DNA로부터 유전정보가 아미노산을 암호화하는 mRNA가 필수적이다. 다음 tRNA는 mRNA의 코돈을 이루는 세 염기서열을 인식하여 그 암호에 해당하는 적당한 아미

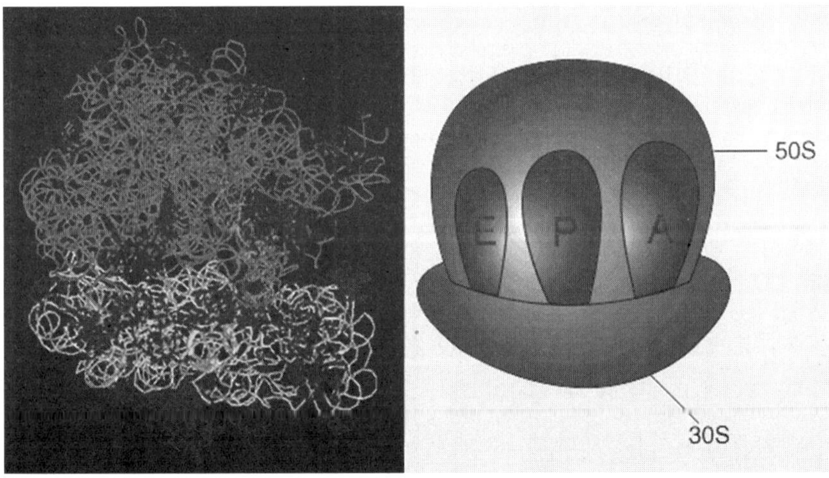

그림 30. 리보솜의 구조

노산을 순서대로 운반한다. mRNA를 기초로, tRNA를 도구로 이용하여 리보솜이 단백질 합성을 수행한다. 크고 작은 두 개의 소단위(subunit)로 구성된 리보솜에는 mRNA가 결합하는 부위와 아미노산이 결합된 tRNA가 들어오는 A부위, 성장한 폴리펩티드가 tRNA에 결합하는 P부위, 결합된 아미노산이 떨어져 나간 tRNA가 리보솜에서 나가는 E부위 그리고 두 개의 아미노산 간의 공유 결합을 형성하는 촉매부위가 있다.

(2) 번역과정

전사와 마찬가지로 번역 역시 3단계인 개시, 신장, 종결로 나눌 수 있다. DNA로부터 전사되어 가공 과정을 거친 mRNA는 분자의 양 끝에 단백질로 번역되지 않는 부분을 가지는데, 이 부분은 리보솜이 mRNA에 붙도록 돕는다. 개시 단계는 이렇게 리보솜이 mRNA에 붙어 정확히 번역이 시작되는 부위를 결정하여 정확한 아미노산 서열로 번역되도록 하는 중요한 역할을 한다.

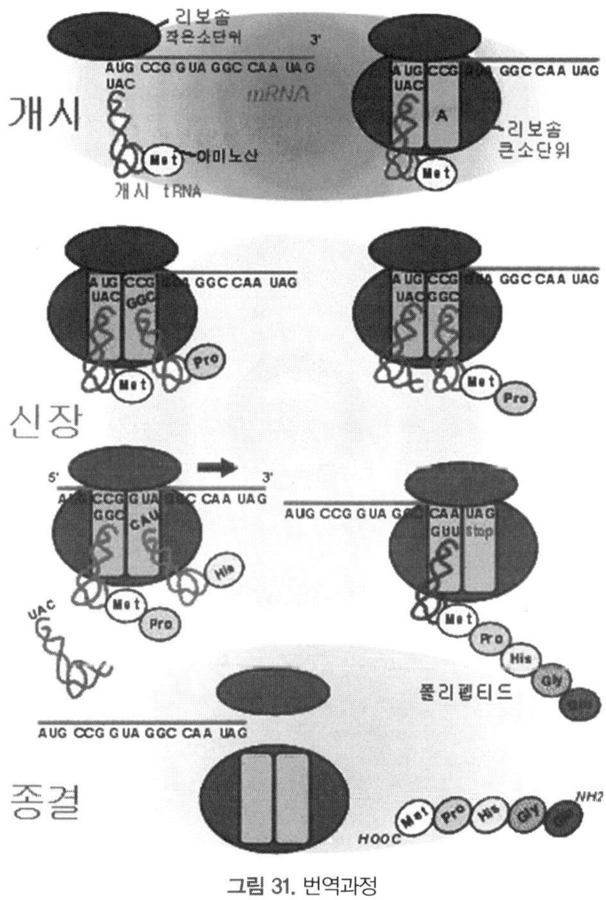

그림 31. 번역과정

리보솜과 mRNA가 결합할 때는 먼저 작은 소단위에 mRNA가 결합한 뒤 개시코돈(start codon) AUG에 메티오닌이 결합된 tRNA의 UAC 안티코돈이 결합한다. 이어 리보솜의 큰 소단위가 작은 소단위와 결합하여 하나의 리보솜으로서 기능을 시작하며 결합되어 있는 tRNA가 리보솜의 P자리에 자리 잡게 된다.

번역의 신장단계는 코돈을 인식한 뒤 그에 상응하는 아미노산이 펩티드 결합하고 결합된 tRNA가 전이되는 과정이 반복되며 진행된다. 다시 말해서 새로 첨가될 아미노산과 결합된 tRNA의 안티코돈이 리보솜 A자리의 코돈과 결합한 뒤 리보솜의 촉매작용으로 P자리에 결합되어있던 tRNA의 폴리펩타이드와 새로 결합된 tRNA의 아미노산과 펩티드 결합하게 되면 리보솜이 이동하면서 P자리에 있던 tRNA는 리보솜을 떠나고 A자리에 있던 폴리펩타이드를 갖는 tRNA가 P자리로 이동한다. 다시 다른 아미노산을 갖는 새로운 tRNA가 A자리에 결합되면서 신장이 반복된다.

신장이 계속 되다가 A자리에 종결코돈(stop codon) UAA, UAG, UGA가 나타나게 되면 다음 아미노산을 결합되지 않고 번역이 종결된다. 번역이 종결되면 tRNA가 리보솜에서 떨어져 나오게 되고 리보솜은 두 개의 소단위로 분리된다.

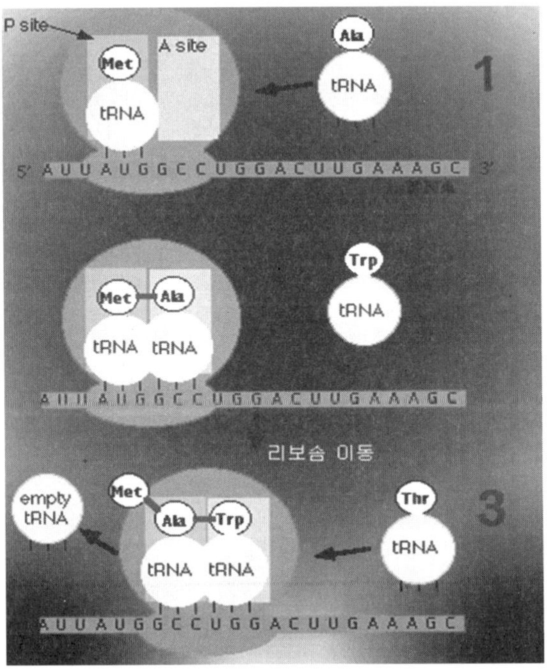

그림 32. 번역 신장의 3단계

4. 식물 생명공학의 발전

4.1 식물 생명공학의 시초

의약품, 식품, 향장품 등 주요 의생명소재는 상당 부분 식물에서 제공되어 왔다. 특히 식물로부터 다기능 고품질 원료를 생산하기 위한 생명공학기술의 발달 및 응용은 의생명소재학에 있어서 적지 않은 의미를 갖는다. 생명공학기술은 수천 년 전 인간이 주위에서 발견한 동식물들을 좀 더 효율적으로 사용하기 위해 동식물이 자라는 환경을 변형시키기 시작 할 때부터 계속되어 왔다. 알기 쉽게 설명 하면 야생식물은 자연조건에 적응하기 위해 대부분 종자가 작고, 잘 떨어지고, 휴면성이 강하게 진화되어 온 것인데 인류가 이용하기 좋도록 종자나 과실이 크고, 성숙한 후에도 자연적으로 잘 떨어지지 않으며, 농사기간에 맞는 휴면성을 가지도록 순화(domestication)시켜 농업을 시작했을 때가 생명공학의 시초라 할 수 있다. 또한 인류는 어떤 동물이 가축으로 기르기에 적합한지를 깨닫고 이런 동물을 길들여 여러 부분에 이용하였다. 이러한 단순한 행위들 역시 생명공학의 첫 과정이다.

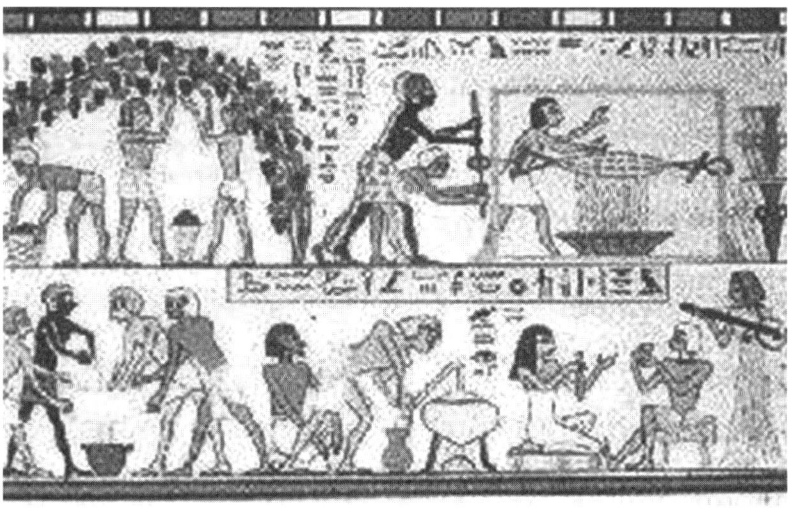

그림 33. 포도를 수확하는 이집트 벽화

그리스와 로마시대의 Aristotle, Herodotus, Theophrastus, Pliny 등이 식물에도 성별이 있다는 것을 밝히면서 잡종을 만드는 식물 육종(plant breeding)이 시작되었다. 1694년 독일의 식물학자 Camerarius가 식물 육종을 위해 수그루의 화분이 필수적이라는 것을 입증하였고, 인위적으로 아마, 시금치 등의 잡종을 인위적으로 육성하였다. 1760년에서 1766년 사이에 Koelreuter는 체계적인 인공교배를 실시하여 서로 다른 종간에는 교배가 잘 이루어지지 않고, 같은 종내 에서는 교배가 잘 일어난다는 사실을 입증하였다.

4.2 식물 생명공학의 발달

충분한 양의 식량을 생산할 수 있게 되면서 자신만을 위해 식량을 생산하던 사람들이 여분의 식량을 서로 물물교환하기 시작하였다. 이런 시스템이 발달하면서 자신이 생산한 상품을 먼 곳으로 가지고 다니며 교환하기 시작했다. 그럼으로 오랜 시간동안 식품을 보존하는 방법을 궁리하게 되었다. 사막에서 한 사람이 물 등의 음료를 보관하기 위한 용기로 사용했던 동물의 위로 만든 주머니와 우유를 낙타의 등에 메고 여행하고 있었다. 낙타가 움직이는 동안 우유가 그 주머니 안으로 쏟아졌고 여행이 끝난 뒤 그 주머니 속의 우유는 치즈라는 새로운 형태의 음식으로 변해 있었다. 비록 처음 사람들은 우유가 치즈로 변하는 과정을 이해하지 못했지만 이것 또한 생명공학의 한 형태라고 볼 수 있다. 식품을 교환하기 위해 먼 곳을 여행하는 동안 생긴 또 한 가지의 식품 형태는 발효(fermentation)이다. 한 예로 포도주스가 발표된 것으로 와인을 만들기 시작하였다. 이러한 발견이 시작된 뒤부터 새로운 방법들이 생겨나 더 새롭고 더 나은 생산물로 이끌기 시작하였다.

4.3 식물육종의 발달

Koelreuter의 식물교배실험이 수행된 후 약 100년이 지난 1865년 오스트리아 태생의 신부 그레고리 멘델(Cregor Mender)은 완두콩의 인공잡종세대에서 식물의 형질이나 특성이 부모에서 자손으로 유전되는 방법에 관한 유전법칙을 발견하였다. 그는 완두콩의 씨앗의 색과 결이 세대마다 제각각이었고, 짧은 줄기의 식물이 긴 줄기의 새로운 자손을 생산할 수 있고, 그 반대로 긴 줄기의 식물이 짧은 줄기를 가진 식물을 생산할 수 있음에 주목하여 수 년 동안의 관찰을 토대로 완두콩 유전에 대한 이해를 구조화했다. 부모는 각각 특정 성질에 대한 유전자를 하나씩 제공한다는 분리의 법칙(law of segregation), 특정 형질에 대한 유전자는 다른 성질을 전달하는 유전자로부

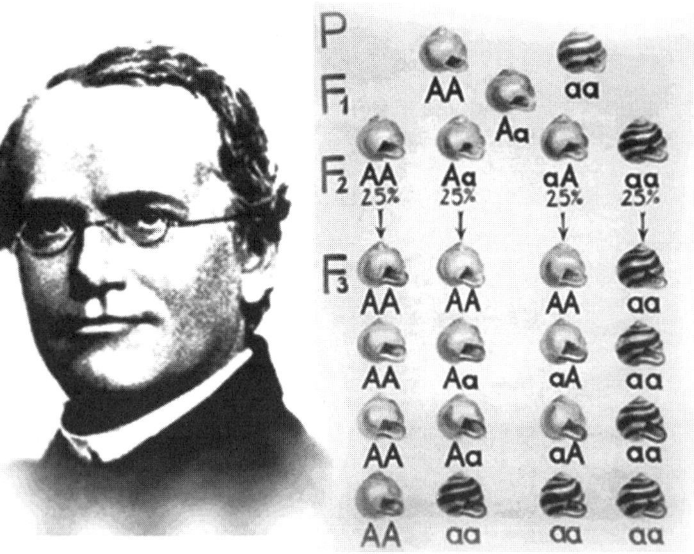

그림 34. 멘델의 유전법칙

터 따로 떨어져 다음세대로 전달된다는 독립의 법칙(law of independent assortment)을 개발하였다.

이후 스웨덴의 Nilsson은 밀, 귀리 등의 순계를 육성하였으며, 이어 그의 아들이 몇 가지 식물의 잡종을 육성하여 그 후대에서 우수한 순계를 선발하는 방법을 제시함으로써 최초로 자식성 식물의 교배육종을 체계적으로 시작하게 되었다. 미국의 Hays는 자식성 식물의 잡종세대에 대한 선발과 관련하여 계통육종법(pedigree method)을 제안하였고, Morgan에 의한 염색체의 연구를 계기로 식물의 배수성 육종이 가능해졌고, Muller등에 의해 돌연변이 육종에 대한 연구를 발전하게 되었다.

4.4 유전공학의 발견

1950년대 전까지는 단지 세포의 핵이 유전자 이식에 필요한 물질을 포함한다는 것은 알았지만, 유전자 이동의 과정은 밝혀지지 않았다. 이후 James Watson과 Francis Crick이라는 두 과학자가 세포 핵 내의 구조인 DNA가 인산(phosphoric acid)과 디옥시리보스(deoxyribose)의 상보적인 단위로 이루어진 이중나선(double helix)의 형태를 형성하는 것을 발견 하였다. 또한 다음세대로 전달되는 핵심 유전정보가 이중나선 안에 포함되어 있다는 것을 찾아내었다.

이 지식이 실제적으로 적용된 것은 1980년대이다. 과학자들이 한 생물에서 다른 생물로 유전

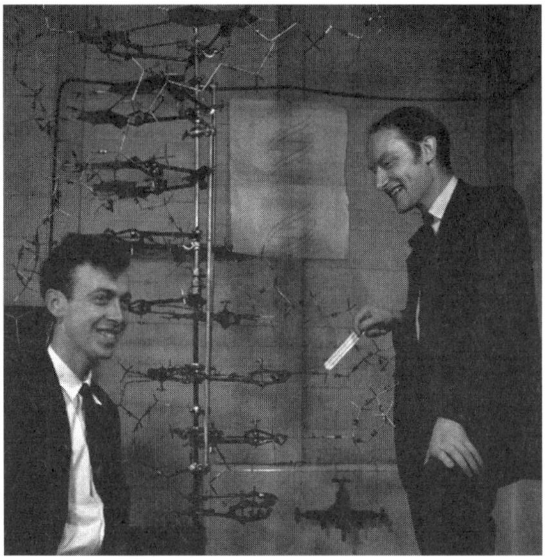

그림 35. 와트슨과 크릭

정보를 이식하는 방법을 발견하게 되면서 필요한 형질을 대상 생물에서 발현시키는 유전공학(genetic engineering)이 시작되었다. 일반적으로 유전공학은 생명공학과 비슷한 의미로 쓰이며 실제로도 생명공학의 큰 부분을 차지하고 있다.

4.5 산업적 이용

생명공학 기술을 통해 동물, 식물, 미생물 등 생물체가 가지고 있는 기능과 정보를 활용하여 기존 산업 및 제품을 개량하거나 신제품을 창출하는 산업이 가능하다. 작물이나 가축의 품종개량은 물론 유용 의약품을 동물 또는 식물체로부터 생산하는 연구가 계속되고 있다. 이와 같이 응용분야가 다양하고 분야 간 기술융합이 가능하며, 인류의 복지 및 환경에 대한 관심과 수요가 증대됨에 따라 의약, 환경, 화학, 식품, 에너지, 농업, 해양 등으로 범위가 확대되고 있다.

암 치료제인 인터페론 1㎏의 가격은 금의 357배나 되고 256메가 D램의 14배나 된다. 또 상피세포 성장 인자인 EGP는 원료가가 1g에 200$로 금괴 100개 이상의 가치를 갖고 있다. 10g의 상피 인자 세포를 2000만 달러 치를 만드는데 2명의 연구원이 10평의 연구실에서 한 달이면 충분하고 이는 바로 생명공학이 얼마나 큰 부가 가치를 장출 할 수 있는지 알 수 있다. 현재 한국 농촌진흥청에서 보유하고 있는 당뇨병치료 호르몬을 생산하는 유전자 돼지는 1마리당 10억 원,

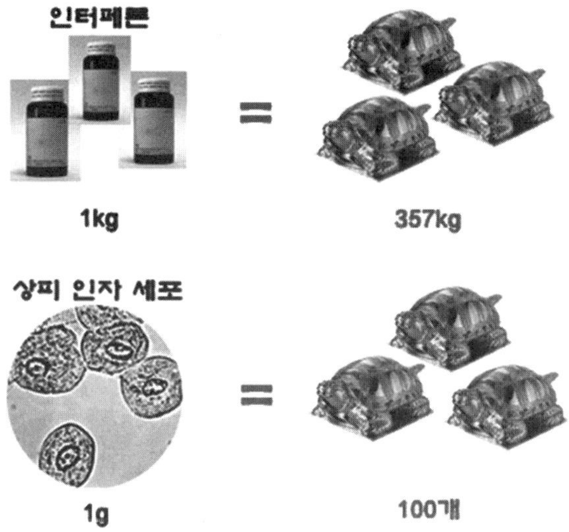

그림 36. 생명공학 상품의 가치

유전자 쥐는 1억 원을 호가하고 있다.

4.6 식물세포공학

식물은 인류의 주된 식량원이며 연료이고 의약품 등의 생활재료로서 수천 년 동안 인간은 의식주를 해결하기 위해 식물의 성질을 변화시켜 왔다. 식물생명공학은 우수한 형질을 가진 식물들을 재배하기 위한 선발육종(selective breeding)에서부터 식물의 유전적 조성을 조작하고 인류의 필요를 충족시킬 수 있는 특질을 선택하는 작업 등에 이른다. 또한 미세육종, 원형질체 융합 그리고 유전공학과 같은 새로운 기술에 의해 보완된다. 1939년부터 일부 식물의 경우 세포 일부를 사용하여 인공적으로 증식보존 할 수 있다는 것을 알게 되면서 식물생명공학이 새로운 방향으로 전개되었다.

(1) 식물의 분화전능성

식물은 줄기, 뿌리, 잎과 같은 기관(organ)을 형성한다. 이 기관들은 유형이 다른 하나 이상의 조직(tissue)이 모여 형성되고, 조직이란 유사한 구조와 기능을 갖는 세포들의 집단을 말한다.

식물이 자신의 일생동안 진행시키는 여러 방면의 변화를 서술하기 위해 일상적으로 사용되는

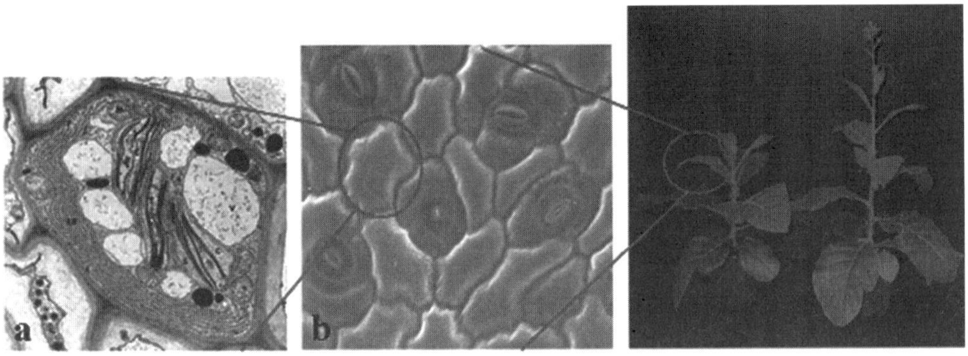

그림 37. 세포, 조직, 기관

세 가지 용어들은 생장(growth), 분화(differentiation), 그리고 발달(development)이다. 식물의 발달과 그것의 조절에 관한 설명을 이해하기 위해서는, 이 세 가지 용어가 의미하는 것을 명확히 할 필요가 있다.

'발달'이란 식물이 종자의 발아에서부터 생장, 성숙, 개화, 그리고 노쇠(senescence)에 이르기 까지 겪게 되는 모든 변화의 총합을 나타내는 포괄적인 용어로 생장과 분화를 합한 개념이다. 비슷한 변화 양상을 겪는 세포, 조직, 그리고 기관 등에 똑같이 적용된다.

'생장'은 크기(size)와 질량(mass)의 변화와 관련된 정량적인 용어이다. 세포 분열이 없이도 일어날 수 있으며 세포 분열 역시 생장이 일어나지 않으면서도 나타날 수 있음을 명심하는 것도 중요하다. 예를 들어 밀(*Triticum sp.*) 종자에 감마선(gamma ray)을 충분히 쪼여주어 DNA 합성과 세포 분열이 억제되었을 때에도 발아 과정은 정상적으로 진행된다.

'분화'는 정성적인 용어로서 세포, 조직 및 기관들 사이에 나타나는 크기 이외의 차이를 의미한다. 수정란이 분열을 시작하면 세포의 수는 증가되어 각각의 세포는 발생 시기라든가 혹은 전체 중의 위치에 따라서 필요한 형태와 기능을 갖는 세포로 특수화 되어 가는데, 이 특수화 과정을 분화라 한다. 접합자의 분열은 한 식물체의 뿌리 혹은 줄기(shoot)가 될 세포들을 만들게 된다. 미분화된 유조직 세포는 물관 (xylem vessel) 혹은 체관(phloem sieve tube)으로 분화하는데, 그들 각각은 서로 다른 형태와 특수화된 기능을 갖고 있다. 그 스스로 쉽게 정량적인 설명을 주지 못하나 보통 일련의 정성적인 변화로써 기술된다.

생장과 분화가 통상 같이 일어나는 사건이지만, 분화 없는 생장과 생장 없는 분화의 예도 많이 있다. 비록 식물 세포는 고도로 분화 혹은 특수화되어 있는 것으로 보이지만 때때로 세포는 보다 더 배의 상태(embryonic form)로 되돌아가도록 자극되기도 한다. 즉, 세포는 탈분화(dedifferentiate)를 한다. 그것은 마치 세포가 유전적으로 다시 프로그램 되어진 것처럼, 분화 과정을 되돌림으로써 새롭고 다른 길을 따라 다시 분화하는 것이다. 그래서 담배 식물 줄기의 중심부 혹은 대두 자엽에서 채취된 세포는 일단 다시 세포분열이 진행되도록 자극되어 미분화된 캘러스(callus)로서 그리고 나아가서는 새 식물로 자라게 된다. 이는 식물 세포가 본래 속해 있던 모식물체와 똑같은 식물을 재생할 수 있는 분화 전능성(totipotency)을 가지고 있기 때문이다. 비록 유전 정보 전부가 어떤 주어진 시간에서 모두 사용되지는 않지만 완전한 유전 프로그램을 보유하고 있는 것이다. 따라서 발달은 유전정보의 점진적인 소실을 반영하는 것이 아니라 어떤 특별한 발달의 마무리를 이루기 위해 그 정보의 선택적 사용을 나타내는 것이다. 물론 모든 세포가 분화 전능성(totipotency)을 지닌 것은 아니다. 발달이 고정된 고도로 특수화된 세포들, 특히 예외적으로 두껍고 단단한 세포벽 혹은 심하게 변형된 원형질체 등에 의해 특수화된 세포들은 다시 분화되는 가능성이 거의 없다.

그와 달리, 모든 조직이 적어도 일부 잠재적으로 분화 전능성(totipotency)을 지닌 세포, 즉 접합자와 같은 형태 발생 잠재력을 지닌 세포를 포함하는 것은 가능하다. 이러한 특성을 이용하여 지금까지 다양한 목적에 맞는 세포배양 기술이 개발되었다.

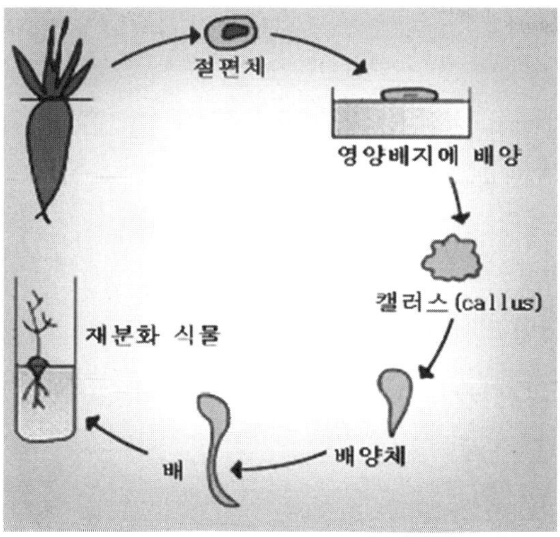

그림 38. 식물의 재분화

(2) 식물 호르몬

다세포성인 식물은 복잡한 체제를 가진 생물로, 질서 있는 발달을 위해서는 세포 사이에 정교한 조정이 필요하다. 그러므로 세포 서로 간에 때로는 어느 정도의 거리로 떨어져 있을지라도, 상호 정보 전달을 할 수 있어야만 한다. 식물은 체내의 특정한 부위에서 생합성 되어 다른 부위로 이동이 가능하며, 미량으로 발육과 기능에 영향을 주는 호르몬(hormone)이라는 유기화합물들을 생합성 한다. 우리는 이 자연 생산물과 같은 효과를 나타내는 화합물들을 만들어 사용하며, 이들을 모두 합하여 생장조절제(growth regulator)라고 부른다.

식물에서 호르몬의 개념에 대한 추적은 1758년 Duhamel du Monceau의 발견 때까지 거슬러 올라간다. 이것과 더불어 그와 유사한 현상들을 설명하기 위하여 Julius von Sachs(약 1860년경)는 식물체 내에 특별한 기관 형성물질의 존재를 가정하였다. 그러나 식물 호르몬 연구에 있어 실제적인 시작은 Charles Darwin에 의해 수행된 단순하면서도 세련된 일련의 실험에서 찾을 수 있었다. 거의 같은 시기에 H. Fitting은 호르몬이라는 용어를 식물생리학 문헌에 도입시켰다.

현재의 사용 의미에 따르면, "호르몬은 매우 낮은 농도에서 생리 과정에 큰 영향을 주는 자연적으로 만들어지는 유기물질이다."식물 호르몬은 동물의 호르몬과는 달리 합성장소가 명확히 국부적으로 정해져 있지 않다. 비록, 어떤 조직 혹은 조직의 일부가 다른 조직에 비해 높은 수준의 호르몬을 포함하고 있을지라도, 식물 호르몬의 합성은 매우 확산되어 있는 것처럼 보이고 특정 기관에 항상 제한되는 것은 아니다.

식물호르몬은 크게 ①옥신(Auxin), ②지베렐린(Gibberellins, GA), ③사이토키닌(Cytokinin), ④앱시스산(Abscisic acid, ABA), ⑤에틸렌(Etylene)의 5개 군으로 분류된다. 이들은 서로 비슷한 작용도 있고, 그 기능이 분명하지 않은 것도 있으며, 합성된 장소 이외의 곳에 운반되어 기능을 나타낸다는 것도 불확실한 경우가 많다.

식물호르몬	화학구조	기능
옥신	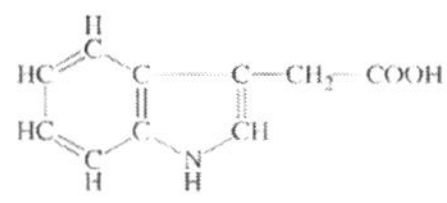 indoleacetic acid (IAA)	정아우세; 빛 방향에 대한 생장 반응 유도; 관다발 조직의 발달 유도; 이차분열 조직의 활동 촉진; 삽목에서 뿌리 형성 유도; 낙엽과 낙과 억제; 과실 발달 촉진; 에틸렌 합성 촉진
지베렐린	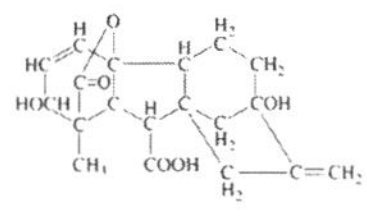 gibberellic acid (GA)	신초가 신장하는 동안 세포 분열과 세포신장을 촉진; 종자발아 촉진; 일부 식물의 개화촉진
사이토키닌	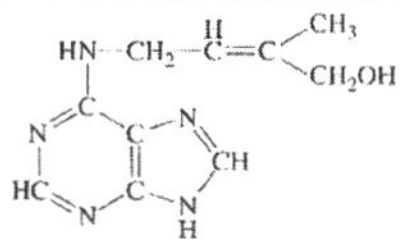 Zeatin	신초와 뿌리 분열 조직에서 세포분열 촉진; 관다발 조직의 발달에 영향; 엽 노화 지연; 조직배양에서 미분화된 조직에서 신초의 발달을 촉진
앱시스산	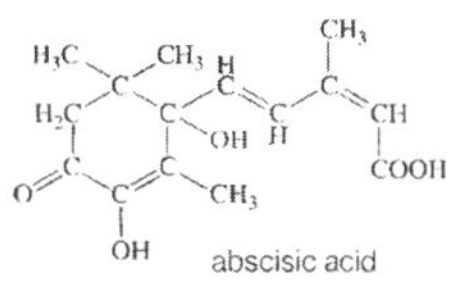 abscisic acid	잎에서 생성된 양분을 발달하는 종자로 수송 촉진; 종자와 눈의 휴면 촉진; 수분스트레스를 받은 식물체에서 반응 유도; 잎 표면의 가스 교환 조절
에틸렌	$H_2C=CH_2$ ethylene	과실 성숙을 촉진; 잎과 과실의 노화와 낙엽, 낙과를 촉진; 세포신장과 종자발아에 영향을 줌; 병원균의 공격과 기계적인 스트레스를 인식, 반응촉매

그림 39. 식물 호르몬의 구조와 효과(1)

① 옥신(Auxin)

옥신(Auxin)은 가장 먼저 발견된 식물호르몬으로 세포신장에 관여하여 식물의 생육을 촉진하는 호르몬이다. 옥신에 의해 세포신장이 촉진되어 줄기와 잎의 신장촉진이 일어난다. 세포의 신장이나 확대 촉진이 옥신의 가장 대표적인 생리작용이다. 주로 신초 정단부의 아주 어린잎에서 만들어져 아래로 이동하여 조직에 영향을 준다. 옥신은 세포질에서 세포벽으로 산 분비를 촉진해 세포가 팽창할 수 있게 세포벽이 느슨해지도록 한다. 옥신은 신초가 중력(굴지성)의 반대 되는 방향으로 생장하게 하고, 빛이 비치는 방향(굴광성)을 향해 신초가 생장하게 하며, 식물체를 지지하는 덩굴손이 접촉에 반응(굴촉성)을 하도록 한다. 또한 조직배양에서 세포분열을 촉진한다. 특히 사이토키닌과 공존하여 callus의 형성을 촉진하므로 조직 배양 시에 이들 두 호르몬의 이용기술이 널리 활용되고 있다.

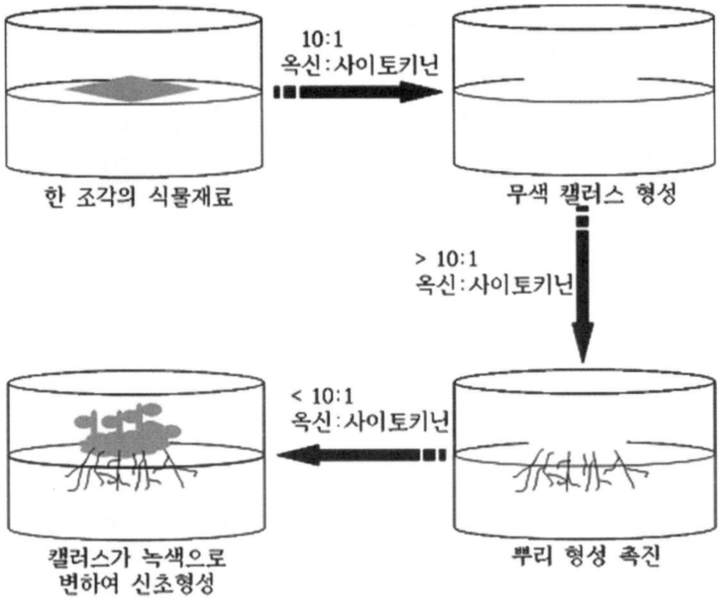

그림 40. 식물조직배양에서 호르몬의 이용

식물에서 대표적으로 중요한 옥신은 인돌-3-초산(indole-3-acetic acid; IAA)이다. IAA 이외에도, 인돌-3-에탄올 (indole-3-ethanol), 인돌-3-아세트알데하이드 (indole-3-acetaldehyde) 및 인돌-3-아세토니트릴 (indole-3-acetonitrile) 등을 포함하는 천연적으로 존재하는 여러 다른 인돌 유도체 화합물이 옥신 활성을 나타내는 것으로 알려져 있다. 그러나 이들 화합물 모두는 IAA의 선구물질로서 조직 내에서 IAA로 전환되기 때문에 옥신 활성을 갖게 된다.

뿌리의 신장은 특히 옥신에 민감하다. IAA는 매우 낮은 농도(10^{-8}M 혹은 그 이하)에서 뿌리 절편과 온전한 식물 뿌리 모두의 생장을 촉진한다. 그러나 정상적으로 비교적 높은 농도(10^{-5}에서 10^{-6}M사이)의 옥신은 뿌리 생장을 억제한다. 고농도의 옥신에 의한 뿌리 생장 억제는 적어도 그 일부 원인으로는 에틸렌 생성에 기인하는데, 이 에틸렌 생성은 바로 높은 농도의 옥신에 의해 촉진된다. 비록 옥신이 뿌리 신장을 억제할지라도, 높은 농도의 옥신은 이차 뿌리 형성 혹은 뿌리가 여러 개로 갈라지는 것을 촉진한다.

② 지베렐린

지베렐린은 화학적으로 지벨렐린 산(gibberellic acid)으로 흔히 GA라고 표기하며, 구조가 복잡하여 인공합성이 불가능하고 나팔꽃, 야생오이, 피마자, 해바라기 등의 미숙종자나 곰팡이를 배양하여 추출하고, 생장 촉진, 착과 촉진제로 많이 이용된다. 지금까지 고등식물 중에 존재가 증명된 GAs는 GA1, GA3−9, GA13, GA15−35, GA37−39, GA43−46, GA48−55, GA58−62 등의 약 70여종에 이른다. GA의 가장 현저한 생리작용의 하나는 무상식물(intact plant)의 줄기에 대한 신장효과이다. 일반적으로 auxin류의 신장효과는 절취한 기관 또는 조직에 대하여 나타나지만 GA의 효과는 무상식물에 대하여 현저하게 나타내는 점이 특징이다. 또한 신장 효과는 젊은 조직에서 현저하며 생장이 완료한 조직에서는 GA가 반응하기 어렵다. GA는 수정과정 없이 착과 및 과실의 성장을 촉진하는 작용이 있다. GA에 의한 단위결실의 유도는 토마토, 오이, 복숭아, 배, 사과, 포도 등에서 인정되고 있다.

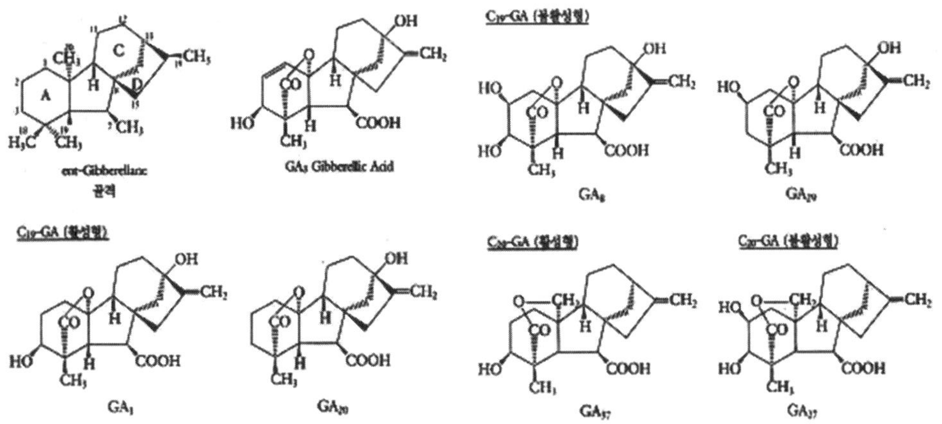

그림 41. 지베렐린의 골격과 활성형 및 비활성형의 화학적 구조

③ 사이토키닌

사이토키닌은 노화를 방지하는 효과가 있어 꽃에 살포하면 꽃의 수명이 길어지며, ATP 또는 DNA와 RNA에서 볼 수 있는 4개 염기중의 하나인 화합물로 알려져 있는 아데닌의 유도체 이다. 근단에서 생성된 사이토키닌은 물관부를 통해 분열조직, 종자, 잎과 열매로 이동하여 이곳에서 세포 분열을 촉진시킨다. 또한 사이토키닌은 체세포분열 단계로의 세포주기 전이를 유도하는 역할을 한다. 사이토키닌의 부차적인 효과는 이차 분열조직의 촉진과 부정근 생성이다. 또한 *Rhizobium* 또는 다른 질소고정 박테리아와 콩과식물의 공생처럼 식물 뿌리의 이로운 박테리아와의 상호작용에 관여한다. 이밖에도 조직배양시 슈트와 뿌리의 분화, 곁눈의 생장과 잎 확

장, 엽록체 발달 그리고 잎의 노쇠에 영향을 끼친다.

키네틴(N^{6-}furfurylamino purine)은 최초로 발견되 사이토키닌이다. 고등 식물에서 가장 광범위하게 천연적으로 나타나는 시토키닌은 제아틴(zeatin)이다. 제아틴 및 기타 천연적으로 존재하는 사이토키닌은 공통적으로 9번 탄소 위치에 리보오스(ribose) 혹은 리보오스-인산을 가지고 있다. 일반적으로 사용되는 것으로는 키네틴, BA, 2iP, 제아틴, PBA 및 티디아주론(TDZ)이 있다.

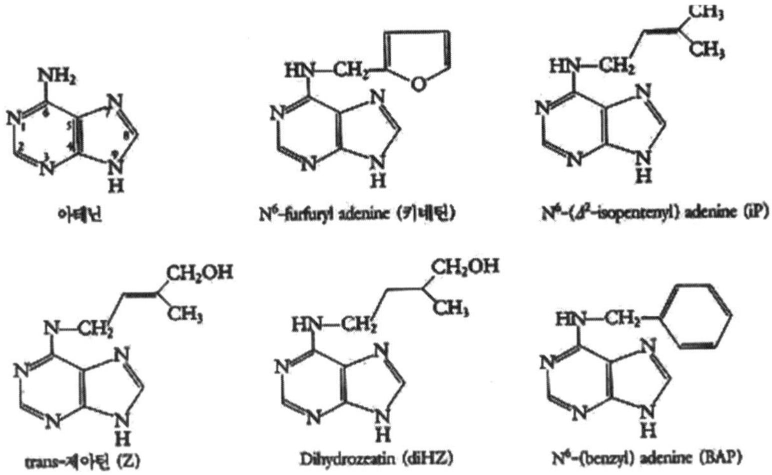

그림 42. 아데닌의 화학구조와 사이토키닌활성을 가진 5개의 아데닌 유도체

④ 앱시스산(ABA)

앞에서 제시한 세 종류의 호르몬과는 다르게, 앱시스산은 단일 화합물이다. xanthophyll의 산화에 의해 중간단계를 거쳐 생합성 되는 것으로 알려져 있고, 카로티노이드계 색소와 밀접한 관련을 맺고 있는 것으로 보아 생합성 장소는 색소체, 특히 엽록체가 중요한 생합성 장소일 것으로 알려져 있다. ABA는 메발론산(Mevalonic acid)을 전구물질로 하는 세스퀴테르피노이드(sesquiter-penoid)로서 그 생합성 과정은 지베렐린, 카로티노이드와 동일하다.

ABA는 스트레스 호르몬이라고 불릴 정도로 각종 스트레스가 식물에게 가해질 경우 ABA함량이 증가한다. 예를들면 식물이 냉해(low temperature stress), 한해(water stress), 염해(salt stress), 등의 스트레스를 받으면 식물체 내에서 ABA 함량이 증가한다. 반대로 식물체에 ABA을 전처리(pre-treatment)한 후 식물에 스트레스를 주면 스트레스에 대한 내성(resistance)이 증가한다. 식물이 생장에 부딪치면 이 생장억제물질을 생성하여 생장을 조절한다. 휴면현상은 바로 불량환경의 극복수단인데 이 휴면을 유기하는 물질이 바로 ABA이다. ABA는 휴면개시를 유도하여 눈과 씨앗 안에 보호된 조직상태가 특별한 환경신호나 계기가 일어날 때 까지 생장하지 않게 한다. ABA는 휴면 외에도 줄기와 뿌리의 생장을 억제하고 노화와 낙엽을 촉진한다. 그리고 다른 호르몬과 관계하여 개화 및 기공의 개폐를 조절하기도 한다. 또한 가뭄, 고염, 저온 하에서 식물이 물을 보존하는데 중요한 역할을 한다. 수분 스트레스를 받은 뿌리는 ABA을 생성하며, 생성된 ABA가 잎으로 이동되어 잎 표면으로 수분이 손실되는 것을 막도록 도와준다.

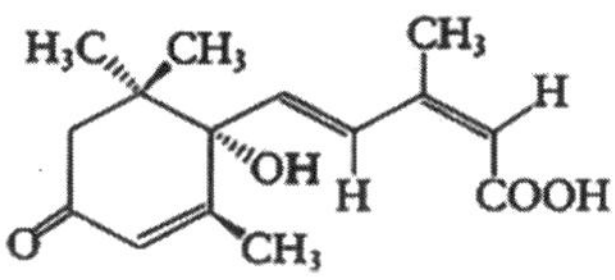

그림 43. 앱시스산의 화학구조

⑤ 에틸렌

에틸렌은 $H_2C=CH_2$의 구조를 지니는 간단한 기체형의 탄화수소이다. 무색이며 공기보다 가볍고 물에 잘 녹지 않는다. 이 호르몬은 methionine을 출발물질로 하여 생합성된다. 식물체내의 거의 모든 부위에서 에틸렌이 발생하여 이 호르몬은 생성부위가 바로 작용부위인 점이 특이하다. 에틸렌은 비록 그것이 뿌리와 shoot의 발달에 중요한 영향을 끼치지만, 정상적인 영향 생장을 위해 명백히 요구되는 것만은 아니다. 특히 분열조직에서 많이 발생하며 옥신, 지베렐린, 사이토키닌은 에틸렌의 발생을 촉진하며 각종 스트레스 조건도 이 호르몬의 발생을 촉진하며 식물이 노쇠하거나 성숙하는 동안에 많은 양이 만들어진다. 또한 에틸렌은 성숙에 관여하는 호르몬으로 잘 알려져 있다. 즉 과실의 익음, 착색에 영향을 끼쳐 성숙을 촉진한다. 그리고 성숙 이외에도 박과 채소의 성표현, 종자의 발아, 휴면, 잎, 줄기, 뿌리의 신장, 괴경과 인경의 형성, 부정근 형성, 개화 및 낙엽의 조절 등 다양한 생리적 기능을 나타낸다. 에틸렌의 작용기작도 아직까지 명확하게 밝혀진바 없다. 몇 가지 가설에 의하면 옥신의 대사 작용, 핵산과 단백질 대사에 관여하는 한편 세포막의 물질투과성을 증대시켜 여러 가지 생장활동을 조절하는 것으로 알려져 있다. 에틸렌은 오렌지와 레몬 등의 과실이 성숙할 때 가스 상태로 방출되며 이를 이용하여 많은 종류의 과실을 에틸렌으로 처리하여 인공적으로 성숙시키는 경제적인 과정도 있다.

(6) 기타

앞에서 기술한 식물 호르몬 이외에도, 분리한 식물 절편 조직에 낮은 농도로 처리하였을 때 강한 생물학적 활성을 나타내는 여러 종류의 천연 유기화합물이 있다.

식물호르몬	화학구조	기능
브라시노 스테로이드	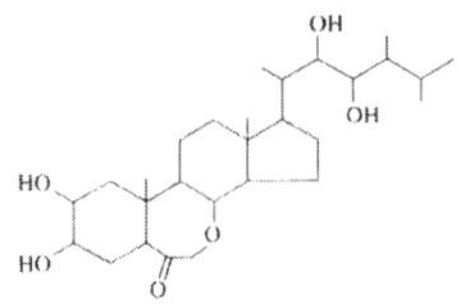 brassinolide	신초 신장 촉진 : 고온, 저온, 가뭄, 염, 제초제로 인한 스트레스를 감소 시킨다.
살리실산	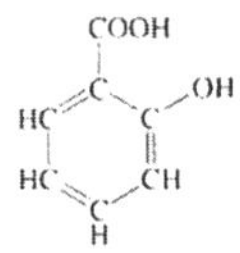 salicylic acid	병원균 공격을 식물이 인식하도록 도와준다.
시스테민	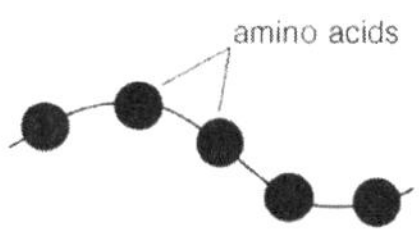 systemin	상처가 났음을 알려주는 기능을 한다.
자스민산	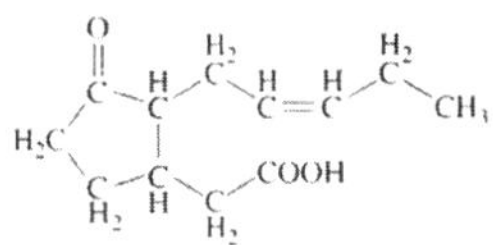 jasmonic acid	식물의 곰팡이 감염과 다른 스트레스에 대한 저항성 유도; 식물의 방어관련 이차화합물(alka-loids) 생성 유도
당	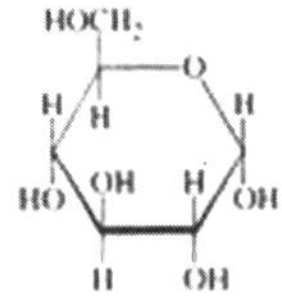	클로로필과 다른 광합성관련 물질의 양을 조절하도록 돕는다.

그림 44. 식물 호르몬의 구조와 효과(2)

5. 유전자 재조합 기술

5.1 식물유전자의 구조와 특성

식물유전자를 이용한 분자유전학적 연구는 인트론의 존재여부, 개수 및 부위, RNA 가공과정 기작에 관한 연구 그리고 mRNA 전사와 관련된 프로모터 기능해석, 전이유전자를 이용한 유전자 또는 유전자산물의 활성연구가 진행되고 있다.

(1) 인트론

핵 내의 DNA에서 단백질로 번역되지 않는 부분의 DNA서열을 인트론(intron)이라고 하며, 옥수수의 zein 유전자 등 일부 핵 내 유전자를 제외하고는 대부분의 식물 유전자에서 발견되고 있다. 인트론의 존재는 게놈 DNA 클론(genome DNA clone)과 cDNA 클론(cDNA clone)의 비교분석을 통해 확인되고 있으며 유연관계에 따라 인트론의 위치와 크기에 유사성이 인정되어 이들 변이는 진화와도 연결 되어 설명된다. 식물의 인트론은 동물성 인트론과 비교하여 A와 T의 염기가 G와 C에 비해 훨씬 많아 상호치환이 가능하지 않으며 단자엽 식물과 쌍자엽 식물사이에도 인트론의 구조적 차이가 있어 역시 상호치환이 가능하지 않다.

(2) 프로모터

진핵세포의 유전자 구조는 원핵세포의 유전자와 달리 전사개시점의 윗서열에 약 30염기 위치에 TATA box가 존재한다. 동물의 TATA box가 TATA(T/A)A(T/A)인데 반하여 식물은 T(C/G)TATA(T/A)라고 제시되었으나 유전자군이나 유전자별로 상당한 차이가 있다. 이 부근에서 이중가닥이 단일가닥으로 분리되고 전사개시점에서 mRNA가 전사된다.

동물의 유전자에는 TATA box 이외에 전사개시점 윗서열의 약70염기 위치에 CAAT box가 존재하며 식물에서도 이와 비슷한 염기서열로 AGGA 또는 CAAT box가 발견된다. 이 부위는 RNA polymerase의 인식부위가 되고 있으며, TATA box보다 훨씬 다양하게 발견되고 있다. 예를 들어 식물의 근두암종을 일으키는 아그로박테리움(Agrobacterium)의 Ti 플라스미드에 있는 식물세포에 전환되어 식물유전자로 발현 유지되는 opine 유전자중 octopine은 AGGA box를 갖고 있는 반면 napaline 합성 유전자는 CAAT box를 갖고 있다.

(3) 전이인자

옥수수의 곡립색에 있어 유전적 모자익의 발생이 분화과정중의 조절유전자의 전이 때문이라는 주장에 의해 처음으로 옥수수, 금어초, 콩 등에서 전이인자(transposable element)가 분리 되었다. 전이인자는 가장자리에 대부분의 경우 10개 내외의 염기서열이 서로 반대 방향으로 되어 있는 특징적인 반복서열(repeated sequence)를 갖고 있는데 어떤 유전자의 경우는 304개의 염기가 같은 방향으로 배열되어 있기도 하다. 넓은 범위의 전이인자에 포함되어 Ti 플라스미드의 T-DNA도 전이인자의 특성을 이용하여 식물 유전자 전환에 사용되고 있으며, T-DNA의 삽입에 따른 유전자의 불활성화 현상을 이용한 T-DNA tagging에 의해 유전자 확인이 시도되고 있다.

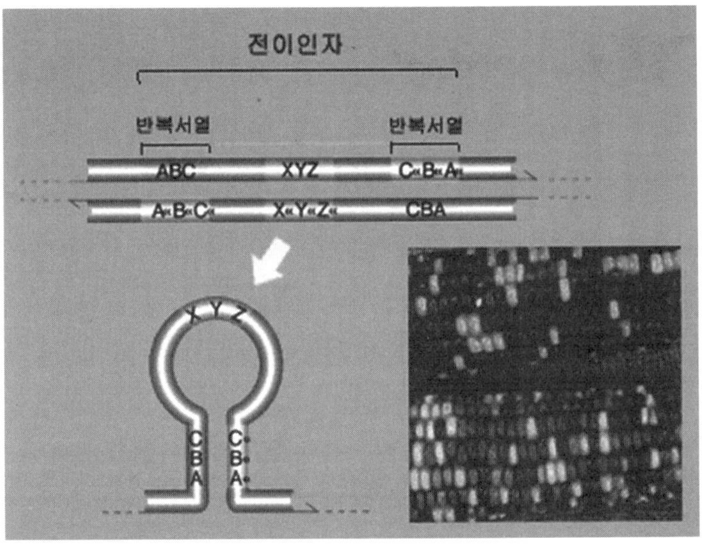

그림 45. 전이인자

5.2 DNA 분석기술

생명공학연구를 위해 식물체의 게놈 DNA로부터 분리한 DNA 절편은 라이브러리(library)로 보관된다. DNA 라이브러리는 마치 도서관 같이 한 조각의 DNA 절편이 한권의 책과 비슷한 관계이다. 도서관의 수천 권의 책으로부터 원하는 한 권의 책을 찾기 위한 방법이 필요하듯이 DNA 라이브러리에서는 찾고자 하는 DNA와 상보적인 염기서열의 탐침자(probe)에 의해 선별된다. 다시 말해 특정 DNA와 탐침자는 상보적이어서 그것과 염기쌍을 이루는 결합(hybridization)을 통해 밝혀낼 수 있는 것이다.

(1) 서던 블로팅(Southern blotting)

DNA재조합 기술을 이용해 형질전환 하였다면, 식물체 내에 어떤 형태의 유사 유전자들이 얼마나 존재하는지 알아야 한다. 먼저 식물체로부터 분리된 DNA를 제한효소를 이용해 절단하여 아가로스 겔상에서 전기영동한다. 만약 염색을 통해 확인한다면 서로 전혀 구분할 수 없는 수천 가지 밴드의 흐릿한 줄무늬를 볼 수 있을 것이다. 그중 확인하고자 하는 부분이 어디인지를 알기위해 실험하기 쉬운 니트로셀룰로오스 같은 매체에 DNA를 옮겨야 한다.

1970년대 중반 서던(Edward Southern)이 제한효소로 처리한 DNA절편을 아가로스 겔로부터 니트로셀룰로오스로 확산을 통해 이전시키는 서던 블로팅(southern blotting)이라는 기법을 개발하였다.

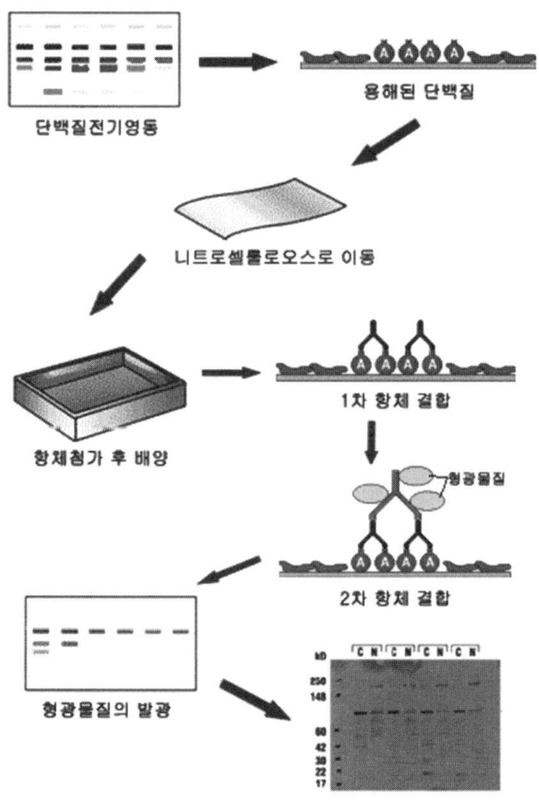

그림 46. Southern blot analysis 과정

블로팅 하기 전에 전기영동한 겔 상태에서 DNA 절편을 높은 pH의 염기 완충액을 사용하여 변성시켜 단일가닥으로 만들어 겔 위에 한 장의 니트로셀룰로오스를 놓고 완충용액이 모세관 현상에 의해 겔을 통해서 니트로셀룰로오스로 DNA 절편을 이동시켜 결합시킨다. 다음단계로 DNA 중합효소를 이용하여 표지된 DNA 전구물질의 존재 하에 재조합된 DNA를 표지하는 것이다. 이렇게 표지된 탐침자(probe)를 변성시켜 단일가닥으로 하여 블로팅한 것과 결합(hybridization)시킨다. 탐침자는 상보적인 DNA 염기서열과 접촉하는 모든 곳에 결합하여 알아보고자 하는 유전자를 포함하는 DNA를 표지된 밴드로 만들어 최종적으로 X-선 필름을 통하여 현상하여 확인할 수 있다.

탐침자와 DNA간의 결합 여부를 확인할 수 있는 신호로는 방사능 동위원소를 사용하는 방법과 비방사능법이 있다. 비방사능법에는 신호로 특정 색을 띄게 하는 방법과, 290 ㎚의 빛을 조사하여 막상의 형광을 측정하는 방법, 그리고 X-선 감광막에 1시간 정도 노출하여 확인하는 화학발광법등 상업적으로 사용가능한 50여개의 방법이 있지만 동위원소를 사용하는 방법에 비해 민감성과 재현성이 떨어진다.

서던 블로팅 결과 단 한 개의 밴드만을 발견한다면, 탐침자와 일치하는 유전자가 한 개 존재하는 것으로 해석 가능하고 혹은 원하는 유전자에 한 개의 제한효소 위치를 가져 한 개의 밴드가 나타난 것으로 생각할 수 있다. 반면 여러 개의 밴드를 발견한다는 것은 다수의 유전자가 존재하거나 제한효소 부위가 여러 개 존재하여 한 개 이상의 밴드로 나타난 것이라고 할 수 있다.

서던 블로팅은 생명체나 DNA 사이에서 밴드 형태 차이점을 알아내는데 사용되기도 한다. DNA 제한효소로 잘린 절편길이의 다양성인 제한효소절편길이다형성(restriction fragment length polymorphism, RFLP)를 통해 DNA 지문법(DNA fingerprinting)을 사용할 수 있다. 법의학에서 사용되는 RFLP는 친자확인을 하기 위해 모계나 부계로부터 유전된 DNA를 알아 낼 수 있다. 또한 의학적 진단으로 사용되는 RFLP는 일부 결함이 있는 유전자가 단 하나의 뉴클레오티드가 달라도 정상적인 사본과 다르게 나타나는 원리로 사용된다. 최근에는 수백 kb 이상인 제한효소 지도를 만들기 위하여 매우 큰 DNA 분자를 전기영동으로 분리하는 것과 연계하여 사용되어 염색체에 순서를 매길 수 있다. 또한 서던 블로팅 기술은 RNA 접속과 항체와 T-세포 수용체를 형성하기 위한 게놈 재배열과 재배열된 종양유전자의 검출과 같은 다양한 생물학적 과정의 이해에 중요한 기여를 해 왔다.

(2) 노던 블로팅(Northern blotting)

한 개의 cDNA를 재조합하였을 때 재조합된 유전자가 형질전환된 식물체의 수 많은 조직에서 얼마나 활발히 전사되고 있는지 알아보기 위하여 식물체의 각각의 조직으로부터 RNA를 분리 한다음 아가로스 겔상에서 전기영동을 통해 적당한 매체로 블로팅하는 것을 노던 블로팅이라고 한다. RNA를 블로팅한 니트로셀룰로오스와 cDNA 탐침자를 결합시킨 다음 서던 블로팅과 마찬가지로 X-선 필름에 현상하여 관찰한다.

탐침자와 상보적인 mRNA가 블로팅된 니트로셀룰로오스의 어느 곳에 존재하든지 결합은 일어날 것이며, 한 밴드로 나타날 것이다. 만약 미지의 RNA를 이미 알고 있는 크기의 표식자 RNA와 함께 전기영동 한다면 탐침자와 결합했을 때 나타나는 RNA 밴드의 크기를 알 수 있다. 특정한 mRNA를 클론된 cDNA의 크기와 비교하여 클론된 cDNA가 완전한 길이를 가지고 있는지 아닌지 확인할 수 있기 때문에 cDNA 클로닝에 유용하게 사용된다. 또한 형질전환된 유전자의 발현과정을 조절하는 인자들을 발현시키는지 조절 분석을 통해 얼마만큼 활발하게 전사되고 있는지를 알기 위해 사용한다. 활발히 전사될수록 많은 mRNA를 포함하고 그럴수록 더 많은 탐침자가 결합하여 필름에 현상되는 밴드는 더욱 진해질 것이다.

예를 들어 혈청에 의해 조절되는 유전자로부터 재조합된 cDNA 분석에 노던 블로팅을 이용한다. 세포를 혈청에 의해 자극한 다음 전체 RNA를 시간별로 분리하여 각 시간대에서 얻은 RNA를 탐침자로서 개별적으로 재조합된 cDNA를 사용하여 노던 블로팅 하여 분석한 결과 혈청을 자극한 후 빠르게 축적되는 정도를 볼 수 있다.

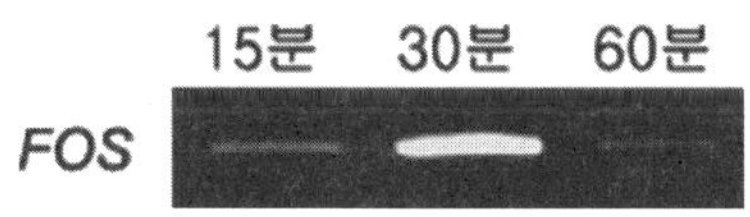

그림 47. 노던 블로팅을 이용한 FOS유전자 분석

(3) 웨스턴 블로팅(Western blotting)

유전자 운반체에 프로모터에 연결되어 재조합된 유전자는 전사되고 단백질로 번역될 수 있다. 이렇게 재조합되어 형질전환된 유전자가 실제로 발현되는지 확인하기 위해 웨스턴 블로팅을 사용한다. 보통 원핵생물은 진핵생물의 유전자를 번역하지 않으려고 하지만 사용된 유전자 운반체의 프로모터와 연결된 부분에 삽입될 수 있도록 만든 유전자 운반체를 사용하면 진핵생물의 유전자가 원핵생물 유전자의 일부가 되어 원핵생물의 아미노산들로 이루어진 단백질을 생산하게 된다.

특정단백질 산물을 찾는 노던 블로팅은 서던 블로팅과 거의 유사한 방법을 통해 사용된다. 단지 탐침자로 뉴클레오티드를 사용하는 서던 블로팅과는 달리 특정 단백질의 항체를 탐침자로 사용한다. 두 가지의 항체를 이용하는데 유용 단백질에 특이적인 첫번째 항체와 그 항체에 특이적이고 형광물질로 표지된 두 번째 항체를 사용한다. 즉 니트로셀룰로오스에 옮겨진 단백질을 용해한 뒤 특정 단백질 항체로 처리한 다음 형광물질로 표지된 두번째 항체를 필터에 처리한다. 두 번째 항체가 첫번째 항체와 결합하여 위치를 알려주어 발현된 단백질을 찾을 수 있게 된다.

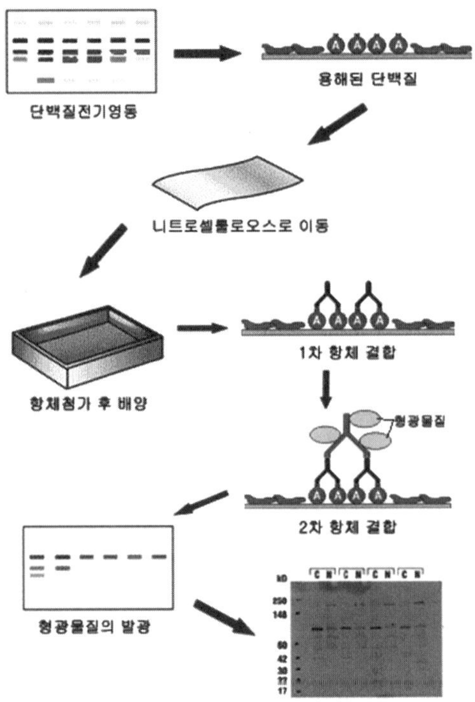

그림 48. 웨스턴 블로팅 과정

5.3 PCR 기술

중합효소연쇄반응(polymerase chain reaction, PCR)은 1980년대에 Kary Mullis에 의해 고안된 것으로 DNA 중합효소를 이용하여 DNA의 일부분을 복제하는 방법이다. 증폭하고자 하는 DNA의 양쪽 끝의 염기 서열을 알고 있을 때 그것의 상보적인 염기서열로 이루어진 작은 DNA 조각(프라이머, primer)을 이용하여 선택적 증폭이 가능하다. 원래는 PCR을 위해서 DNA 사슬을 분리하기 위해 높은 온도를 가할 때 DNA 중합효소의 기능이 파괴되기 때문에 각 단계마다 새로운 DNA 중합효소를 넣어 주어야 했다. 그러나 열에 대해 강한 저항성을 갖고 있는 특별한 DNA 중합효소가 터무스 아쿠아티구스(*Thermus aquaticus*)라는 온천에 사는 세균으로부터 Taq 중합효소가 발견되어 문제가 해결되었다.

PCR 과정은 변성(denaturation), 결합(annealing), 확장(extension) 세 단계로 이루어진다. 변성단계에서는 이중가닥의 DNA가 열에 의하여 두 개의 단일가닥으로 분리되고 결합단계에서 첨가된 프라이머가 단일가닥인 DNA의 상보적 위치에 결합하며 확장단계에서 Taq DNA 중합효소에 의해 확장되어 새로운 DNA를 합성한다. 이렇게 세 단계가 한 주기를 이루며 PCR 기계를 사용하여 30주기정도 합성하게 되면 DNA가 대량으로 증폭되게 된다.

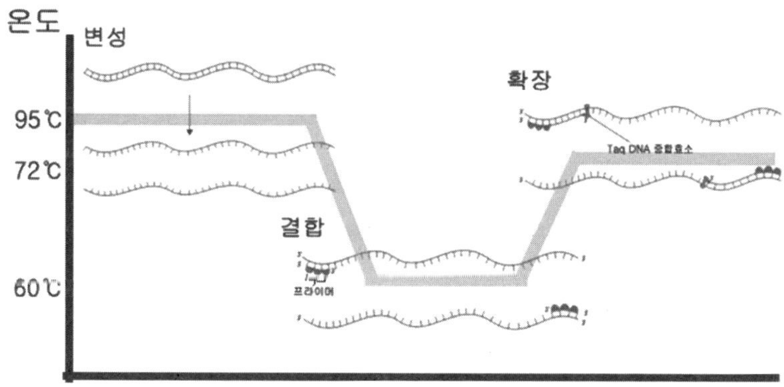

그림 49. PCR 과정

PCR은 생명공학연구의 가장 기초적인 기술로서 cDNA 증폭을 통한 mRNA의 탐색 및 발현을 위해 RT-PCR, RACE-PCR, DD-PCR 기술이 이용되고, 유전병에 관련된 유전자 변이나 다형 검출을 위한 PCR-RFLP, PCR-SSCP 등이 있으며, 이미 알고 있는 염기서열을 바탕으로 인접한 미지의 DNA 영역을 쉽게 증폭하여 클로닝 할 수 있는 inverse PCR 및 DNA 염기서열 결정 등에 널리 이용되고 있다. 이렇듯 PCR이 적용되지 않는 실험은 생각하기 어려울 정도로 강력하고 필수적인 핵심기법이 되었다.

최근 유전자 재조합 기술과 염기서열 확인 기술 등의 발전으로 인해 많은 종의 생물의 유전자 해석이 가능해지면서 PCR 기술을 이용하여 각 종간의 유연관계에 대한 연구나 생물종의 동정이 가능하게 되어 10^9염기쌍이 넘는 사람과 동물 게놈 DNA중에 특징적인 반복서열이 존재한다는 사실을 알게 되었다. 이들 DNA 중에 일어난 돌연변이를 검출하는 것은 돌연변이 된 유전자의 특정 영역을 전단하여 그 염기배열을 탐색하기 위해 서던 블로팅이나 DNA 재조합, DNA 염기서열 기술 등을 사용하여 많은 시간이 걸렸지만 PCR 기술의 발전으로 그 유전자를 증폭하여 제한효소를 사용하거나 전기영동을 통하여 쉽게 확인이 가능하게 되었다.

이와 같이 PCR의 이용 범위는 인체 게놈 연구, 유전자 발현 연구를 비롯한 기초 분자생물학 연구와 더불어 유전병 진단, 암 유전자의 조기 진단, GMO 분석, 유전공학연구 및 법의학적 연구, 단백질공학 등에 널리 이용되고 있으며 점차 확대되고 있다.

(1) RT-PCR

DNA를 주형으로 PCR할 경우는 엑손과 인트론이 모두 증폭되지만 mRNA를 주형으로 하는 경우는 엑손만 증폭이 되기 때문에 번역된 유전자만을 원할 때 사용 가능하다. PCR에 쓰이는 DNA 중합효소는 RNA를 주형으로 할 경우에는 작용되지 않으므로 RNA를 DNA로 합성하는 단계가 필요하다. 이 과정을 위해 역전사효소(reverse transcriptase)를 사용하기 때문에 이같은 PCR 법을 RT-PCR(Reverse Transcription-Polymerase Chain Reaction)이라고 한다.

그러므로 RT-PCR의 과정은 분리된 mRNA로부터 cDNA를 합성하는 과정과 합성된 cDNA로부터 PCR을 통해 증폭시키는 과정으로 나눌 수 있다. mRNA는 끝부분에 A염기가 반복된 부분을 가지므로 cDNA를 합성하기 위한 프라이머로 T염기가 반복된 DNA 조각을 사용할 수 있고 다음 PCR과정의 프라이머는 원하는 부분의 염기서열을 가진 DNA 조각을 사용한다.

(2) RACE-PCR

보통 RT-PCR을 통해 얻은 cDNA는 5'말단부분이 결손되어 있기 쉽다. 그러므로 완선한 길이의 cDNA를 위해 PCR을 이용하는 방법을 RACE(rapid Amplifaication of cDNA ends)라고 한다. 최근

Chenchie 등에 의해 suppression PCR과 Long PCR을 조합하여 새로운 RACE를 이용하여 완전한 cDNA를 합성하는 법이 개발되었으며 부분 RNA 정보로부터 완전한 길이의 cDNA를 얻을 수 있다.

(3) PCR-RFLP

제한효소 절단 크기의 다형성(Restrection Fragment Length Polymorphism, RFLP)을 검출하는 방법으로 유전자 변이 및 다양한 형태를 검출 할 수 있다. PCR을 이용한 이 분석법이 개발되기 전에는 서던 블로팅 방법을 통해 분석하여야 했다. 서던 블로팅은 블로팅 하는 과정과 결합시키는 과정 등 번거로운 과정들이 필수적이었지만 PCR 방법이 개발되면서 간단히 분석 할 수 있게 되었다. 원칙적으로 PCR–RFLP하고자 하는 유전자의 변이 부위가 제한효소의 인식배열 내에 없는 경우에는 사용이 어려웠지만 이 문제점도 PCR시 사용하는 프라이머를 조절하여 해결하였다. 이 방법에 의해 유전성 질환과 관련이 확실한 돌연변이 검출에 사용되고 있다.

(4) PCR-SSCP

특정 염기배열을 갖는 한 가닥의 DNA 또는 RNA는 그 염기배열 자체사이의 수소결합 의해 고차 구조를 만든다. 즉 한 염기의 치환, 결실, 삽입 등으로 인한 염기배열의 차이에 의해 구조는 변화된다. 이러한 다양성을 SSCP(Single Strand Conformational Polymorphism)이라고 하며 이 고차 구조는 겔 전기영동시 이동의 차이로 검출 가능하다. PCR을 통한 결과물을 포름아미드를 사용하여 한 가닥으로 변성시킨 뒤 비변성 겔에서 전기영동 한다. 전기영동 함에 따라 포름아미드와 분리된 DNA 단편은 그 염기배열에 의존한 분자 내 수소결합을 형성하여 배열 특이적 고차 구조를 형성하게 된다.

이때 두 가닥은 서로 상보적이고 그의 염기조성과 배열이 완전히 다르기 때문에 전기영동시 이동 차이가 크게 나타나도록 분자구조가 형성된다. 이 한 가닥 DNA가 만드는 고차구조는 겔의 온도와 완충액의 pH와 염농도에 의존하여 가장 안정한 구조를 만들게 된다. 고차구조가 다른 DNA는 겔 내를 이동하는 속도가 변하고 그 겔의 농도에 의해 이동 속도가 변한다. 그러므로 단 한 개의 염기의 변화에 의한 차이를 검출 할 수 있다.

(5) PCR을 이용한 돌연변이 제조

PCR기술은 단백질 돌연변이체를 만들기 위한 site-directed mutagenesis 및 random mutagenesis 등에 쉽게 이용되고 있으며 인위적으로 개량하기 위한 DNA 셔플링 등에 널리 이용되고 있다. 이 중 DNA 셔플링에 대해 설명해 보면 어떤 유전자를 DNA 분해효소(DNase)를 사용하여 무작위로 절단시켜 얻은 DNA 단편과 PCR을 이용하여 재구성 시켜 선별된 돌연변이 유전자의 pools로서 시험관에서 상동재조합에 대한 편리한 방법이라고 할 수 있다. 즉 어떠한 유전자를 PCR을 통해 증폭시킨 뒤 DNA 분해효소로 무작위로 절단시킨다음 아가로스겔에 전기영동하여 작은 크기의 DNA만을 회수하여 혼합된 상태에서 연결시키면 여러 가지 변이된 단편들이 연결된 헤테로 단편집단이 구축된다. 이 결과물을 프라이머 없이 PCR 수행한 뒤 프라이머 첨가 후 다시 PCR하면 완전한 길이의 유전자 단편이 합성되며 이 DNA 단편들을 유전자 운반체와 제조합하여 형질전환시켜 돌연변이체를 만들 수 있다.

(6) Real Time PCR

Real Time PCR은 PCR과정 중 매 순환마다 진행상황을 모니터링 하는 기술이며, 진행 상태를 tube 내에서 바로 측정할 수 있도록 형광검출(fluorescence detection)방법도 개발되었다. 1992년 Higuchi 등에 의해 매번 증폭 될 때 마다 Et-Br을 넣고 자외선을 조사하여 카메라로 측정하는 방법을 사용하여 측정된 형광량으로 DNA의 증폭량을 측정할 수 있었다. 그러나 비특이적인 결합이 구별되지 않는 문제가 있기 때문에 최근에는 TaqMan probe, Molecular beacon, Hubridization probe의 세 가지 프로브를 사용하는 방법이 사용되고 있다.

5.4 유용유전자의 선별

지난 80여 년간 세계 여러 나라에서 주요 농작물에 대하여 집중적으로 육종, 개량을 시도한 결과, 농작물의 생산성, 안정성, 내병충성, 품질 향상, 재배 용이성 등 우수한 품종이 다수 육성 보급되어 인류의 복지 향상에 크게 이바지하였다. 이러한 업적의 대부분은 동일한 다른 품종 혹은 다른 계통간의 교잡 육종에 의하여 이루어져 왔으나, 점차로 이용할 수 있는 유전적 변이가 고갈되어가고 있다. 이러한 인공 교잡에 의한 품종 개량은 성적 화합(sexual compatibility)인 경우에 한하여 가능하기 때문에 유용한 유전형질의 노입에 많은 상애가 되고 있으며, 놀연변이들 이용할 때는 인위적이든 우연 발생적이든 간에 목적하는 유용형질을 지닌 개체를 선발하는 데 많은 어려움이 있다.

식물분자생물학 및 세포배양 기술의 발달에 힘입어 유용유전자가 다수 분리됨에 따라 이를 인위적으로 조작하여 유용한 형질을 갖는 형질전환 식물체(transgenic plant)의 개발이 급속도로 진행되고 있다. 지구상의 모든 생물체들은 자기가 살고 있는 환경에 적응하면서 살아가기 위해 고유의 유전정보를 가지고 있다. 예를 들어 바닷물 속에서 자랄 수 있는 해조류는 내염성 유전자를 가지고 있고 사막에서 서식하는 식물은 내건성 관련 유전자를 갖고 있으며, 병충해에 잘 견디는 작물은 내병성 혹은 내충성 관련 유전자를 갖고 있다. 이러한 유용유전자들은 여러 가지 방법으로 염색체 상의 그 위치를 찾아내어 클로닝 할 수 있다. 필요로 하는 유전자가 많이 발현된다고 추정되는 식물 부위를 선택하여 조직에서 mRNA를 분리하고 이로부터 cDNA library를 제조한다. 역전사효소(reverse transcriptase)는 mRNA로부터 DNA를 합성하는 작용을 한다. 역전사효소를 사용하여 mRNA에서 합성한 DNA를 cDNA(complementary DNA)라고 하며, cDNA는 인트론(intron)부위를 가지지 않기 때문에 원핵생물의 세포내에서 형질발현이 잘되는 특성을 지니고 있다.

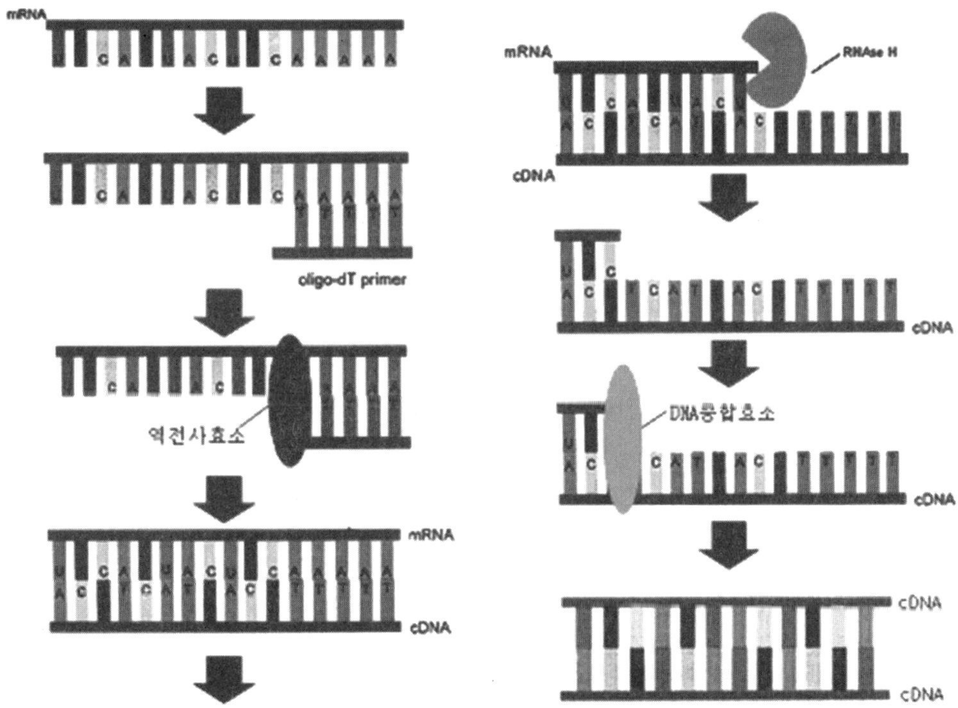

그림 50. 역전사효소를 이용한 cDNA단편 합성

cDNA를 합성하는 방법은 RT-PCR 기술을 이용하여 mRNA에 oligo dT를 섞어서 전사시작부위를 형성하게 하고 역전사 효소로 처리하여 외가닥 DNA를 합성하도록 한다. 그 후 RNase를 처리하여 mRNA를 제거한 다음 primer와 DNA중합효소를 사용하여 외가닥 DNA에 상보적인 DNA 가닥을 합성하면 이용 가능한 두 가닥의 cDNA 합성된다.

5.5 유전자 재조합 방법

모든 생명체의 DNA 구조와 구성은 본질적으로 동일하기 때문에 유전자의 분리, 변형, 재생하는 기술이 가능하다. 유전자 재조합(genetic recombication)은 염색체의 DNA 분자의 절단 및 재결합으로 이루어지며 가까운 종간에만 가능하던 유전적 변이를 더 넓은 범위에서 가능하게 하여 원하는 생명체에서 원하는 특성을 변화시킬 수 있게 한다. 다양한 기원의 DNA 분자의 연결을 가능하게 하고 외부 DNA를 다른 개체에 도입할 수 있도록 하는 기술이 개발 되어 세포 밖에서 생성된 DNA 분자를 유전자 운반체(vector)에 삽입하여 자연적으로 일어나지는 않으나 계속적인 증식이 가능한 숙주 생물에 도입하도록 하여 새로운 유전물질의 조합을 만들어 사용할 수 있게 되었다.

(1) DNA 제한효소와 연결효소

유전자 재조합은 DNA 분자를 정확한 자리에서 재현성 있는 방식으로 절단하는 것이 필수적이다. 이러한 조작을 위하여 특별한 종류의 핵산가수분해효소(nuclease)가 필요하다. DNA의 바깥 부분부터 절단하는 효소를 핵산외부가수분해효소(exonuclease)라고 하고 DNA 안을 절단하는 효소를 핵산내부가수분해효소(endonuclease)라고 한다. 유전자 재조합에 사용되는 가수분해 효소는 핵산내부가수분해효소이며 특정부위만을 절단하는 효소를 제한효소(restriction endonuclease)라고 한다. 세 가지 종류의 제한효소가 존재하는데 이중 가장 많이 분리된 효소는 typeⅡ로 유전자 재조합에 유용하게 쓰이며 회문구조(palindrome)의 특정 염기서열을 인식하여 절단한다. DNA 두 가닥의 서열이 5'에서 3'방향으로 읽었을 때와 3'에서 5'방향으로 읽었을 때 같은 염기서열을 회문구조라고 한다. 반면 typeⅠ과 typeⅢ는 복잡한 활성을 가지며 전자는 특정 염기서열을 인식하여 그곳으로부터 500~2500bp 떨어진 곳을 절단하고, 후자는 특정염기서열에서 약 24~27bp 떨어진 부위를 절단한다. 유전자 재조합 기술에 사용되는 제한효소는 DNA 내의 4~6개의 특정 염기배열을 인식하여 그 내부를 절단한다. 예를 들어 *Eco* RⅠ이라는 제한효소는 GAATTC에서만 DNA를 절단하고 Bam HⅠ의 경우는 GGATCC에서만 절단한다.

표4. 제한효소와 인식하는 염기서열 및 절단부위

효소	인식서열	말단
Alu Ⅰ	AG↓CT	Blunt
Bam HⅠ	G↓GATCC	sticky
Bgl Ⅱ	A↓GATCT	sticky
Eco RⅠ	G↓AATTC	sticky
Hae Ⅲ	GG↓CC	Blunt
Hind Ⅲ	A↓AGCTT	sticky
Hpa Ⅱ	C↓CGG	Blunt
Pst Ⅰ	CTGCA↓G	sticky
Pvu Ⅰ	CGAT↓CG	sticky
Sma Ⅰ	CCC↓GGG	Blunt
Not Ⅰ	GC↓GGCCGC	sticky

제한효소에 의해 생성된 절단부위는 blunt 말단이나 sticky 말단의 형태를 만든다. DNA 두 가닥 모두 같은 위치에서 잘릴 때 잘린 부위가 뭉툭한 모양으로 되고 blunt 말단이라고 하며, 각 가닥이 다른 위치에서 잘려서 한 가닥이 다른 가닥에 비해 돌출되어 나온 모양을 sticky 말단이라고 한다. sticky 말단의 중요한 특징 중의 하나는 다른 인식 염기배열을 가진 제한효소가 같은 sticky 말단을 생성한다는 것이다. 그 예로 *Bam* HⅠ과 B*gl*Ⅱ를 들 수 있으며 GATC sticky 말단을 생성한다. 이런 가닥의 말단은 자연스럽게 서로 염기쌍을 이룰 수 있다.

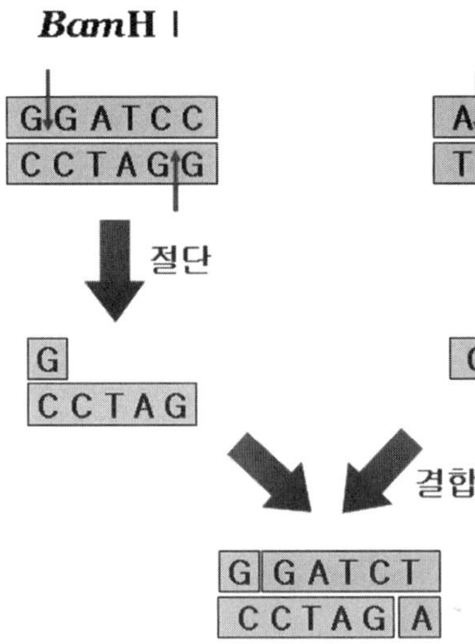

그림 51. Sticky 말단

DNA조각과 DNA조각의 결합(ligation)을 촉매하는 효소를 연결효소(ligase)라고 한다. 이 효소는 DNA 분자의 가닥 중 두 뉴클레오티드 사이에 연결(phosphodiester bond)이 없는 지점을 복원하는 역할을 한다. 뿐만 아니라 다른 두 개의 DNA 분자를 결합시키거나 같은 분자의 양끝을 결합시키기도 한다. 다른 두 개의 DNA 분자를 결합시킬 때 그 끝이 blunt 말단이라면 그 단면이 우연히 만나져야 연결효소가 결합시킬 수 있는 반면 sticky 말단일 때는 서로 상보적인 돌출부위가 수소결합에 의해 만나는 빈도가 높으며 안정적이기 때문에 쉽게 결합시킬 수 있다. 결합시키고자 하는 두 DNA가 하나는 blunt 말단이고 다른 하나가 sticky 말단일 때는 linker나 adaptor를 사용한다. linker나 adaptor는 제한효소 염기서열을 갖는 작은 DNA 조각으로 blunt 말단의 끝에 sticky 말단과 같은 제한효소자리를 인위적으로 붙여 sticky 말단을 만든다.

(2) 재조합 DNA 분자의 제조

재조합 DNA 분자를 만들기 위해서는 여러 단계를 거치게 된다. 이 단계는 유용 유전자가 host cell의 염색체로 삽입될 것인지, 운반체에 남아 있을 것인지 또는 재조합 DNA를 삽입시킬 host cell이 세균인지 식물인지 등에 따라 다양해질 수 있다. 예를 들어 재조합된 유전자로부터 특정 난백실을 생산하고자 할 경우에는 유전자를 발현시키기 위한 프로모터와 번역을 위한 염기서열을 포함하는 운반체를 선별 또는 제작해야 하는 것이다. 일반적으로 재조합 DNA 분자를 만들기 위해서는 첫째 유용한 유전자를 선별하여 분리한다. 두 번째로 적절한 유전자 운반체를 선택하여 유용유전자의 끝부분과 같은 염기서열의 제한효소를 이용하여 선형의 DNA로 준비한다. 셋째 유용유전자와 유전자 운반체를 DNA연결효소를 사용하여 접합시킨다. 넷째 재조합된 DNA를 숙주세포(host cell)에 형질전환 시켜 재조합된 DNA를 포함하는 숙주세포를 선별한다.

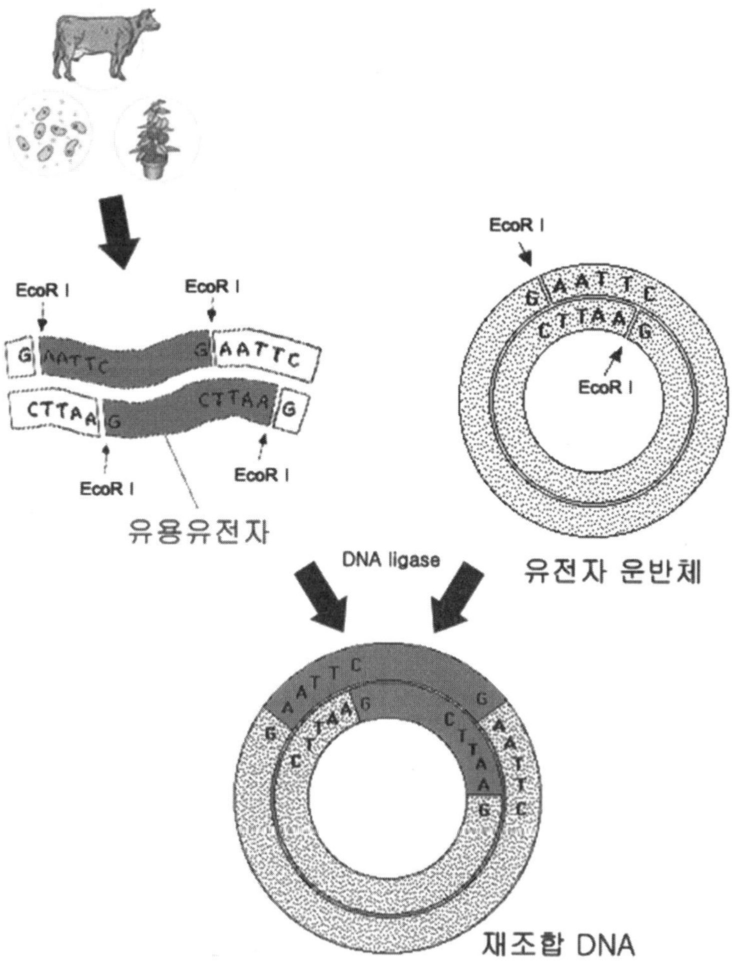

그림 52. 재조합 DNA 제조

5.6 유전자 운반체

특정한 유전정보를 가진 DNA 단편을 숙주세포로 운반하는 역할을 하는 DNA분자를 유전자운반체(vector)라고 한다. 이 운반체가 구비해야 할 조건은 첫째 운반체 하나당 복제수가 많고 숙주 세포로부터 분리 정제가 가능 하여야 한다. 둘째 숙주세포 안에서 복제될 수 있게 복제 시작점을 가져야하고, 셋째 단번에 절단되고 삽입을 위해 여러 개의 제한효소가 이용가능 하도록 몇 개의 특징적인 제한효소 부위를 가지고 있어야 한다. 넷째로 유용유전자가 삽입되었는지, 운반체가 숙주세포로 들어갔는지를 쉽게 알 수 있도록 하는 표지를 가지고 있어야 한다.

(1) 플라스미드

플라스미드(plasmid)는 원형 세균에 있는 이중가닥 DNA로 세균 염색체의 일부가 아니며 많은 사본들이 존재한다. 플라스미드는 상대적으로 작아서 조작하기가 쉽기 때문에 외래 DNA 절편을 삽입하기 위해 특정 제한효소 부위를 가지는 유전자 운반체로 조작되었다. 흔히 사용되고 있는 플라스미드인 pBR322는 4,361bp로 구성되며 유전자 표지로 엠피실린(Amp)과 테트라사이클린(Tet)에 대한 내성을 가지고 있다. 이런 내성 유전자 내에 외래 DNA가 삽입되면 내성을 잃게 된다. 이와 같은 삽입실활법을 사용하여 플라스미드에 DNA가 삽입되어 있는지의 여부를 알 수 있는 중요한 방편이 된다.

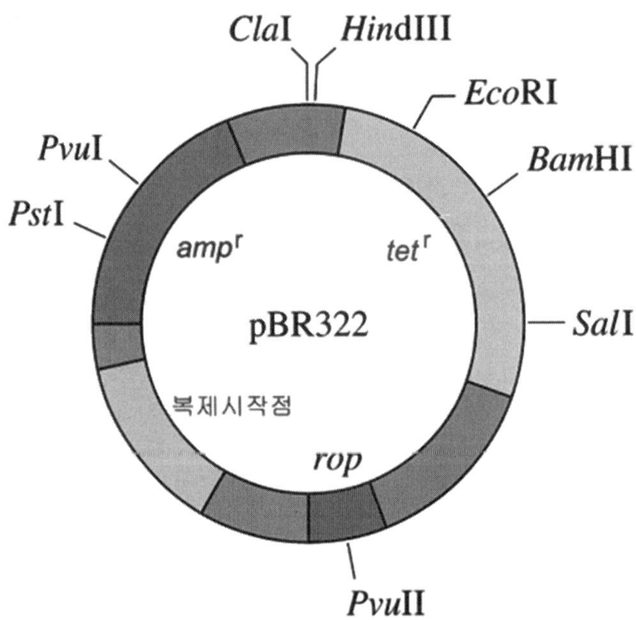

그림 53. pBR322의 구조

플라스미드와 외래 유전자가 재조합되어 형질전환된 세균 집단에서 모든 세포가 재조합 플라스미드를 가지게 되는 것은 아니다. 몇몇 세포는 재조합된 플라스미드를 포함하고, 또 몇몇은 DNA가 삽입되지 않은 플라스미드를 포함하며, 어떤 경우는 플라스미드 자체를 받지 못하게 되기도 한다. 그러므로 검색과정을 거쳐 재조합된 플라스미드를 갖는 균주만을 선별해야 한다. pBR322의 경우는 *Bam* HⅠ, *Sph* Ⅰ, *Sal* Ⅰ 위치에 외래 DNA가 삽입되면 그 재조합체는 엠피실린의 내성은 있지만 테트라사이클린에 대한 내성은 잃게 된다. 이처럼 엠피실린이 존재하는 배지에서 살아남은 균주 중에 테트라사이클린이 있는 배지에서 죽는 균주를 선발하면 재조합 플라스미드가 포함되는 균주를 얻을 수 있다. 그러나 이 같이 pBR322는 검색법에 시간을 낭비 하게 되고, 사용할 수 있는 제한효소 부위가 한정적이기 때문에 사용양이 점차 줄어들게 되었다.

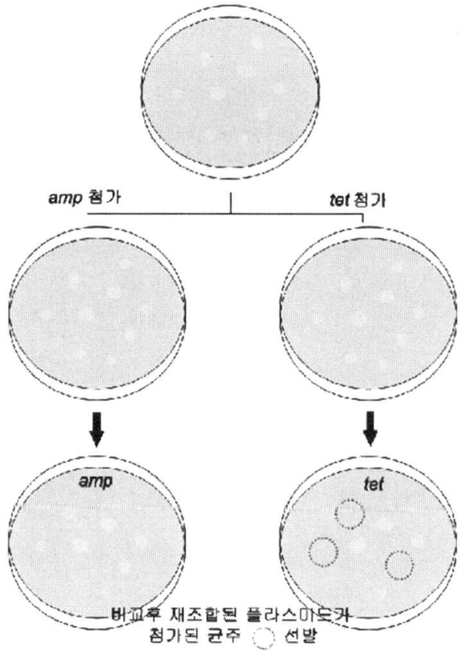

그림 54. 재조합 세포의 선별

1982년에 개발된 pUC계의 플라스미드는 선별표지로서 엠피시린 내성유전자와 *lacZ*(β-galactosidase)유전자를 가지고 있어 X-gal을 배지에 첨가하였을 때, 발색젖당 유사물질(IPTG)이 β-galactosidase에 의해 분해되고 파란색을 생성한다. 그러므로 플라스미드에 외래 유전자의 삽입으로

*lacZ*의 발현이 되지 않으면 배지의 균주는 투명한 색으로 나타나게 되어 더욱 간편하게 선별할 수 있게 되며 다수의 제한효소 부위로 구성된 멀티클로닝(multi-cloning)부위가 존재한다.

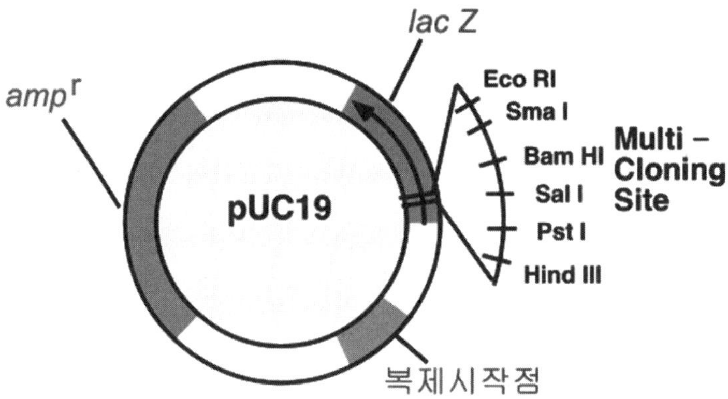

그림 55. pUC19의 구조

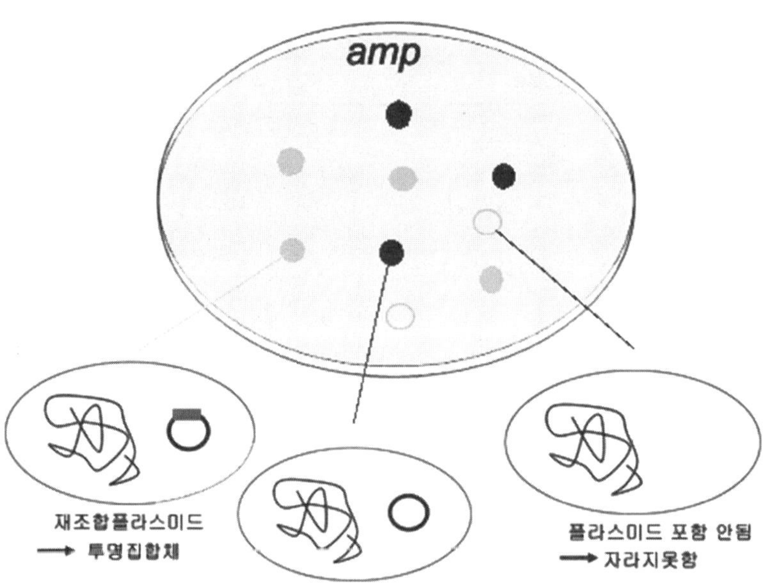

그림 56. pUC의 선별

(2) 파지벡터

세균을 감염시키는 바이러스를 박테리오파지(bacteriophage)라고 부르며, 파지벡터는 재조합 DNA 실험에 있어서 플라스미드와 함께 자주 사용되는 유전자 운반체 중 하나로 세균의 DNA를 한 세포에서 다른 세포로 전달할 수 있어 그 자체가 좋은 운반체 역할을 한다. 파지벡터는 플라스미드보다 큰 DNA 단편을 삽입 할 수 있고 감염성이 좋다.

파지벡터를 이용할 경우 세포로 이루어진 집단체가 아니라 박테리아 층에 플라크(plaque)를 형성한다. 하나의 세포에 감염된 하나의 파지에서 유래하며, 감염된 세포에서 증식하여 결국 그 세포를 죽이고 또 주변의 세포에 감염된다. 처음으로 사용된 것은 DNA의 양 끝에 염기쌍을 이룰 수 있는 12개의 뉴클레오티드의 단일가닥의 접착말단인 cohesive end(cos 부위)가 존재하는 람다파지벡터(λ-phage vector)이며 삽입형과 치환형이 있다. 대표적인 삽입형 λ 벡터로는 0~7.6 kb의 DNA가 삽입 가능한 λgt10과 λgt11이 있다. λgt11에는 *lacZ* 유전자가 포함되어 있고 그 내에 제한효소부위가 있어 외래 DNA가 삽입되면 X-gal의 존재하에 투명 plaque를 형성한다. 치환형 벡터는 파지의 DNA 중앙부에 기능이 없는 부분을 제거하고 외래 DNA를 삽입하여 사용하는 벡터로 DNA library 제작용으로 개발된 것으로 약 9~23kb의 DNA를 삽입할 수 있다.

(3) 코스미드

코스미드(cosmid)는 λ파지의 cos 부위를 가지고 있으며 플라스미드의 복제시작점과 선별유전자를 가지고 있기 때문에 더 큰 DNA 절편을 삽입 할 수 있다. 외래 유전자가 삽입되면 재조합 DNA는 파지입자로 포장될 수 있으나 복제할 수 없지만 감염성은 높아 세균 안으로 쉽게 이동시킬 수 있다. 이렇게 일단 세포 안으로 들어가면 플라스미드의 복제시작점을 사용하여 복제 가능하다.

(4) Ti 플라스미드

여러 가지 목적으로 식물체로 유용한 DNA를 옮기기에 적당한 운반체는 *Agrobacterium tumefaciens*의 Ti 플라스미드(Ti plasmid)가 가장 흔하게 사용된다. Ti 플라스미드의 T-DNA는 질병을 암호화하는 약 8개의 유전자로서 식물의 유전자 안으로 들어가 감염시켜 암과 같은 성장을 유도한다. 이 플라스미드의 암을 유발 시키는 유전자의 일부를 결여시켜 T-DNA에 외래 유전자를 삽입시켜 식물염색체로 효율적으로 옮기는 유전자 운반체로 사용한다.

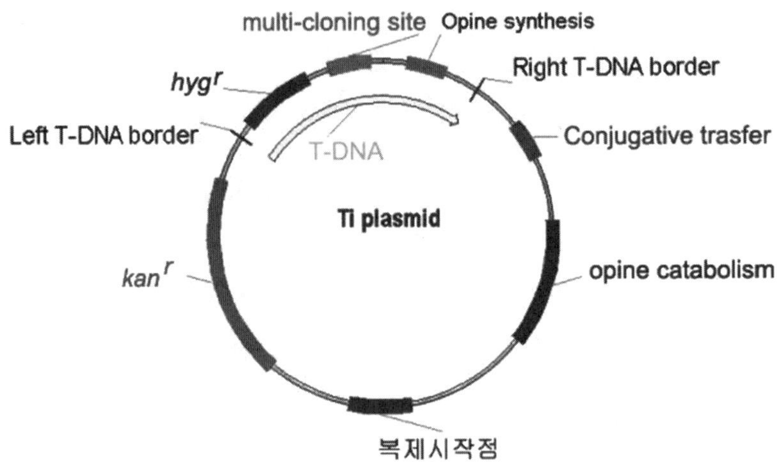

그림 57. Ti 플라스미드의 구조

(5) 효모 인공염색체

효모 인공염색체(yeast artificial chromosome, YAC)는 큰 DNA 절편을 재조합 할 수 있기 때문에 진핵생물체의 분자적 연구에 많이 사용된다. YAC는 필수적으로 세포분화동안 딸세포의 염색체를 분배하는 동원체(centromere)와 말단이 정확하게 복제되게 하며 분해를 막아주는 효모 염색체 끝에 있는 텔로미어(telomere), 그리고 복제 할 수 있도록 특별한 DNA 서열로 구성된 자율복제서열(autonomously replicating sequence, ARS)로 구성되어야 한다. YAC를 사용한 library는 인간 염색체처럼 큰 염색체 연구에 사용할 수 있다.

(6) 세균 인공염색체

세균 인공염색체(bacterial artificial chromosome, BAC)는 적은 수의 사본이 존재하는 대장균의 플라스미드인 F인자라고 불리는 플라스미드로부터 제한효소부위와 여러 종류의 선별 유전자를 포함시켜 제작되었나. 파시벡터나 코스미드와는 달리 포장 제한이 없고 YAC보다 안정적이며 유전체 내의 전체 유전자를 분석하고 유전체의 물리적 지도를 작성하는데 유용하다.

6. 식물형질전환 기술

형질전환(Transformation)은 외래의 유전자나 세포기관을 다른 세포에 옮겨서 이들이 그 곳에서 발현하도록 유도하는 것이다. 이것은 한쪽 세포의 수많은 유전자 중에 극히 일부만이 상대 세포에 주입되므로 전통적인 의미의 잡종이라고는 할 수 없다. 재배되는 식물 중에는 여러 가지 유용형질 가운데 어느 한 가지 형질이 나쁘기 때문에 이용되지 못하거나 하위에 처져 있는 경우가 많다. 이 나쁜 형질을 개량할 수 있는 방법은 여러 가지가 있다. 가장 보편적으로는 우수 형질을 가진 식물과 교잡하여 후대에서 원하는 형질만 집적된 계통을 선발하는 방법을 사용하고 있지만, 교잡이 되지 않는 경우가 많으므로 이때는 세포융합을 시도할 수도 있다. 그러나 세포융합도 핵과 세포질 내의 이질적인 유전자들이 복잡하게 관여하므로, 원하는 형질만 옮겨간 개체를 만드는 일은 그렇게 쉽지 않다. 이런 의미에서 유용형질을 가진 단일의 유전자만을 외부에서 도입하는 작업은 전통적인 교잡육종법에 비하여 육종과정의 여러 단계가 생략되었으므로 쉽게 원하는 형질을 가진 세포를 만들어 이것을 완전한 개체로 재생시킬 수 있다. 앞에서 식물은 동물세포와는 달라 적당한 식물 호르몬을 처리해주면 한 개의 세포로부터 잎 및 뿌리 조직을 분화시켜 한 개의 완전한 식물체로 재분화 할 수 있다고 설명하였다.

세포에 외래유전자를 주입시키기 위해 대부분의 쌍자엽식물은 *Agrobacterium*의 침입을 허용하므로 이 속에 존재하는 플라스미드에 유전자를 넣어 식물세포 속에 전이가 가능하지만, 많은 종류의 단자엽식물, 특히 화본과 식물은 이들과 친화력이 없으므로 유전자를 식물체에 직접 투입하는 전기천공법, 미세주사법 등이 이용된다.

6.1 Agrobacterium을 매개로 한 형질전환

식물유전자 도입에 사용되는 벡터로 가장 많이 사용되는 것이 아그로박테리움(Agrobacterium tumefaciens)의 Ti(tumor inducing)플라스미드이다. 아그로박테리움은 그람 음성의 토양 미생물로 쌍자엽식물이나 나자식물에 전이되는 T-DNA(transferred DNA)가 crown gall이라는 종양을 형성한다. 이 종양은 아그로박테리움이 갖고 있는 Ti플라스미드의 vir(virulence)유전자가 이들이 갖고 있는 옥신과 사이토키닌 합성유전자를 발현시켜 식물에 종양성 세포분열을 유도한다. T-DNA는 양쪽 끝에 25bp의 염기서열이 동일한 방향으로 반복되는 말단 염기서열 부위(terminal sequence, LB & RB)에 의해 식물체에 전이 되어 식물염색체에 삽입된다. 그러므로 삽입하고자하는 유용유전자를 T-DNA양쪽 말단 단편인 LB(left border)와 RB(right border)사이에 삽입시키면 *Agrobacterium* 이 종양을 유도하지 않는 대신에 삽입된 유용유전자를 식물체 안으로 전달하게 되므로 식물형질전환에 사용할 수 있다.

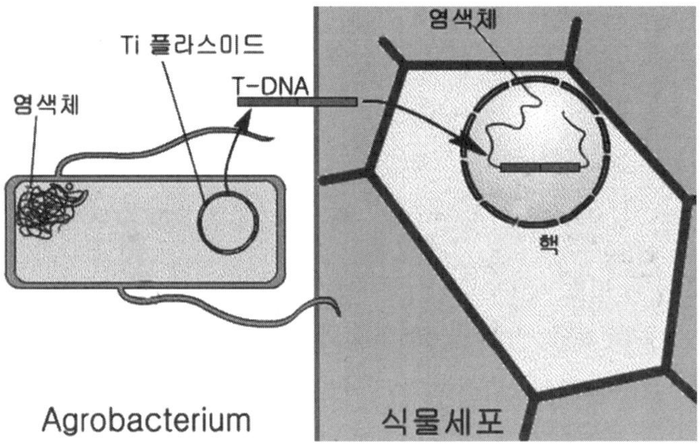

그림 58. T-DNA의 이동

유용유전자가 식물세포 내에서 효과적으로 발현되기 위해서 Ti 플라스미드에 식물 유전자 프로모터와 터미네이터를 함께 재조합한다. 또한 재조합 유전자가 이식된 형질전환된 조직이 만들어졌는지 쉽게 구별할 수 있도록 선발 마커 유전자(selection marker)를 함께 넣는다. 주로 항생제나 제초제 저항성을 부여하는 유전자를 사용하면 형질전환한 뒤 조직들을 해당 항생제나 제초제가 함유된 배지에서 배양하였을 때 형질전환 된 조직만이 살아남게 되므로 쉽게 구별 가능하다. 때로는 삽입된 유용유전자의 발현 여부를 알 수 있도록 보고유전자(reporter gene)를 사용하기도 한다. 보고 유전자로는 베타 글루크로니디에저(β-glucuronidase), 녹색형광 단백질 유전자, 반딧불이 발광효소 유전자등을 사용하여 형질전환된 유전자가 발현할 경우 식물체는 형광을 발하게 된다.

아그로박테리움을 식물체에 감염시키는 방법으로는 Leaf Disk법과 원형질체 공존 배양법이 있다. Leaf Disk법은 현재 가장 많이 사용하는 방법으로 다수의 형질전환체를 얻을 수 있다. *Agrobacterium* 균주를 식물 잎의 조직절편과 함께 배양하여 상처를 통해 식물체 내로 T-DNA

가 전이되도록 유도한다. 2~3일간 배양 후 항생제를 처리함으로써 식물조직의 세균을 제거한 뒤 적은 수의 조직만이 형질전환 되기 때문에 선별배지에서 형질전환된 조직만을 선별하게 된다. 형질전환된 식물조직절편을 여러 호르몬이 포함된 재분화 배지에서 배양하여 줄기와 뿌리의 형성을 유도하고, 재분화된 식물체를 토양에 옮겨 키우게 된다. 원형질체 공존 배양법은 원형질체의 분리가 가능하며 원형질체로부터 재분화가 확립된 식물에 사용 가능한 방법이다. 원형질체가 세포벽을 형성하고, 세포분열이 개시되는 시점에서 Ti플라스미드를 가진 Agrobacterium을 첨가하여 실온에서 접종시킨 후 아그로박테리움을 제거하고 새 배지에 옮겨 배양하게 된다.

6.2 기타 형질전환 방법

쌍자엽 식물의 유전자 도입에 사용하는 Ti플라스미드는 단자엽 식물의 유전자 도입 벡터로 적절치 않기 때문에 직접 DNA를 도입하는 방법을 사용한다.

(1) 미세주입법

유전자 운반체를 세포 내에 넣기 위해 미세하고 속이 빈 가는 유리관을 사용하여 식물세포내로 직접 DNA를 주입한다. 주입된 외부 DNA는 수용체의 핵 속에 높은 비율로 병합되는 것이 확인되었으며, 이 방법을 미세 주입법(microinjection)이라고 한다. 유전자의 수용체로서 체세포에서 분리된 원형질체, 소포자, 화분, 화분관, 미숙의 배상체 등 모든 부분의 세포와 조직을 사용할 수 있다. 여기에 주입할 수 있는 것은 DNA 뿐만 아니라 여러 가지 세포기관도 가능 하다. 예를 들어 플라스미드를 통하여 단일 유전자를 주입하는 것 보다 염색체, 색소체, 미토콘드리아 같은 것을 직접 주입하는 것이 더 유용하게 이용될 수 있다. 주로 끝부분의 내경이 1 ㎛이하인 유리 모세관을 사용하여 무균대 위의 현미경 하에서 조작한다. 조작 할 때 몇 번 주사하게 되면 유리 모세관 끝이 세포막 부스러기 등에 의해 막히기도 하는데 이때 짧은 시간에 높은 압력으로 불어내는 방법으로 해결한다.

(2) 전기천공법

세포벽을 제거한 원형실체에 일정한 간격으로 높은 볼트의 전기 자극을 주게 되면 세포막에 작은 구멍이 열리게 되고 DNA가 그곳을 통해 삽입되도록 하는 전기 천공법이 있다. 전기천공

(electroporation)이라는 말은 전기를 이용하여 공극(pore)를 인위적으로 만드는 것을 말한다. 이때 주어지는 전압과 펄스에 의해 여러 공극이 생겼을 때 세포용액과 외부배지의 삼투압 균형이 만지 않게 되면 세포가 팽창하여 파열되기 때문에 공극보다 더 큰 분자를 외부 배지에 가하여 세포의 삼투압균형을 맞추어 주어야 한다. 공극이 형성되어 DNA가 삽입된 후 막이 치유되고 외부 DNA를 간직한 채 정상적인 기능을 회복하게 된다.

세포막에 형성되는 공극은 주로 전압과 펄스의 시간에 따라 크기가 결정되며 특히 현탁배지의 이온강도에 따라 결정된다. 즉 전압이 높을수록 펄스 지속시간이 길수록 이온강도가 낮은 배지일수록 더 큰 공극을 형성하여 큰 입자가 투과될 수 있다. 맞은 전압과 펄스 지속시간은 식물의 종과 세포의 형태에 따라 다르므로 예비실험을 통하여 그 세포에 알맞은 전기적 조건을 찾아야 한다.

(3) 유전자총

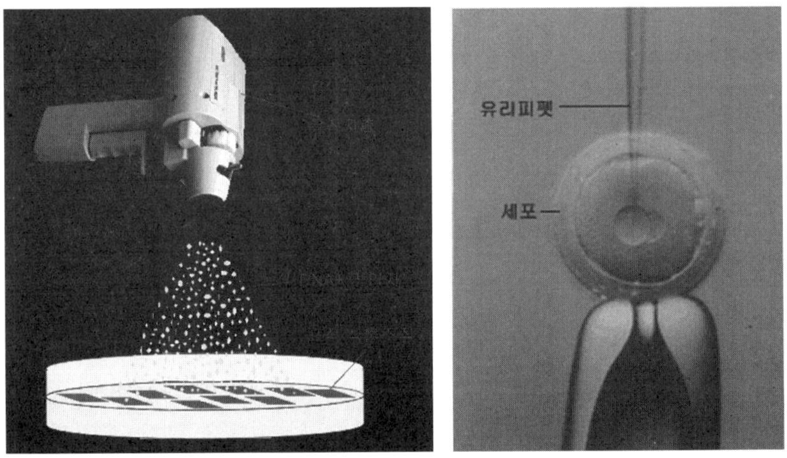

그림59. 유전자총과 미세 주입법

이보다 훨씬 간단한 방법으로 DNA가 텅스텐이나 금 입자와 결합하여 구성된 작은 총알을 세포내로 발사 시키는 유전자총(particle gun)이라고 하는 기기를 사용하여 형질전환 시킬 수 있다. 어떤 세포들은 이 과정에서 파괴되기도 하지만 대부분 세포나 조직 내로 들어간 외부 DNA는 일부가 핵의 DNA와 병합되어 세포나 조직의 형질을 변화시킨나. 이 방법은 다른 방법과는 달리 원형질체를 준비할 필요가 없고 세포나 조직을 직접 이용하여 편리할 뿐만 아니라 다른 방법에 비해 재현성이 가장 크고 형질전환된 식물체의 회수율이 비교적 높다.

유전자총은 진공 데시게이터나 멸균된 장소에서 관 속에 폭발적인 압력을 넣으면 이 힘에 의해 관속에 있는 DNA 입자가 빠른 속도로 추진된다. 유전자 총을 효율적으로 이용하기 위해서는 입자의 크기와 밀도, DNA의 농도, 입자의 양, 진공상태와 거리 등의 조건을 조사하여 최적조건을 찾는 것이 중요하다. 이 밖에 DNA를 꽃가루와 혼합한 후 수정하여 DNA를 도입시키는 방법과 수정 직후에 화두를 절단하고 그 표면에 DNA를 처리하는 다양한 방법이 이용되고 있으므로, 식물의 특성에 따라 선택해야 한다.

7. 기타 식물생명공학 기술

7.1 세포융합기술

세포 융합 기술은 서로 다른 종류의 두 세포를 융합시켜 하나의 새로운 잡종 세포를 만드는 방법을 말하며, 이 기술은 두 종류의 생물이 가지고 있는 우수한 형질을 모두 갖는 새로운 생물을 만드는 데 주로 이용되고 있다. 동물세포에는 세포벽이 없으므로 인위적으로 이종간의 세포를 융합하는 것이 가능하지만, 식물세포는 세포벽으로 둘러싸여 있기 때문에 불가능 하다. 반면 동물세포는 일반적으로 시험관에서 분화하여 융합된 완전 개체가 될 수 없지만 식물세포는 가능하므로, 이종간의 융합된 식물세포를 잡종 개체로 발달시킬 수 있게 된다. 따라서 세포벽을 효소적으로 분해하여 제거 시켜 세포막을 최외각층으로 하는 세포인 원형질체(protoplast)를 만들 수 있다. 이 원형질체는 외래 유전자 도입방법인 전기충격법(electroporation)과 융합촉진제인 폴리에틸렌글리콜(PEG)법을 사용하여 배양 후 형질전환체를 얻을 수 있다. 이러한 원형질 융합은 특히 유성생식으로는 수정이 불가능 하거나 어려운 종 사이에 유용하게 적용될 수 있다.

(1) 원형질체 제조

원형질체의 제조를 위해 사용하는 효소는 셀룰레이스(cellulase) 처리 후 펙티네이스(pectinase)를 처리하는 2단계 효소 처리법과 셀룰레이스와 펙티네이스를 동일 용액으로 사용하는 1단계 효소 처리법이 있는데 후자를 주로 사용한다. 이들 원형질체는 세포벽이 있는 단세포로 재생, 분열, 증식시킬 수 있다. 두 개의 원형질체에 세포 융합 촉진제인 폴리에틸렌글리콜(polyethylenglycol, PEG)을 처리하여 융합시킨 후, 재생 배지로 옮겨서 배양하면 세포벽이 다시 생긴다. 이렇게 재생된 융합세포를 분화 배지에 옮기면 완전한 식물체로 자라나게 되는 것이다. 융합시킨 세포를 배양시키는 방법에는 액체배양(liquid culture), 한천배지에 배양하는 고형배양법 등이 있고, X선 처리로 핵을 불활성화 시킨 원형질체를 한천배지와 섞어 굳힌 후 그 위에 저밀도의 원형질체를 배양하는 방법인 feed layer culture 법이 있다. 이렇게 얻어진 원형질체는 세포분열을 통해 완전 개체로 분화할 수 있다.

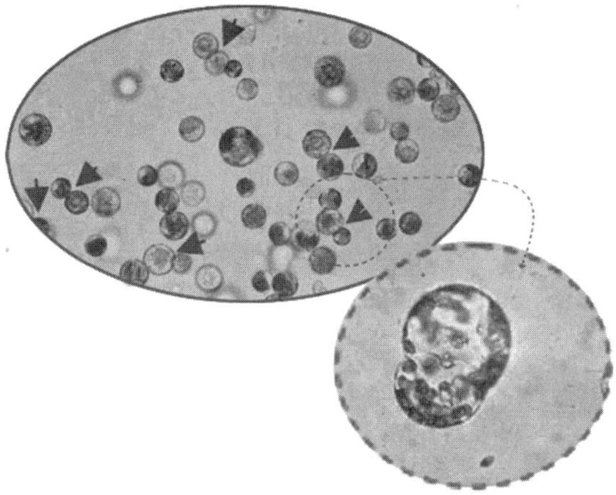

그림 60. 원형질 융합

(2) 융합촉진제에 의한 세포융합

새롭게 합성된 식물을 얻기 위하여 융합을 유도하는데, 융합에는 작물의 특성에 따라 원형질체가 되면 원형질체간에 스스로 융합이 일어나는 자발적 융합과 화학약품의 처리와 전기충격에 의해서 융합을 유도하는 인위적 융합으로 구분되기도 한다. 자발적 융합은 세포간의 원형질연락사가 팽창해서 접착함으로써 일어나는 것이다. 세포 융합에 관해서는 예전부터 알려져 있었으나 그 빈도가 낮아 적극적으로 융합을 일으키기 위해 배지내의 금속염이나 수소이온농도가 검토 되었다. 그 후 융합 촉진제에 관한 검토가 진행되어 현재는 폴리에틸렌글리콜(PEG), 폴리비닐알콜(PVC)이 효율 좋은 융합제로 알려지고 있다. 특히 PEG는 가장 많이 사용되고 있고 기술적인 개발도 상당히 되어 있다.

PEG는 분자내의 에테르산소(ether oxygen)와 물과의 수소결합에 의해 PEG 한분자당 3~4개의 물 분자를 결합하고 최대 16개의 물 분자를 구조화 할 수 있다. 세포융합을 위해 PEG를 처리하면 용액내의 원형질체의 이중막을 보존시키는 자유수(free water)가 줄어들어 배양액의 극성이 감소하게 되고 그 결과 이중막으로 구성된 원형질막 사이의 밀어내는 힘이 줄어들어 원형질체 사이의 접촉이 강화된다. 인지질 이중막의 국부적인 탈수, PEG의 결합 및 이온의 변화 등에 의해 막 내의 단백질 침전이 일어나고 소실됨으로써 지질 함량이 증가하여 막구조에 결함이 발생한다. 이 결함이 발생한 부위를 부착부위로써 두 종류의 원형질체가 융합이 일어나게 된다. PEG 용액을 고농도의 Ca^{2+}이온이 첨가되고 pH를 높힌 용액으로 고온에서 융합을 유도 하거나 고농도의 Ca^{2+}이온이 함유된 용액으로 희석시켰을 때 융합율을 크게 높일 수 있는 PEG high pH–

high Ca^{2+}방법이 효과적이라고 알려져 있다.

(3) 전기 충격법에 의한 세포 융합

원형질체의 효과적인 융합을 위하여 전기 충격법을 사용한다. 원형질체의 표면은 음전하를 띠고 있으므로 인접한 두 세포 사이에는 정전기적 반발력이 작용하여 약 20 ㎚ 정도의 거리를 유지하고 있다. 그러므로 전기충격을 가하여 표면 전하를 변화시킴으로써 융합이 일어나게 하려는 시도로부터 전기충격법이 사용되었다. 그러나 처음에는 융합율이 계속 변화하여 안정성에 문제가 있는 것으로 보여졌기 때문에 융합에 절대적으로 영향을 미치는 요인인 교류와 직류의 강도, 교류의 주파수, 직류를 이용한 충격의 회수 등 최적조건이 성립되었다.

전기 충격법에 의한 과정은 두 단계로 나누어 볼 수 있다. 첫 번째 단계는 낮은 전압의 불평등 교류계를 주어 세포들이 전극에 접근하여 2개 이상의 원형질체가 사슬 모양으로 접합하게 된다. 세포의 크기에 따라 다르지만 일반적으로 전장강도(field intensity)가 10~100 V/cm 일때 원형질체 사슬이 형성되고 전장강도가 너무 세면 원형질체가 변형되어 길쭉하게 되며 파열하기도 한다. 두 번째 단계는 접착된 원형질체가 한번 이상의 직류의 충격을 받아 부분적 동요가 일어나면서 원형질체 사이의 접촉부위에 이중의 연결관이 형성되어 세포간 막연결이 일어나 융합이 일어난다. 이러한 전기 충격법 이외에도 레이저 광선을 이용하여 세포융합을 유도하는 등 여러 방면에 걸쳐 다각적인 방법이 모색되고 있다.

표 5. 원형질체 융합에 영향을 미치는 요인

원형질체 융합에 영향을 미치는 요인
1. 유엽의 원형질체는 성숙엽의 원형질체보다 융합이 용이하다.
2. 저온에서 생육한 재료의 원형질체의 융합도가 높다.
3. 원형질체 분리 전에 저온처리를 하면 융합율이 높다.
4. 원형질체 분리에 사용한 효소의 종류 및 처리시간에 따라 융합도가 다르다.
5. 융합제의 종류 및 분자량에 따라 융합율이 다르다.
6. 높은 pH에서 융합이 용이하다.
7. PEG 처리시 원심력을 가하면 융합율이 높아진다.
8. 원형질체의 밀도가 높을수록 융합율은 높아지지만 다핵세포의 출현율도 높아진다.
9. 융합처리시 고온(30~37℃)에서 융합이 촉진 된다.

(4) 세포융합의 예

이런 방법으로 만들어진 잡종 식물의 예로는 포마토(pomato)가 있는데, 땅 속에서는 감자가 열리고 땅 위에서는 토마토가 달리는 식물이다. 그러나 현재까지 개발된 포마토는 그 크기나 질이 감자나 토마토에 훨씬 못 미치는 것으로 알려져 있다. 세포융합은 바이오산업의 핵심기술의 하나로서, 임상진단과 암치료에서 식물의 품종개량에 이르기까지 폭넓게 응용되고 있다.

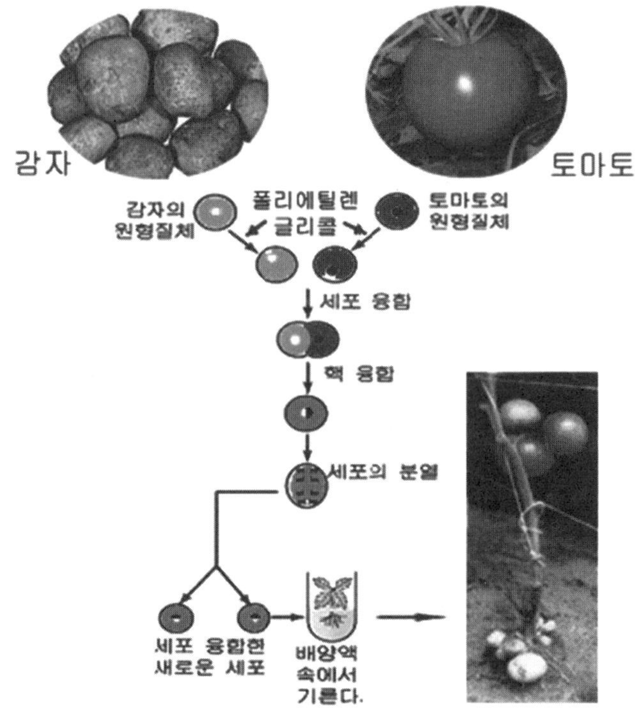

그림 61. 포마토형성 과정

7.2 조직배양 기술

조직배양이란 식물체를 구성하는 기관, 조직 및 세포를 식물체로부터 분리하여 적당한 배양환경 조건을 갖춘 배지에서 인공광으로 적정한 온도를 유지하여 무균적으로 배양하여 식물체로서의 완전한 기능을 가진 개체로 재생시키는 번식방법으로 식물의 분화 전능성에 기초를 둔다. 이러한 조직배양을 통해 바이러스가 없는 개체를 얻을 수 있으며, 유전적으로 특이한 새로운 특성을 가진 식물체를 분리해 낼 수 있고, 일정한 식물체를 단시간내에 대량으로 번식시킬 수 있다.

또한 좁은 실내에서도 연중 증식이 가능하며, 육종연한을 단축시킬 수 있다.

조직배양은 영양계 식물의 급속한 대량 번식에 이용하는데 주로 난과 식물, 1년초 식물, 관엽식물, 관상식물 등에 많이 이용된다. 생장점 배양을 이용하면 무병 식물을 생산해 낼 수 있을 뿐만 아니라 배양을 통해 자연상태에서는 발아하기 힘든 식물을 배양하거나 조직배양, 세포배양들을 통해 변이체 식물을 선발하여 신품종을 육성할 수 있다. 반수체 식물이나 세포배양은 돌연변이 식물을 획득하는데 편리하며 원형질체의 융합으로 작물의 유전적 다양성을 증가시킬 수 있다. 또한 식물조직의 성분이 약으로 이용되거나 또는 그 밖의 유용한 물질로 밝혀질 경우, 이를 조직배양에 이용하여 세포를 증식시킴으로써 필요한 성분을 추출한다.

(1) 조직배양의 특성

조직배양은 생체에서 하는 영양번식과 비교하여 몇 가지 장점과 단점의 특성을 갖는다. 첫째 번식속도가 빠르다. 꽃 자체가 번식속도가 느려 희귀성이 있기 때문에 그 가치가 높은 식물로 난을 들 수 있다. 그러나 최근에는 조직배양을 이용하여 대량 생산이 가능해졌다. 조직배양의 알맞은 호르몬과 충분한 양분조건 그리고 무균상태의 양호한 생육환경 때문에 빠른 속도로 새로운 개체를 증식 할 수 있다. 둘째 배양용기 내에서 작은 식물체를 대량으로 수용할 수 있기 때문에 파종상자나 흙에서 재배하는 것보다 훨씬 적은 면적에서 배양할 수 있어 온실의 면적이나 유지비용을 감소시킬 수 있으며, 셋째 바이러스에 심하게 오염되는 감자나 카네이션 같은 식물을 무균, 무바이러스 상태에서 배양하므로 그 피해가 거의 나타나지 않는다. 넷째 조직배양에는 호르몬을 사용하므로 그 호르몬의 작용으로 노화된 조직으로부터 번식이 가능하며, 마지막으로 계절의 영향을 받지 않아 연중 계속 생산할 수 있다. 그러나 배양 중에 돌연변이가 발생하여 원래 형질을 잃어버릴 가능성이 있다. 또한 목본식물의 경우는 뿌리의 형성이 어렵고, 형성되었더라도 토양으로 이식된 후 제 기능을 발휘하지 못하며, 어떤 식물체들은 배양용기 내에서 토양으로 이식하는 과정에서 많이 죽게 되고 병원체의 침입을 쉽게 받을 수 있는 단점이 있다.

(2) 배지

조직배양용 배지는 배양하는 조직을 지탱하고 양분을 공급해 주는 것으로 일반적인 경우의 식물 재배시의 토양과 같은 역할을 하는 것으로 생각할 수 있으나 항상 무균 상태로 유지해야 한다는 점에 유의해야 한다. 배지에서 자라는 조직은 토양에 파종되는 종자나 이식되는 식물체와 같이 스스로 양분을 공급하거나 만들지 못하고 완전히 배지로부터 흡수해야 하는 종속영양성

(heterotrophic)이기 때문에 자연 상태에서는 자랄 수 없는 미세하고 연약한 조직이며 각각의 식물체가 생장하기 위해서는 발육상이나 부위, 기관별 영양요구도가 다르고, 필요한 유기물의 생합성이 다르기 때문에 배양 조직의 특성에 알맞은 배지를 조성하는 것이 중요하다.

식물체가 성장하는 데에는 탄소(C), 수소(H), 산소(O), 질소(N), 인산(P), 칼륨(K), 황(S), 칼슘(Ca), 마그네슘(Mg), 철(Fe), 망간(Mn), 구리(Cu), 아연(Zn), 붕소(B), 몰르브덴(Mo)의 15개 원소가 필요하다. 이들은 조직배양에서도 똑같이 요구되므로 배지에 첨가해야만 한다. 이중 탄소는 당분에 의해서 공급이 되고 질소, 인산, 칼륨, 황, 칼슘, 마그네슘은 많은 양이 필요한 주요소로 무기 염유형태로 첨가된다. 나머지 무기 영양소는 부요소로서 이 중 철분이 중요시 된다.

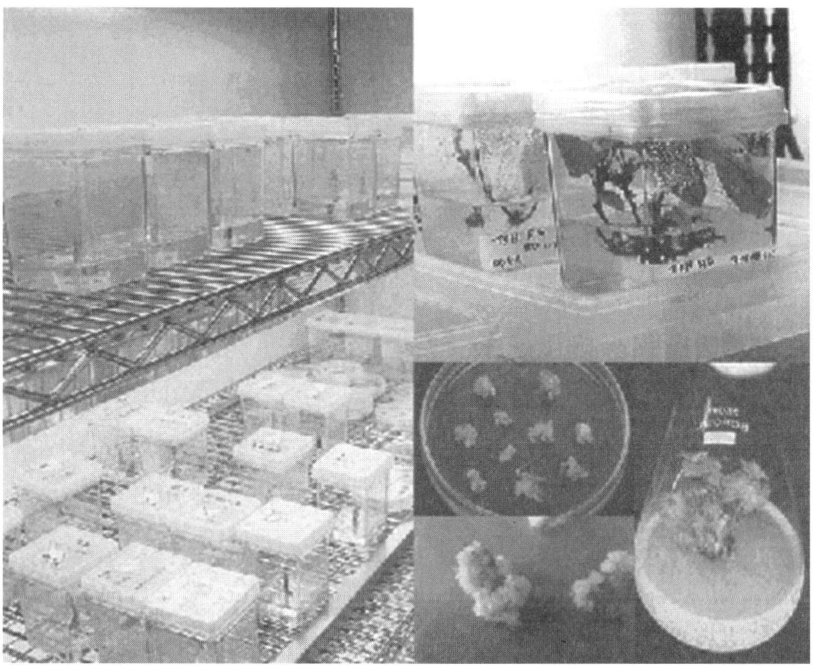

그림 62. 여러 가지 조직배양

식물체는 스스로 녹색조직에서 광합성을 통하여 탄수화물을 만들 수 있지만 조직배양에서는 인공광을 쓰는데 이때 사용되는 인공광의 조도는 일반적으로 식물로 하여금 광합성을 일으키기에 충분하지 않으므로 결국 식물생장에 필요한 탄수화물을 배지에 넣어주어야 하며 2~5% 정도의 sucrose가 주로 쓰인다. sucrose는 실험용으로 생산된 것으로 높은 가격을 요구하기 때문에 정밀을 요하지 않는 일반적인 조직배양에서는 99.94%의 sucrose와 0.02%의 물 0.045%의 기타물질로 구성된 가정용 설탕도 사용 가능하다.

조직배양에서는 세포, 조직 혹은 단일기관이 사용되었는데 이때는 무기물 외에 식물호르몬이 첨가되어야 세포분열 및 분화가 이루어짐을 알게 되었다. 가장 많이 사용되는 것은 옥신, 사이토키닌 및 지베렐린이고, 그 밖에 올리고당류, 앱시스산, 에틸렌도 가끔 이용된다. 이중 옥신과 사이토키닌은 조직배양에 없어서는 안되는 호르몬이다. 대부분의 호르몬은 물에 용해되지 않아 0.1M KOH나 NaOH를 이용하고, 열에 의해서 급속히 분해되므로 여과 살균하여 첨가하여 사용한다. 또한 조직배양시 생장에 필요한 성분으로는 비타민을 들 수 있는데 이것은 완전 개체의 어느 한 부위에서 만들어져서 식물의 다른 부위에 공급되지만 식물체의 일부를 배양하는 경우 배지에 첨가되어야 하는데 티아민(비타민 B1)이 대표적인 예가 된다. 이 밖에도 정지 상태에 있는 액체 속에서는 배양체가 살 수 없으므로, 배지 속에 교질재료를 넣어 응고 시킨 후 그 위에 조직을 접종함으로써 공기 중에 노출되도록 한다. 교질재료로는 한천(Agar), 아가로스(Agarose), 겔라이트가 있다. 이러한 성분들이 식물조직의 생장을 극대화할 수 있도록 체계적으로 조사되어 조제된 것 중 가장 널리 사용되는 배지는 1962년 미국의 T. Murashige와 F. Skoog에 의해서 만들어진 배지로서 주로 두 연구자의 머릿글자를 따서 MS배지라고 한다.

앞서 밝힌 바와 같이 조직배양에서는 인위적으로 재배된 환경에서 인공광을 쓰는데 이는 식물조직이 광합성을 하기 위함이 아니고 식물형태발생을 정상적으로 진행되도록 하려는데 있다. 예컨대 많은 종류의 식물이 자연상태에서 봄과 여름에 왕성한 생육을 하고 늦은 여름부터 생장이 멈추게 되는데 이는 단순히 기온이 낮아져서라기보다는 광주기가 바뀐 것에 연유된다. 봄과 여름에는 낮 시간이 밤 시간보다 길지만 늦여름이 되면서 점차 낮의 길이가 짧아지게 되는데 식물은 이 광주기를 감지하여 생장패턴을 바꾸어 환경이 생장에 불리하게 되는 때(기온강하 등)을 대비하게 된다. 따라서 조직배양에서는 식물의 왕성한 생장을 위하여 광주기를 낮 16시간 밤 8시간으로 조절한다.

(3) 조직배양의 종류

조직배양에는 여러 가지 종류가 있다. 뿌리끝, 줄기끝, 엽원기, 꽃눈, 미숙과실 및 미숙배 등의 기관을 분리하여 배양하는 기관배양과 Callus를 유도하여 원래의 식물로 배양하는 Callus배양, 세포벽을 제거한 원형질체를 배양하는 원형질체 배양이다. 기관배양을 좀 더 세부적으로 나누면, 식물의 생장점부분 조직이나 또는 이들을 포함한 경단부를 잘라내어 배양하는 경배양, 개화 중인 식물의 꽃에 있는 수술로부터 약(꽃밥)이나 화분(꽃가루)를 채취하여 배양하는 약배양과 화분배양, 발육이 불량하거나 미숙한 종자에서 배를 취하여 시험관내에서 배양하여 개체로 육성하는 배배양이 있다.

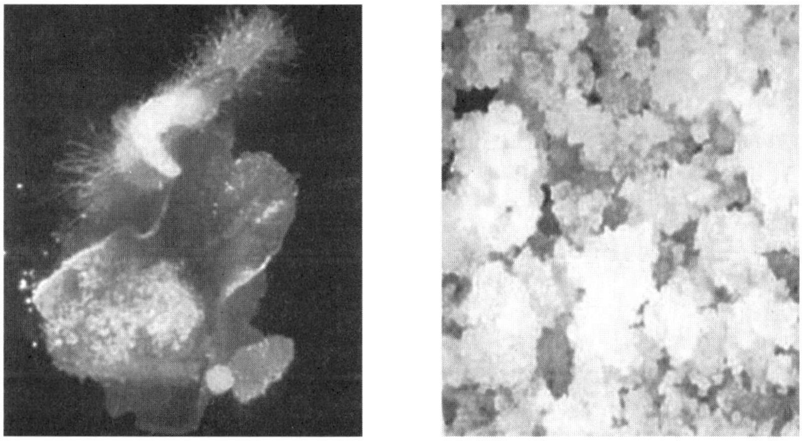

그림 63. 배배양과 callus배양

약배양(anther culture)과 화분배양(pollen culture)은 벼, 보리, 옥수수, 감자 등의 육종에 활용되고 있다. 화분을 채취하여 배양하면 감수분열에 의해 염색체의 수가 절반인 반수체(haploid)식물로 성장하게 되는데 여기에 콜히친을 처리하면 염색체 수가 배가 되어 정상세포로 복원되어 육종에 필요한 시간이 크게 단축된다. 이 방법에 의해 순종획득이 가능하며 육종기간이 단축되고 세포융합이나 유전자 재조합법의 실험재료로 사용가능하다 또한 세포의 성장, 분화 메카니즘의 해명 연구에 사용할 수 있다. 다른 과의 식물세포를 교잡할 경우 수정은 되지만 배가 발육부진으로 퇴화하거나 고사하는 일이 빈번하다. 이 문제를 해결하기 위해 어린 배를 채취하여 영양배지에서 배양하면 쉽게 잡종 식물을 얻게 된다. 이것을 배배양(embryo culture)이라고 한다. 배배양에 사용하는 부정배는 세포나 기관, 조직 등에서 유도되어 캘러스(callus)를 거치는 간접형성법이나 거치지 않는 직접형성법에 의해 구형, 심장형, 어뢰형 순으루 바뀌어 어린 뿌리가 생기고 끝눈, 떡잎이 형성되어 식물체를 생성할 수 있다.

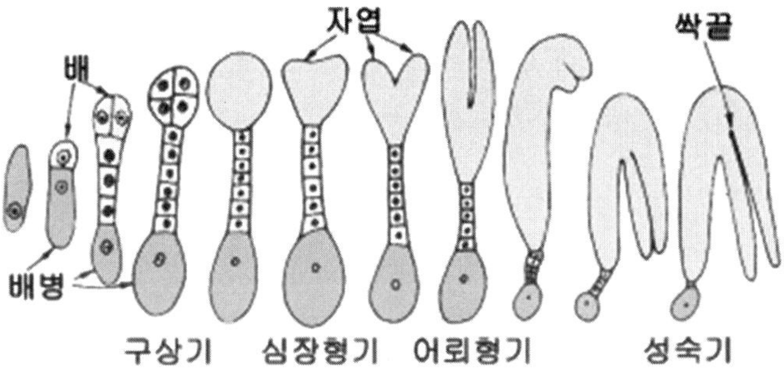

그림 64. 정상적인 배의 발육단계

캘러스(callus)는 식물조직의 탈분화에 의해 형성되는 불규칙한 형태의 미분화성 세포덩이로 식물의 조직을 절단하여 식물호르몬을 함유한 배지에서 형성된다. 캘러스는 염색체의 수나 구조상에 많은 변이현상을 가지고 있기 때문에 배양에 의해 많은 변이체를 얻을 수 있다. 조직배양 중에 배지를 오래 사용하여 양분의 결핍현상이 나타나고 agar가 갈색 또는 흑색으로 변하거나 묽어질 때 식물체를 더 크게 번식시키려고 하나 많이 성장하여 용기를 다 채웠을 때 혹은 배지의 종류를 다르게 하여 다른 목적으로 이용하고자 할 때는 계대배양을 한다. 계대배양은 2~5개월 간격으로 새 배지에 옮겨주는 과정이다.

(4) 순화

배양이 어느 정도 진행되면 토양으로 이식하는데, 이때 급작스러운 환경변화에 의해 식물체는 과다한 수분손실과 양분흡수의 부족으로 인한 건조와 기아 상태로 인해 손실된다. 그 이유는 배양용기내의 상대 습도가 90~100%이기 때문에 조직배양하는 동안 식물체는 왁스층 발달이 빈약하고 잎이 얇고 연하며, 기공이 항상 열려 있기 때문이며, 또한 종속영양성으로 양성되었기 때문에 광합성작용이 활발하지 못하며 엽육공간도 클 뿐만 아니라 이식하는 동안에 뿌리가 자극을 받게 되어 새 뿌리가 나기 전까지 흡수기능을 하지 못하게 되기 때문이다. 그러므로 이식하게 될 식물체는 이식한 후 외부환경에 적응할 수 있도록 미리 순화(acclimattization)과정을 거쳐야 한다.

이 순화 과정은 배양용기의 뚜껑을 열어 둔 채로 광도를 3~10 klux로 높여 수 일간 둠으로써 수행된다. 이때 습도를 50~70% 정도로 유지하면 각피상층의 왁스층이 발달되며 이 상태로 9일정도 방치할 경우 생존율이 약 15%증가한다. 배양용기의 뚜껑을 제거할 때 가급적 외부 공기와의 접촉을 서서히 진행시키기 위해 단계적으로 뚜껑을 열어주는 것도 하나의 방법이 될 수 있다. 또한 이식시에 식물에 묻어있는 한천을 가급적 많이 제거하여 이로 인한 이식후의 오염을 최대로 방지하여야 한다. 또한 용기 내에서 낮은 광 조건에서 생육하던 식물체를 광도가 높은 환경으로 이식했을 경우 황화현상이 야기될 수 있다. 따라서 용기 내에서 미리 광도를 증가시켜 순화시키거나 90%정도의 그늘 조건에서 한 달간 순화기간을 거쳐 차츰 높은 광도에 노출시켜 순화 시키는 것이 바람직 한다. 이러한 광주기 조절은 휴면억제나 영양생장 및 생식생장의 조절에 필수적이며, 식물의 종류나 계절에 맞게 고려하여 순화하여야 한다.

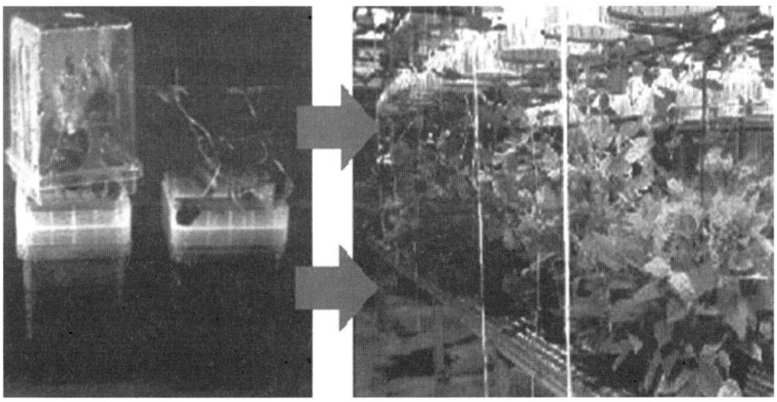

그림 65. 배양된 식물체의 순화

7.3 인공종자

자연상태의 종자에는 두 가지 주요부분이 있는데, 그것은 식물체로 성장할 수 있는 배(胚)와 이것이 자라도록 초기에 양분을 공급해 주는 배유(胚乳)이다. 이 중에서 더욱 중요한 부분은 배(embryo)로서, 이것을 인위적으로 생산된 체세포배로 대체시킬 수 있다. 체세포배는 발아하여 묘종이 될 수 있다는 점에서 일반종자와 유사하다. 다만 종자의 경우 교배에 따라 유전자가 재조합되면서 유전적으로 모식물체와 혹은 종자간에 차이가 생기지만 체세포배는 교배과정이 없기 때문에 배양초기의 세포 혹은 조직들과 유전적으로 동일하다. 또한 일반종자와는 달리 종피가 없다. 1977년 Murashige는 체세포배를 종자대용으로 개발한다면 종자번식이 주는 이점을 그대로 살리면서 모체와 유전적으로 동일한 개체를 손쉽게 대량 확보 할 수 있을 것이라고 생각하였다. 이후 1986년에 Redenbaugh는 이러한 체세포배를 시험관에서 대량생산하여 이를 각각 해조류에서 추출한 겔(예;알긴산, alginic acid)의 캡슐에 넣어 일반종자와 같은 모양을 갖추도록 한 후 발아시켜보니 마치 종자가 종피를 깨고 발아하는 것과 같았다. 이렇게 체세포배에 캡슐을 씌운 것을 인공종자라고 부르게 되었다. 또한 Cantliffe는 1978년에 체세포배를 유동상의 겔에 섞어 파종기계를 사용하여 포장에 심는 방식을 개발하였다. 이 두 그룹이 만든 인공종자는 배양시에 젖은 상태를 수화겔에서 그대로 유지하므로 수화형 인공종자라고 한다. 체세포 배는 현탁배양에 의해 생산하기가 용이하며, 이 방법으로 생산되는 개체의 수는 기관발생법의 경우보다 많다. 따라서 1대 잡종 종자와 같이 생산성을 향상시킬 수 있는 종자를 생산하기 위하여 수많은 꽃의 수술을 제거하는 등의 번거로움 없이 단지 하나의 잡종 종자만 확보되면 이로부터 유전적으로 동일한 수백만 개의 인공종자를 발효조에서 대량 배양함으로써 생산할 수 있게 되었다. 또한 유전공학적 방법에 의해 새로운 작물을 개발했을 때도 이를 농민들이 직접 이용할 수 있도록 인공종자를 만들어 공급할 수 있다.

인공종자의 생산이 가능하기 위해서는 기본적으로 세 가지 요건을 모두 만족시켜야 한다. 이것은 첫째 체세포배의 형성이고, 다음은 이것을 알맞은 재료로 포장하여 저장과 운송기간에 생명을 유지하도록 하며, 마지막에는 다시 파종했을 때 발아가 잘 되도록 하는 조치이다. 그 후 인공 종자는 일반종자처럼 건조하여 일 년 정도 저장할 수도 있고, 캡슐 속에 해당 작물의 생장호르몬이나 공생하는 박테리아를 넣어줌으로써 발아 후 생장을 촉진하고자 하는 시도도 이루어졌다. 예를 들어 체세포배의 작은 덩어리들을 폴리머에 넣고 건조시켜 웨이퍼형으로 만들거나, 체세포배를 나출된 상태에서 적절히 건조하는 방법 또는 체세포배를 알긴상 캡슐에 넣고 적절히 건조시킨 형태의 인공종자로 만들어졌다.

표 6. 인공종자의 분류

	방법	예
수화형	체세포배를 수화겔의 캡슐에 넣음	셀러리
	제세포배늘을 수화겔과 섞음	고구마
건조형	체세포배 덩어리들을 폴리머와 섞어 웨이퍼형으로 건조	당근
	나출된 체세포배를 건조	포도
	체세포배를 수화겔의 캡슐에 넣어 건조	당근

이와 같이 인공종자를 사용하게 되면 영양번식을 하는 작물들의 파종, 운송, 저장 등이 가능하게 되어 노동이 절감되고 유통이 원활해지고 저장시설이 절감되는 등의 효과를 얻을 수 있으며 단 한 개체의 우수한 식물체로부터 유전적으로 동일한 종자를 대량 생산해 낼 수 있다. 또한 재조합시킨 유전자를 형질전환시킨 개체는 감수분열이나 계대번식을 통해 유용형질이 희석되어 없어지기도 하는데 인공종자는 감수분열 단계가 없고 계대번식이 불필요 하므로 이러한 문제점을 해결해 줄 수 있다. 반면 인공종자를 실용화하기 위해서는 몇 가지 문제점이 해결되어야 한다. 먼저 시험관이 아닌 노지에 파종된 인공종자는 아직까지 일반종자처럼 온도, 습도, 변화에 대한 적응과 병원균의 공격에 대해 제대로 방어를 하지 못한다. 인공종자의 묘종은 일반종자의 것보다 왕성한 생명력을 발휘하지 못하고 있다. 또한 체세포배를 발효조에서 대량배양 할 때 발달정도가 일정하고 형태적으로 완전한 체세포배의 빈도를 충분히 높임으로써 '불량품'을 적게 하는 조건이 규명 되어야 한다.

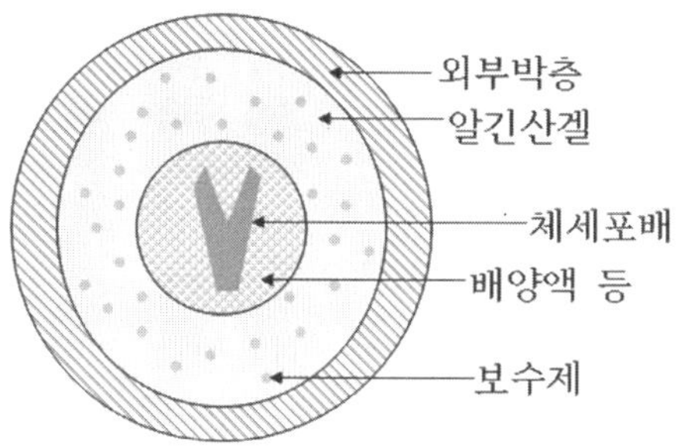

그림 66. 인공종자

8. 생리활성물질 탐색 기술

생리활성 성분은 특정 생체기능에 대해 조절 효과를 나타낸다. 따라서 천연물로부터 이러한 생리활성성분을 갖는 신규 기능성 인자 또는 신규화학물질을 찾아 그 기능을 밝히고 이를 제품에 응용하거나 신약 개발에 이용하려는 연구가 활발히 이루어지고 있다. 초기의 식물유래 생리활성물질 탐색 연구는 향료, 색소 등 일부에 국한되었다. 1980년대 이후부터는 대상 식물이 점차 확대되었고, 탐색 생리활성물질의 종류도 다양하게 되었다. 식물체에 존재되어 있는 화합물은 수백에서 수천가지에 달하지만 이용하고자 하는 생리활성물질은 매우 소량이므로 이러한 생리활성 물질을 탐색하려면 오랜시간이 소요되며 식물학자, 약리학자, 화학자, 독성학자 등의 공동 노력이 필요하다.

생리활성물질을 탐색하는 과정을 간략히 언급하면 다음과 같다. 대량의 천연물 추출물에 대하여 특정 활성에 특이적인 약효검색을 수행하여 활성을 나타낸 검체를 분류하고 이에 대한 활성을 추적하여 유효성분을 분리, 정제하고 구조를 밝혀 신규물질인 경우 신물질로 보고한다. 이와 같이 천연물로부터 생리활성 탐색 과정은 인체유전자 사업(human genome project)이 완성되면 각 생체단백질의 기능이 밝혀지고, 개개의 단백질에 대응하는 조절 물질을 찾으려는 탐색기술이 더욱 발전할 것으로 기대된다.

8.1 생리활성 물질 탐색의 시작

생리활성물질을 탐색하기에 앞서 개발하려는 생리활성 대상을 정한다. 예를 들어 항암제인지 항생지인지 혹은 혈당강화제 등 사전조사를 통해 신물질을 통해 개발해야할 필요성이 있는 대상을 정하는 것이다. 그 후 민간요법 및 문헌을 대상으로 해당 대상에 대한 식물 종을 정하고 그 식물에 대한 정확한 동정을 행한다. 수집된 식물을 잎, 줄기, 뿌리 등으로 분리하여 건조하고 분쇄하여 사용한다.

일반적으로 식물에 대한 일반성분 분석, 무기질 분석, 지방산 분석, 구성당 분석 등이 시행 된다. 일반성분은 AOAC 방법에 따라 분석하여 수분은 105℃ 상압건조법으로 측정하며, 조지방 함량은 Soxhlet 추출법으로, 조단백질은 단백질 자동 분석 장치를 이용하여 측정하며 조회분은

550℃에서 백색에서 회백색의 회분이 얻어질 때 까지 회화하여 정량한 다음 100중 수분, 조지방, 조단백질, 조회분 함량을 뺀 값을 탄수화물로 한다. 무기질 분석은 식물을 황산 질산 분해법으로 분해한 뒤 칼슘 측정은 AAS 법에 따라 KCl을 첨가하여 사용하고, 인산은 몰리브덴 청 비색법으로 분석한다. 지방산 분석은 식물을 클로로포름과 메탄올을 2:1로 섞은 용액으로 추출 정제하고 전 처리한 뒤 가스크로마토그래피로 분석한다. 마지막으로 구성당 분석은 Blakeney 등의 방법으로 정량하여 처리한 후 가스크로마토그래피로 분석한다.

8.2 성분 추출 및 농축

건조하여 분쇄한 식물을 에탄올, 메탄올, 클로로포름 등의 유기용매 또는 물에 24시간에서 72 시간 정도 추출한다. 이 혼합물의 찌꺼기를 제거한 뒤 감압농축기에서 농축하여 용매를 제거시킨 추출물만을 획득한다.

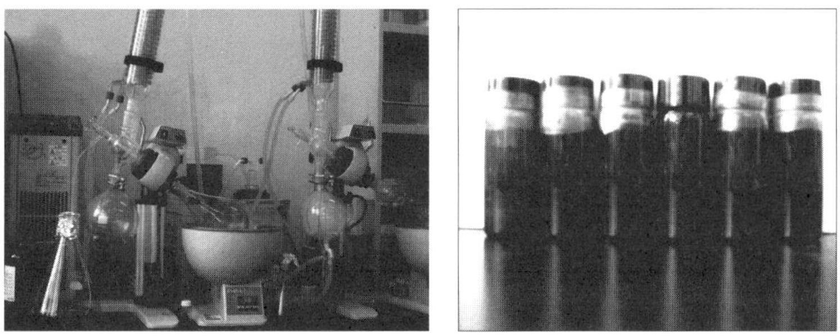

그림 67. 감압농축기(좌)와 추출물(우)

이렇게 얻어진 추출물은 처음 사용한 식물의 양과 비교하여 추출 수율을 계산할 수 있다.

8.3 생리활성 탐색 실험

다음은 목적으로 하는 생리활성 여부를 검정하게 된다. 대상생리활성에 따라 각각 다른 실험을 통해 검정할 수 있다. 이들 실험에는 추출물을 일정한 농도로 희석하여 기본으로 사용한다.

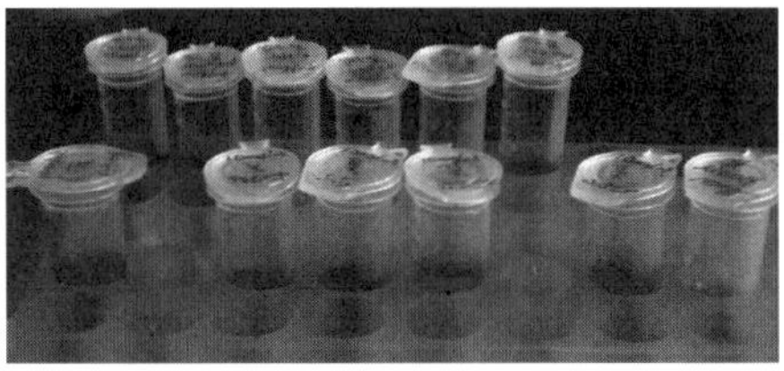

그림 68. 일정한 농도로 희석한 추출물

(1) DPPH 자유라디칼 (free radical) 소거법에 의한 항산화 효과

모든 생물체들은 생체 내에서 에너지 생산을 위한 과정에서 활성산소가 생성된다. 대부분의 활성산소는 생체내 효소기작에 의해 소멸되지만 과량의 활성산소나 지속적인 활성산소 생성으로 항산화 방어계와의 균형이 깨져 각종 질환이 생기게 된다. 이같은 유해 산소는 가장 안정한 형태인 삼중항산소($^3O2$)가 환원되면서 슈퍼옥시드라디칼($O2^-$), 과산화수소(H_2O2), 하이드록시라디칼(·OH), 지질 퍼옥시드(ROOH)이나 여기에서 생기는 자유라디칼(ROO·, RO·)등의 과산화지질이 있다. 이러한 활성산소의 과산화지질이 정상적으로 소거되지 않아 생기는 산화적 스트레스가 생체 내에서 생기게 되어 생체막의 필수 구성성분인 불포화지방산의 탄소사슬을 공격하여 막을 손상시켜 질병 및 노화촉진의 원인이 된다. 따라서 천연자원에서 쉽게 얻을 수 있고 인체에 무해하면서 높은 항산화력을 갖는 물질에 대한 관심이 증대되고 있다. 식물의 항산화력을 측정하는 방법 중 추출물의 검체를 적당한 농도로 에탄올 혹은 메탄올에 희석한 용액과 DPPH 용액을 혼합하여 30분간 방치한 후 흡광도를 측정하여 소거능력을 측정한다.

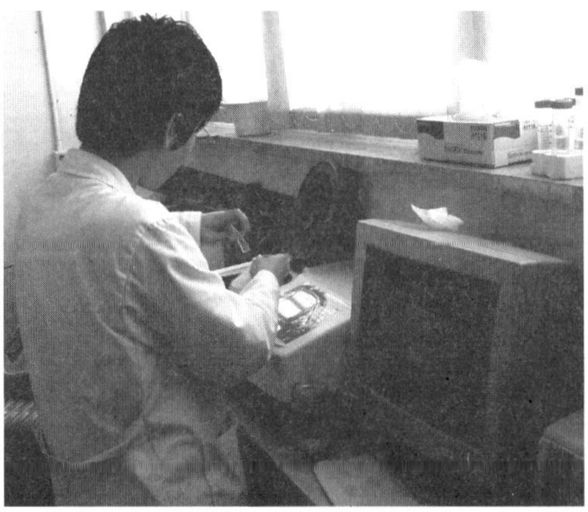

그림 69. 흡광도 측정 모습

(2) α-amylase 저해 효과에 의한 항당뇨 효과

α–amylase는 전분, glucogen이나 다른 탄수화물의 α–D–14–glucan 결합을 분해하는 효소로서 사람, 동물, 미생물, 곤충 등의 탄수화물 대사작용에 필수적인 효소이다. 그러나 당뇨, 비만, 과혈당증 등 탄수화물과 관련된 질병 치료를 위한 당의 소화 및 흡수를 제어할 목적으로 또는 해충이나 잡초의 방제를 위하여 α–amylase 저해제에 대한 연구가 진행되고 있다. α–amylase, starch과 식물의 추출물을 혼합하여 37℃에서 반응시킨다음 DNS 발색시약을 넣어 반응을 정지시키고 80℃에서 발색시켜 흡광도를 측정하는 방법으로 α–amylase의 저해율을 계산할 수 있다.

(3) ACE저해활성에 의한 심혈관질환 예방

ACE(Angiotensin Converting Enzyme)는 혈관과 신장의 근위세뇨관 내피, 심장, 폐, 활성화된 대식세포, 뇌조직 등에서 발견되는 효소로서 포유류의 혈압 및 수분균형 조절 기구에서 중요한 역할을 한다. ACE는 이 기구에서 혈관수축, 세뇨관의 나트륨 흡수, 신장으로의 혈류량 감소 등을 유발함으로써 심혈관, 신장 및 중추에서 여러 가지 병변을 가져온다. 결국 심혈관계에서 여러 문제를 유발시키므로 ACE의 작용에 대한 저해물질인 ACE 저해제는 고혈압 뿐만 아니라 만성신장병, 동맥경화, 심장발작과 그로 인한 사망 등을 효과적으로 감소시킬 수 있으며 이러한 효과는 여러 임상실험 결과가 뒷받침 하고 있다. ACE 저해효과 측정은 Cushman과 Ondetti의 방법이 있다. 기질인 HHL (Hippuryl-L-histidyl-L-leucine)와 ACE, 식물의 추출물을 혼합하여 37℃에서 반응시킨 뒤 염산으로 반응 정지시켜 에틸아세테이트를 첨가한다. 에틸아세테이트 증으로부터 용매를 증발시켜서 다시 증류수를 첨가한 다음 흡광도를 측정하여 저해율을 실험 할 수 있다.

(4) 세포독성측정법을 통한 항암제 효능 검색

새로운 항암제 개발을 위한 효능 검색이나 기존에 개발된 항암제의 감수성을 알아보기 위하여 동물실험 등 생체에 적용하기 전에 생체 밖에서 약물의 종양세포 억제력을 알아보는 과정을 거쳐야 한다. 가장 직접적이고 이상적인 방법은 세포에 trypan blue 등을 처리한 후 현미경을 이용하여 살아있는 세포를 세는 것이다. 이 밖에 세포독성을 간단하게 측정하려는 여러 방법이 있다.

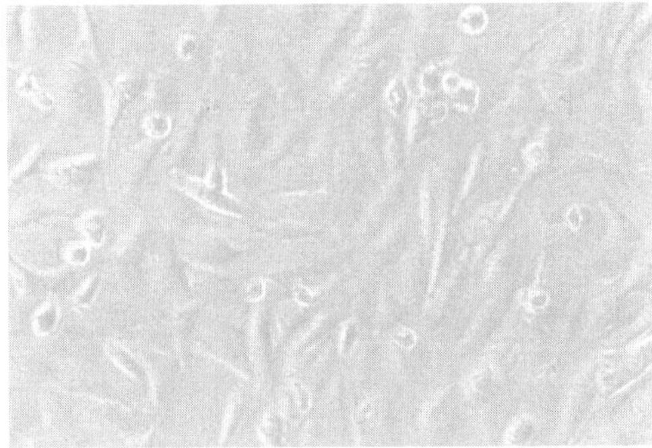

그림 70. 세포실험에 많이 사용되는 CHO(Chinese hamster ovary) cell

항암제의 생체 밖에서의 약효검색법으로는 증식력이 큰 간세포를 대상으로 하는 집락형성 분석법(clonogenic assay)과 모든 암세포에 대한 세포독성을 측정하는 단기적 항암제 감수성 검사법(short-term chemosenitivity test)이 있다. 집락형성법은 클론의 형성정도를 이용하는 방법으로 세포의 종류에 따라 클론 형성정도가 다르기 때문에 실험자의 기준에 따라 결과가 달라질 수 있다. 단기 검사법은 항암물질 처리 후 생존 암세포의 수를 비교하는 방법이다.

현재는 MTT검색법(Tetazolium-based colorimetric)이 많은 시료를 간단히 빠르고 객관성 높게 판독할 수 있는 세포독성 검색법으로서 널리 사용되고 있다. MTT검색법의 과정 중 생성된 formazan의 용해단계를 생략한 방법으로서 MTT의 변형물질인 XTT, MTS등을 이용한 방법이 개발되어 사용되고 있으나 MTT검색법에 비하여 값이 비싼 단점이 있다. MTT검사법은 항암제의 감수성에 대한 1차 선별검사의 목적으로 많이 사용되지만, 성장인자에 대한 세포의 감수성 실험 등에도 대단히 유용하게 사용될 수 있다.

8.4 생리활성물질의 분리, 정제

생리활성물질이 확인되면 활성물질을 분리, 정제한다. 추출물은 침전법(분별침전, 재결정), 분별증류, 분배(액체추출)등의 기술을 사용하였지만 최근에는 크로마토그라피 기술을 많이 이용한다. 이 기술은 고정상과 이동상 사이의 흡착 또는 분배를 이용하는 분리법으로 고정상에 따라 액체 크로마토그라피와 기체 크로마토그라피로 구분한다. 크로마토그라피는 관의 안에 충전제를 채워 여러 가지 물질이 혼합된 시료를 액체나 기체와 함께 흘려 넣어 각각의 물질을 분리하는 방법을 말한다. 관의 안을 통과하는 사이에 시료 중의 개개의 물질과 충전제와의 흡착성의 차이에 의해 이동 속도에 차가 생겨 물질별로 분리되어 관으로부터 나오는 것을 받아내어 정제한다든지 정성 정량 분석을 하는 데에 사용된다. 흘려 넣는 것이 액체인가 기체인가에 의해 액체 크로마토그래피와 가스 크로마토그래피로 대별된다.

활성물질의 분리에는 생물활성을 검정할 수 있는 생물검정기술이 반드시 수반된다. 활성이 있는 물질은 단일물질로 분리한 후 핵자기공명기(NMR), 질량분석기(MS), X선 회절기(X-ray cristallography) 등을 이용하여 구조를 동정한다.

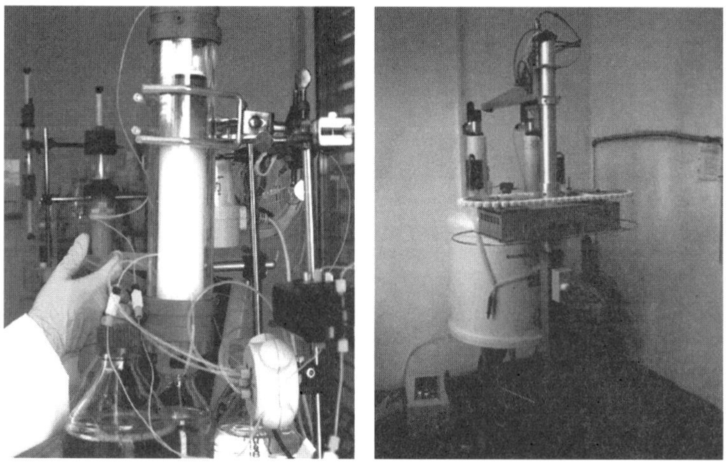

그림 71. 액체크로마토그라피(좌)와 핵자기공명기(우)

8.5 동물실험 및 임상시험

순수 분리된 생리활성물질은 쥐, 토끼 등 실험동물을 대상으로 활성을 측정하게 되는데 이 과정은 임상시험의 개발 계획을 뒷받침하기에 충분한 데이터를 산출하여야 하기 때문에 매우 중요하다. 실험동물을 대상으로 생물검정 결과가 우수하면 사람을 대상으로 한 임상연구에 착수한다.

임상연구는 크게 제1기, 제2기, 제3기로 나누어 실시하며, 판매 후에도 지속적인 부작용을 조사한다. 제1기 임상시험은 사람에서의 안전성 및 최고유효용량을 결정하는 것으로 주로 소수의 건강한 지원자를 대상으로 한다. 이 시험은 임상약리학자의 주관하에 동물실험의 결과를 기초로 하여 극소량에서부터 증량하면서 전체적인 상태, 혈압, 혈류의 변동, 전기적 변화 등을 조사한다. 제2기 시험은 새로운 약물이 적용될 질병에서의 치료효과 및 용량을 결정하며, 한정된 환자를 대상으로 보다 철저한 연구관찰을 시행한다. 그리고 그 약물의 치료효과 및 정도, 투여량, 투여방법 등을 검색한다. 제3기 시험은 대조실험을 둔 약효검정에서 우수한 약효가 통계적으로 인정되면 그 성적을 기본으로 상세한 제3기 시험계획을 세운다. 대체로 50~100개의 의료기관에 의뢰해서 되도록 많은 환자를 대상으로 전문의사의 지휘 감독하에 약효를 확인함과 동시에 부작용을 검사한다. 이 같은 제1~3기의 임상시험을 거치는 동안 개발된 신약 중 70~75%가 제외되고 실제로 시판되는 약물은 20%미만이다. 또한 합성신약의 경우에도 500~1만 화합물 중 1가지 화합물의 빈도로 임상에 쓰일 정도로 성공 확률은 매우 낮다. 제3기 시험이 끝나면 당국의 허가를 얻게 되며 신약으로 시판될 수 있다. 그러나 시판 후에도 부작용 등이 발견되어 최근 미국에서는 1~3기 시험 외에 제4기 시험으로서 안정성과 유효성을 조사하고 있다.

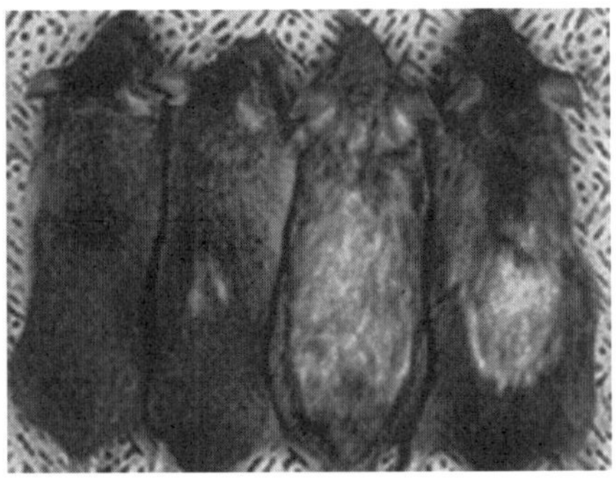

그림 72. 탈모관련 생리활성물질 실험을 위한 쥐

8.6 신약물질 생산 방법

식물에 존재하는 대부분의 유용 생리활성물질은 매우 소량이 함유되어 있고, 무엇보다도 식물체를 수집하여 추출하여야 하기 때문에 생태계 파괴 등을 초래 할 수 있다. 이를 극복하기 위해 화학적 합성에 의한 방법과 생물공학기법에 의한 방법이 있다. 합성에 의한 방법은 전합성과 반합성법이 있다. 전 단계를 모두 합성하는 것이 가장 이상적이지만 구조가 복잡한 물질의 경우는 합성이 용이하지 않고 수율이 떨어지기 때문에 그 물질의 중간단계의 물질이나 전구물질을 몇 단계의 화학적 처리를 통하여 물질을 생산하는 반합성에 의한 방법이 응용되고 있다. 그러나 합성에 의해 생산된 물질은 거의 시판되지 못하는 실정이다.

생물공학기법에 의한 신약물질 생산은 일부 산업화에 성공한 것도 있다. 식물의 생물공학기술의 범위를 나누어 보면 세포배양기술, 조직배양기술, 신약물질 생산관련 유용 유전자 조작기술 등이 있다. 그 외에도 식물의 유용 단백질 이용 기술, 생태계의 반응을 응용하는 기술 등도 있다. 세포배양 기법에는 식물의 상처 부위에 생기는 부정형의 세포집단을 이용하는 캘러스배양, 유용물질을 많이 생산하는 세포주를 선발하여 그 세포주로부터 다시 식물체를 얻는 기관배양법 및 체세포배양법 등이 있다. 또한 현탁배양세포는 세포의 대량 배양에 이용된다. 세포배양을 통한 유용신약물질을 생산하는 과정 중 마지막 단계는 생물반응기라고 부르는 탱크배양을 행하여야 하는데 국내에서는 이 기술이 전무한 상태에 있다. 일반적으로 탱크배양기는 공기를 불어 넣어 배양하는 공기 부양형 배양기, 임펠러로 구동되는 STR방식, 이 두 가지 형을 혼합한 복합형 등이 있다.

유전자 조작 기술은 유용물질을 생산에 관여하는 주요 대사경로를 인위적으로 조절하여 목적 생산물을 증대시키는 방법도 있다. 동물 및 미생물 등 유용물질을 생산하는 유전자를 식물이나 세균과 같은 다른 생물에 넣어 그 유전자에 기인하는 산물을 얻는 방법이다. 그러나 이 모든 기술은 밀접한 연관이 있어 상호보완적으로 이용될 때 신약물질 생산을 보다 효율적으로 행할 수 있을 것이다.

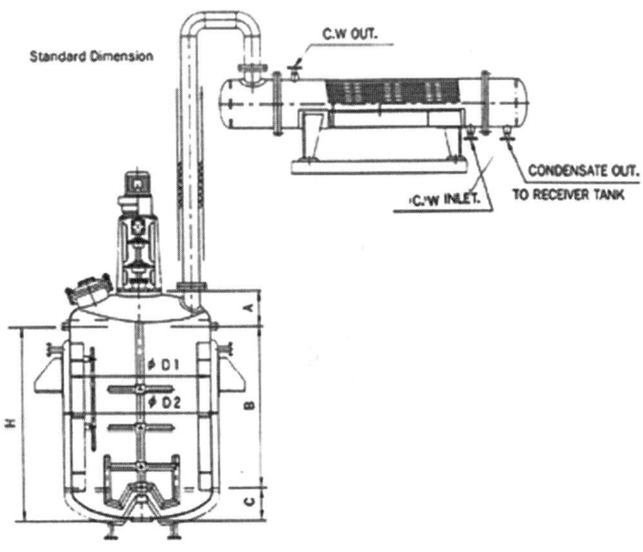

그림 73. 생물반응기의 기본 구조

제 2 장

의생명 식물유전자원

Biomedical Materials

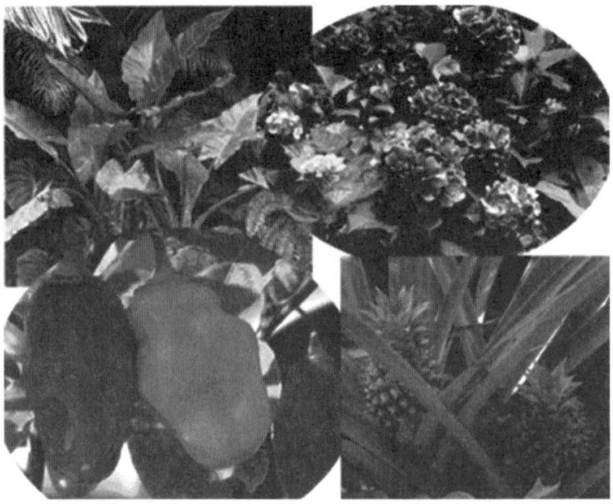

그림 74. 다양한 식물유전자원

지구상에 알려진 동식물 및 미생물의 종 수는 천만~3천만 종이며 그 중 인류의 의식주 생활과 관련된 거의 모든 생활필수품이 140만종~170만종의 식물에 의존하고 있다. 해양에는 지구상 생물종의 약 80%에 해당하는 약 1,000만종 정도가 존재하는 것으로 추정되며 이 중 불과 1%만이 이용되고 있다. 한국의 생물자원은 동물 17,291종(척추동물 1,463종, 담수어 135종, 해산어류 825종, 양서류 15종, 파충류 29종, 조류 383종, 포유동물 76종, 곤충류 11,153종 등), 식물 6,846분류군(종, 아종 및 품종 포함, 양치류 224종, 나자식물 46종, 현화식물 3,700여종 등) 등이 조사, 보고되어 있다.

식물유전자원이란 식물이 지구상에 출현한 뒤 수억 년 동안 진화를 통해 축적되어온 유전변이로서 자연계에서 수억 년을 경과하면서 생성된 모든 유전적 변이를 뜻한다. 여기에 과학적 방법과 소재의 중요성을 위해 유전자원을 적극적으로 탐색, 확보하고 그 이용을 촉진해야 한다. 이용 가능성을 지닌 소재로는 아직 미개발된 야생종 및 재배식물의 기원에 관여한 야생종 등 매우 풍부한 유전자 군을 갖는다. 유전자원은 반드시 직접적으로 이용 가능한 것만이 아니라 이용가능성이 있는 형질을 가리키는 것이므로 유전자원을 이용하는데 있어서 중요한 것은 식물 각각에 대하여 유전적 변이를 가능한 많이 수집하여 보존하고 평가하는 일이다. 수많은 식물 종으로 분화되어 각각의 다양한 유전변이를 내포하고 있으며 유전자형에 따라 자원적으로 가치가 높은 것과 이용가치가 없는 것, 유해한 것이 모두 존재하기 때문에 자원적 가치가 높은 것을 찾아 각종의 유전자원을 탐색, 추구하고 육종기술의 발달과 함께 고도의 유전변이를 인위적으로 창출할 수 있게 되었다.

1. 식물유전자원과 생명공학

식물유전자원의 중요성은 생명공학의 신소재라는 점에서 더욱 크게 부각된다. 즉 생명공학은 우량품종 육성을 통한 식량의 안정적 공급은 물론 신약개발을 통한 인류의 건강과 복지를 증진하는 데도 크게 기여한다. 식물유전자원은 이러한 생명공학을 발전시키고 생물 산업을 진흥시키는 데 없어서는 안 될 귀중한 원료물질을 공급하는 것이다. 식물은 광합성을 통하여 태양으로부터 에너지를 확보하기 때문에 현재 사회에서 식물과 인류의 관계는 쉽게 간과 될 수 있으며, 작물의 생산성과 질을 높이기 위해 오랜 기간이 소요되고 어려운 선택과 육종 기법을 사용하여 왔다. 우수한 품질의 품종 개발은 물론 신소재 의생명 유전자원의 확보를 위해서도 자연적, 인위적 돌연변이와 교배를 통한 전통적인 육종 기법을 계속 사용하며 미세분자육종, 원형질체 융합 그리고 유전공학과 같은 새로운 기술이 융합되어 활발한 바이오 활성 소재의 개발이 폭넓게 이루어지고 있다.

동·식물의 다양한 유전자원은 농업과 원예 같은 전통적인 산업뿐만 아니라 새로운 의약품, 생활용품 개발 등 여러 가지 산업에도 필요하기 때문에 유용한 생물종을 많이 확보하는 것은 산업 경쟁력과 연결된다. 1999년 유럽연합이 발표한 자료에 따르면 제약, 생약, 농업, 원예 등 생물자원을 이용한 상품의 시장규모는 전 세계적으로 연간 5천억~8천억 달러에 이르는 것으로 석유화학이나 정보통신 시장 규모와 비슷한 수준이다. 2000년 까지 발표된 520종의 신약 가운데 40%가 식물로부터 얻어졌으며 식물뿐만 아니라 미생물, 해양생물, 열대식물 등 덜 알려진 생물에서 항암제, 에이즈치료제 등 다양한 신약을 추출, 상업화 되고 있다. 전 세계적으로 의생명 분야의 의약용 소재가 되는 250,000종의 식물 천연물은 기능성 식의약품 소재(그 중 약 10%만 연구되고 있음) 및 건강기능식품의 소재로 활용되고 있으며 최근 20년간(1981년–2002년) 개발된 877종의 의약품 중 약 61%가 천연물 또는 천연물을 기반으로 하는 의약품이다. 따라서, 생물자원을 확보하는 것 자체가 생물공학 및 생물산업의 발전으로 이어지는 것이다. 또한 식물유전자원의 확보는 문명의 발전에 따르는 다양한 식물자원에 대한 수요증가에 적극적으로 대처할 수 있다.

2. 식물자원의 경제·문화적 의의

식물의 효용성은 식품, 의약품, 화장품, 생활용품 등의 소재로서 인간이 생명을 유지하고 생활양식을 창조하며 민족 고유의 문화를 형성하는데 중추적인 역할을 하며 국가 간의 무역이 시작되면서 부터는 모국에서 멀리 떨어진 세계 각지로부터 식물로 만든 갖가지 식품, 약품, 공산품, 및 재료의 교류가 이루어졌다. 때문에 인간의 사욕에 의한 오.남용으로 식물환경이 황폐화 되고 식생이 파괴되어 많은 종의 야생식물이 멸종 위기에 직면하고 있다. 식물자원은 향토지적재산이기 때문에 인류의 번영을 위해 식물자원의 보존과 개발이 안보적 차원에서 인식되고 취급되어야 한다. 현재 유용식물은 세계 여러 나라에서 다양한 종류의 상품화에 성공하고 있으므로 거의 매일 식물 상품이 이용되고 있다. 예를 들어 식물로부터 얻어지는 상품으로는 생고무, 아마, 마, 커피, 차, 와인, 올리브유, 모르핀, 향신료, 염료, 수지, 목재, 연료, 화장품등이 있으며 이러한 품목이 점차 증가하는 추세이므로 식물자원을 이용한 신소재의 개발 및 상품화를 통해 경쟁력 있는 생물 산업을 육성해야만 한다. 최근 우리나라에서도 식물로부터 신물질 및 신소재 개발을 위한 연구가 활발히 이루어지고 있다. 어린이들의 뼈 성장을 촉진시키는 물질을 함유한 가시오가피, 비만치료제로 개발된 인삼, 혈액순환제를 위한 은행잎과 감자의 유전자를 변형해 식용 치매 백신을 개발하는 등의 다양한 연구가 진행되고 있다.

3. 우리나라 식물자원의 이용

(1) 식용식물자원

유용한 야생식물자원은 주로 식량 및 약료로서 오래전부터 이용해 왔다. 주로 자연채취에 의해 이용되었으며 그중 일부는 재배에 적합한 형질을 갖고 있거나 적합하도록 개량되어 작물로 재배되고 있다. 최근에는 이용되는 식물의 종수가 증가하고 용도도 다양해지고 있으며 주로 산채 및 약초 중심으로 채취하여 이용되다가 성인병의 발병율이 높아지면서 소비자의 건강식품에 대한 인식이 제고되어 대량생산이 시작되었다. 이용되는 품목별로는 도라지, 취나물, 더덕, 미나리, 고들빼기, 달래, 땅두릅, 두릅, 냉이, 씀바귀, 고사리, 참나물, 삼나물, 곤드레, 머위, 초피, 쑥, 꽃나물, 고비, 영아자, 어수리, 명일렵, 원추리, 잔대, 모시대, 참비름, 돌나물, 산마늘 등이 재배되고 있으며 주로 채소로 요리된다.

표 7. 식용식물자원의 이용

식물자원	분포지	유용성분	이용
산열매 자원			
들쭉나무	백두산지구에 많은 면적의 밭을 이룸	비타민	술이나 단물, 단묵과 같은 식료품과 청량음료가공원료 및 약재
매저지나무, 댕댕이 나무	백암군과 삼지연군에 집중적으로 분포	비타민	열매를 술, 단물 등 식료품으로 만들어 이용
산돌배나무	운흥군, 대홍단군, 혜산시 등 높은 지대에 부분적으로 분포	비타민	열매가 향기와 맛이 좋음
비타민 식물자원			
생열귀나무	산기슭, 밭뚝, 들, 길가등지에 자람	비타민과 플라보노이드, 유기산, 사포닌, 탄닌질	천연종합비타민, 수은중독 해독제
당가목나무	높은산마루, 깊은 산허리 등의 활엽수림	비타민 C, 카로티노이드, 플라보노이드, 탄닌질	괴혈병의 예방과 치료, 고혈압, 기침멎이약, 만성기관지염
가막까치밥나무	깊은 산림속	단백질, 유기산, 전화당, 무질소추출물, 비타민 C, 정유	발효술, 단물, 단묵 등의 원료와 약재로 쓰임

이깔나무버섯은 비타민 B2 와 에르고스테롤이 많이 들어 있으며 맛이 좋고 영양가가 높기 때문에 널리 이용되고 있으며 산열매 자원은 들쭉을 비롯한 매저지나무, 댕댕이 나무, 산돌배, 머루 등이 있고 비타민 식물자원으로는 생열귀나무, 털순마가목, 가막까치밥나무 등이 있다. 이 밖의 산열매가 이용되는 종류는 참나무과, 자작나무과, 느릅나무과, 뽕나무과, 벚나무와, 배나무과, 갈매나무과, 다래나무과, 진달래과, 산초과, 장미과의 딸기류 등이 포함된다.

(2) 약용식물자원

한반도에서 재배기술이 알려져 재배 가능한 약초의 종수는 200여 종에 이르지만 실제로 우리나라에서 재배되고 있는 종수는 60여종이다. 1996년까지 약초재배정도는 매년 증가하였지만 중국산 약초와의 경쟁에 밀려 점차 감소 추세에 있다. 산지채취와 포장재배를 통하여 재배되고 있는 약초에는 당귀, 작약, 길경, 황기, 더덕, 두충, 천궁, 구기자, 산약, 독활, 택사, 의이인, 지황, 시호, 산수유, 하수오, 황금, 오미자, 향부자, 방풍, 맥문동, 백지, 목단, 천마, 만삼, 결명자, 지모, 패모, 고본, 감국, 자초, 치자, 황정, 연교, 우슬, 조각자, 형개, 약쑥 등이 있으며 최근 감초 종자를 들여와 재배 및 가공 기술이 연구되고 있다. 이렇게 생산된 약초는 조제하여 한약재 및 한방차로 이용된다.

표 8. 약용식물자원의 이용

이용범위	생약재
전통건강차 제조	결명자, 계피, 구기자, 길경, 달개비, 당귀, 천궁, 두충, 옥죽, 마, 맥문동, 미삼, 박하, 백작약, 산수유, 삼지구엽초, 오가피, 오미자, 은행, 인삼, 대추, 작설, 치커리, 황기, 원추리, 죽엽, 동규자, 모란, 뽕잎, 솔잎, 매실, 냉이, 생강, 칡, 연근, 차즈기, 쑥
생약주	당귀, 고본, 오미자, 구기자, 황백, 하수오, 마가목, 삼지구엽초
가축의 사료	당귀, 두충, 삼지구엽초

(3) 식물유전자원의 개발과 이용전략

식물유전자원을 이용한 생물산업의 발달은 그 경제적 가치와 문화적 의의가 매우 크다고 할 수 있다. 식물자원의 관리와 개발을 위한 논의와 다방면의 전문적 역량을 결집할 필요가 있다. 식량의 안정적 공급은 어느 시대에서나 절대 절명의 과제이다. 우리나라에서도 지역간, 계층간 식량 공급의 불균형을 해소하고 양질의 식량을 안정적으로 공급할 뿐만 아니라 세계의 식량문제 해결에도 적극 기여할 수 있어야 할 것이다. 그 밖에도 의약품을 비롯하여 식물을 원료로 각종 생활자재의 친환경적 생산기반과 저비용 유통체계를 확립함으로써 자원경제의 발달을 도모해야한다.

생태적 의미에서 식물은 생태계를 구성하는 생물요소이며 식물을 둘러싼 환경인자에 의해 영향을 받으며, 환경도 식물을 포함한 생물요소에 의하여 영향을 받는다. 식물은 토양침식의 방지, 수질 및 대기 정화, 토양오염의 중화, 환경친화형 신소재 제공 하는 등 환경보전에 기여한다. 이러한 식물이 갖는 환경보전 기능을 극대화하여 직접 또는 간접적인 환경정화 및 지속적인 보전에 적용하기 위한 연구가 필요하다. 식물유전자원을 활용하여 환경친화적 품종개량에 필요한 유전자를 제공하고 식물의 용도를 개발하여 효용성이 높은 천연물의 이용을 증대하는 반면 공해유발 제품의 사용을 최소화하는 것도 환경보전을 위한 구체적인 실천방안이 될 수 있을 것이다. 그러므로 이러한 노력은 자연환경 보전은 물론 자원개발에 필요한 유전자 급원을 확보하는 데도 기여할 것이다.

식물유전자원을 개발하고 보다 효율적으로 이용하기 위해서는 식물자원을 단순한 식량으로서만 볼 것이 아니라 경제를 성장시킬 수 있는 요인으로 보도록 인식을 변화시키는 것이 중요하다. 최대한의 가치 창출을 위해서 식물을 취급하는 방법은 재배, 육종, 가공 등 기술 과학적 방법들이지만 최소한의 비용으로 최대의 효과를 내도록 식물자원의 개발과 이용에 관한 연구가 이루어져야 한다. 자원화에 필요한 식물의 탐색을 광범위한 지역에서 수행하고 효율적으로 개발하기 위한 특성 평가에 체계적으로 접근하기 위하여 다양한 평가항목을 성정하고 항목마다 정밀한 평가를 통하여 실효성이 있는 개발에 활용하도록 해야 한다. 현재 식물유전자원 전담기관에서 요구되는 평가항목의 30~40% 수준에서만 특성평가가 이루어지고 있으므로 개선이 필요한 실정이다.

(4)주요한 의약용 식물유전자원

표 9. 의약용 식물자원

형태	식물명과 학명	이용부위 및 요법
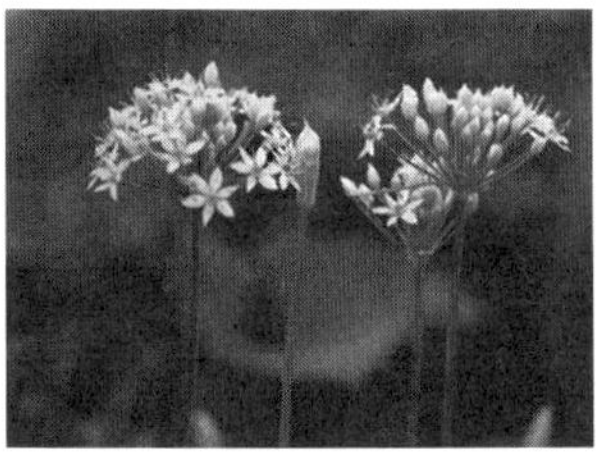	**부추** *Allium tuberosum*	잎, 종자 1) 상처를 입어 심한 출혈이 생겼을 때 부추를 소금으로 잘 비벼 상처에 대면 쓰리고 통증을 느끼지만 상처 회복이 빠르다. 2) 소염, 해열, 지혈, 세균작용이 뛰어나다. 3) 잎이나 종자를 장복하면 하복부가 더워지고 정력증강 효과가 높다.
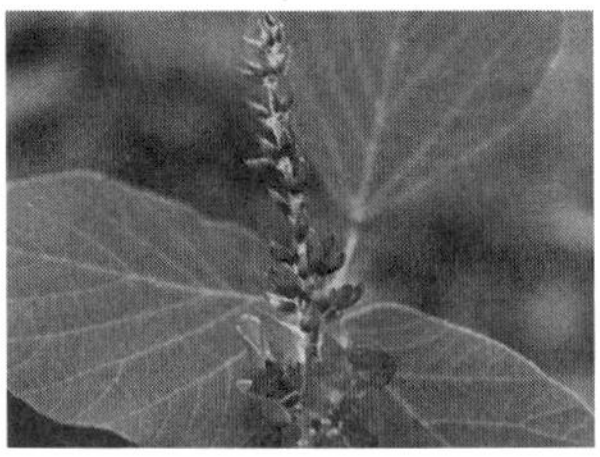	**칡** *Pueraria thunbergiana*	뿌리, 꽃 칡뿌리를 짓찧어 즙을 내서 마시면 숙취가 풀리고 머리가 상쾌하지 못하면 계속 한잔씩 서너 번 마시면 좋다. 피부염치료: 피부염에 승마와 같이 다려서 복용한다.
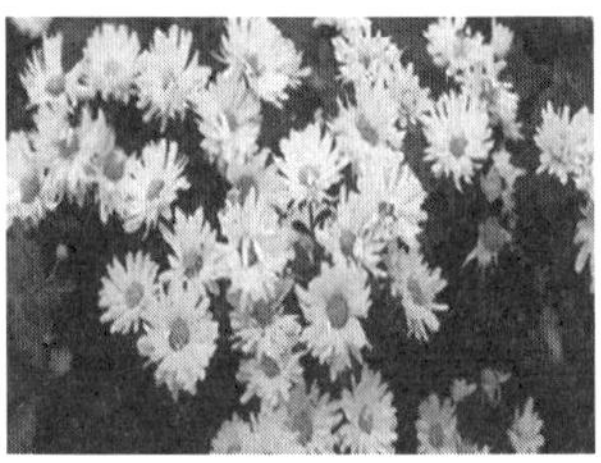	**국화** Chrisanthemum *morifolium*	말린 꽃 목감기에 복용: 꽃잎만 따서 잘 말린 것에 물을 붓도 약한 불에서 달여 차처럼 마신다. 눈병: 국화꽃을 물에 넣고 달여서 찌꺼기를 짜서 버리고 복용한다. 동상치료: 국화의 줄기나 잎을 달인 물에 환부를 담그거나 물수건으로 찜질한다. 두통: 약한 불로 다려서 복용하면 두통과 혈압이 내린다.
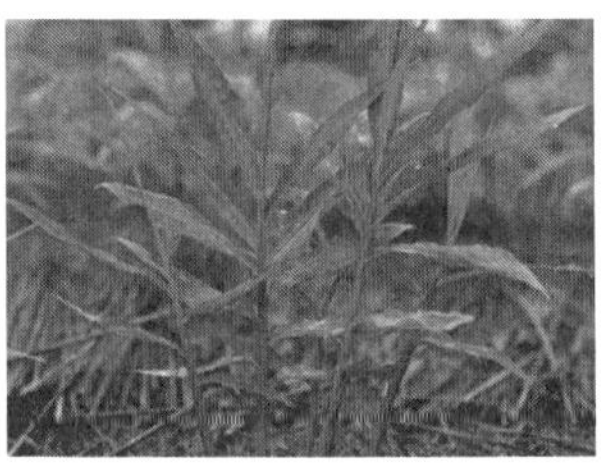	**생강** *Zingiber officinale*	신선한 근경 타박상치료: 생강을 짓찧어서 짜낸 즙에 대황가루를 넣고 풀처럼 개어서 다친 곳에 붙인다. 구내염 치료: 생강을 짓찧어서 짠 즙으로 자주 양치하고 생강가루를 입에 뿌린다. 저혈압: 물로 다려서 복용하면 혈액순환 개선 작용으로 손발이 더워지고 혈압이 상승된다.
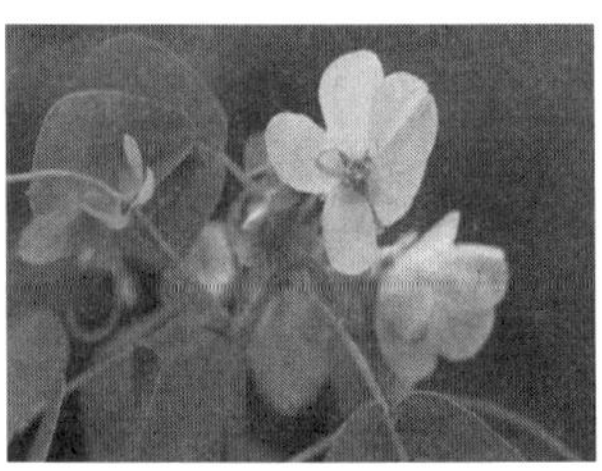	**결명자** *Cassia tora*	성숙한 종자 두드러기 치료: 결명자 씨를 물에 넣고 달인다음 다시 물을 넣어 달인다음 차 대신 마신다.

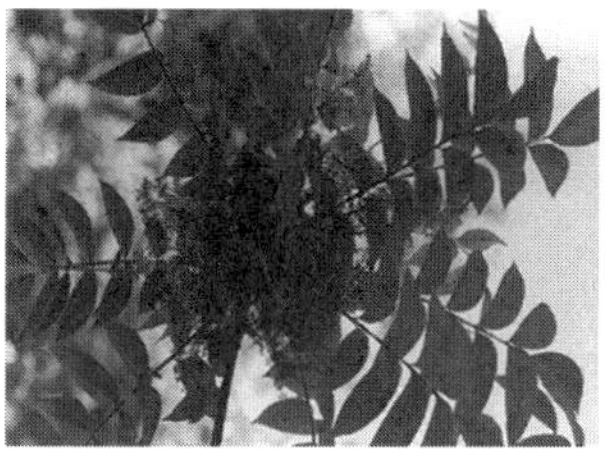	**옻나무** *Rhus verniciflua*	수피 또는 근피 골절치료: 옻나무껍질을 잘게 썰어 물을 조금 붓고 찧은 다음 술을 조금 넣고 볶아서 찜질한다. 복통: 물로 다려서 복용하면 배가 차서 소화력이 떨어지고 은은하게 배가 아픈 증상에 효력이 있다.
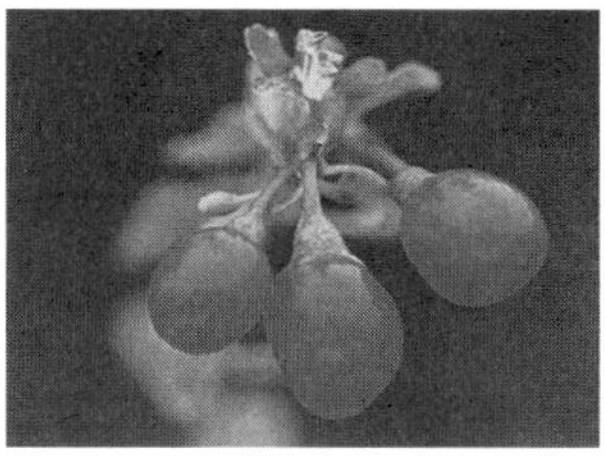	**구지자** *Lycium chinense*	근피 두드러기 치료: 구기자나무 뿌리껍질과 백양나무 껍질, 소금, 백반가루를 부드러운 가루로 만들어 물을 넣고 달인다음 찌꺼기를 짜서 다시 달여 상처에 바른다. 치통 치료: 구기자나무 뿌리 한줌에 식초를 적당히 넣고 달여서 그 물로 양치하면 통증이 멎는다.
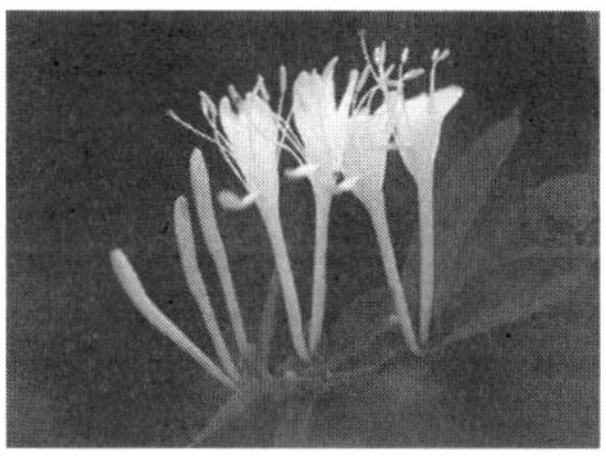	**인동덩굴** *Lonicera japonica*	꽃봉오리 화농성염증 치료: 물에 달여 식사 후에 먹고 찌꺼기는 염증이 있는 곳에 붙여 찜질한다. 맹장염, 늑막염, 복막염 기타 염증성 질환에 탁원한 반응을 보인다. 생손앓이 치료: 인동덩굴 꽃과 고삼뿌리를 같은 양으로 섞어 부드러운 가루로 만든 것과 굴을 섞어 환부에 바른다.
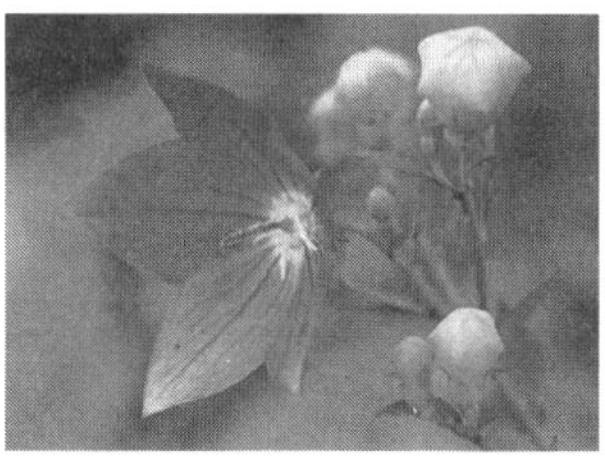	**도라지** *Platycodon grandiflorum*	뿌리 치질치료: 도라지를 달인 액체를 마시고 생줄기, 잎을 으깬 것과 참기름을 섞어 환부에 바른다. 편도선염치료: 달여서 복용한다. 인후두염, 폐렴, 기침멎이 작용이 있다. 결막염치료: 도라지와 나팔꽃씨 가루에 꿀을 넣고 알약을 만들어 먹는다.
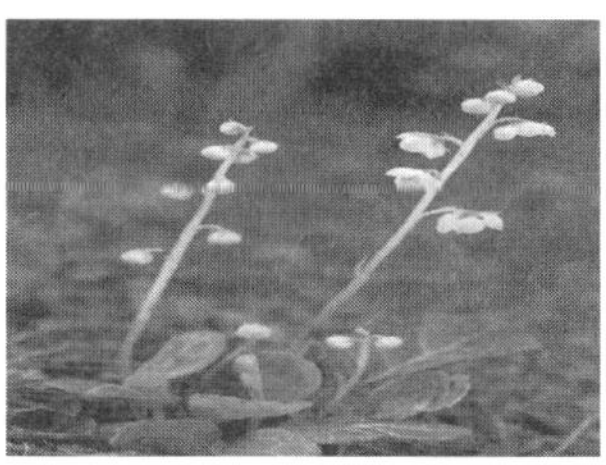	**노루발풀** *Pyrola japonica*	전초 칼에 베인 상처 치료: 노루발풀을 잎을 으깨어 짜낸 즙을 환부에 문질러 바른다.
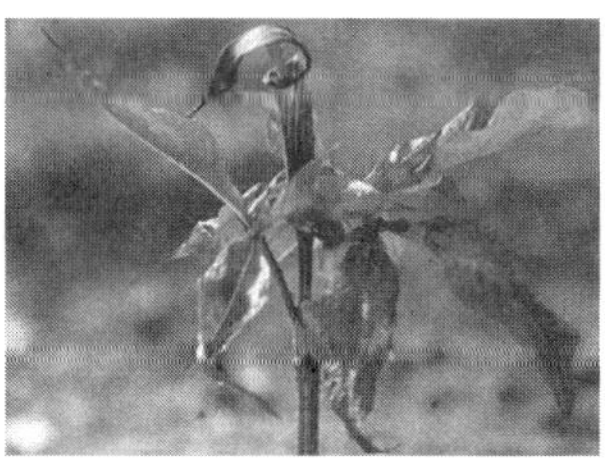	**천남성** *Arisaema amurense var. serratum*	괴경 개에게 물렸을때: 천남성과 병풍나물을 가루로 하여 환부에 뿌리고 싸매준다. 중풍이나 신경마비 증상으로 인한 수족마비 동통증상에 활용하면 통증은 완회시킨다.

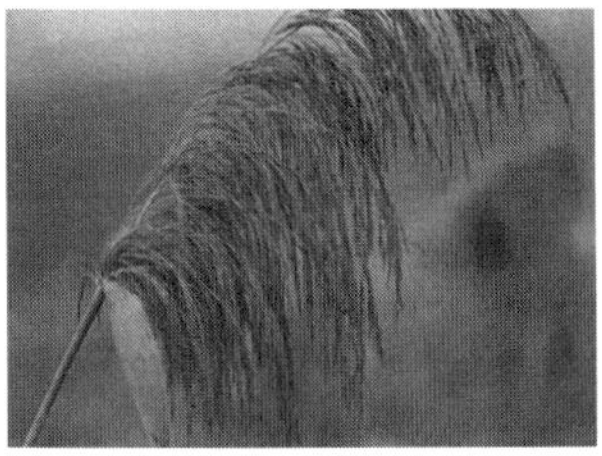	**갈대** *Phragmites communis*	근경 개에물린 상처치료: 갈대 뿌리와 칡뿌리를 같은 양을 넣고 달여 식사 전에 먹고 짓찧어서 물린 자리에 붙인다. 복어독 해독: 다려서 복용한다.
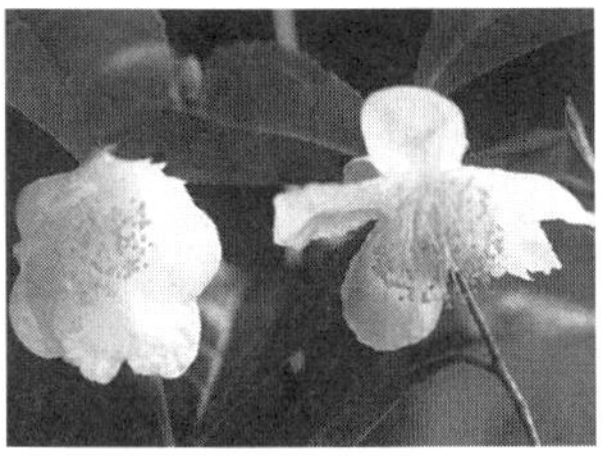	**차나무** *Camellia sinensis*	어리고 연한 잎 사마귀 치료: 차를 마시고 난 뒤 남는 찌꺼기를 사마귀가 생긴 부위에 붙인다. 잎 위에 기름종이를 덧씌우고 완전히 밀봉하면 효과가 커지며 변을 잘 못보는 증상에 이뇨 해열 작용을 나타낸다.
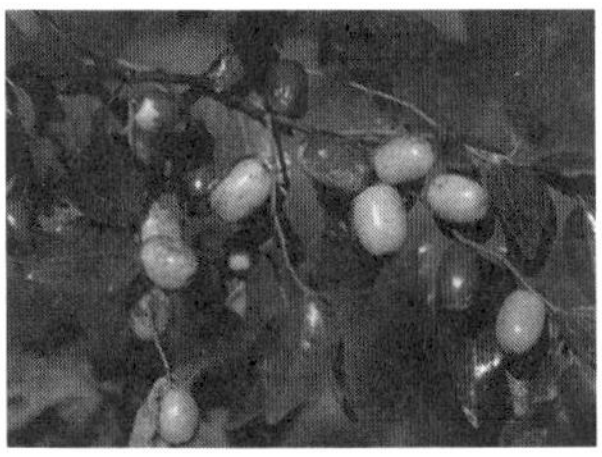	**대추나무** *Zizyphus jujuba*	열매 무좀치료: 대추나무 잎의 즙을 짜서 무좀이 생긴 부위에 바르거나 대추나무 잎을 신바닥에 깔거나 발가락 사이에 끼우고 다녀도 좋다. 치통 치료: 대추의 씨를 파내고 그 속에 우황을 조금 넣어 아픈 이로 물고 있으면 통증이 멎는다. 대추 열매는 정신불안, 초초, 불면증상을 해소시킨다.
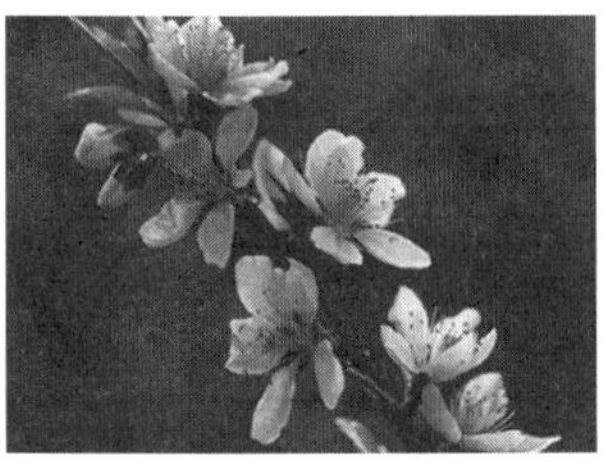	**복숭아나무** *Prunus persica*	잎 질염치료: 물에 달여서 질강을 씻어준다. 치핵치료: 물에 달일 때 나오는 김을 환부에 쐬어 주거나 물로 환부를 씻는다. 두드러기치료: 복숭아 나뭇잎을 알콜에 담가 두었다가 찌꺼기를 짜버리고 약솜에 적셔 환부에 바른다. 화농성염증치료: 도엽을 물에 담갔다가 한 시간 정도 달여서 찌꺼기를 짜버린 다음 졸여서 환부에 바른다. 치조농루증치료: 복숭아나무 잎을 쌀뜨물에 씻어서 달인 다음 찌꺼기를 짜버리고 물로 입가심 한다.
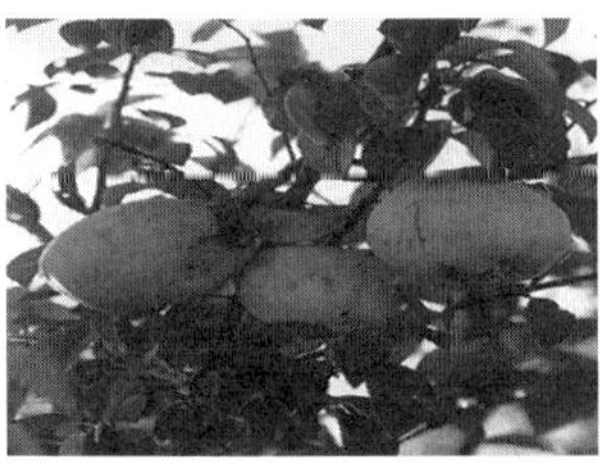	**모과** *Chaenomeles sinensis*	열매 감기, 기침: 모과에 벌꿀을 넣고 3일쯤 두었다가 과즙을 냄비에 끓여 복용하면 기침이 멎는다. 발작이 일어났을 때 복용하면 편해진다.

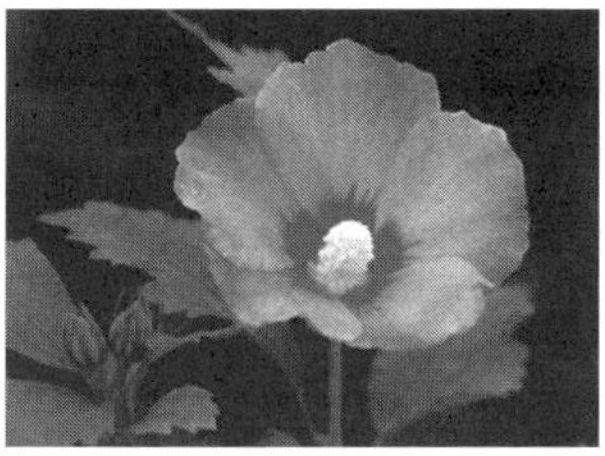	**무궁화나무** *Hibiscus syriacus*	줄기, 뿌리껍질 건선치료: 무궁화나무 껍질을 술에 24시간 담구었다가 우려서 환부에 바른다. 무좀치료: 잘게 썬 무궁화나무 껍질을 물에 넣고 끓인후 환부를 씻는다. 치질치료: 말린 무궁화나무잎에 뜨거운물을 부어 헝겊에 적셔 환부에 댄다. 인후두염치료: 무궁화나무열매로 가루를 만들어 목안에 불어넣는다.
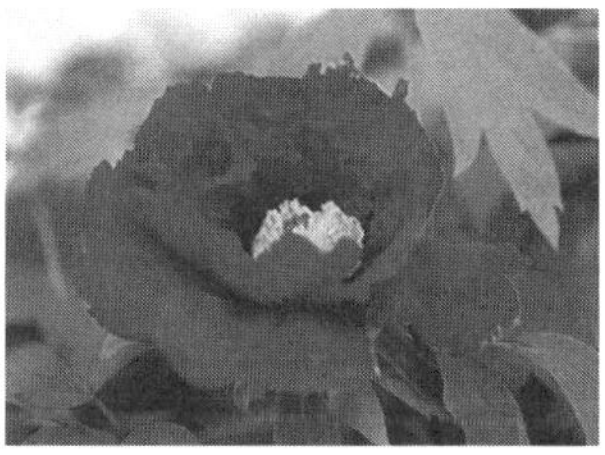	**모란** *Paeonia suffruticasa*	근피, 꽃 치질치료: 모란의 말린 뿌리의 껍질을 달여서 사용하면 신경증이 낫고 피도 깨끗해 진다. 모란은 하반신의 병에 효과적이며 어혈을 제거시키고 혈행장애를 제거시킨다.
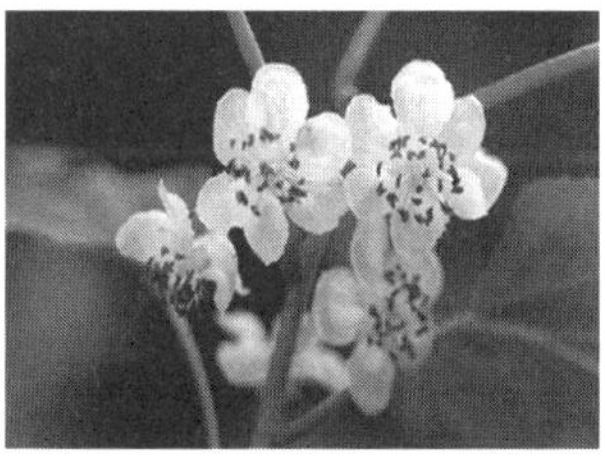	**개다래나무** *Actinidia polygama*	잎, 줄기, 과실 통풍치료: 개다래 열매에다 물을 붓고 달여서 복용한다. 열매가 없을 경우 덩굴과 잎을 사용해도 된다. 구기자차나 비파차 등을 병용해서 마시면 근본적인 체질 개선이 이루어지며 통풍 등의 질병을 예방할 수 있다.
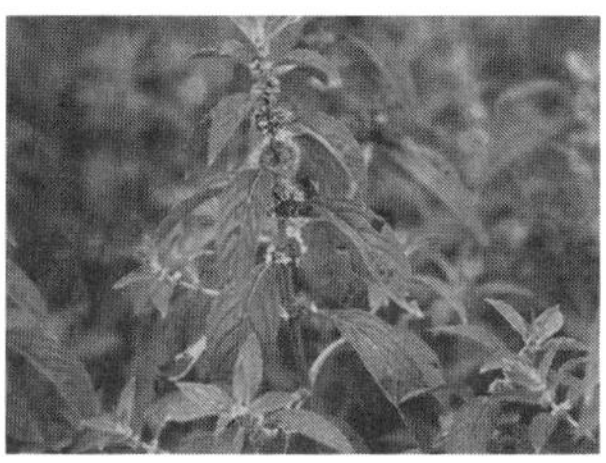	**박하** *Mentha arvensis var. piperascens*	전초, 꽃잎 구내염: 박하 잎에 물을 붓고 달여서 입을 헹군다. 결막염치료: 박하 잎을 생강즙에 담가 두었다가 말려 가루로 만들어 복용한다. 감기치료: 물에 달여 식사 후 복용한다. 박하는 감기와 일반 열성질병에 걸렸을 때 해열제로 쓰는 외에 방향성 건위 진통약으로 급성 및 만성 위염에도 쓴다.
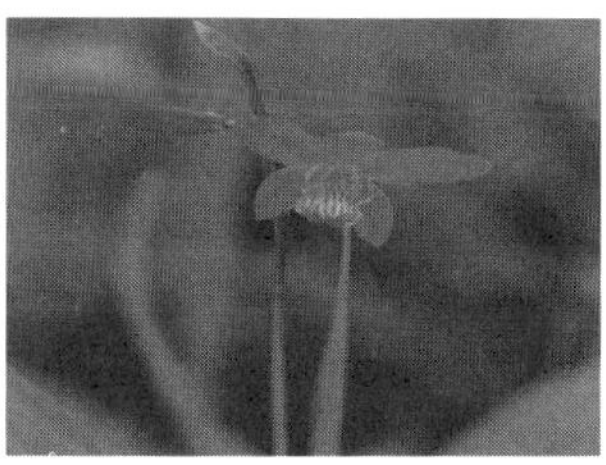	**자란** *Bletilla striata*	괴경 화상치료: 껍질을 벗긴 뿌리를 증류수에 담가 두었다가 찌꺼기를 제거하고 병에담아 쪄서 환부에 바른다음 바세린 약천을 덮고 싸둔다. 폐결핵: 다려서 복용하면 폐결핵으로 피를 토해내는 증상에 지형반응이 뛰어나다
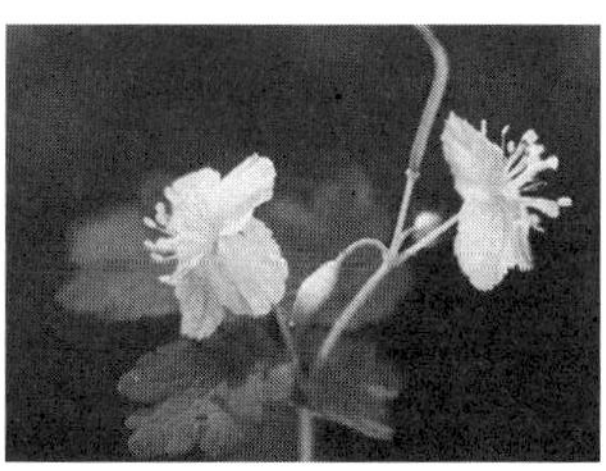	**애기똥풀** *Chelidonium majus*	전초 신경성 피부염 치료: 애기똥풀 생즙을 박하 생즙과 알콜에 섞어 환부에 바르면 가려움, 화끈거림이 멎고 부종, 물질, 고름, 진물 등의 증상도 완화된다. 간기능 회복: 애기똥풀을 다려서 복용하면 간기능을 활성시켜 간염, 간경화에 효과가 있으며 진통효과가 있어 위경련, 장의 경련을 풀어주고 신경통의 진통 소염 효과가 높다.

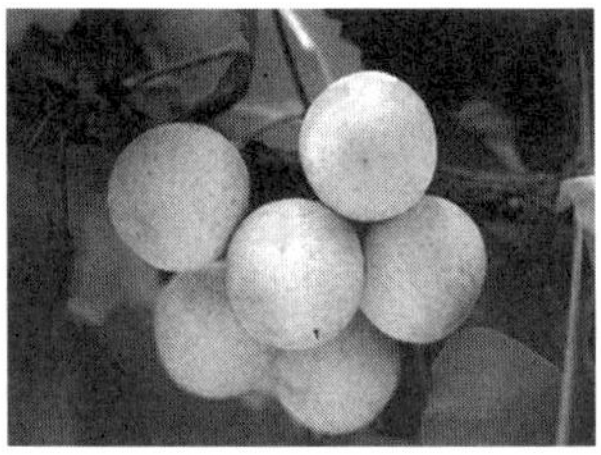	**은행나무** *Ginkgo biloba*	티눈치료: 잎을 검게 구워낸 다음 갈아서 분말을 만든다음 밥과 섞어서 티눈에 붙인다. 심혈관 치료: 물에 달여서 장복하면 혈중에 침착되어 있는 고지혈을 용해시키고 혈액순환개선 작용이 뛰어나다. 뇌세포의 대사를 활성화시켜 기억력을 증진하고 건망을 해소시키며 치매 예방에도 도움을 얻는다. 전신과 말초혈관을 확장시키므로 성기의 혈류촉진과 흥분작용을 돕는다.
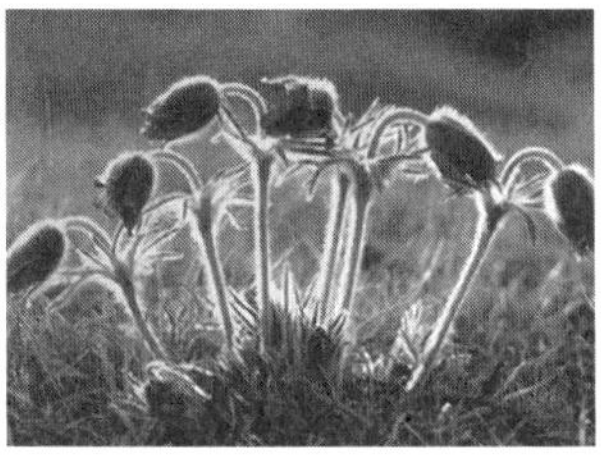	**할미꽃** *Pulsatilla koreana*	뿌리 부인냉병치료: 물에 넣고 삶은 다음 찌꺼기를 건져내고 쌀을 섞어 술을 만들어 먹는다. 화농성염증: 뿌리를 잘게 썰어 물에 달인다음 복용하고 찌꺼기는 찜질한다.
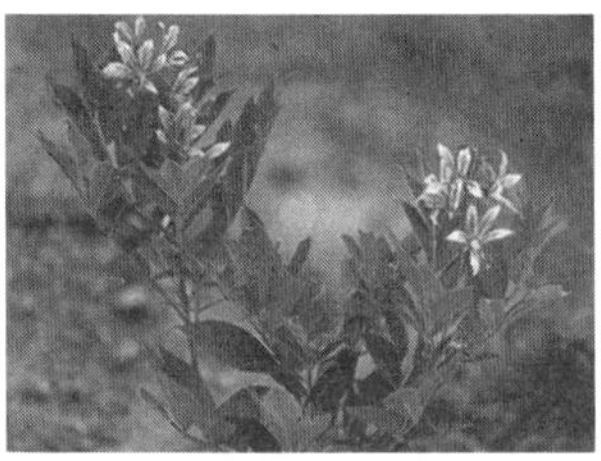	**백선** *Dictamnus dasycarpus*	근피 무좀치료: 백선의 잎과 줄기를 잘게 썰어 진하게 달인 물에 환부를 담근다.
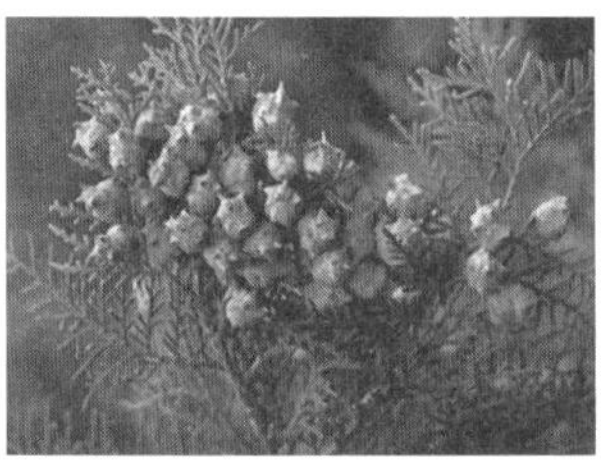	**측백나무** *Biota orientalis*	어린 잎, 가지 상처치료: 물에 달여서 복용하거나 깨끗이 씻은 다음 상처에 붙이거나 짓찧어서 붙인다. 산후 출혈치료: 잎을 물에 달여 먹으면 산후 출혈환자, 인공유산으로 오는 출혈에 지혈효과가 좋다. 코피나 대변출혈에 지혈효과가 신속하다.
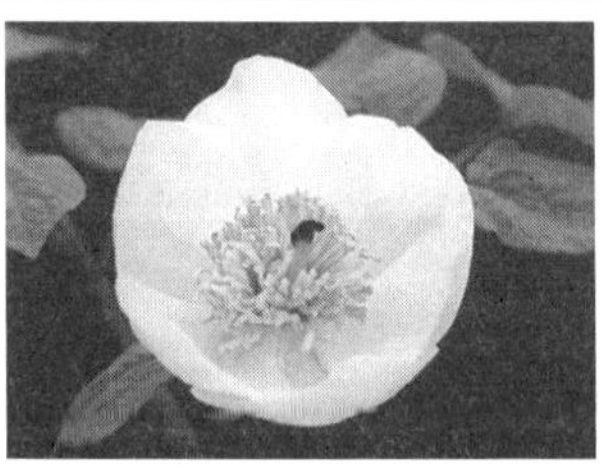	**작약** *Paeonia albiflora var. trichocarpa*	뿌리 눈병치료: 작약 뿌리, 당귀 뿌리, 깽깽이풀, 뿌리를 같은약으로 섞어 물에 넣고 달이면서 나오는 김을 환부에 쏘이고, 달여낸 약물로 자주 씼는다. 감초와 같이 다려서 복용하면 위장내의 염증을 제거하고 간기능 활성화로 간보호 작용이 있으며 근육경련 증상을 완화시켜 항경련제로 많이 응용된다.

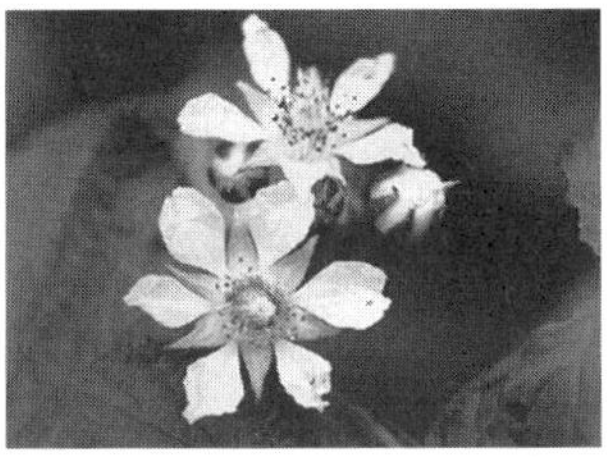	**복분자딸기** *Robus coreanus*	열매 설사치료: 잎과 뿌리에 질경이 뿌리 한줌을 깨끗이 씻어서 함께 찧어 성긴천에 짠물을 복용한다. 열이 나면서 설사가 있을 때 좋으며 과실은 정력증강 효과가 있고 이뇨작용도 현저하다.
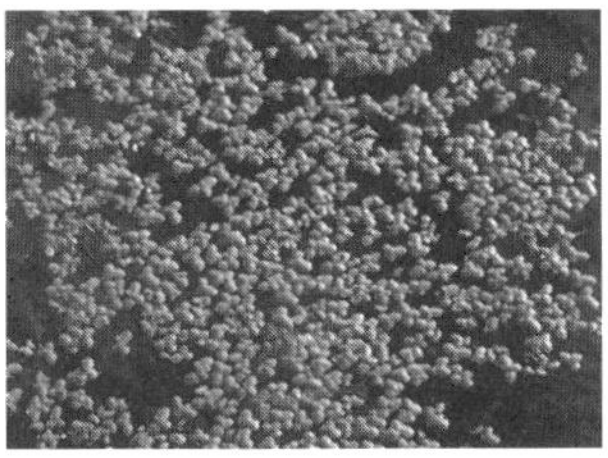	**개구리밥** *Spirodela polyrhiza*	전초 코피날 때: 개구리밥 말린 것을 가루 내어 코 안에 불어 넣으면 피부염증을 치료하고 이뇨작용을 나타낸다.
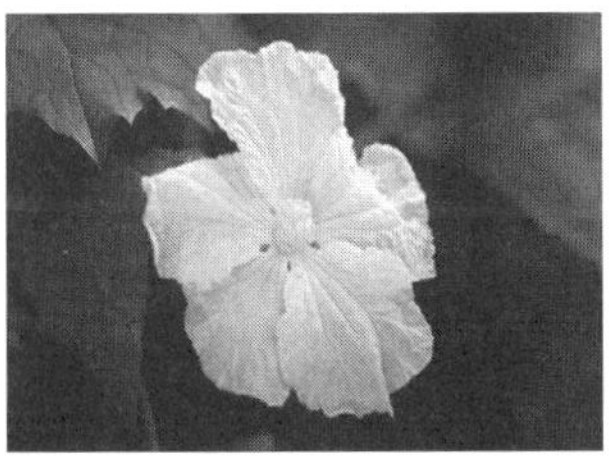	**수세미오이** *Luffa cylindrica*	줄기 비염치료: 수세미오이 줄기를 물에 달여 하루 한번 먹는다. 처음에는 약간 어지럼을 느끼지만 곧 없어진다. 또는 약한 불에 볶아서 가루로 만든 것을 코에 불어 넣어도 효과가 있으며 위축성비염환자의 콧물이 멎고 코에서 냄새나는 증상도 없어진다. 목이 뻣뻣하고 아픈 통증 치료: 수세미오이의 넝쿨에서 나오는 수액을 받아 복용하면 이뇨작용이 있어서 전신부종에 염증을 제거시키면서 열을 내린다.
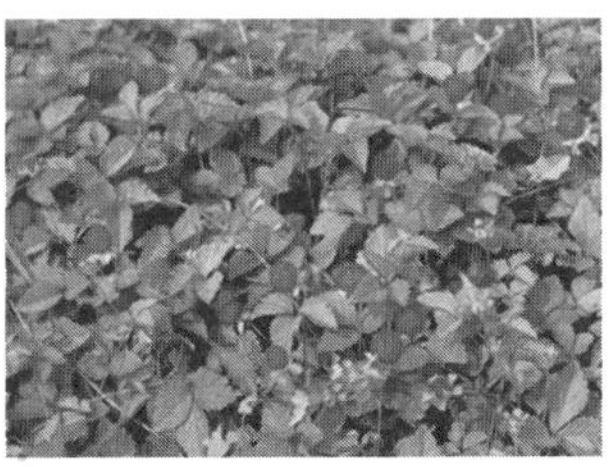	**뱀딸기** *Duchesnea shrysantha*	전초 타박상치료: 뱀짤기 전초에 술을 조금 넣고 찧어서 따끈하게 데운후 다친 곳에 붙여 찜질한다. 디프테리아, 구내염, 인후염 등의 치료에 쓰며 줄기를 다려서 복용하면 항암효과가 높은 것으로 알려져 있다.
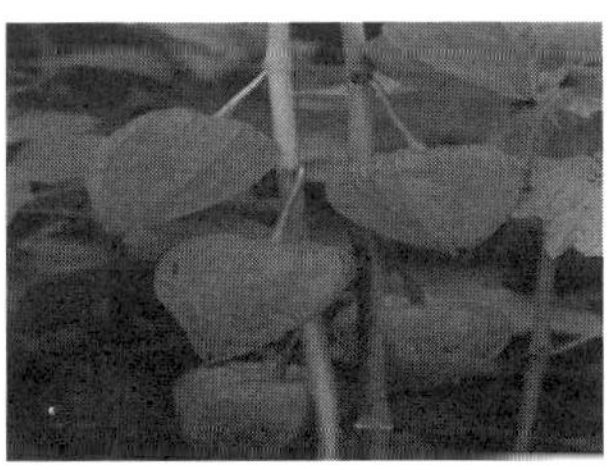	**꽈리** *Physalis alkekengi var. francheti*	괴실 생손앓이 치료: 잘 익은 꽈리를 터뜨려 아픈 손가락에 대고 두툼하게 싸맨다. 눈의 상처치료: 꽈리열매의 즙을 내어 눈의 상처에 한두방울 떨어뜨린다. 목감기 기침치료: 꽈리의 열매를 씻어서 굵은 소금을 넣어 잘 절여서 병에 담아 기침이 날 때 먹는다.

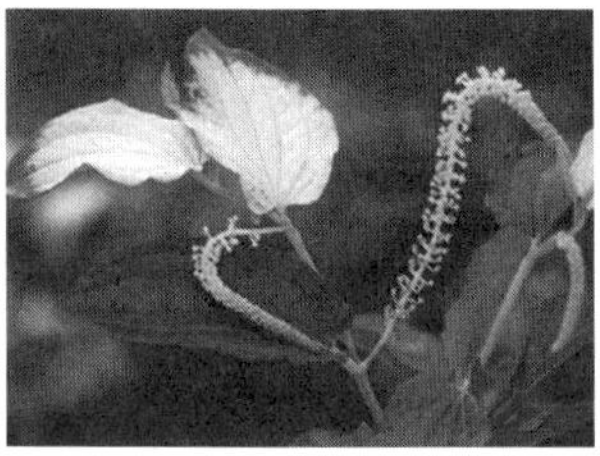	**삼백초** *Saururus chinensis*	전초 변비치료: 그늘에 말린 삼백초의 전초를 물에 넣고 달여 물대신 마시면 변비에 효과가 있다. 가렴증 치료: 모기에 물렸을 때 삼백초 생잎을 비벼서 문지르듯이 바르면 가려움증이 가라앉으며 종기, 베인 상처, 찰상에 좋다. 치조농루, 통증치료: 그늘에 말린 잎을 소금물로 씻어 잇몸에 끼우고 잠을 잔 뒤 소금물로 양치질 하면 피고름이 나오면서 통증이 가라앉는다.
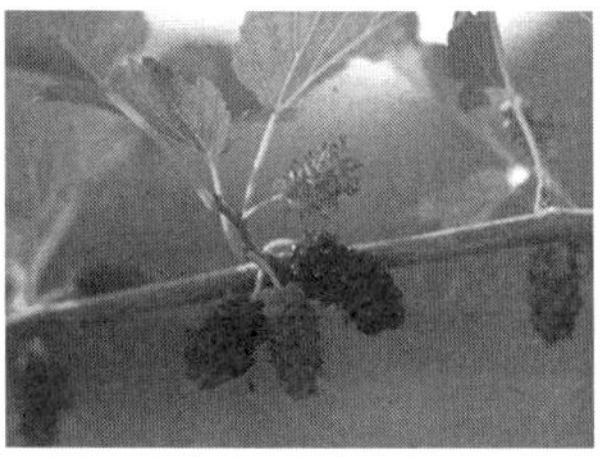	**뽕나무** *Morus alba*	가지 구내염치료: 뽕나무 생가지를 잘라 단으로 묶어 가운데부분을 태우면 양끝에서 물이 흘러내리는데 이것을 입안 환부에 바른다. 결막염치료: 물에 달일때 나오는 김을 환부에 쏘이거나 달인 물로 씻는다. 무좀치료: 뽕나무의 잎, 가지, 뿌리 등을 함께 태운재에 물을 부어 무좀이 생긴 부위를 담근다. 두통치료: 뽕나무 속껍질에 물을 넣고 달인 것을 매 식사 전에 복용한다.
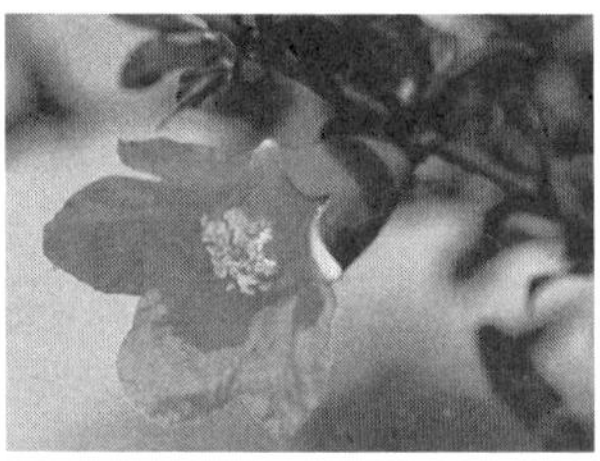	**석류나무** *Punica granatum*	줄기, 뿌리껍질 설사치료: 마늘과 석류 껍질을 말렸다가 부드럽게 가루를 내서 함께 섞은 것을 하루 세 번 먹는다.
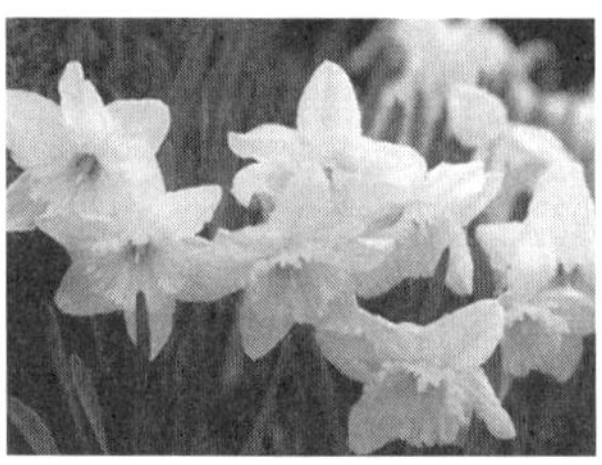	**수선화** *Narcissus tazetta var. chinensis*	인경 종기치료: 수선화 뿌리를 갈아 이것을 헝겊에다 펴 바른 것을 환부에 대고 붕대로 감아준다. 유선염의 증상이 보일 때 찜질해주면 효과가 있으며 식초를 섞어서 사용하면 약효가 증가한다.
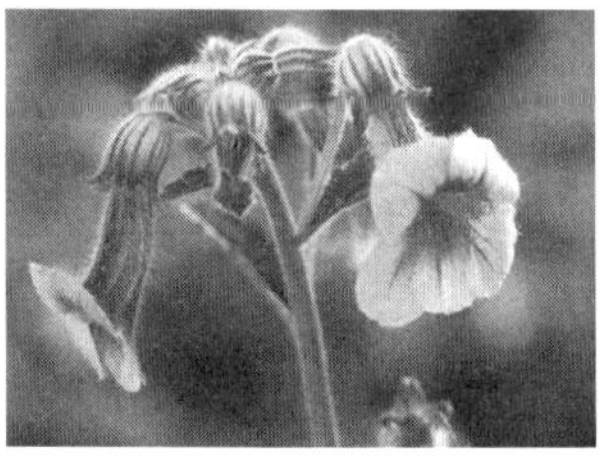	**지황** *Rehmannia glutinosa var. purpurea*	뿌리 결막염치료: 지황의 뿌리를 짓찧어 얇은 천에 싸서 데운 다음 눈두덩이에 올려놓고 찜질한다. 중이염치료: 신선한 지황을 깨끗이 씻어 겉껍질을 긁어 낸 다음 소금물에 씻어 찧어 즙을 짜서 귀안에 넣고 솜뭉치로 막는다. 타박상치료: 짓찧어서 국소에 붙인다. 두드러기 치료: 지황의 뿌리를 물에 달인다음 복용한다.

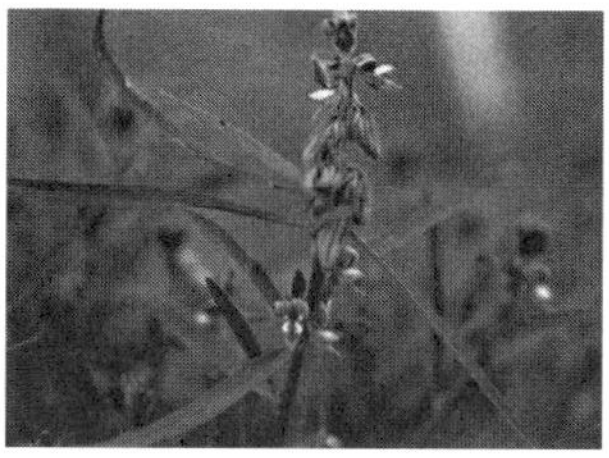	**활나물** *Crotalaria sessiliflora*	전초 뱀에 물린데: 신선한 활나물 전초를 짓찧어서 상처부위에 붙인다.
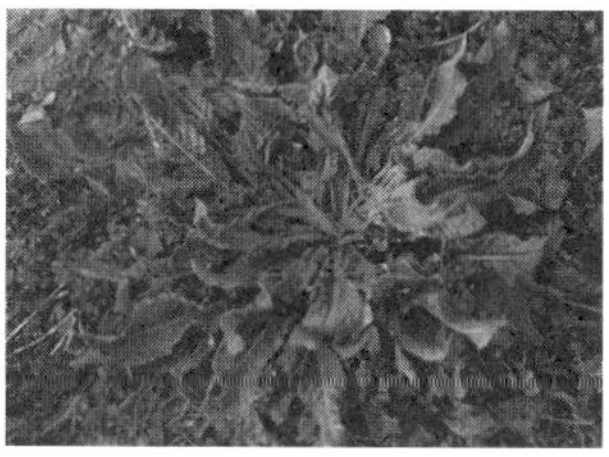	**소리쟁이** *Rumex crispus*	뿌리 두드러기치료: 소리쟁이뿌리, 우엉씨, 도꼬마리씨를 물에 넣고 달여서 환부에 바르면 가려움이 멎고 두드러기가 없어진다. 두통치료: 소리쟁이 씨를 물에 넣고 달여 식전에 복용한다. 뱀에 물린 상처: 깨끗이 씻은 소리쟁일 뿌리를 짓찧어서 뱀에 물린 자리에 두툼하게 붙인다. 변비치료: 가루 내어 공복에 복용하면 장운동을 활발하게 유도하면서 배변을 용이하게 한다.
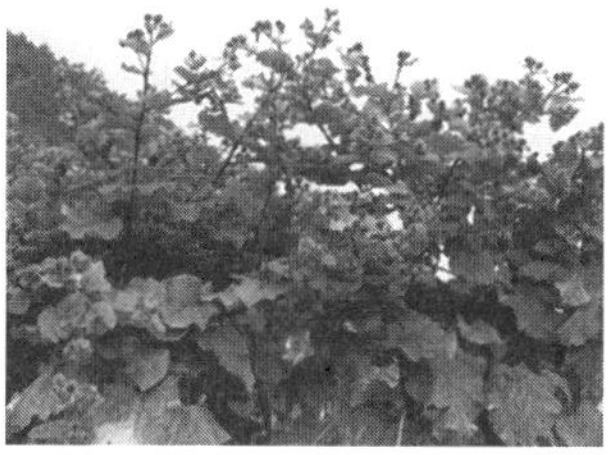	**우엉** *Archium lappa*	뿌리, 씨 치통치료: 우엉뿌리 즙에 소금을 넣고 달이가다 걸쭉해 지면 환부에 바른다. 편도선염 치료: 약한 불에 볶은 우엉씨와 생감초를 같은 양으로 거칠게 가루 내어 물에 달여 입안에 물고 있다가 천천히 삼킨다. 우엉씨는 편도염, 인후두염 치료에 쓰고 성홍열, 홍역에도 쓴다.
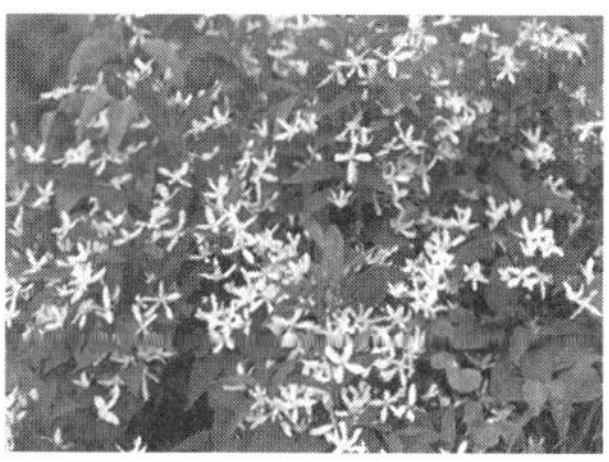	**으아리** *Clematis mandshurica*	뿌리 편도염 치료: 전초나 잎을 물에 달여 빈속에 복용한다. 관절염, 신경통, 디스크 질환에 환부에 염증을 제고 시키고 통증을 완화시키므로 많이 응용된다.
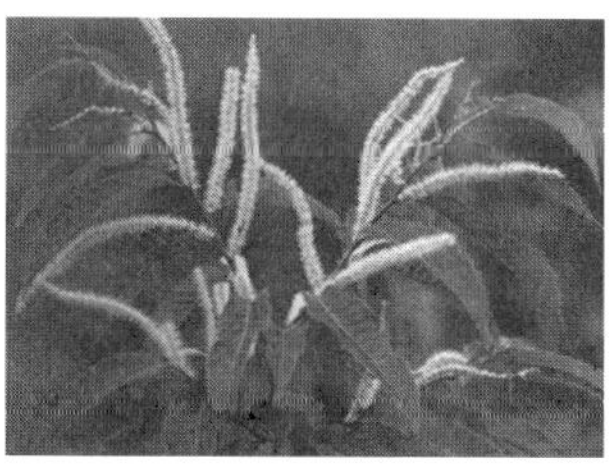	**밤나무** *Castanea crenata*	외과피, 내과피, 뿌리 치조농루증: 밤껍질에 물을 넣고 달여서 찌꺼기를 짜버리고 그 물로 입을 헹군다. 피부가려움증: 밤나무 껍질을 달여서 찌꺼기를 걸러낸 물을 다시 진하게 달여서 하루에 한두 번씩 바른다. 옻 피부염치료: 밤나무의 껍질 또는 뿌리를 물에 달여서 옻이 오른 부위를 자주 씻어 준다. 습진, 땀띠 치료: 밤나무의 잎이나 껍질을 욕조에 넣고 입욕하면 습진 증세가 없어진다.

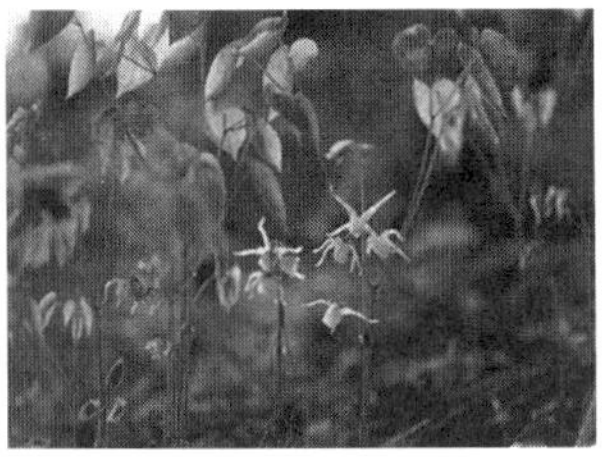	**삼지구엽초** *Epimedium koreanum*	줄기, 잎 빈혈치료: 삼지구엽초와 조뱅이를 잘게 썰어 물에 넣고 달인 다음 걸러내어 졸인다음 설탕가루와 섞어 복용한다. 부인냉병치료: 신선한 삼지구엽초잎을 잘게 썰어서 짓찧은 데 다 술을 넣고 짜서 얻은 즙을 복용한다. 정력증강: 물어넣고 끓여 복용한다.
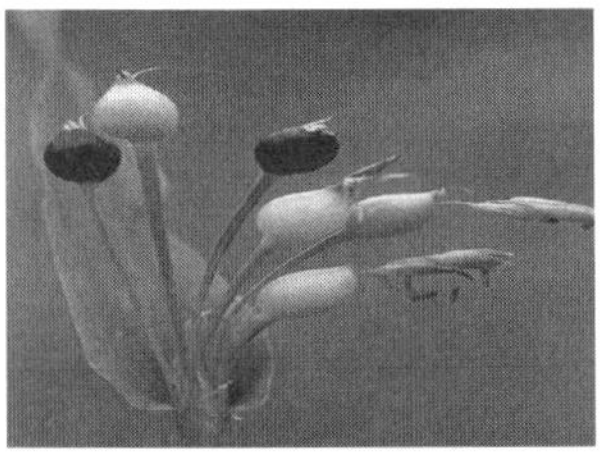	**율무** *Coix lacryma-jobi* L. var. *mayuen*	종인 구취치료: 구취가 심한 사람은 율무를 껍질 채 볶은 것을 입에 넣고 씹으면 구취가 없어진다. 관절치료: 무릎이 붓고 염증이 심할 때 다려서 복용하면 염증이 삭으면서 부종이 내리고 굴신이 원활하게 된다. 소염, 배농, 이뇨작용이 있어서 전신부종에 다려서 복용한다.
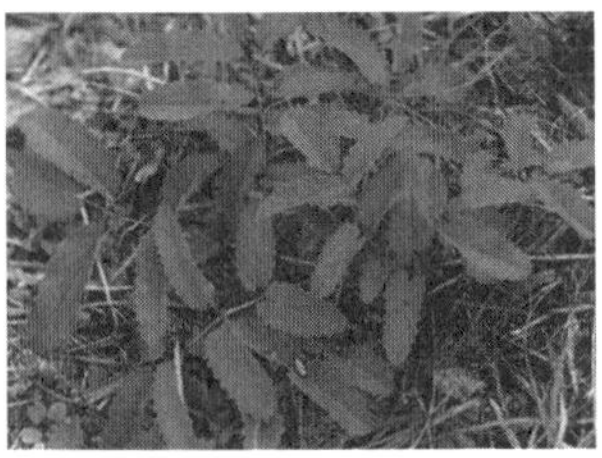	**오이풀** *Sanguisorba officinalis*	뿌리 습진치료: 불에 타도록 볶아서 가루로 만든 뿌리에 바세린을 넣고 섞어 환부에 바른다. 화상치료: 가루로 만든 오이풀 뿌리를 끓는 식물성 기름에 넣고 풀처럼 되게 고루 섞어서 멸균된 병에 담아두고 환부에 바르면 감염도 방지되고 아픔도 멎으며 새살이 빨리난다. 생손앓이 치료: 오이풀 뿌리를 달인 물에 손가락을 담는다.
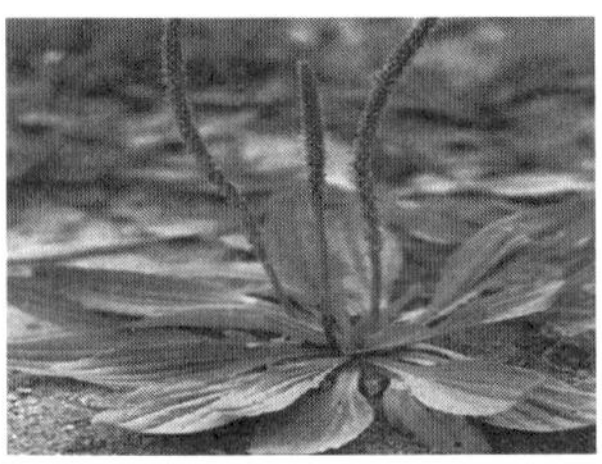	**질경이** *Plantago asiatica*	전초, 종실 설사치료: 질경이를 뿌리채 캐어 깨끗이 씻어서 잘게 썬다음 물에 넣고 달인 물에 꿀을 타서 먹는다. 기침치료: 질경이를 물에 넣고 달인다음 여러 번 나누어 마시면 다음날 기침이 멈춘다. 다래끼치료: 질경이의 잎을 따서 불에 구운 다음 가볍게 비벼 뜨거울 때 눈꺼풀에 붙이고 자면 부위가 낫는다.
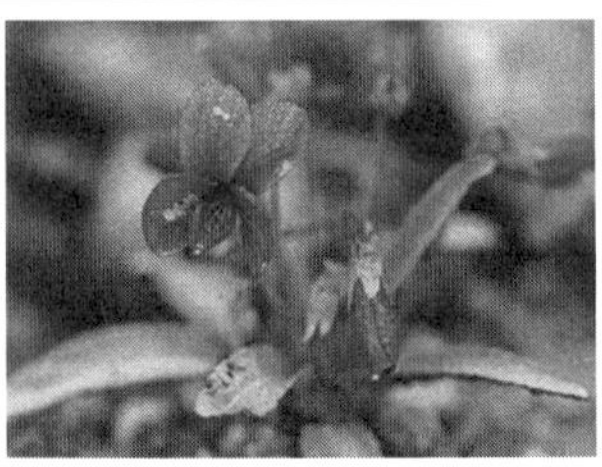	**제비꽃** *Viola mandshurica*	전초 타박상치료: 제비꽃을 통째로 소금에 문지른 것을 환부에 붙이면 효과가 있다. 또는 말린 제비꽃에 적당량의 물을 붓고 달여 헝겊을 적신후 환부에 붙인다. 견비통, 요통, 관절염에도 효력이 있다.

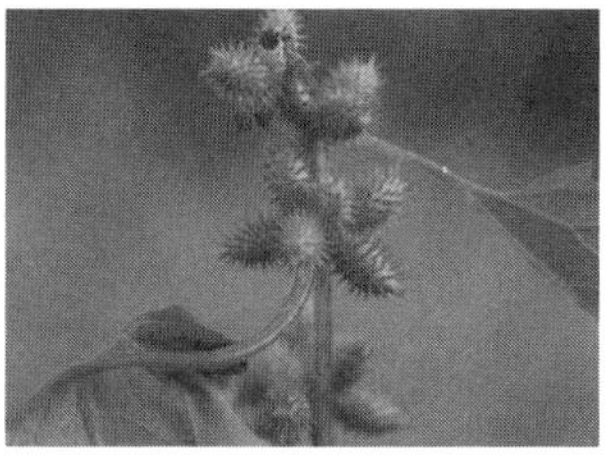	**도꼬마리** *Xanthium strumarium*	과실 치통치료: 도꼬마리씨에 물을 넣고 달여서 식힌 물을 입에 물고 있다가 뱉으면 잇몸이 부으면서 이가 시릴 때 효과가 있다. 건선치료: 도꼬마리의 줄기와 잎을 달인 물로 환부를 씻으면 비듬층이 연화되어 떨어지고 아픔과 가려움이 없어지며 침윤이 흡수된다. 비염치료: 도꼬마리씨 말린 것을 가루 내어 알콜에 담가둔 다음 가라앉은 앙금을 말려 꿀을 넣어 알약으로 만들어 복용한다.
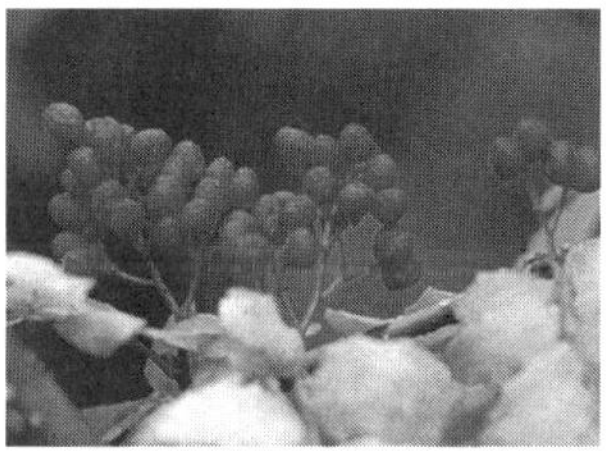	**초피나무** *Zanthoxylum pipentum*	과피 치통치료: 초피나무의 열매 껍질을 아픈 이 위에 놓고 가볍게 문다. 기생충제기: 장내 기생충 제거를 위해 과피를 달여서 복용한다.
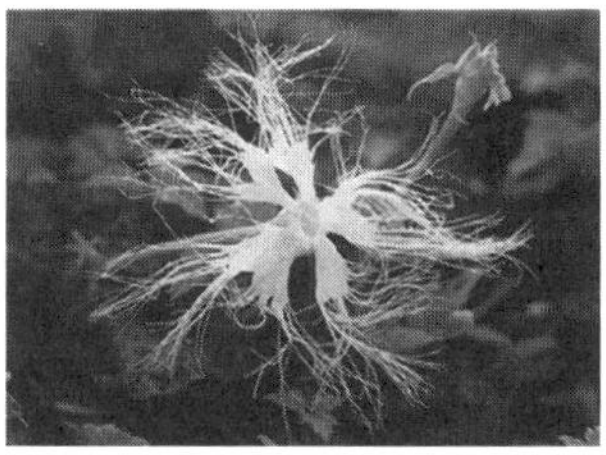	**하늘타리** *Trichossanthes kirilowii*	뿌리, 과실 심한기침치료: 하늘타래 열매를 반으로 쪼개고 그 속에 씨와 살구씨를 넣고 다시 덮어 젖은 종이로 싸고 다시 진흙으로 싸서 잿불에 타지 않을 정도로 구워 구운 것을 가루로 내어 같은 양의 패모 가루를 섞어 냉수에 담근 후 꿀을 섞어 복용한다.
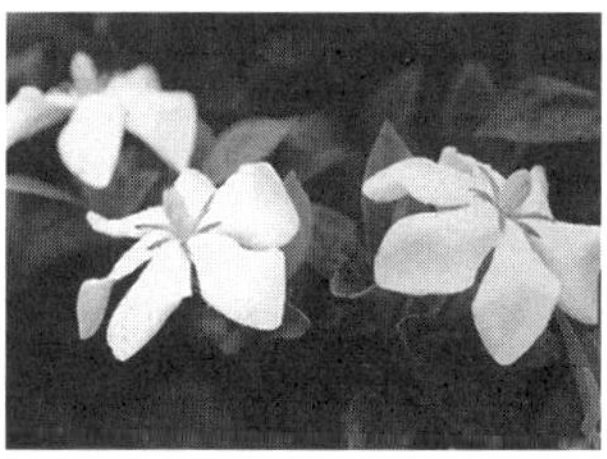	**치자나무** *Gradenia jasminoides for. grandiflora*	과실 타박상치료: 치자나무 열매의 껍질을 벗긴 다음 계란 흰자, 밀가루와 혼합하여 헝겊에 발라 환부에 붙이거나 또는 치자나무 열매를 찧어 소금을 조금 탄 따뜻한 술에 섞어 환부에 붙인다. 목감기치료: 열매를 약한 불에서 졸인 다음 마신다. 화상치료: 치자를 말려 불에 볶아 가루로 만들어 계란 흰자에 개어 바른다.
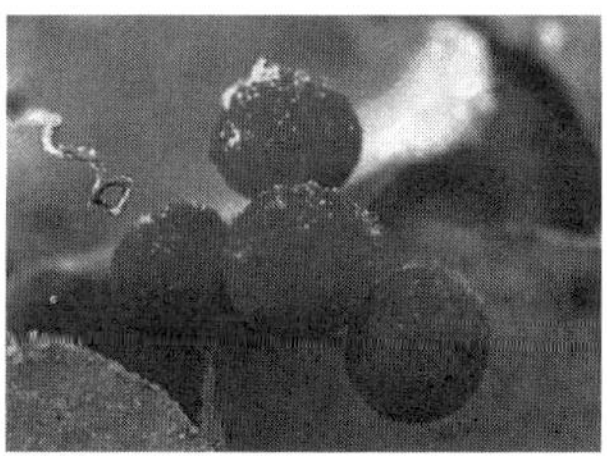	**청미래덩굴** *Smilax china*	잎 부스럼, 종기치료: 말린 청미래덩굴에 물을 넣고 달여 사용한다. 건선치료: 청미래 덩굴을 물에 달여 식후에 먹는다. 화농성염증치료: 청미래덩굴 뿌리를 잘게 잘라 물에 달여 찌꺼기를 버리고 약한 불로 졸인 다음 복용하면 뾰루지, 임파선염, 젖앓이에 효과가 있다.

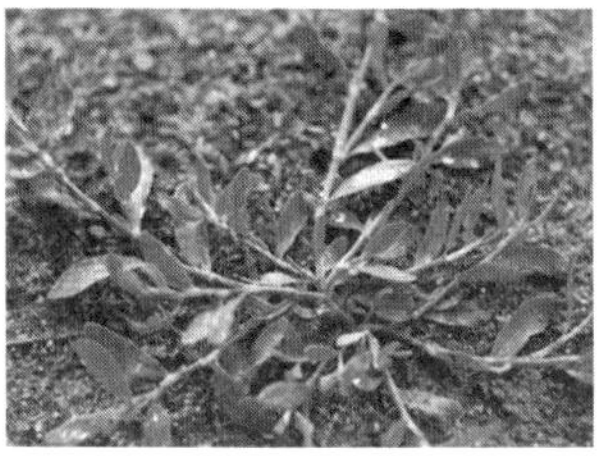	**마디풀** *Polygonum aviculare*	전초 소변불통치료: 그늘에 말려 달인다음 찌꺼기를 버리고 설탕이나 꿀을 타서 복용하거나 생즙을 내어 먹으면 전립선염, 요도염, 방광염에 소염 해열, 이뇨효과가 뛰어나다.
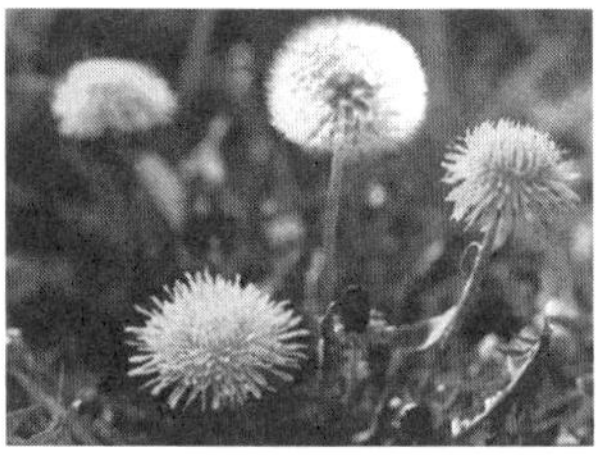	**민들레** Taraxacum mongolicum	전초 화농성염증: 민들레 전초를 달인 물로 환부를 씻고 찌꺼기는 붙여 찜질한다. 모유부족: 말린 민들레에 물을 넣고 달여 복용하거나 어린잎을 나물로 해서 데쳐 먹으면 효과가 있다. 버짐치료: 민들레 뿌리에 물을 넣고 달여 엿처럼 만들어 바르거나 뿌리를 말려 가루로 만들어 먹고 혹은 뿌리를 짓찧어서 발라도 좋다. 생손앓이: 민들레 뿌리와 도꼬마리 씨를 말려서 가루 내어 식초에 넣고 약간 묽게 반죽하여 환부에 붙인다.
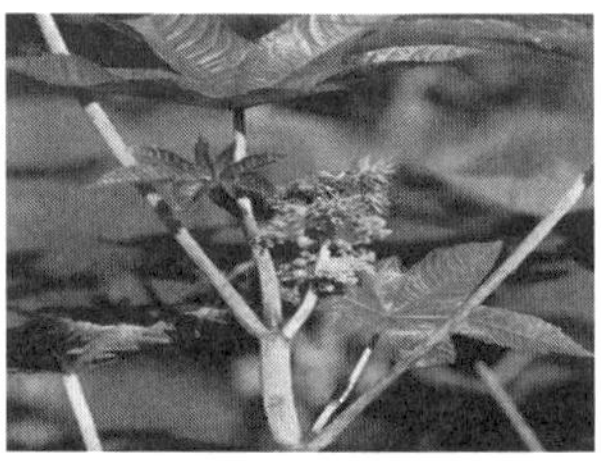	**아주까리** Ricinus communis	종자 외이염치료: 피마자기름을 두, 세 방울 떨어뜨리고 솜으로 막아둔다. 화농성염증치료: 피마지 잎에 소금을 넣고 짓찧어서 부은 곳에 붙인다. 단독치료: 아주까리의 겉껍질을 벗겨 버리고 찧어 식초에 개어서 바른다. 화상치료: 아주까리의 속살만 짓찧은 것에 참조개 껍질가루를 섞어 바른다. 옴치료: 피마지 기름을 내어 옴 오른 곳에 깨끗한 솜으로 찍어 바른다.
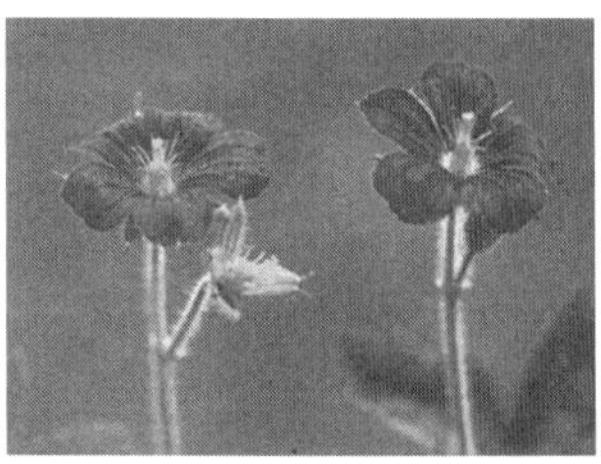	**이질풀** Geranium nepalense subsp. thunbergii	과실이 달린 전초 복통, 위경련치료: 이질풀과 황벽나무 내수피에 물을 붓고 달여 식사 때마다 물 대신 마신다.
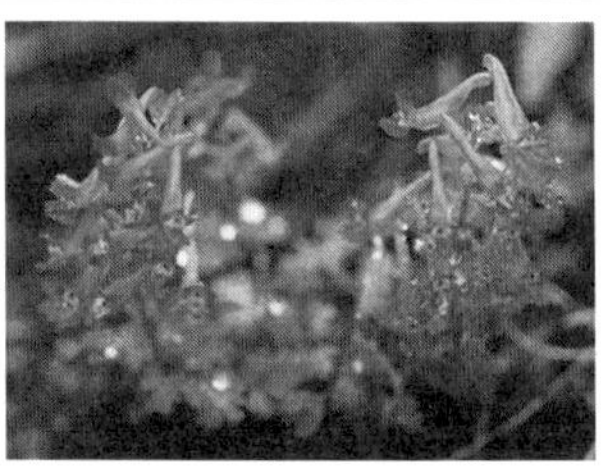	**현호색** Corydalis turtschaninovii	괴경 복통치료: 깨끗이 씻어 말린 현호색 덩이뿌리를 가루로 만든 것을 빈속에 먹는다. 아랫배가 묵직하며 아플 때 쓰면 좋고 하복부가 차고 생리통이 심할 때 쓰면 동증을 완화시키면서 효력을 나타낸나.

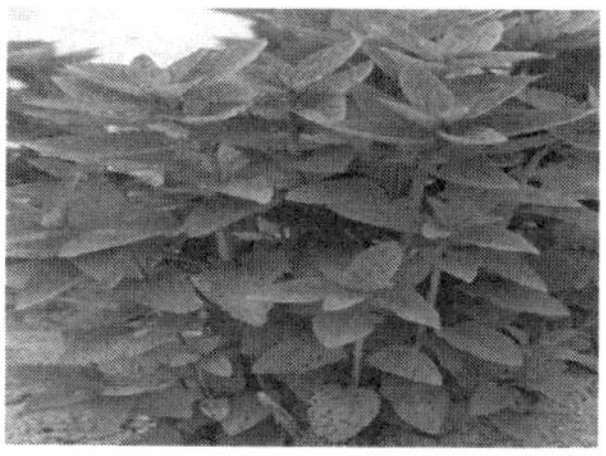	**현삼** Scrophularia buergeriana	뿌리 편도선염치료: 현삼의 뿌리를 물에 달여 복용하여 편도선염 치료에 쓰고 구내염, 뾰루지 등도 낫게 하며 해열제로도 쓴다. 혈압이 높고 두통과 뒷목이 뻣뻣하고 당기는 증상에 쓰면 혈압강하 작용이 현저하다.
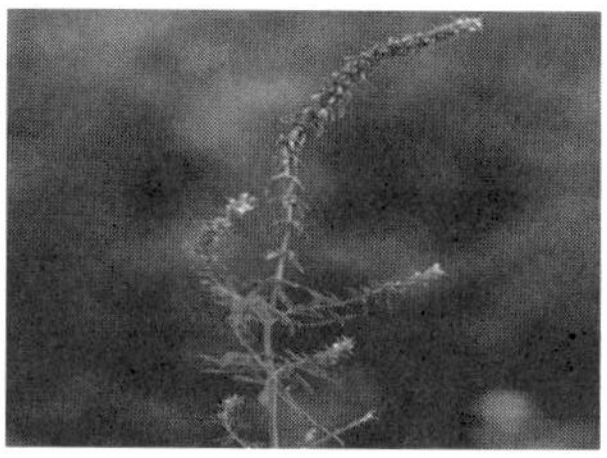	**형개** Schizonepeta tenuifolia var. japonica	꽃이삭 감기치료: 형개에 물을 넣고 달여서 끼니사이에 먹으면 땀내는 작용, 열 내림 작용을 하며, 불에 태워서 자궁출혈, 대변출혈, 지혈제로도 쓴다.
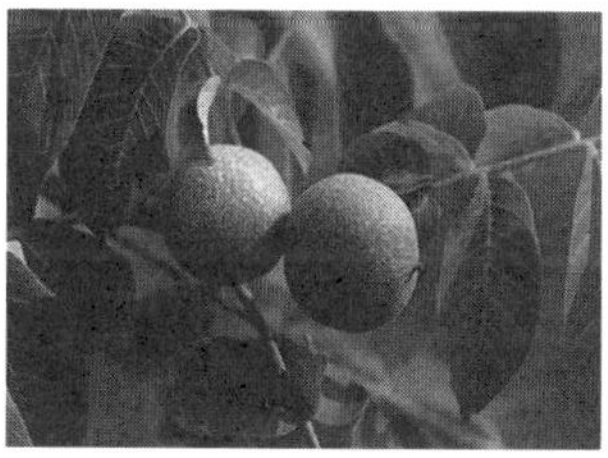	**호두나무** Juglans sinensis	핵과 기침치료: 호두의 껍질을 까서 속씨만을 찧은 것과 참기름을 섞어 끓여 먹으면 감기로 인한 기침에 좋으나 천식에는 효과가 없다. 신경성 피부염치료: 호두살을 찧어 기름이 나오도록 볶은 다음 다시 찧은 것을 아연화연고에 섞어 환부에 바른다.

제 3 장

천연 의약 소재 및 제품

Biomedical Materials

1. 2차대사산물

물질대사는 동화작용과 이화작용으로 대별된다. 동화작용의 경우, 모든 세포의 구성에 공통적으로 필요한 화합물을 생합성하는 동화작용을 제1차 대사 (primary metabolism)라 하고, 그의 산물을 1차 화합물 (primary compound) 또는 1차 대사산물(primary product)라 한다. 1차 대사산물의 생합성과정은 모든 생물에서 비슷하다. 동물과는 달리, 식물 특히 고등 육상식물들은 더 많은 다른 화합물들을 합성할 수 있다. 대부분의 이들 화합물들은 식물세포의 기본적인 분자적 구성 물질이 아니고, 발생의 특정 시기에 특정조직이나 기관에서만 생성되는데, 이런 물질들을 식물의 2차 대사산물이라 한다. 이러한 2차 대사산물은 주로 식물과 미생물에서 생성되는데 주요한 유용산물의 대부분은 식물계에서 유래되었다해도 과언이 아니다.

2차 대사산물이 그 세포에서 직접 필요불가결한 것이 아니라고 해서 이들을 '사치스런 분자'로 생각해서는 안 된다. 식물은 동물과는 유전적조성의 차이, 영양급원의 차이, 저장형태의 차이가 있을 뿐 아니라 운동성이 없기 때문에 자위수단으로서 독성물질을 생성하여 그들 자신을 보호하고 양분의 경합 또는 종의 번식을 위해 곤충을 유인하는 수단으로서 2차 대사산물을 생성한다. 고등식물의 경우, 모든 종들이 각각 그들 특유의 2차 대사산물을 가지고 있다. 대사의 거의 모든 과정에서 2차적인 물질을 배출하므로 생산물의 수와 화학적 구조가 다양하여 여러 면으로 인간에게 유용한 물질이 많이 있다. 2차 대사산물을 만드는 식물의 능력은 시간과 공간에 따라서 달라지고, 빛과 같은 환경요인에 의하여 조절되어 매우 복잡한 생화학적 과정을 거쳐 이루어진다. 2차 대사산물은 약 50%정도가 의약품으로 이용되고 색소, 화장품, 향수, 식품첨가물, 살충제 등으로 이용가능하다.

1.1 2차 대사산물의 생산

세포배양으로 2차 대사산물을 대량 생산하기 위해서는 먼저 고생산 세포주를 선발해야 한다. 고생산 세포주를 선발하기 위한 방법으로는 세포괴(덩어리)분할법, 원형질체(단세포) 배양법 등이 사용되고 있나. 세포괴 분할법은 세포괴를 이루는 세포 중 높은 생산성을 가진 세포를 세포괴 계대배양으로 선발한다. 이 방법은 계대배양에 따른 소요시간이 많이 걸리는 단점이 있으나, 세포괴에서 유래한 현탁배양으로부터 원형질체를 유리하여 얻은 콜로니(colony) 수준에서 고생산 세포주를 선발하여 해결할 수 있다.

식물의 재배에 의해서가 아닌 세포배양에 의해서 이차대사산물을 생산하는 시스템을 개발하면, 계절적 변화나 병충해에 의해 생산성이 영향을 받지 않으며, 산물의 수요에 따라 언제든지 공급할 수 있는 명확한 생산시스템을 갖출 수 있으며, 균일한 수준의 산물의 질과 양을 유지할 수 있고, 식물체에서 정제하는 것보다 훨씬 간단하게 목적 이차대사산물을 분리할 수 있으며, 해당식물의 산지가 열대, 아열대 등의 오지인 경우가 적지 않은데 그 지역의 천재지변이나 정치적소요 등의 이유로 안정된 공급이 보장되지 않아서 산업적으로 이용하는데 어려움을 겪게 되는 예가 상당수에 이르나 이러한 문제에서 벗어날 수 있다.

지구상에는 약 250,000종의 식물이 있고, 각기 특유한 종류와 양의 2차 내사물질을 생산하기 때문에 아직 성분이 밝혀지지 않은 상당히 많은 2차 대사물질이 존재한다. 유용한 2차 대사물질을 이용하기 위해서 밀접한 관계를 갖고 있는 식물 세포배양을 통해 계속적으로 물질을 탐색하고 이들의 대사 경로를 밝혀내는 일이 중요하다.

1.2 알칼로이드(Alkaloid)

알칼로이드(alkaloid)는 1820년경 veratrine이 발견되었을 때 알칼리성 물질이라는 의미로부터 알칼로이드라는 이름 붙여 진 후 식물 유래의 유기 화합물로 염기성을 나타내고 사람이나 동물에 대해 특징적인 생리 활성을 나타내는 화합물을 가리킨다. 알칼로이드들은 매우 크고 이질적인 그룹의 2차 대사물질로서, 주로 이들의 약리적인 특성과 의학적 적용 때문에 관심을 끌고 있다. 식물제내에서 기능이 왕성한 부분에 많이 존재하고 도관부 위의 세포, 표피세포 또는 분비 조직에 많이 함유 되어 있으며 발육단계별 또는 계절별로 함량과 조성비에 차이가 있다. 대부분의 알칼로이드들은 쓴맛이 있고 이 맛은 곤충을 포함하여 모든 동물들에게 보편적으로 혐오감을 주며 생물학적으로 활성이 있고 대부분 상당한 독성이 있다. 많은 알칼로이드들은 항생 효과를 가지고 있어 식물이 미생물의 감염에 대한 방어용으로 사용되기노 한다. 흔히 식물체로 볼 때 가장 상처받기 쉬운 부분이거나 초식 동물에 의해 가장 먼저 공격당할 수 있는 주변 조직에 알칼로이드가 많이 축적되고 있다. 주로 신경 전달 물질을 간섭하여 인간에게 다양한 생리적, 심리적 반응을 유발한다. 많은 양을 투여하게 되면 대부분의 알칼로이드들은 독성이 높지만, 적은 양으로는 치료 효과를 가지게 된다.

선사 시대부터 지금까지 알칼로이드나 알칼로이드가 많이 함유된 추출액은 근육 이완제, 신경 안정제, 진통제, 정신 질환제와 같은 다양한 약학적 용도로 사용되어 왔다. 구조적으로 매우 다양함에도 불구하고, 알칼로이드는 한정된 수의 단순한 선구체로부터 생성된다. 대부분의 알칼로이드는 몇몇의 일반적인 아미노산(티로신, 트립토판, 오르니틴, 아르기닌, 리신)으로부터 합성된다. 담배의 알칼로이드인 니코틴(nicotine)은 니코틴산에서 카페인(caffeine)은 푸른 유도체로부터 합성된다. 알칼로이드의 생합성경로가 낮을수록 많은 식물체에 분포하지만 차원이 높고 복잡한 경로를 거쳐야하는 니코틴과 몰핀 같은 알칼로이드는 특정식물에 한정되어 나타난다.

(1) Tropane alkaloid

트로판 알칼로이드(tropane alkaloid)는 가지과에 속하는 몇 가지 종의 뿌리에서 합성되고 아미노산인 ornithine을 전구체로 하며 tyropine 골격을 가진다. atropine, hyoscyamine, scopolamine, cocaine 등이 있으며 atropine은 항경련작용을 cocaine은 국소마취제로 hyscyamine과 scopolamine은 coline 작동 신경의 차단작용을 한다. 이들은 부교감신경의 억제작용을 하거나 자율신경계에 작용되는 약리적으로 중요한 알칼로이드 이다.

(2) Pyrrolizidine alkaloid

Pyrrolizidine류는 senecio 알칼로이드로도 불리며 Putrescine과 ornithine을 전구체로한 necine 라는 함질소 성분의 수산기와 카르복시산인 necic acid와 에스테르 결합 구조를 갖는다. 이 들은 독성이 강하여 초식동물의 간장장해를 유발하지만 최근 항종양활성을 나타내는 경우를 발견하였다.

(3) Ephedrine alkaloid

Ephedrine 알칼로이드는 phenylalanine이 decarboxylation, 산화 및 methylation 등의 과정을 거쳐 생합성 되어 입체 이성체인 psedoephedrine과 함께 존재하며 교감신경의 흥분을 유도하여 혈관수축과 혈압을 상승시키고 중추억제약물에 의한 중독을 해독시키는 작용이 있다.

(4) Isoquinoline alkaloid

20개의 속 35 종의 세포배양을 통해 60개 이상의 isoquinoline 알칼로이드가 분리되었다. 그 중 morphine은 tyrosine과 dopamine으로부터 전구체인 norlaudanosoline이 형성되고 이의 산화

과정에 의해 thebaine, codeine 및 morphine의 순으로 생성된다. 이들의 약리작용을 보면 morphine은 중추신경의 감각 및 지각령을 마비시키고 나아가 종합중추까지 마비시키며, codeine는 진핵작용이 강하다. protoberberine 형의 알칼로이드는 황색으로부터 진홍색에 이르는 색상을 발현하며 매자나무과, 매꽃과, 미나리아재비과, 녹나무과, 방기과 및 양귀비과 등에 널리 분포한다. 이 계통의 색소는 천연염료로 고대로부터 이용되고 있으며, berberine은 약리적으로 장질환 및 장의 이상발효 치료에 사용 가능하고 sanguinarine는 진통제 및 치주질환의 치료에 효과가 있다.

(5) Indole alkaloid

인돌 알칼로이드(indole alkaloid)는 tryptophane과 secologanin의 전구체로부터 형성된 indole 핵을 가지며 협죽도과, 꼭두서니과, 마전과에 분포하며 테르페노이드 알칼로이드로 자주 언급되는데, 그 이유는 비록 기분족인 인돌 고리 구조가 트립토판에서 유래되었지만, 이분자의 나머지 부분이 메발론산 경로에서 유래되었기 때문이다. 이들은 호흡중추의 흥분을 유도하므로서 호흡장애를 일으키는 질환의 치료에 이용된다. 잘 알려진 두 가지 테르페노이드-인돌 알칼로이드인 빈블라스틴(vinblastine)과 빈크리스틴(vincristine)은 Madagascar 협죽도과 식물인 *Catharanthus roseus* 에 의해 생성된다. 이 물질들은 홉킨스림프종, 백혈병, 다른 암들의 치료에 사용되고 있다. 이 항종양활성의 기작은 세포분열 중기에 나타나는 방추사의 microtubles의 중합작용을 억제하여 세포의 분열을 저지하는 한편, DNA, 의존성 RNA 중합효소에 작용하여 RNA의 합성을 억제하는 두 가지 기능을 한다. *C. roseus* 는 매우 다양한 인돌 알칼로이드를 생산하고, 그 중 빈블라스틴과 빈크리스틴은 매우 적은 부분을 차지하고 있다. 이것 때문에 추출과 순수 분리가 어렵고 비용이 많이 든다. 최근의 노력으로 적절한 비용으로 더 많이 수확할 수 있는 세포 배양 방법을 개발할 수 있었다.

이외에 leurosine, vindoline, vindolinine 등은 혈당강하작용을 나타낸다.

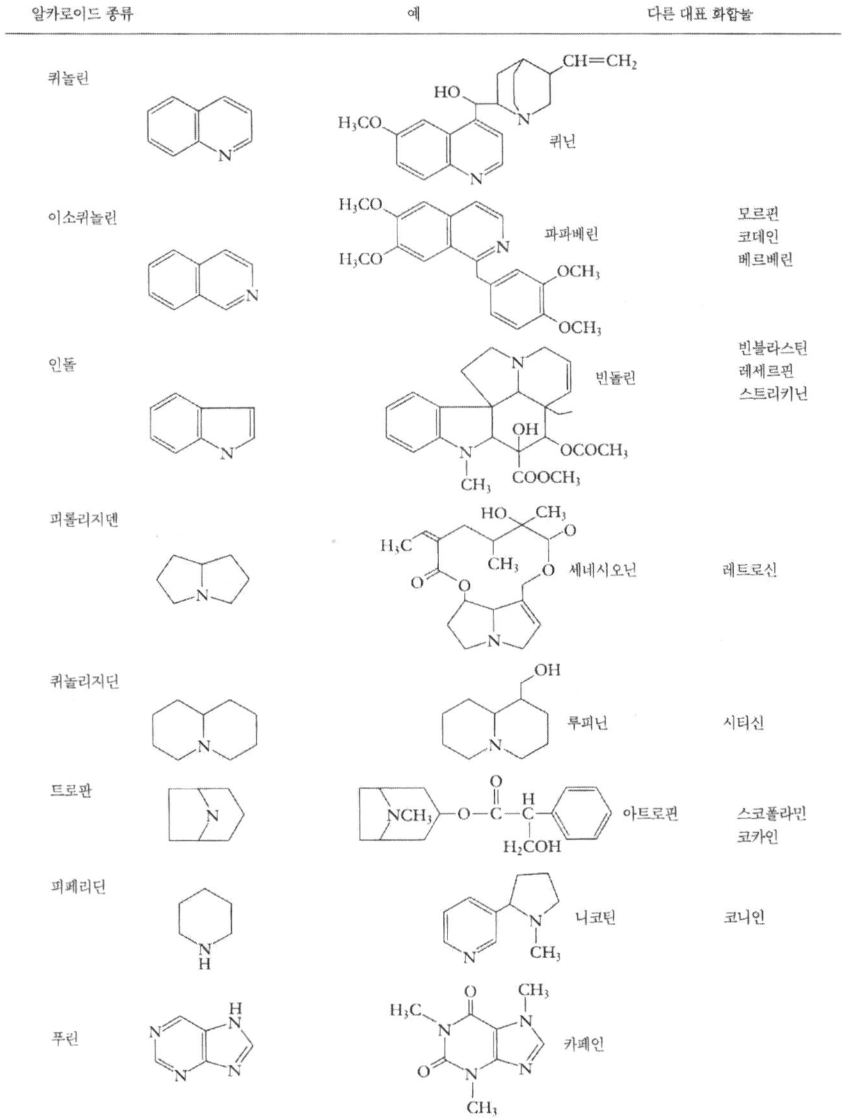

그림 75. 알카로이드 종류

(6) Pyridine alkaloid

Pyridine 알칼로이드는 담배 속을 비롯한 많은 식물체에서 발견되는 알카로이드로서 quinolinic acid로부터 형성된 니코틴산(nicotinic acid)을 전구체로 형성되며 니코틴(nicotine)이 대표적이다. 담배의 건물중당 5%로 함유되어 있고 독성이 강하므로 농업용 살충제로 응용되고 있다.

(7) Colchicine

콜히친(colchicine)은 *Liliaceae, Colchium* 및 *Crocus*속의 종자와 구경에 함유된 알카로이드로서 강한 독성에도 불구하고 급성통풍을 억제하는 민간약으로써 사용된다. 콜히친은 세포분열 중기에 방추사의 형성을 억제하는 기작에 의해 세포분열을 억제하고 항종양활성을 나타내는 한편 염색체를 배가시켜 배수성 식물체를 형성하는 특성을 지녀 육종의 수단으로 이용된다.

1.3 플라보노이드(Flavonoid)

플라보노이드는 15-탄소 화합물로서 대부분의 식물체에 널리 분포하는데 약 750여종 이상의 화합물이며, 가시광하에서 녹색을 제외한 거의 모든 색상을 발현한다. 이 색소들은 생체내에서 주로 당과 결합한 배당체로 존재하는데 그의 기본적인 구조적 골격은 다음과 같고, 대개는 이중결합을 갖도록 변형되어 있기 때문에 그 물질들은 가시광선을 흡수하여 색깔을 나타낸다. 분자의 양 끝에 각각 하나씩의 탄소고리가 있는데 각각 A환과 B환으로 표시하였다.

즉, C6-C3-C6의 기본구조를 가지고 있으며 chalcone를 제외하고는 C3부위에 1개의 벤젠핵(A환)이 축합된 형태로서 산소를 함유한 헤테로환을 형성하고 있다. A환는 2분자의 malonyl

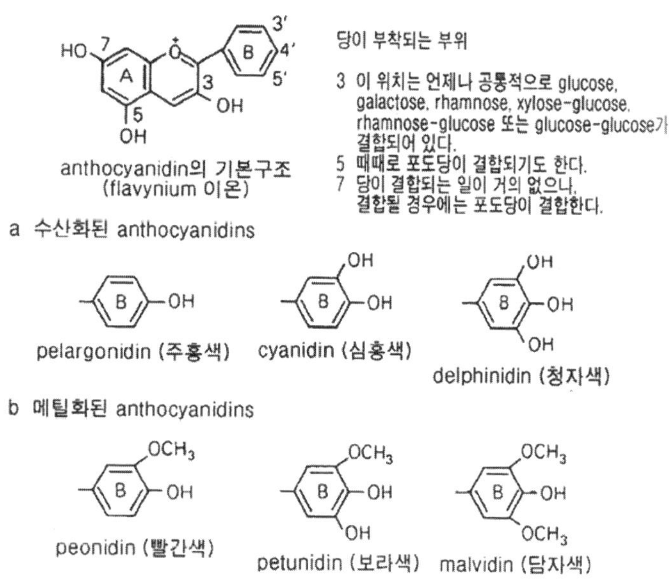

그림 76. 안토시아니딘의 기본고리

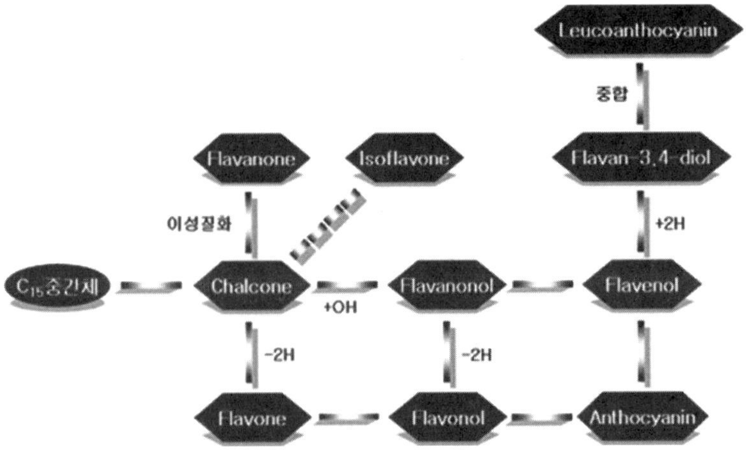

그림 77. 플라보노이드 화합물의 생합성과정

C0-A와 acetyl Co-A의 축합에 의해, B환는 phenylalanine으로부터 유래된 cinnamic acid로부터 형성되어 C15의 기본골격이 이루어지며 이들 생합성과정의 중간체로 chalcone과 nargenin이 생성된다.

플라보노이드의 생합성과정의 차원에서 볼 때 식물의 진화정도가 높은 고등식물군일 수록 차원이 높은 복잡한 구조와 다양한 형태로 나타나며 목본성에서 초본성으로 변화할 때는 유형이 바뀐다. 특히 잎에서 목본성일 때 flavonol과 myricetin, leucoanthocyanidin, cyanidin이 나타나지만 초본성으로 변할 때 이들 대신 flavone, delphinidin 및 pelargonidin 색소가 나타난다. 어떤 플라보노이드는 한 종류의 식물에만 한정되어 나타나고, 화색의 천역적인 선택성과 종의 번식과는 밀접한 관계가 있다. 즉, 벌 의해 수분이 이루어지는 식물들은 delphinidin을 함유한 청색의 꽃이 우선적으로 수정되어 번식되며 새에 의해 수분이 이루어지는 식물은 pelargonidin과 apigenidin을 함유한 적색의 꽃잎이 우선적으로 수정되고 바람에 의해 수분이 이루어지는 식물은 화색에 무관하게 수분이 이루어진다. 식물학에서는 안토시아닌(anthocyanin)과 플라보놀(flavonol), 그리고 플라본(flavone) 등의 플라보노이드가 관심의 대상이 된다.

(1) Anthocyanin

안토시아닌(anthocyanin)은 붉은색, 자색 및 파란색 꽃에 흔히 있는 색소로 유전적 지표로서 성숙 또는 스트레스를 나타내는 수용성이다. 또한 과실, 줄기, 잎이나 심지어 뿌리와 같은 부위에도 존재한다. 보통 플라보노이드는 표피세포에 국한되어 있다. 대부분의 과실과 꽃은 그들 자신의

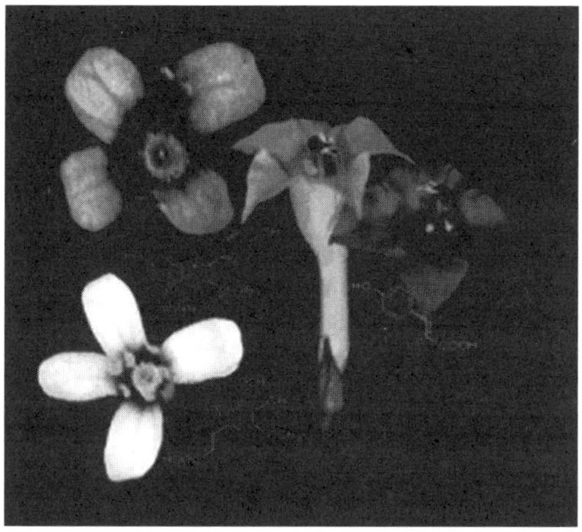

그림 78. 다양한 색을 나타내는 안토시아닌

고유한 색을 나타내는 안토시아닌을 갖고 있지만 토마토나 일부 노란 꽃은 카로티노이드에 따른 색을 나타내기도 한다. 가을이 되면 잎들은 주로 안토시아닌의 축적으로 인하여 화려한 색을 띠는데, 어떤 식물에서는 노란색이나 오랜지색의 카로티노이드 색소가 더 많이 축적되기도 한다. 보통 플라보노이드의 기본구조에서 중앙고리의 수산기나 A환의 5번 위치의 수산기에 1~2개의 포도당 또는 갈락토오스가 결합한 상태로 존재한다. 당이 제거된 나머지 부분도 색을 띠는데 이것을 anthocyanidin 이라고 부른다. 일반적으로 안토시아닌은 산성 쪽에서 안정한 반면 중성 및 알칼리성 쪽에서는 극히 불안정 하다. 중성에 가까운 용액에서는 무색으로 되어 불가역적인 다른 구조로 변화하며, 알칼리성에서는 일시적으로 청색을 나타내는 anhydrobase로 변화하기도 한다. 주요 anthocyanidin으로는 cyanidin(푸른 성홍초), pelargonidin(밝은 적색제라늄), delphinidin(푸른 참제비꼬깔), peonidin(적색 작약), petunidin(자색 페투니아), malvidin(연보라빛 아욱)등을 들 수 있으며 안토시아닌을 함유하고 있는 꽃잎 세포액의 pH는 4-5이하이므로 특별한 경우를 제외하고는 추출액을 그대로 농축하거나 결정상을 얻는것은 거의 불가능하며 picrate나 chloride등을 결합시켜 안정된 색소를 얻는다.

안토시아닌의 생합성에 관한 빛의 효과에 대해서는 많은 연구가 되어 있다. 예를 들어 사과나무에 달린 사과 중 빛을 많이 받은 사과가 그렇지 않은 사과보다 더 붉은데, 그 이유는 빛을 받는 쪽에서 안토시안의 생합성이 더욱 추진되기 때문이다. 식물의 영양상태 또한 안토시아닌의 생성에 영향을 미친다. 어떤 식물에서는 질소나 인 및 황의 결핍에 의해서 안토시아닌이 축적되며 가을 단풍과 같이 기온이 낮아지면 안토시아닌 생성이 증가되기도 한다.

(2) Flavone, Flavonol, Flavanone, Flavanonol

플라보놀(flavonol)과 플라본(flavone)은 플라보노이드 중에서도 가장 많이 배당체 및 이들의 유도체를 제외하고도 280여종이 넘는데 그 중 플라보놀이 2/3를 차지 한다. 중앙 고리에 산소 원자를 포함하고 있다는 점을 제외하고는 안토시아닌과 매우 유사하다. 대부분의 플라본과 플라보놀은 무색이지만 OH기가 증가됨에 따라 노란색이나 상아색을 타나내며, 안토시아닌과 마찬가지로 꽃색에 관여한다. 심지어 무색의 플라본이나 플라보놀도 자외선을 받으면 육안으로는 관찰하기 힘들지만 꿀벌이나 그 밖의 곤충에만 보이는 복사스펙트럼효과를 나타내어 그들을 꽃으로 유인한다. 일반적으로는 엷은 색상을 나태내거나 다른 색소에 가려져 있어 추출, 분리에 의해서만 식별이 가능한 경우가 많고, 황색보다 백색계통의 꽃에 함유되어 있는 것이 많다. 이들은 잎에도 분포되어 있으며, 잎에서 섭식억제로 작용하기도 하고, 또한 UV를 흡수하기 때문에 장파장의 UV선에 대한 보호역할도 한다.

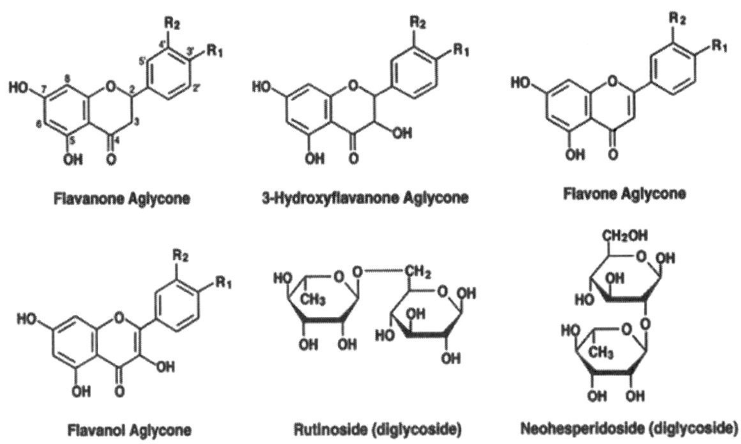

그림 77. 플라보노이드 화합물의 생합성과정

(3) Chalcone, aurone

국화과 식물에서 chalcone 색소로 carthamin이 최초로 분리되었다. 이후 pedicin과 butein 등이 얻어졌다. 이들 chalcone류는 타플라보노이드와는 달리 열린 고리 구조를 가지고 있으나 알콜성 물질로 가열하거나 녹여 희석 알칼리액을 가하면 폐환이 일어나 무색의 flavanone로 된다. 일반적으로 산성에서는 flavanone 쪽으로, 알칼리성에서는 chalcone 쪽으로 전환이 된다.

flavanone의 폐환은 phlorogulucinol형에서와 같은 OH기의 배치상태에서 일어나기 쉽고 이는 phloroglucinol형의 chalcone은 극히 불안정함을 의미한다. 이들과는 또 다른 색소로서 flavone에 대응하는 색소를 aurone라고 한다. Aurone는 chalcone이 공기 또는 산화효소인 chalconase에 의해 산화되어 형성되며 짙은 황색을 나타낸다.

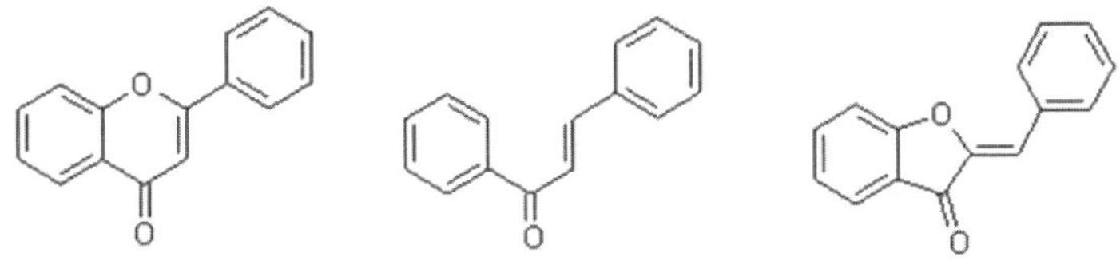

그림 80. flavone, chalcone, aurone의 구조

1.4 퀴논(Quinone) 색소

퀴논은 주로 황색에서 적색 계통의 색소가 많이 존재하고 일부는 청색, 녹색을 발현하며 현화식물의 뿌리 및 수피의 목질부에 존재하는 경우가 많아 외관으로 관찰되지 않는다. 안토시아닌 색소가 불안정하여 잘 사용되지 않는 반면 퀴논 색소는 색 구분이 명료하고 안정적이어서 천연 염료로 이용되고 있다. 그러나 고등식물의 경우 초식성 곤충에 대한 방어 물질로서 독성을 가진 활성을 나타내는 경우가 대부분이다. 대부분은 수산기 및 당과 결합한 유도체로 존재하지만 환원된 hydroquinone 형태로 존재하는 경우도 있어 무색을 나타내다가 결합된 당의 가수분해나 산화에 의해서만 색상을 발현하기도 한다.

이중 시코닌은 고등식물의 세포배양에 의해 생산된 물질을 유입하게 상품하하는데 성공하였으며 나프토퀴논 라파콜(naphthoquinone lapachol)은 항미생물과 항암작용을 가지며, 플룸바긴(plumbagin)은 기내에서 항균과 항원생동물의 기능을 갖는다.

(1) Benzoquinone

벤조퀴논(Benzoquinone)은 hydroquinone의 환원형태로 소수의 식물체에만 존재한다. *primula obconica*의 잎에서 발견되는 primin 색소는 피부의 알레르기 반응을 유도한다. 세포호흡에 관계하는 유비퀴논(ubiquinone)은 세포내 미토콘드리아에 존재하여 전자전달보효소로 작용하며, 기원에 따라 측쇄 페닐기의 수를 달리한다. 또한 이 계열에 속하는 plastquinone은 녹색식물의 엽록체에 존재하면서 광합성의 전자전달에 주요 역할을 한다.

(2) Naphthoquinone

나프토퀴논(Naphthoquinone)은 감나무과, 끈끈이귀개과, 능소화과, 갯질경이과 등의 식물에 함유되어 있으며 대부분은 황색 또는 등황색을 나타내는 색소로서 해충에 독성을 나타내고 피부를 갈색 또는 보라색으로 염색시킨다. 지치의 뿌리에 함유된 shikonin은 자색염료로 이용되며 항균력이 있어 한방약으로 사용되며 *Lawsonia alba*의 잎에서 얻어지는 헤나는 황색의 *lowsone* 색소를 함유하여 인도와 아프리카에서 염색제로 이용된다. 또한 juglans regia의 과피에 함유된 *juglone*는 환원형의 배당체로 황색을 발현한다.

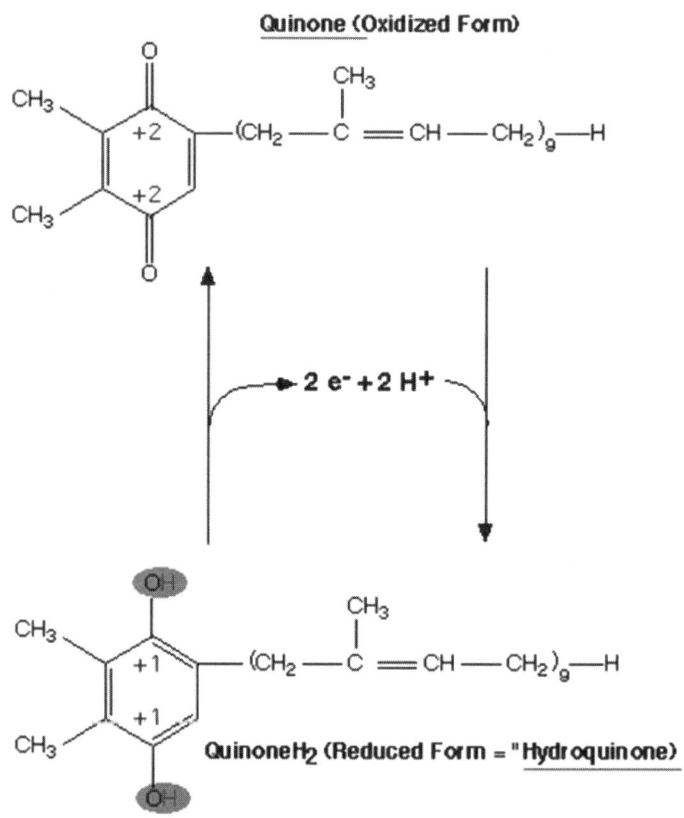

그림 81. 퀴논과 hydro퀴논의 변화

(3) Anthraquinone

천연 색소 중에서 가장 큰 부류를 차지하고 있으며 200여 종류 이상의 유도체가 존제하며, 꽃을 제외한 식물체 전부위에 나타나지만 목질부와 뿌리에 주로 존재한다. 산화형, 환원형 또는 이들의 배당체가 존재하며, 계절별로 형태가 변화 하는데 봄부터 가을까지는 환원형이 산화형에 비해 다소 많이 존재하고 겨울에는 환원형으로 주로 존재하지만 뿌리 등의 기관에 저장될 때는 다시 산화되어 저장된다. *Rubia tinctorum*의 뿌리에 함유된 alizarin은 등적색의 색소로 예전부터 madder이라 불리는 염료로 공업적으로도 생산이 가능하다.

1.5 카로티노이드(Carotenoid) 색소

카로티노이드(carotenoid)는 황색 또는 홍색의 지용성 색소로 동식물계에 광범위하게 분포되며 당근 뿌리의 주색소인 카로틴(carotene)으로부터 카로티노이드라고 불리어 졌다. 카로티노이드 중

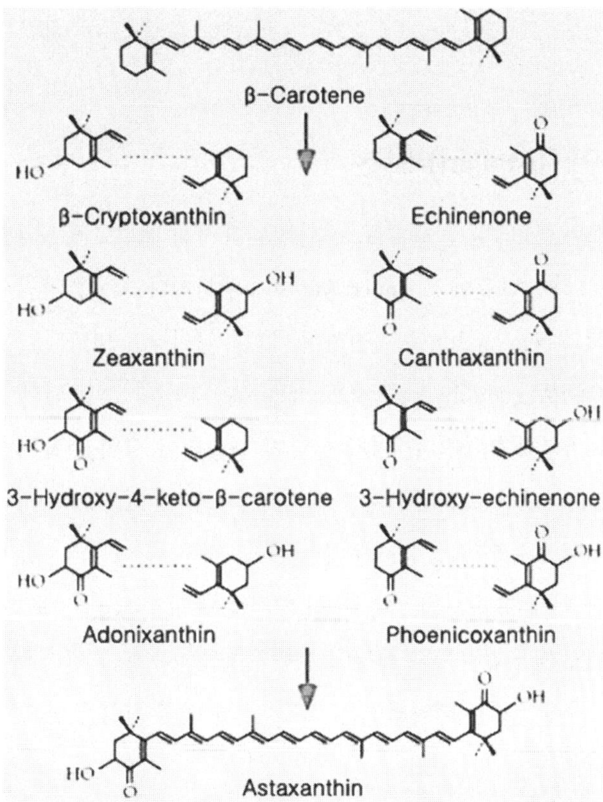

그림 82. Carotenoid의 구조

벤젠과 같은 탄화수소 용액에 잘 녹는 것은 카로틴, 메탄올에 잘 녹는 색소를 산토필(xanthophyll)로 분류한다. 자외선, 열, 산, 염기에 대해 불안정한 특성을 지니며 산소나 과산화물에 의해 산화되어 에포사이드(epoxide)를 형성하기도 한다. 고등식물에서는 엽록체의 클로로필(chlorophyll)에 함유되어 있는 경우가 많으나 과실, 꽃, 뿌리 등에서 색상을 나타내기도 하며 현미경하에서 결정체로 관찰되어지기도 한다. 잎이 낙엽지기 전에 황색으로 물드는 것과 토마토나 고추가 한정된 시기에 붉게 변하는 것 모두 카로티노이드가 보통 엽록체와 공존할 때는 발현되지 않다가 특정시기에 이르러 엽록체의 클로로필만 분해되고 카로티노이드의 색이 나타나기 때문이다.

가장 잘 알려진 카로틴은 라이코펜(lycopene)으로서 양쪽 끝에 환이 존재하는 것을 β-카로틴, 한쪽 끝에만 환이 존재하는 것은 γ-카로틴, 양쪽에 환이 있지만 이중결합의 위치가 β-카로틴과는 다른 것을 α-카로틴이라고 한다. 이중 가장 많이 분포하며 비타민 A의 전구물질인 β-카로틴은 α와 γ 형에 비해 2배의 역가를 가진다. 이 밖에 산소를 함유한 *Zea may*의 황색소인 zeaxanthin과 케톤기를 가진 고추과피의 적색소 capsanthin과 capsorubin이 알려져 있다. 또한 산화된 형태로 녹색 잎에서 발견되는 violaxanthin과 *Lilium lancifolium*의 꽃가루의 antheraxanthin이 있다.

1.6 베타라인(Betalain) 색소

베타라인(Betalain)색소는 꽃, 과실 등에 주로 존재하는 홍자색 색소로 안토시아닌과 유사한 성질을 가지며 질소를 함유하기 때문에 N-anthosyanin이라 불리다가 색소의 구조가 밝혀져 자주색의 betacyanin과 황색의 betaxanthin을 총칭하여 베타라인이라고 명명되었다. 구조적으로 티로신으로부터 유래된 DOPA(3,4-dihydroxyphenylalanine)의 산화 및 고리의 재배열에 의해 형성된 betalamic acid의 색원체를 가진다. 여기에 당이 결합되어 당의 결합 형태에 따라 betanin, gomphrenin, amaranthin 등으로 분류되며 여러 종류가 존재한다. Betacyanin이 betaxanthin에 대해 우성으로 작용하여 이들의 혼합비율에 따라 자색, 적색, 황색등의 다양한 색상이 나타나게 되며 이는 외부요인에 의해 영향을 받는다. 특히 가시광에 의해 생성이 촉진되고 적외선에 의해 파괴되며 DOPA나 티로신과 같은 전구물질이나 탄수화물의 농도를 증가시키면 생성이 증가한다. 상처 입은 조직에서 발현되는 베타라인은 제 2차 병원성의 침입을 방지하는 역할을 한다.

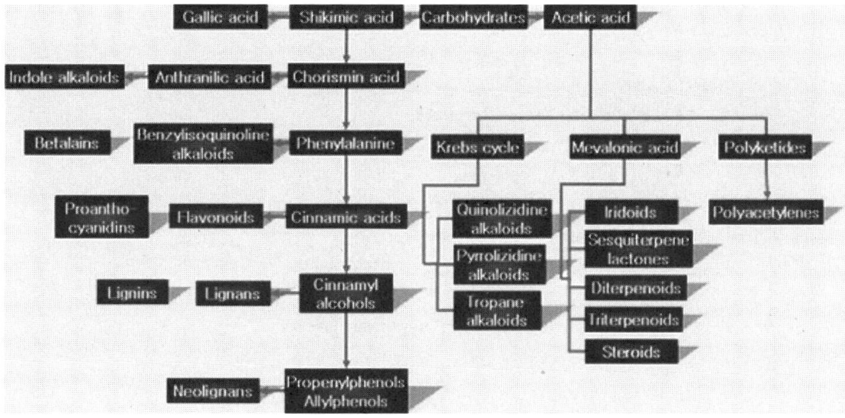

그림 83. 2차 대사산물들의 생합성경로

1.7 터페노이드(Terpenoid)

터페노이드(terpenoid)는 Isoprene 부자가 2개 또는 그 이상 중합되어 이루어진 물질로 C_5 단위의 수로 분류하여 휘발성 정유성분인 monoterpene, sesquiterpene, 휘발성이 적은 diterpene 및 불휘발성인 triterpene, steroid, carotenoid 색소 등이 속한다. 대부분이 지용성이며 생합성의 최종 단계에서 폐환과 산화 등의 구조적인 변화에 의해 관능기를 가진 환상구조를 가진다.

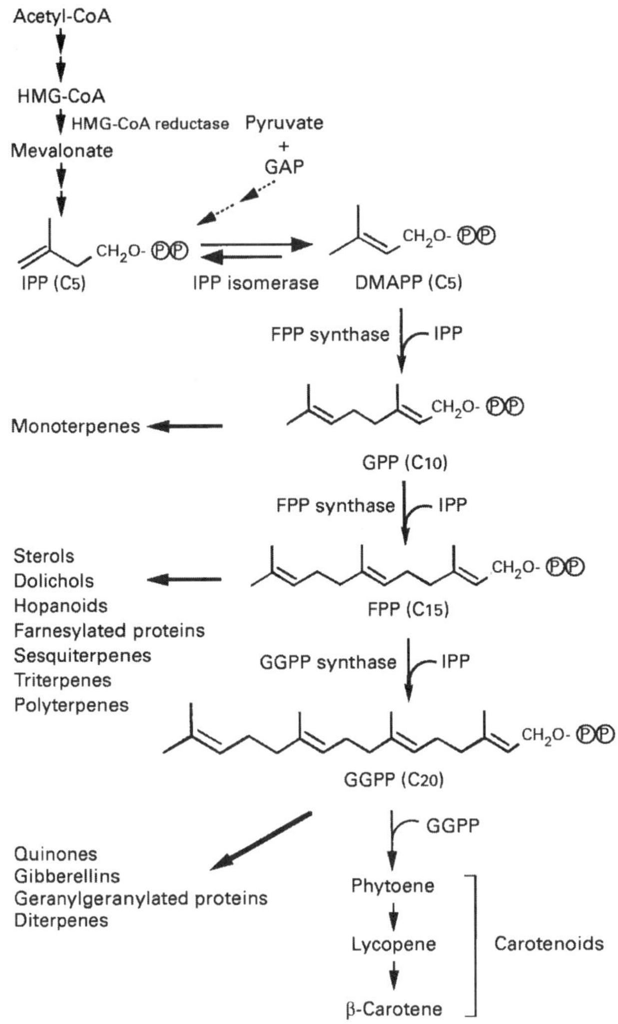

그림 84. Terpenoid 생합성 경로

(1) Monoterpene

탄소수 10개의 terpene으로서 Isoprene unit 2개로 구성되어 있고 GPP(geranyl pyrophosphate)를 전구체로 하여 생합성 된다. Monoterpene을 함유한 식물체는 흥분, 진정, 혈압강하, 구충, 살충 등의 생리활성을 나타내며 특히 pyrethroid는 살충성을 나타내는 chrysanthemic acid와 pyrethric acid가 함유 되어 있다. 다른 생합성 기원의 화합물과 결합한 형태 또는 배당체로 존재하는 iridoid 배당체는 고미강장, 진정, 해열작용이 있어 의약용으로 사용되고 있다.

(2) Sesquiterpene

Isoprene 3개로 구성되며 FPP(farnesyl pyrophosphate)를 전구체로 하여 생합성되는 물질로 각종 식물정유의 주성분으로 많이 함유되어 있으며 향료의 원료로 사용되기도 한다. 예로는 낙엽, 낙과, 낙화의 주요기작에 관여하는 ABA(abscisic acid)가 있다. 또한 항종양활성물질로 acantholide, eremantholide A, eupahyssopin 등이 알려져 있으며 자궁암에 유효하다고 확인된 curcumol과 식물의 외부 침입에 의해 생성되는 ipomeamarone과 rishitin이 있다.

(3) Diterpene

탄소수 20개로 GGPP(geranyl geranyl pyrophosphate)로부터 생합성되며 구조가 복잡하고 비환상구조를 가지는 phytol과 비타민A를 제외하고는 대부분 환상구조를 가진다. Diterpene 알칼로이드로 항종양물질인 taxol 및 관련 유도체가 있으며 설탕의 150배 정도의 내외의 감미를 나타내는 stevioside, rebaudioside A, B, D 등이 있으며 지베렐린이 여기에 속한다. Taxol은 항종양화성을 가진 것으로 발견된 이래 최근 가장 각광을 받고 있는 항암제의 하나로 난소암, 자궁암, 유방암, 후두암 및 폐암 등의 중기에서 말기 환자의 치료에 지금까지 알려진 여타의 항암물질에 비해 탁월한 효과를 인정받고 있는 물질이다. Taxol의 항암활성은 세포의 유사분열중기에 tublin을 안정화시키고 이의 depolimerazation을 억제함으로써 암세포의 급속한 세포분열을 억제하는 기작을 가지며 이는 여타의 항암물질과는 다른 독특한 기작이다.

(4) Saponin

사포닌(saponin)은 triterpene 및 steroid 배당체의 총칭으로 식물계에 널리 분포하며, 수용액에서 기포성, 어독성, 용혈작용 등이 알려져 왔으나 최근 사포닌의 분리정제 기술의 진보에 따라 여러 종류의 생물 활성이 검토되어 중추억제, 피로회복, 항종양, 항염증, 항궤양 및 항균작용이 발견되고 그 외 핵산단백질의 합성촉진, 지질, 콜레스테롤의 대사촉진, 배양신경세포의 생존력 증진, 신경돌기의 신장의 작용도 보고되고 있다. 구조적으로 sapogenin을 기본으로 하는 배당체로 triterpene계 사포닌과 steroid계 사포닌으로 구분되며 sapogenin의 1개 부위에만 당이 결합한 것을 monodesmoside라고 하고, 2개 부위에 결합한 것을 bisdesmoside라고 한다.

1.8 스테로이드(Steroid)

스테로이드(steroid)는 4개의 탄소고리로 이루어진 4환성 terpenoid 화합물이며 terpinoid의 생합성경로에 의해 mevalonic acid로부터 GPP(geranyl pyrophosphate), FPP(farnesyl pyrophosphate)로 되고 2분자의 축합에 의해 전구체인 squalene이 형성된 후 lanosterol, cholesterol 등의 과정을 거쳐 이루어 진다. Steroid 화합물은 고등식물계에서 sterol, steroid계 사포닌, 강심배당체, steroid계 알카로이드 및 식물호르몬의 형태로 존재하면서 강심, 이뇨, 혈압강하, 항암, 담즙의 분비촉진 등 여러 작용에 관여하는 것으로 알려져 있다. Steroid 사포닌은 steroid 핵의 측쇄가 spiro 형으로 폐환된 spirostane계 골격을 가지면서 배당체로 존재하는 화합물이며, 반면 심근에 작용하여 심부전증에 특이한 효과를 나타내는 화합물을 강심배당체(cardiac glycoside)라고 한다.

(1) Sterol

동물의 담즙에서 콜레스테롤(cholesterol)이 최초로 분리된 이래 식물계에서도 phytosterol이 발견되었다. 하지만 동물과 식물의 구분 없이 모두 sterol이라고 부른다. 과거에는 단순히 2차 대사산물로 취급하였으나 최근에는 세포막 구성성분 및 호르몬의 스테로이드 생합성의 전구체로서 극히 중요한 역할을 담당하는 것으로 알려지고 있으며 약리적으로 콜레스테롤의 흡수저해제로 작용하여 혈청지질의 개선, 고혈압 등에 사용되고있다.

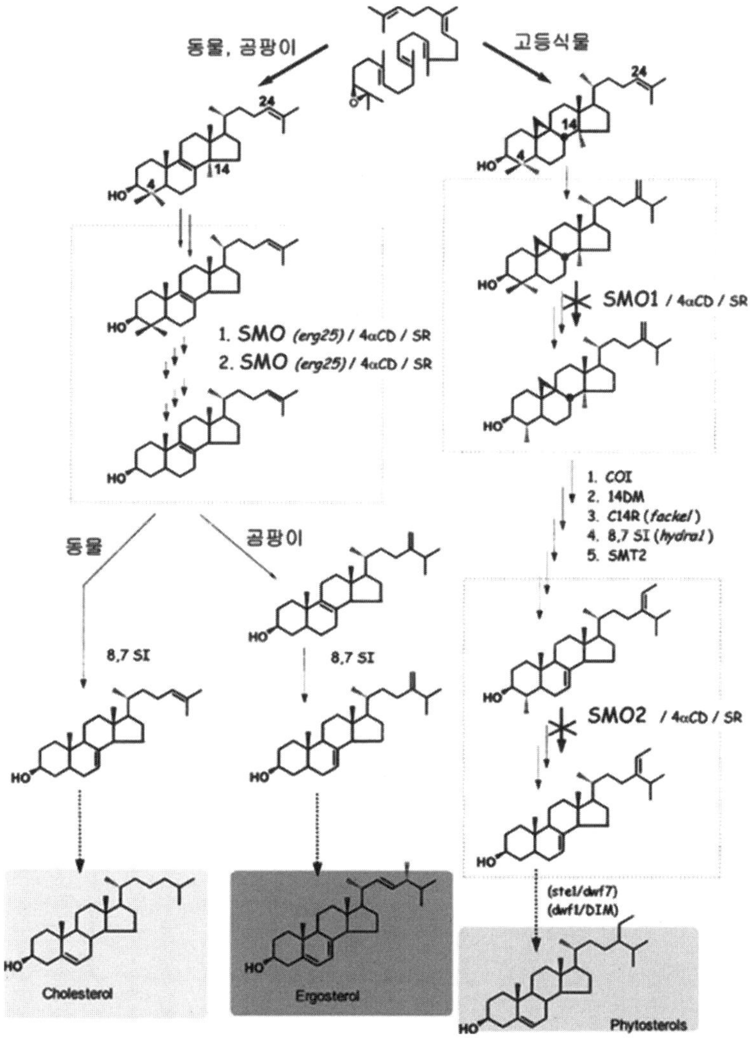

그림 85. Sterol 생합성 경로

(2) 강심배당체

강심배당체(cardiac glycoside)는 현삼과, 협죽도과, 박주가리과, 미나리아재비과, 백합과, 뽕나무과 등에서 발견되며 심근의 수축작용에 영향을 주어 울혈성신분전에 대해 효과를 나타내는 화합물이다. 강심배당체가 Na^+, K^+−ATP phosphorylase의 활성을 억제함으로서 세포내 Na^+이온 농도가 증가되고 이에 따라 Na^+와 세포 바깥의 Ca^{+2}이온의 교환이 원활하게 이루어져 세포내 Ca^{+2}이온의 증가에 의해 심근의 수축력이 정상화된다. 식물로부터 추출하기에는 값이 비싸고 대량으로 요구가 되므로 경제적인 관점에서 조직배양에 의한 생산 쪽으로 많은 연구가 진행되고 있으며 특히 digitoxin등은 캘러스나 현탁배양 보다 기내에서 분화된 shoot와 체세포배와 같이 분화된 조직에서 이의 형성이 촉진된다.

1.9 Coumarin

Coumarin은 미나리과, 운향과, 콩과 및 국화과에 많이 분포하는 propanoid 화합물로서 500여 종 이상의 유도체가 발견되며, 자외선 하에서 청백색, 청자색, 녹황색 또는 등황색의 형광을 발한다. 또한 뿌리 및 지상부의 여러 기관에서 형성되지만 대부분은 잎에서 형성되는 것으로 알려져 있다. 독특하게 타 화합물과는 달리 식물체 자체의 생식 및 발육과정에 직접적인 영향을 미친다. 즉, 식물체의 종자 발아, 뿌리와 신초의 신장, 괴근의 형성억제, 염색체 이상을 유도하여 세포분열을 저해하거나 기공조직의 비정상적인 발달을 초래하는 등 독성물질로서 작용하는 경우가 많다. 또 대사과정에 관여하는 α-amylase, IAA oxidase, IAA synthetase, lipase 등과 같은 효소의 활성을 제어하며 안토시아닌과 클로로필과 같은 색소의 형성을 억제한다. Aesculin은 모세관투과성의 억제, 이뇨촉진, 부종을 억제하고 scoparone은 담즙의 분비를 촉진한다고 알려져 있다.

2. 2차 대사산물의 생산

2.1 항종양 물질의 생산

항종양 물질에 관한연구는 미생물의 대사산물에 관한 연구로부터 시작하였지만 이후 식물의 성분에 관한 연구가 추진되어 현재까지 약 120,000건의 식물 추출물이 조사되고 있으며 그중 4.3%에서는 활성이 인정되었다. 항종양 물질을 생산하는 대부분의 식물은 분포가 좁고 채집이 용이하지 않으며 목본식물이 주로 많아 번식과 육성에 오랜 시간이 걸린다. 그러므로 항종양 물질의 상업적 이용에 필요한 독성실험, 약리실험, 임상실험 등을 위해서 충분한 재료공급을 위해서는 식물조직배양에 의한 물질 생산이 가장 용이하다. 소식배양을 동한 항종양물질의 예를 살펴 보면 다음과 같다.

(1) Maytansine

Maytansine는 이디오피아 산악지대에 많이 분포하는 *Maytenus bucchananii*에서 분리된 항종양물질로 ansamacrolide 골격을 가지고 있다. *Maytenus bucchananii*를 재료로 사용한 조직배양을 통해 maytansine를 생산하기 위한 실험을 수행하였지만 함량이 매우 낮았다. 후에 *Putterlickia verrucosa*의 배양을 통해 maytansine과 비슷한 물질을 발견하였지만 역시 함량이 낮아 충분한 실험을 수행하지는 못하였다.

(2) Tropdiolide와 Triptolide

L−1210, P−388, KB에 대한 강한 세포생육저해활성을 나타내는 불질인 tripdiolide와 triptolie가 동북아시아의 덩굴성 관목인 *Tripterygium wilfordii*에서 추출되었다. 이 나무는 대량채집이 불가능하고 성분의 함량 또한 0.001%정도로 낮기 때문에 사용량이 부족하였지만 후에 *Tripterygium wifordii*의 세포배양을 통해 tripdiolide와 triptolie를 3~16배로 생산하는 것이 가능해졌다.

2.2 Sterol

종래에 Sterol은 간단한 2차 대사산물로만 생각했지만 근래에는 세포막 구성성분, 호르몬 및 스테로이드 생합성 전구체로서 중요한 역할을 담당한다고 밝혀졌다. 또한 약리학적으로는 콜레스테롤의 흡수저해제로서 사용되고 있다. 즉, 콜레스테롤이 장에서 흡수를 저해하고 그것을 이화시켜 배설을 촉진하여 혈청지질을 개선시킨다.

Sterol을 사용한 약재는 부작용이 거의 없고 장기간 사용할 수 있어 고혈압증, 고 콜레스테롤혈증에 사용되고 있다. 상당히 많은 식물이 sterol을 생산하기 때문에 식물세포배양을 통해 생산 가능하다. 이렇게 생산되는 sterol중에 sitosterol을 생산하는 세포배양이 가장 많고, stigmasterol, campesterol 등도 많이 생산된다. 그 외에 cholesterol, spinasterol, isobucosterol, 24-methylene cholesterol, 24-methylladosterol, brassicasterol도 생산이 가능하다.

2.3 Ubiquinone

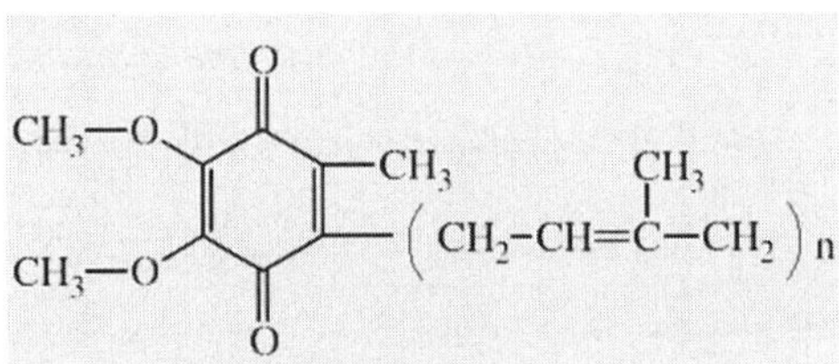

그림 86. Ubiquinone의 구조

Ubiquinone은 세포내 미토콘드리아에 있는 산화적 인산화의 전자 전달계의 구성성분인 퀴논류이다. 구조적으로 2,3-dinetoxy-5-methylbenzoquinone에 polyisoprenoid 측쇄를 갖는다. Ubiquinone은 많은 동식물이나 미생물에 함유되어 있으며 많은 유사체가 존재한다. 그 가운데 ubiquinone 10은 심장질환에 대한 의약품으로서 사용되고 있다. 이 ubiquinone 10은 합성법과 발효법에 의하여 제조된다. Ubiquinone 10의 합성법은 담배의 초엽에서 추출 분리한 소라노늘을 이용한 반합성법으로 생하여 시며 발효법은 효모, 광합성균 등이 이용되고 있지만 ubiquinone이 지용성이고 생체막 중에 있기 때문에 배양액 중에 방출되지 않으므로 배양균에서 추출해야 한다. 이후 담배배양세포(*Nicotiana tabacum* L. cv. BY-2)를 대량 배양하는 실험이 성공하였으며 이 배양된 담배세포로부터 추출한 지질성분 중 많은 양의 황색색소를 발견하였으며 이 색소를 분리하여 이것이 ubiquinone이라는 판명하였다. 이 배양세포로부터 생산량을 증가시키기 위하여 영양조건, 물리조건 등의 배양조건을 검토한 결과 당 농도, 옥신 농도, 질소원조성 및 온도조건에 의하여 ubiquinoe 함량이 증가 된다는 것을 발견하였다.

2.4 Shikonin

지치 *Lithospermum erythrorhizon* Sibe. et Zucc(*Boraginacea*)의 뿌리에 함유되어 있는 shilkonin은 고급염료 및 생약으로 사용되어 왔다. 말린 지치의 뿌리에는 naphthajarine 골격을 가진 적자색의 화합물로서 ㅗ 서급 시방산 ester의 헝태고 존재힌다.

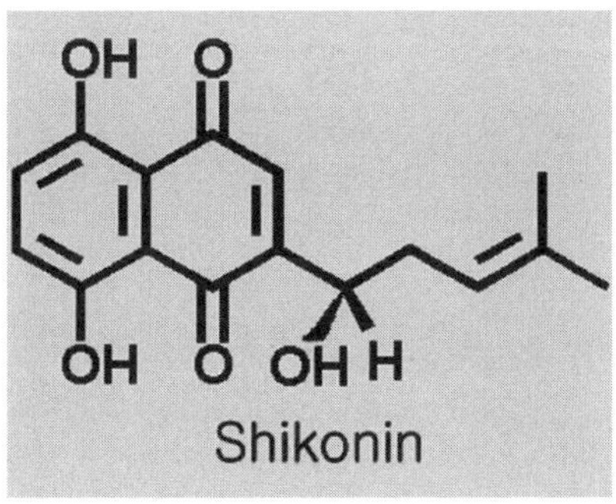

그림 87. Shikonin의 구조

Shilkonin은 매우 강한 항균작용, 창상치료 작용, 항 궤양작용이 있으며 현재에 외상약이나 치질의 치료약으로 널리 사용되고 있으며 선명한 색조를 띄고 있으므로 각종 화장품에도 사용된다. 지치는 현재 절감상태에 있어 원료공급이 불안정하므로 세포배양 연구를 통해 한천배지 위에 치상한 세포에서 shikonin계 화합물을 생산하기 시작하였다. 세포를 대량생산을 위해서는 고체배양보다는 액체배양이 더 용이 하기 때문에 지지배양세포에 가장 효율적인 액체배양조건을 검토하였다. 그 결과 shikonin계 화합물의 생산량이 배지성분의 N, P, K의 농도에 의해 변화한다는 것을 알게 되었다.

배지의 주영양원인 N, P, K의 농도가 차이나는 5가지의 배지인 Linsmaier-Skoog, Nagata-Takebe, Nitsch, Gamborg B-5, White를 사용했을 경우 오직 White배지에서만 shikonin계 화합물이 생성되었다. 이들 5개 배지의 조성을 비교해 보았을 때 White 배지는 질소원으로 NH_4+를 포함하지 않고 NO_3-만으로 이루어 져 있다. White 배지의 NO_3-의 일부를 NH_4+로 치환 했을 때는 shikonin계 화합물이 전혀 생성되지 않았으므로 NH_4+가 액체배양에서 shikonin계 화합물의 생산에 악영향을 미친다고 결론지어졌다.

표 10. 식물조직배양에 쓰이는 배지의 조성

성분	LS	NT	Nitsch	B5	White
무기질					
NH_4NO_3	1650	825	720	-	-
KNO_3	1900	950	950	2527.5	80
$CaCl_2$*$2H_2O$	440	220	-	150	-
$CaCl_2$	-	-	166	-	-
$MgSO_4$*$7H_2O$	370	1233	185	246.5	750
KH_2PO_4	170	680	68	-	-
$(NH_4)_2SO_4$	-	-	-	134	-
$Ca(NO_3)_2$*$4H_2O$	-	-	-	-	300
Na_2SO_4	-	-	-	-	200
NaH_2PO_4*H_2O	-	-	-	150	19
KCl	-	-	-	-	65
KI	0.83	0.83	-	0.75	0.75
H_3BO_3	6.2	6.2	10	3	1.5
$MnSO_4$*$4H_2O$	22.3	22.3	25	-	5
$MnSO_4$*H_2O	-	-	-	10	-
$ZnSO_4$*$7H_2O$	8.6	-	10	2	3
$ZnSO_4$*$4H_2O$	-	8.6	-	-	-
$Na2MoO_4$*$2H_2O$	25	0.25	0.25	0.25	-
MoO_2	-	-	-	-	0.001
$CuSO_4$*$5H_2O$	0.025	0.025	0.025	0.025	0.01
$CoCl_2$*$6H_2O$	0.025	-	-	0.025	-
$CoSO_4$*$7H_2O$	-	0.03	-	-	-
$Fe_2(SO_4)_3$	-	-	-	-	2.5
$FeSO_4$*$7H_2O$	27.86	27.8	27.8	-	-
Na_2EDTA*$2H_2O$	-	37.3	37.3	-	-
Na_2EDTA	37.26	-	-	-	-
Sequestrene 330Fe	-	-	-	28	-

유기질					
Insitol	100	100	100	100	–
Nicotinic acid	–	–	5	1	0.05
Pyridoxine HCl	–	–	0.5	1	0.01
Thiamine HCl	0.4	1	0.5	10	0.01
Glycine	–	–	2	–	3
Folic acid	–	–	0.5	–	–
Biotin	–	–	0.05	–	–
Sucrose	3%	1%	2%	2%	2%
D–Mannitol	–	12.7%	–	–	–

(단위:mg/l)

2.5 천연색소

식물세포배양에 의해 carotenoid계, quinone계, chlorophyll계, flavonoid등의 천연색소가 생산된다. Carotenoid색소는 많은 종류의 배양세포에서 생산되는 것으로 보고된다. 예를 들어 β–carotene이나 lycopene는 당근(*Daucus carota*)으로부터 생산되고 xanthophyll류는 *Ruta graveolens*에서 생산되고 있으며, 그 외 다른 carotenoid 색소는 식물계에 널리 분포되어 있다.

Quinone계 색소는 benzoquinone류, naphthoquinone류, anthraquinone류로 분류 할 수 있으며 naphthoquinone 색소는 shikonin 유도체가 지치에서 생산되고 anthraquinone류 색소는 *Cassia senna*나 *Digitalis lanata, Gallium mollugo*에서 생산된다고 보고 되어있다. 그 외에도 *Cassia angustifolid*나 *Cassia obtusifolia*등의 배양세포에서도 anthraquinone류가 생산된다.

Flavonoid 색소 중 anthocyanin류의 생산이 가장 많이 알려져 있다. Cyanidin, delphinidin, malvidin, peonidin, xetunidin과 대부분의 anthocyanidin을 기본으로 하는 anthocyanin체가 보고되어 있다. 색소의 당 부분은 monoglucoside나 diglucoside가 가장 많은데 이들의 배당체가 배양세포에서 생합성 되기는 쉽시 않고 단지 anthocyanin의 구조결정은 당부분이 다당화하고, 방향화 함으로서 표준형태가 없으며 대단히 어렵다.

2.6 인삼 Saponin(Ginsinoside)

인삼은 건강식품 혹은 의약품으로 오랫동안 사용되어온 전통 약용식물이지만 어떤 성분이 유효한지에 관한연구가 진행되지만 많이 알려져 있지 않다. 그 중 알려져 있는 유효성분은 인삼 saponin이며 이외에도 미량 함유된 성분들의 역할이 알려지기 시작하였다. 따라서 인삼 saponin에 관하여 과학적으로 유요성분을 구명하기 위한 연구가 필요하지만 인삼은 다년생식물이며 기후, 풍토, 병해 등에 의하여 재배에 어려운 점이 많다. 이런 점들을 극복하기 위한 방법으로 조직배양을 통한 생산이 진행되고 있다.

인삼의 saponin 성분은 크로마토그래피 한 뒤 Rf 값의 순으로 ginsenoside Rx(x=0, a_1, a_2, a_3, b_1, b_2, b_3, c, d, e, f, g_1, g_2(20S), g_2(20R), g_3(20S), h_1(20S), h_1(20R), h_2, 20−gluco−Rf, Rs_1, Rs_2, quinquenoside−R_1, notoginsenoside−R_1, notoginsenoside−R_4)로 명명되며 현재까지 25종이 분리되었다.

표 11. 각 Ginsenoside별 약리작용

종 류	약 리 작 용
Ginsenoside-Rb1	중추신경억제작용, 최면작용, 진통작용, 정신안정작용, 해열작용, 혈청단백질 합성촉진작용, 중성지방분해억제 및 합성촉진작용, cholesterol 합성촉진작용, RNA 합성촉진작용, 부신피지리 분비호르몬촉진작용
Ginsenoside-Rb2	중추신경억제작용, DNA 합성촉진작용, RNA 합성촉진작용, 부신피질분비호르몬억제작용, 암독소호르몬억제작용
Ginsenoside-Rc	중추신경억제작용, RNA 합성억제작용, 혈청단백합성촉진작용, 부신피질호르몬분비촉진작용
Ginsenoside-Rd	부신피질호르몬분비촉진작용
Ginsenoside-Re	중추신경억제작용, DNA 합성촉진작용, RNA 합성촉진작용, 부신피질호르몬분비촉진작용
Ginsenoside-Rg_1	중추신경흥분작용, 항피로작용, 피로회복작용, DNA 합성촉진작용, RNA 합성촉진작용, 혈소판응집억제작용, 항 스트레스작용
Ginsenoside-Rg_2(20S)	혈소판응집억제작용
Ginsenoside-Rg_3(20S)	혈소판응집억제작용
Ginsenoside-Rh_2	암세포증식억제작용
Ginsenoside-Ro	항염증작용, 해독작용, 항 thrombin작용, 혈소판응집억제작용

2.7 향신료

옛날부터 음식의 좋은 맛을 내기 위해 음식이 향기롭게 되고, 냄새가 없어지고, 맛을 내게 하고, 색을 띄게 하여 식욕을 돋우고, 소화, 흡수를 잘되게 하는 것을 향신료라고 한다. 보통 식물체의 일부인 과실, 꽃, 꽃봉오리, 나무껍질, 줄기, 잎, 종자, 뿌리, 지하줄기 등의 건조물에 포함된 유효성분이며 특유한 향, 매운맛, 색소를 가지고 있으며 인류의 식생활에 즐거움을 주고 풍요로움을 주어 건강의 유지, 증진에 큰 역할을 하고 있다. 세계 각지에서 사용되고 있는 향신료의 종류는 약 350~550정도이며 주로 열대, 아열대 지방에서 생산되고 있으며 한 향신료가 한 종류의 성분만을 갖고 있는 것이 아니고 여러 성분이 조합되어 특유의 맛을 내기 때문에 주로 외국으로부터 수입해서 사용하고 있는 실정이다. 그러므로 배양세포들에 의한 향신료의 유용물질을 생산해야하는 과제를 해결해야 한다.

(1) 파슬리(parsley)

파슬리의 주성분은 아피오스(D-apiose)로 향기성분은 정유로 얻는다. 아피오스는 독특한 향기를 내는 성분이기 때문에 요리, 스프, 소스, 샐러드, 튀김 등에 사용된다. 또한 고대 그리스와 로마에서는 파슬리를 향신료 외에도 화환으로도 사용하였으며 식중독을 예방하는데 사용하였다. 잎은 비타민 A와 C, 칼슘과 철분 및 엽록체도 많이 포함되어 있다. 1971년 파슬리의 배양세포를 사용하여 플라보노이드의 생합성을 연구하여 생합성에 관여하는 11개의 효소 중 9개의 효소를 분리하였다.

(2) 만다린(mandarin)

만다린오렌지라고도 하며 소교목 또는 관목으로 가지를 많이 치고 잎과 꽃이 작다. 열매의 껍질이 잘 벗겨지고 과육은 연하다. 만다린계의 종(種) 가운데 인도 북동부 원산이며, 아시아의 온난지역에서 재배하였던 밀감(mandarin orange/*Citrus reticulata*) 과 이의 근연종인데, 세계 각지에 퍼져나가 오렌지와 함께 중요 품종으로 나뉘었다. 과피에서는 향기로운 냄새가 있고 건위의 약리작용이 있어 건위제, 향신료 등으로 이용되었다. 향성분으로 약2%의 정유를 포함하며 그 주성분은 리모넨(D-limonene)으로 정유의 90%이상을 차지하고 있으며 그 외에 hesperidin등의 플라보노이드를 함유하고 있다.

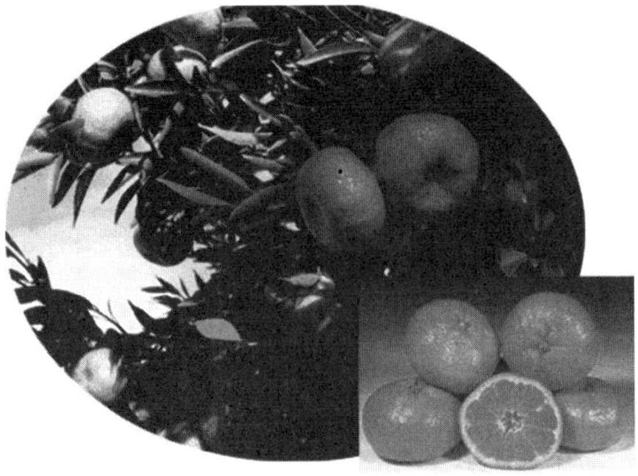

그림 88. 만다린 나무와 열매

(3) 호로파(fenugreek)

향신료로서 호로파는 독특한 향과 맛을 내는 종자를 약간 볶아 가루로 하여 카레가루의 원료로 한다. 또한 차 또는 술로 만들어 사용 할 수 있다. 냄새성분으로 되는 정유의 함량은 극히 적지만 여러 종류의 알카로이드, 단백질, 지방 등의 약 40개의 성분이 들어 있으며, 주성분은 trigonelline, diosgenin 등이 있다. 성질이 따뜻하고 독이 없어 아프리카 · 중동 · 인도 등지에서는 옛 부터 방광과 신장의 병을 치료하는데에 이용했고 식은땀이 흐르거나 배가 찬 사람을 치료하는데에도 이용해오고 있다. 오늘날은 몸 속의 혈당과 인슐린의 균형을 유지하는데에 효과가 있으며 체중조절에도 효과가 있는 것으로 알려져 활발히 연구되고 있다. 호로파의 캘러스 배양을 통해 diosgenin을 생산하였으며 종자보다 3~4배 많은 양의 trigonelline를 함유한다고 알려져 있다.

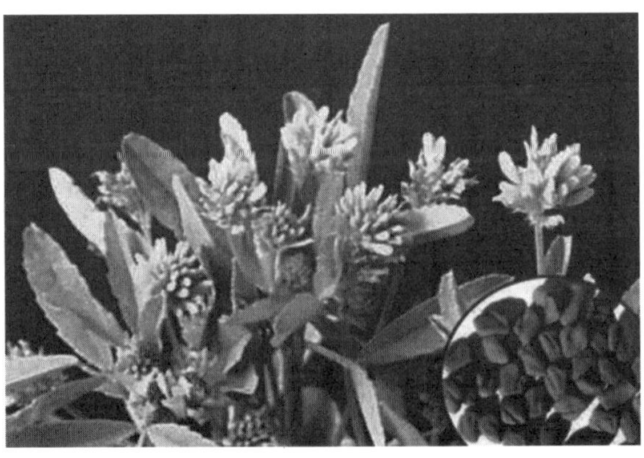

그림 89. 호로파의 꽃과 종자

2.8 살충제

식물체로부터 살충제를 얻기 위한 많은 노력이 진행되고 있다. 약 2000여종의 식물에서 살충작용을 나타내는 것으로 알려져 있지만 단지 몇몇 식물에서만 살충효과 성분을 분리하는 것이 가능하다. 이런 화합물은 ester(pyrethrins), 알카로이드(nicotine, anabasine), 그리고 복소환식 방향족(rotenoids)화합물들로서 pyrethins는 *Pyrethrin*의 화두에 nicotine은 담배의 잎에, rotenoids는 Derris의 뿌리에, 그리고 ryanodine는 *Ryania*의 줄기에 존재한다.

식물체로부터 분리, 정제된 살충제는 매년 사용되고 있는 살충제의 양에 비하면 극히 일부분에 지나지 않지만 인체나 다른 작물에는 해를 끼치지 않으면서 해충의 생리적 기능을 저해하거나 섭식작용을 방해하며, 또한 해충의 성장을 억제하는 작용을 하기 때문에 합성된 살충제에 의해 방제할 수 없는 많은 해충들에 대해 매우 효과적인 작용을 나타낸나.

표 12. 2차대사물질을 생산할 수 있는 식물의 예

식물명	기능	물질	이용부위	식물의 특성	연구문헌
Ageratina adenophora	살충	chromene benzofuran	잎	살부장이족, 광엽잡초	Proksch 등
Ailanthus altissima	항균,구충	aconitine	잎, 열매, 껍질	소태나무과, 낙엽성, 소엽	Robert
Akebia quinata Decne	소염	triterpene	줄기	으름덩굴과, 관목	Ikuta
Nigella spp.	천식	terpenoid	종자	미나리아재비과, 1년생	Schmauder과 Doebel
Perilla frute scens(L.) Britton	향기, 색소, 소염	Caffeic acid		꿀풀과, 1년생초, 진한 적자색 잎	Ishikura
Scutellatia baicalensis Georgi	복통완화	flavonoid	꽃	꿀풀과, 다년생초, 잎에 많은 털	Yamamoto
스테비아(*Stevia rebaudiana Bortoni*)	당료	stevioside	잎	국화과	Swanson 등
Camptotheca acuminata Decne	항종양, 동물세포 독성	campto-thekin	줄기, 수피 목질부	Nysiaceae과 수목류	van Hengel 등
지치(*Lithospermum erythrorhizon*)	색소, 항세균성	shikonin	식물체	지치과, 숙근성초	Shimomura

3. 생명공학을 이용한 약품의 제조

고통을 경감시키고 치료를 도와주는 식물, 동물, 광물질의 산물들을 이용하여 최초의 약을 다루고 치료하는 것을 시행하였다. 20세기 초에 질병의 원인이 발견되고 많은 약과 처리제들이 발달하였다. 예를 들어 페니실린과 같은 항생제와 유도물질은 결핵이나, 콜레라, 악성 전염병과 같은 병을 치료할 수 있었다.

현대 의학에서도 어떠한 치료 방법도 없는 질병이 존재한다. 매년 전 세계에 걸쳐 수백 만 명의 사람들이 암과 심장병과 에이즈로 고통 받으며, 유전적 구성의 문제로 유전적 질병(genetic disease)에 걸리게 된다. 대표적인 유전적 질병으로는 파킨슨씨병, 섬유낭종, 다운증후군 등이 있다. 지금까지 유전적 질병은 치료할 수도 없고 예방할 수도 없는 것이라고 알려져 있었지만 유전자의 위치가 밝혀지면서 인간의 유전체에 유전자를 삽입하는 치료를 통해 유전자 치료(gene therapy)를 수행 할 수 있게 되었다. 유전자 치료는 유전적 질병을 갖고 있는 세포의 핵에 새로운 유전 물질이 들어있는 바이러스와 같은 벡터를 삽입하는 과정을 통해 수행된다. 벡터는 일반적으로 질병, 유기체를 운반하는 수단이지만 치료의 목적으로 사용될 경우에는 유용한 유전물질을 운반 한다. 이렇게 운반된 새로운 DNA는 세포핵 내에서 유전적 재조합을 유도하게 되는 것이다.

질병을 치료하기 위한 약을 생산하기 위해 생물이 유전적으로 바뀌어 질 수 있다는 생각은 제약(Pharmaceutical)과 사육(farming)이라는 뜻과 결합하여 만들어진 약농(Pharming)이라는 용어를 탄생시켰다. 즉, 제약이란 의료적인 약 또는 인간과 동물을 치료하기 위해 사용되는 물질이며 사육은 식물이나 동물을 키우는 것을 뜻하므로 약농은 약을 생산하기 위하여 생물을 사육하는 것을 가리킨다.

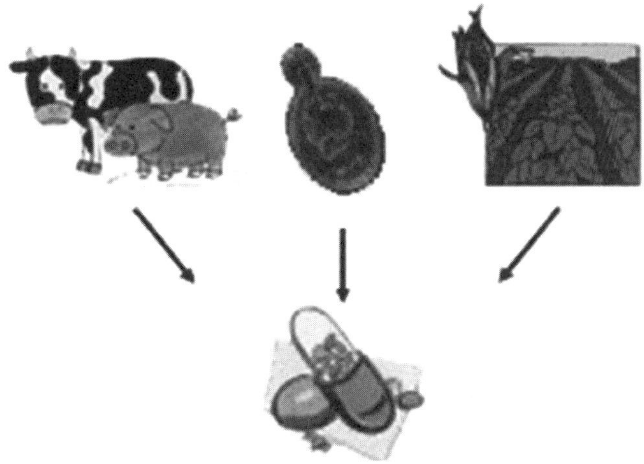

그림 90. 동물, 식물, 미생물 기원의 의약품 제조

3.1 바이오의약품

바이오 의약품이란 동물, 식물의 체내에서 자연적으로 미량이 생성되는 생체활성물질을 생명공학적 기법을 통해 생산해낸 의약품을 말한다. 1990년대에 들어와 유전자재조합기술에 바탕을 두어 바이오의약품, 유전자조작 농산물들의 생산이 활발해졌으며 이후 생물정보학, 지노믹스, 프로테오믹스, DNA칩 등 새로운 기술의 적용으로 의약과 농업 등의 전 분야에 걸쳐 크게 확산되고 있다.

바이오산업에서 약 60%이상을 점유하는 분야는 의약, 의료 분야이다. 이 분야는 치료제 중심의 시장과 진단 관련 분야로 나눌 수 있으며 치료제 분야는 당뇨병과 혈관계 질환 등 성인병 관련 시장과 암, 백혈병, 바이러스 감염 등의 시장이 확대될 전망이며 사회 노령화에 따라 치매, 다발성 경화증 등 노인질환 관련 시장이 증가될 것이다. 현재 대표적인 바이오 의약품으로는 성장호르몬과 같은 단백질 호르몬, 종양괴사인자, 인터페론, 인슐린, 예방백신, 모노클로날항체 등이 있다.

바이오의약품 시장은 '생명공학기술(BT)의 발전 및 타 기술과의 융합에 힘입어 향후에는 정보디지털 경제를 거쳐 바이오경제시대로 진입할 것'이라는 전망(OECD 2006년 자료) 속에 폭발적인 성장세를 보이고 있다. 2014년 기준으로 1810억 달러였던 세계 바이오의약품 시장은 2020년 전체 의약품 시장 1조4000억 달러의 20%를 넘는 2910억 달러로 커질 것으로 전망되고 있다. 2018년 세계 의약품 100대 매출 품목 중 51개가 바이오의약품일 것으로 전망되는데 이 역시 2012년 39개에서 30% 신장된 것이다(한국제약바이오협회 자료). 아직까지 바이오 분야에는 독보적인 글로벌 강자는 없다. 한국은 세계 최초의 줄기세포 치료제인 하티셀그램을 비롯한 3개의 신약, 세계 최초의 항체 바이어시밀러인 셀트리온제약의 렘시마 등을 개발해 미국에 수출하는 등 바이오시밀러(바이오 의약품 복제약) 분야에서 강자로 부상 중이다.

글로벌 바이오시밀러 시장 규모는 2019년 239억 달러로 성장할 것으로 전망된다. 특히 2015년부터 바이오의약품 시장의 블록버스터 의약품들의 특허 만료가 시작돼 호재로 작용하고 있다. 이런 호기를 놓치지 않기 위해 셀트리온, 삼성바이오로직스, LG생명과학, 한화 케미칼 등 많은 회사들이 바이오 의약품에 투자하고 있다. 이런 기업들의 생산 현장이 모여 있는 인천 송도의 바이오의약품 생산 설비 규모는 글로벌 TOP5 수준이 될 것으로 기대되고 있다.

(1) 인슐린

유전자 재조합 기술이 개발되자 제일 먼저 산업적으로 응용된 물질은 당뇨병 치료제인 인슐린(insulin)이다. 정제된 인슐린이 당뇨병 치료에 사용하는 것으로 산업화된 것은 1982년 엘라이릴리사에서 시판된 '휴물린'이며, 이는 이름에서 알 수 있듯이 소나 돼지의 췌장에서 얻은 인슐린과는 달리 사람의 인슐린 유전자로부터 만들어졌다. 이 인슐린을 시작으로 사람과 여러 가지 동물의 성장호르몬의 개발이 산업화되었으며, 뼈질환 치료제인 칼시토닌, 고혈압 치료제인 칼모듈린, 진통제로 쓰이는 엔케파린 등 여러 가지 호르몬들이 개발되고 임상실험 중에 있다.

(2) 림포카인

림포카인(lymphokine)이란 면역반응을 조절하는 단백질로서 간염증, 암, 면역성 질환의 치료제로 인슐린 등의 호르몬류에 이어 개발연구가 많이 이루어지고 있다. 이중 암 치료에 획기적인 효능을 기대하며 집중 개발된 것이 인터페론이며 1980년에 개발된 알파-인터페론은 국내에서도 개발 생산하기에 이르렀다. 이밖에 인터루킨Ⅱ나 암세포괴사인자 등의 임상연구가 활발히 이루어지고 있다.

(3) 항체의약품

원래 진단 관련 분야에 사용되었던 모노클로날항체를 치료용으로 사용하게 되었으며 이를 새로운 형태의 바이오 의약품으로 항체의약품이라고 한다. 1975년부터 세포융합법에 의해서 모노클로날 항체 제작법이 발명되어 특이성이 높은 항체의 제작이 가능하게 되었다. 이것을 계기로

항체를 의약품으로 개발하기 위하여 항체의약품에 항원성을 제거하는 연구가 활발히 이
항체의 완전한 인간항체의 제작이 가능하게 되었다. 한 예로 대장암

이러한 항체의약품은 특이성을 갖고 있기 때문에 치료효과가 높고 부작용이 적을것으로 기어 미래의 의료에 가장 적절한 치료약으로 여겨지고 있다. 앞으로 항암제, 감염성 병균치료 면역 억제제, 자기면역 결핍질환 치료약, 항염증제, 항혈전제 등의 방향으로 개발이 진전될 으로 보인다.

3.2 식물 의약

인간에게 쓰여진 첫 번째 의약품은 식물로부터 생겨났다. 특정한 식물의 뿌리, 씨, 줄기, 꽃, 등은 의약적 가치가 있으며 고통을 진정시키는 효과가 있고, 질병을 치료하고 다루는데 쓰인다 초기에 야생에서 발견한 황색뿌리, 인삼, 사사플라스와 여러 종류의 허브 같은 식물들이 고통을 줄이고 질병을 치료하는데 쓰일 수 있다는 것을 알게 된 후 현대 의학의 많은 부분이 식물에서 유래되었다. 예를 들어 디기탈리스라고 불리는 심장약은 폭스글러브라는 식물에서 유래되었으며, 외과 시술 과정에 고통을 진정시키는 다양한 약들도 식물에서 유래하였으며, 이와 같이 의학적 용도로 쓰기 위해 유전적으로 조작된 식물의 범위가 넓어지고 있다.

여러가지 의약품을 만드는데 많은 박테리아가 사용되기도 한다. 박테리아를 사용하는 방법은 매우 잘 조작되고 저렴하지만 여러 가지 문제점을 수반한다. 박테리아를 만들고 키우는 과정에서 값비싼 공장과 실험기기들이 필요하고 약을 정제하는 과정에서 많은 시간과 노력과 비용이 소비된다. 그러나 적절한 유전자를 주입하여 식물에서 의약품을 만들어내는 방법은 적은 비용으로 많은 양의 의약품을 생산할 수 있다. 예를 들어 809km^{2}의 옥수수농장은 4억 달러짜리 공장이 매년 생산할 수 있는 약과 동일한 양을 생산할 수 있다. 일반적으로 옥수수는 생산비가 상대적으로 낮기 때문에 많은 비용을 절감할 수 있다. 또한 정제과정이 박테리아의 정제과정에 비교하여 매우 간단하다.

3.3 식물에서의 백신

백신(vaccine)은 질병을 예방하기 위하여 예방접종에 사용하는 것으로 홍역, 천연두, 소아마비와 같은 질병들의 발병이 사라지도록 한 일등공신이라 할 수 있다. 백신의 원리는 질병을 일으키는

유기체를 죽이거나 약화된 항원(antigen)을 주입하게되면 몸 안에서 병원체에 저항할 수 있는 항체(antibody)를 분비하게 된다. 일정 수준 이상의 항체가 분비되면 질병에 대한 연구적 또는 비영구적인 저항이 생기게 되는 것이다. 이러한 백신은 약을 조제하는 것보다 비싸지는 않지만 멀리 떨어진 지역까지 운반하는데 부패를 막기 위한 냉장상태를 위지해야 하기 때문에 운송비용이 막대하며, 숙련된 의료인이 주사하지 않으면 감염이 일어나거나 효과적으로 작용하지 않기 때문에 수백만 명의 사람이 예방접종을 받지 못하고 있다.

예방접종의 새로운 방법으로 유전적 질병에 대한 면역력을 키워줄 수 있도록 변형된 재조합 식물을 이용할 수 있다. 식용 식물 안에 항원을 생산함으로써 백신 주사 없이 특정 질병에 대한 면역력을 거질 수 있을 것이다. 그러나 식용식물 백신을 사용하는데 문제점이 존재한다. 첫째는 항원에 대한 적절한 유전자와 위치가 확인되어야 하며 둘째는 항원이 혈액 인으로 들어가기 선에 소화와 같은 대사과정으로 인해 파괴되지 않아야 한다. 백신의 대부분이 소화기관의 점액을 통과하는 과정에서 면역체계에 도달할 수 있어야 한다.

현재의 과학자들은 이러한 문제들을 해결하였고 바나나, 감자, 토마토와 같은 식물을 사용하여 식욕식물 백신을 개발하였다. 바나나는 아프리카 서부, 중부, 미국중부, 아시아 열대지방 등 넓은 지역에 분포하며 바나나를 섭취함으로 하루 필요한 칼로리 대부분을 섭취할 수 있으며 이유식으로도 사용가능하다. 또한 열은 백신을 파괴할 수 있기 때문에 식용식물 백신을 요리하지 않은 채로 먹어야 하는데 바나나는 이것이 가능하기 때문에 일반적인 백신으로서 완벽한 역할을 할 수 있다고 생각되어 진다.

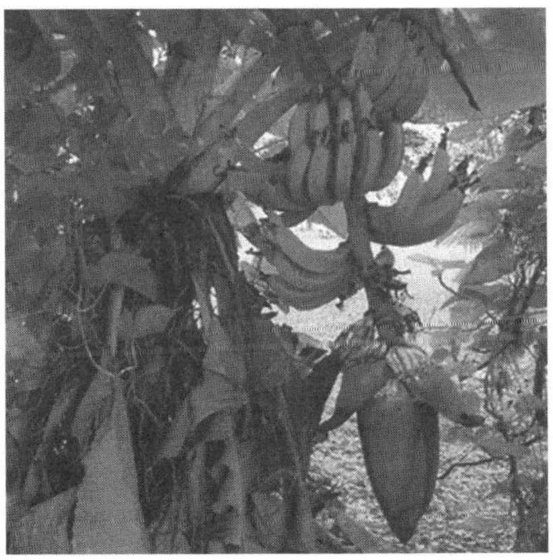

그림 91. 바나나 나무와 열매

4. 천연물의약품

우리 경제의 차세대 성장 동력 가운데 하나로 기대되는 제약시장은 전 세계적으로 급속히 팽창하고 있다. 하지만 한국은 아직 선두주자의 위치에 오르지 못한 상태다. 제약시장은 '선진국형 산업'으로 불린다. 제약시장 발전에는 폭넓은 기초과학, 성숙한 의약산업, 숙련된 전문인력, 넓은 시장, 풍부한 자금 등이 핵심 요소다. 반도체 등의 첨단 기술에서 세계 최상위권을 달리는 한국이 지금까지 글로벌 제약시장에서는 별다른 힘을 쓰지 못했던 것은 제약산업 발전에 필요한 여건들이 부족했기 때문이다. 한국에는 500개가 넘은 제약기업들이 있지만 이 중 신약개발 능력을 가진 기업은 10% 미만으로 평가되고 있다. 신약개발은 사회적 인프라뿐만 아니라 기업의 인프라 그리고 투자역량이 갖춰져 있지 않으면 도전조차 힘든 분야다. 특히 신약개발의 마지막 단계인 3상 실험에 들어가는 비용은 수천억 원이 넘기에 기업으로선 명운을 걸어야 한다. 현재 글로벌 제약시장에서 수익을 내는 의약품은 크게 화학합성의약품, 바이오의약품, 제네릭, 천연물의약품 등으로 구분해볼 수 있다. 천연물에 바탕을 둔 의약품인 천연물의약품은 신약시장의 틈새시장으로 주목받고 있다. 글로벌 제약회사들은 신약시장을 휩쓸고 있는 바이오신약, 개량신약에 비해 천연물의약품 개발에는 활발히 참여하지 않고 있다. 천연물 신약 개발은 종자관리에서부터 시작하므로 관련된 분야가 많고 식품산업과도 밀접한 연관을 맺고 있으므로 '천연물바이오산업'이라는 신산업의 미래를 열 중요한 분야로 인식되고 있다. 천연물의약품 시장의 세계시장 규모는 2012년 기준 23조 원이며 이 중 가장 큰 시장은 중국으로 20조 원의 시장을 형성 중이다(서울대천연물신약사업단 자료). 중국에서 5대 천연물의약품은 2007~2012년 평균 61.4%씩 성장했다. 그리고 유럽도 진출이 유망한 지역으로 꼽힌다. 천연물과 연관된 농생명산업 시장도 급속히 성장하고 있다. 세계 식품시장 규모(2015년 기준)는 6조1000억 달러로 1조3000억 원의 자동차 시장, 1조6000억 원의 정보기술(IT)보다 각각 4.9배, 3.8배 큰 시장이다. 2019년엔 7조3000억 원의 시장이 될 것으로 전망되고 있다(농촌진흥청 자료). 한국 기업들도 천연물의약품 분야를 열심히 노크 중이다. 대표적으로 동아ST가 산마와 부채마에서 추출한 혼합물로 만든 당뇨병성신경병 치료제 DA-9801이 미국에서 2상 실험을 성공적으로 마치고 3상 실험을 앞둔 걸 꼽을 수 있다. 이 치료제는 진통 및 신경재생 효과가 입증돼 천연물의약품으로는 처음으로 미국식품의약국(FDA)의 임상 승인을 받았다. 제약 전문가들은 앞으로도 한국에서 '획기적'인 천연물 신약 사

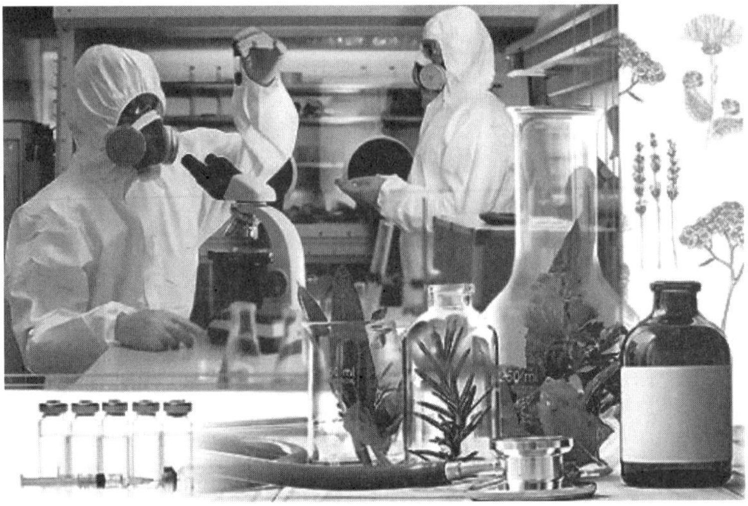

그림 92. 천연물의약품의 개발

례들이 더 나올 것으로 예상하고 있다. 천연물의약품 개발 기반으로 활용될 수 있는 인프라가 세계 최고 수준에 이르렀기 때문이다. 일예로, 농촌진흥청이 기초물질을 찾아내 상품화한 '누에그라'의 예에서 천연물의약품 개발 단초를 엿볼 수 있다. '누에그라'는 농촌진흥청 류강선 박사팀이 기술 이전한 것을 바탕으로 근화제약이 만든 건강보조식품이다. 천연물의약품 개발은 관련 학문의 발전을 이끌고 대학의 특성화에 이바지해 대학발전의 디딤돌이 될 수 있다. 천연물의약품은 단순하게는 약학과 농업의 융합이지만 약학 자체가 화학, 생물학, 병리학, 의학 등을 바탕으로 하고 있고, 여기에 농업과의 융 · 복합에 필요한 많은 학문들이 관계한다. 약학은 학문적으로 '논문 생산의 보고'일 정도로 연관 학문을 자극해 발전을 유도한다. 또한 천연물의약품 개발은 지역에 파급효과가 크다. 비록 의약품화까지 가지 않더라도 그 과정에서 기능성 식품산업, 화훼산업 등 농생명 기반산업이 발전할 수 있을 뿐 아니라 6차산업화를 촉진할 수 있다.

4.1 아스피린(Aspirin)

아스피린은 처음에 버드나무(*Salix alba*) 에서 분리된 살리신(살리실산의 전구물질, 체내에서 유효성분인 살리실산으로 변환)으로 만들었으나 살리실산의 나트륨염은 위에서 자극과 손상 초래, 장기간 복용이 어려워 바이엘사에서 단점 보완, 효과적이고 부작용이 적은 아세틸살리실산 합성하게 되었다. 바이엘사는 1899년 3월 6일 "해열 진통제" 아스피린의 특허를 등록하였고 초기의 가루약을 알약 형태로 교체, 복용을 간편하게 하고 복용량을 표준화함으로써 더욱 대중화하였다.

아스피린은 19세기 말 독일의 화학자 펠릭스 호프만이 류머티즘으로 고생하는 아버지를 위해 만든 약이다. 그 뒤 아스피린은 '진화'를 거듭했고, 그 덕에 수많은 사람이 만성 통증으로부터 벗어났다. 아스피린이 통증을 반감시키는 원리는 간단하다. 아스피린에 함유된 아세틸살리실산이 상해와 감염에 의한 반응을 조절하는 천연 호르몬(프로스타글란딘)의 생합성을 억제하는 것이다. 프로스타글란딘은 통증 전달을 돕고, 혈소판에 신호를 보내 혈병(血餠:피가 응고되어 생기는 덩어리)이 생성되도록 하며, 면역 체계의 국지 반응인 염증을 일으킨다. 따라서 이 물질의 발현이 억제되면 그만큼 통증과 열이 줄어들 수밖에 없다.

1970년대 초, 의학자들은 아스피린이 혈소판의 응집을 차단한다는 사실을 밝혀냈다. 그것은 곧 아스피린이 심장병에도 효과가 있음을 뜻한다. 1980년대 초, 미국 식품의약국(FDA)은 여러 연구 자료를 토대로 아스피린을 뇌경색(뇌졸중)과 심장마비 재발 방지 약으로 승인했다. 1989년에 미국 하버드 의대에서 더 진전된 연구가 펼쳐졌다. 찰스 헨켄스 교수(예방의학)팀은 건강한 남성 의사 2만2천명을 두 그룹으로 나눈 뒤 5년 동안 한 그룹에는 이틀에 한 번씩 아스피린 325mg을, 다른 한 그룹에는 위약을 투여했다. 그 결과 아스피린을 복용한 그룹의 심근경색증 발병률이 44%나 낮았다. 이후 미국 식품의약국은 아스피린을 아예 심장마비 치료약으로 승인했고, 미국인은 그때부터 아스피린을 다른 목적으로 복용하기 시작했다. 즉 심장마비 재발을 방지하기 위해서가 아니라, 처음부터 심장마비를 예방하기 위해 매일 복용하기 시작한 것이다. 2002년 말 현재, 그 인구는 2천6백만명으로 추정된다.

아스피린이 허혈성 뇌졸중 예방에도 우수한 효능이 있다. 혈전이 관상동맥을 막으면 심근경색이 발생한다. 그러나 혈전이 뇌동맥이나 경동맥 등을 막으면 뇌의 중요한 부분이 짧은 시간 안에 괴사하는 뇌졸중이 일어난다. 이 질환은 흔히 심한 거동 장애 · 언어 장애 · 시각 장애를 수반하는데, 도가 지나치면 사망에 이르기도 한다. 한 자료에 따르면, 미국에서만 한 해에 50만명 넘게 뇌졸중 환자가 발생한다. 그리고 그들 중 5명에 1명꼴로 사망하며, 3명 중 1명꼴로 장애자가 된다. 2002년 '항혈소판 연구인 협회'는 〈영국 의학 저널〉에 발표한 연구 논문을 통해, 아스피린이 뇌졸중과 중풍의 발병 확률을 25%나 떨어뜨린다고 주장했다. 또 다른 연구진은 뇌졸중 위험에 노출된 사람에게 아스피린을 지속적으로 투약하면 뇌졸중 발생률이 22%나 감소한다는 연구 결과를 내놓았다. 이는 뇌졸중에 노출된 미국인 2천만 명(1999년 자료) 가운데 4백50만 명이 아스피린의 도움으로 목숨을 건질 수 있음을 뜻한다.

아스피린은 때때로 비행기 안에서도 빛을 발한다. 비행기의 좁은 좌석에 앉아 오랫동안 여행하다 보면 혈전이 발생한다. 전문가들은 이를 '이코노미 클래스 증후군'이라고 부르는데, 항공 여행을 시작하기 며칠 전부터 아스피린을 복용하면 이를 예방할 수 있다(미국은 매년 6만명 이상이 이코노믹 클래스 증후군으로 사망하며, 한국에서는 1998~2002년에 27명이 사망했다).

아스피린은 주 5일 근무로 점점 늘고 있는 스킨스쿠버에게도 도움을 준다. 그들이 흔히 겪는 잠수병을 예방하는 것이다. 사람이 바다 속에 들어가면 수압 때문에 뇌동맥 색전증이 발생한다. 그런데 아스피린을 복용하면 혈소판이 응집되지 않아 색전증에 걸리지 않는다. 당뇨병 후기 합병증을 예방하는 데도 아스피린이 쓰인다. 당뇨병은 심장병과 뇌졸중을 일으킬 수 있는 가장 위험한 원인 가운데 하나이다. 당뇨병 환자 중 50% 이상이 후기 증상인 심근경색으로 죽고, 12%는 부작용인 뇌졸중으로 사망한다. 반면 당뇨에 의한 급성 혼수로 죽는 환자 비율은 채 1%가 되지 않는다. 따라서 당뇨 환자가 아스피린을 장기 복용하면 심근경색과 뇌졸중 발병 가능성이 줄어, 그만큼 사망 위험을 줄일 수 있다.

호주의 병리학자 가브리엘 쿤 박사는 오랜 연구 끝에 아스피린을 복용하면 결장암에 걸릴 확률이 인구의 통계적 평균치보다 40% 떨어진다는 사실을 확인했다. 예방 원리는 간단했다. 종양의 성장을 촉진하는 프로스타글란딘의 생합성을 억제해 암의 발현을 막는 것이다. 하버드 의대 에드워드 지오반누치 박사 팀은 거기에서 한 걸음 더 나아갔다. 건강한 30~35세 미국 간호사 12만2천명을 대상으로 한 실험에서, 아스피린을 장기(최소한 10년) 복용하면 결장암으로 인한 사망률이 44% 이상 감소한다는 사실을 알아낸 것이다.

몇몇 연구에서는 아스피린이 전립선암 · 췌장암 · 식도암 등을 예방한다는 사실이 확인되었다. 그러나 아직까지 암 예방을 위해 아스피린을 복용해야 하는지에 대해서는 논란이 분분하다. 1996년 미국암협회의 대규모 연구 책임자였던 미첼 턴 박사는 이렇게 말한다. "일부 좋은 결과가 있었지만, 최적 투여량과 적용 증상 및 부작용에 대한 중요한 의문점들이 풀려야 한다. 따라서 아직도 많은 임상 및 병리학 연구가 필요하다."

지금도 수많은 연구를 통해 아스피린의 새로운 효능들이 하나둘 밝혀지고 있다. '불임 여성이 아스피린을 복용하면 가임 확률이 배로 증가한다', '알츠하이머 발병 위험을 줄인다', '뇌종양인 다형성아교종(多形成芽膠腫)을 예방한다', '잇몸 질환을 앓는 사람들이 아스피린을 소량 복용하면 치주염에 걸릴 확률이 낮아진다' 사람이 실명하는 가장 큰 원인인 당뇨성 망막염 예방에 도움을 준다', '유방암 발병을 막아준다' 등이 비교적 최근에 밝혀진 효능들이다. 그러나 이런 '기적'들은 좀더 검증을 거쳐야 신뢰받을 수 있다.

빛이 있으면 그늘이 있듯, 약의 효과가 있으면 부작용이 있는 법. 이 법칙은 아스피린에도 적용된다. 의사들은 '어떤 약에 부작용이 전혀 없다면 내세울 만한 효과도 없다는 의미'라고 말한다. 그렇다. 아스피린을 복용한 뒤에도 부작용이 나타난다. 가장 흔한 부작용은 속이 쓰리고 아픈 위궤양이다. 심하면 위장 출혈이 일어나기도 한다. 또 다른 부작용은 항혈소판(피를 굳지 않게 하는) 작용으로 인한 '지혈 방해'이다. 생리 · 출산 · 수술을 앞둔 사람에게 아스피린 복용을 금하는 것도 그 때문이다.

독감이나 수두에 걸린 16세 이하 어린이가 아스피린을 먹으면 간혹 라이 증후군이 발생하기도 한다. 라이 증후군은 인플루엔자나 수두 등 바이러스성 질환에 걸린 어린이에게만 일어나는 드문 병이다. 급성뇌증과 함께 간의 지방변성을 수반하는 질환으로서 지나치면 환자가 사망하는 경우도 있다.

이 외에도 최근 들어 좀더 연구가 필요한 부작용들이 하나 둘 발표되고 있다. 지난 3월6일, 미국 CBS 인터넷판은 '임신 초기나 수정 단계에서 아스피린을 먹으면 유산 확률이 80%에 이른다'는 내용을 한 의학자의 말을 인용해 보도했다. 1월에는 더 심각한 내용이 공개되었다. 미국 하버드 의대 에바 쉐른 박사가 아스피린을 장기 복용해온 여성 8만8천명을 18년간 추적한 결과, 1주일에 325mg 이상을 장기 복용한 사람이 가끔 복용한 사람에 비해 췌장암에 걸릴 위험이 58%나 높았다. 또 20년 동안 1주일에 14정 이상 복용한 사람은 전혀 복용하지 않은 사람에 비해 췌장암 발병 위험이 86%나 높았다.

적어도 심근경색증 · 불안정형 협심증 · 안정형 협심증 · 뇌경색 · 일과성 뇌허혈 환자는 2차 발병을 막기 위해 아스피린의 복용이 권장된다. 동맥경화 위험 인인(고혈압·당뇨·흡연·고콜레스테롤) 가운데 두 가지 이상을 지닌 사람도 복용 대상자이다.

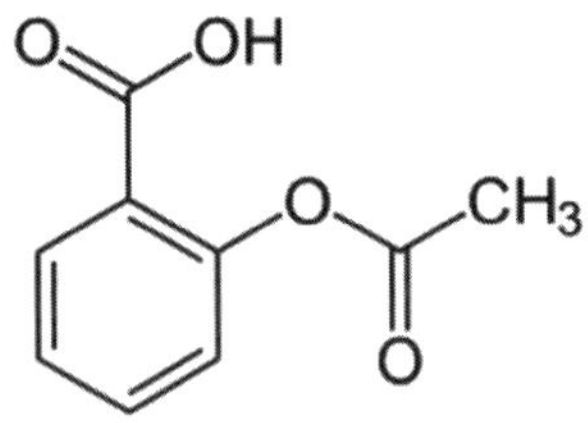

3개의 작용기 – carboxyl acid, aromatic ring, ester

일반적인 성질	
IUPAC 이름	2-아세톡시-벤조산
화학식	$C_9H_8O_4$
CAS 번호	50-78-2
물리적 성질	
상태	고체
분자량	180.157 g/mol
녹는점	135 ℃, 275 ℉
끓는점	140 ℃, 284 ℉
밀도	1.40 g/cm^3
형태	흰색(알약상태)

그림 92. 아스피린의 화학적 구조 및 특성

4.2 스테로이드(Steroids)

스테로이드(steroid)는 식물, 곰팡이 및 인간에 이르기까지 빈번히 발견되는 생체물질로서 스테롤, 담즙산, 성호르몬 따위의 스테레오핵을 가진 지방 융해성 화합물을 통틀어 이르는 말이다. 지방산을 함유하지 않고, 6개의 탄소 원자로 이루어진 고리 3개, 5개의 탄소 원자로 이루어진 고리 한 개 즉, 고리 네 개가 결합된 공통의 기본 구조를 가진 지질이자 유기 화합물이다.

동물에 많은 콜레스테롤은 세포막의 중요한 구성 성분이며, 또한 생체막이나 부신 피질 호르몬 및 담즙산의 모체이다. 모든 스테로이드는 조효소 A의 생합성 과정에서 만들어진다.

스테로이드 호르몬은 매우 적은 양으로도 강력한 생리활성을 가진 물질로서 만병통치인 동시에 질병에 있어서 만악의 근원, 악의 축이라는 두 얼굴을 가진 호르몬이며 동시에 사이비, 돌팔이, 대체요법가 등이 가장 애용하는 약이다.

연고나 주사제로서 염증을 없애는 데 쓰이는 것은 코르티코스테로이드로서, 주로 몸 안에서 콜레스테롤을 재료로 합성되며 그 종류로는 코티손(당질 코르티코이드), 무기질 코르티코이드, 성호르몬 등이 있다. 근육을 키우고 운동선수들이 쓰는 스테로이드는 아나볼릭 스테로이드이고, 염증완화나 만병통치약급 등의 치료목적의 스테로이드는 코르티솔 스테로이드이다. 또한 분비되는 위치도 다르므로, 완전히 다른 물질이라고 생각해도 됨. 염증 치료용 스테로이드는 오히려 근육을 줄이는 작용을 함. 생물체 내에 존재하고 있으며 생물체 내에 없는 종류의 스테로이드는 인공적으로 합성된다.

■ 코르티코스테로이드

- **당질 코르티코이드:** 코르티솔, 코르티솔 스테로이드, 글루코코르티코이드. 염증을 억제하는 작용이 있어 관절염이나 피부염 등 많은 염증 질환에 쓰인다. 프레드니손, 프레드니솔론, 메틸프레드니솔론, 트리암시놀론, 덱사메타손, 데소니드, 코르티코스테론 등 다양한 종류가 의약용으로 사용된다. 스테로이드성 항염제로 분류된다. 반댓말은 비스테로이드성 항염제인 NSAID이다

- **무기질 코르티코이드 :** 체내의 전해질 농도를 맞추는 역할을 한다. 콩팥의 세뇨관에 작용하여 나트륨이온을 재흡수해 체내 삼투압을 유지시키고 항상성을 조절한다.

■ 성 호르몬

- **남성호르몬:** 테스토스테론, 디히드로에피안드로스(DHEA), 안드로스테네디온, 안드로스테네디올, 안드로스테론, 디히드로테스토스테론(DHT) 등

- **여성호르몬 치료제** – 배란조절형 피임약, 에스트라디올–데포주(Estradiol-Depot)

■ 아나볼릭 스테로이드

단백동화 스테로이드. 근육과 골밀도를 늘리는 역할을 하는 스테로이드의 총칭. 난드롤론, 스타노조롤, 옥산드롤론, 테스토스테론, Depo–Testosterone(상품명) 등.

• **의약품 :** 의료목적으로는 두드러기, 관절염, 면역억제 등의 목적으로 다양하게 처방된다.

• **스테로이드의 화학구조:** cyclopentanoperhydropentanthrene 골격을 가진 복잡한 4개의 탄소고리를 가지는 테르펜 구조, 사이클로헥실 고리 셋에 사이클로펜틸 고리 하나가 붙은 통칭 스테로이드핵 구조를 가진 화합물의 총칭이다.

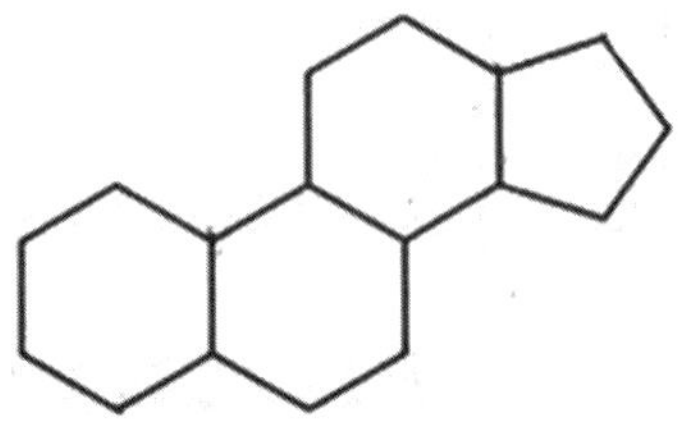

그림 93. 스테로이드의 화학적 구조

▪ 효능

만병통치약인 이유는 가장 강력한 항염증, 진통제이기 때문이다. 사실 인체에서 통증을 일으키는 대부분의 질병은 염증이 문제가 되는 경우가 많으므로 염증, 통증에 기가 막힐 정도로 좋은 효과를 발휘하는 스테로이드는 온갖 질환들에 다양하게 처방된다. 뿐만 아니라 난치병인 자가면역질환, 아토피, 두드러기 등에도 면역억제제로 탁월한 효과를 발휘한다. 아나필락시스와 같은 급성 과민반응의 경우 생명을 살리는 약물이 되기도 한다.

스테로이드 피임제로 1951년 Woodward 코르티손 전합성, Djerassi 마의 디오스게닌으로부터 같은 스테로이드를 합성했다. 합성스테로이드인 노르에틴드론(Norethindrone)이 합성되었고(천연 프로게스트론보다 8배 강한 효력), Searle사의 Frank Colton 합성프로게스테론이 개발되었다. 1960년대 피임약 Envoid를 개발한 이후 합성프로게스테론과 에스트로겐 복합제제로 프로게스테론 단일제제를 대체하였다.

코티코스테로이드 약물로 Kendal, Hench(미국), Reichstein(스위스)은 스테로이드 물질의 항염증 작용을 구명하였다. 면역억제에 의한 항염증제 프레드니손(Predinisone)을 개발, 스테로이드제제가 자가면역질환이나 염증질환에 탁월한 효능이 있음을 구명하였다.

■ 부작용

장기간 투여 할 경우 온갖 심각한 질병을 불러온다. 근본적으로 면역력을 약화시키고, 인체의 호르몬에 교란을 일으키기 때문임. 대표적인 장기 부작용으로는 쿠싱 증후군이 있다. 참고로 이 약물은 부분적으로 성호르몬과 비슷하다. 그래서 이 약물을 투여하면 특히 여성의 성욕 증가 및 남성화 초래. 밥맛도 좋아지고 몸통 비만이 생긴다. 그러므로 난치병인 자가면역질환, 아토피 등을 잘 치료한다고 하거나, 살찌게 하는 약이라고 주면 꼭 이 약이 아닌지 의심해야 한다. 장기간 고용량을 사용하다가 갑자기 중단해도 심각한 부작용 초래할 수 있다. 대표적 부작용은 스테로이드 유발 당뇨병, 골다공증, 혈압증가, 전해질 이상, 체중 증가, 면역력 약화, 감염 가능성 증가, 소화성 궤양, 근병증, 뼈괴사, 백내장, 피부변화, 행동장애 등이다

Cushing's syndrome 은 뇌하수체 신종, 부신 과증식, 부신 종양, 이소성 부신피질자극호르몬 분비증 등의 여러 원인에 의해 만성적으로 혈중 코티솔 농도가 과다해지는 내분비 장애이다.

4.3 스타틴(Statins)

스타틴은 콜레스테롤 합성을 저해하는 약물로 HMG-CoA (3-Hydroxy-3-Methyl-Glutaryl Coenzyme A) reductase 활성저해물질의 총칭이다.

스타틴은 HMG-CoA reductase의 기질인 HMG-CoA와 유사한 구조, 이와 길항작용을 통해 mevalonic acid로의 전환 억제하며 콜레스테롤 합성 저해, 체내 콜레스테롤과 중성지방의 양을 효과적으로 감소시킨다.

고지혈증 치료를 위해 전 세계에서 매일 3천만 명 이상이 스타틴계 약물 복용(대사성 질환의 예방과 치료에 있어서 없어서는 안 될 약물)

1971년 일본 Sankyo제약 Akira Endo가 Penicillium citrinum이 다른 미생물로부터 자신을 보호하기 위해 만들어내는 물질이 HMG-CoA reductase를 억제함을 발견, mevastatin(ML-236B)이라고 명명하였다. 임상시험을 하였으나 상품화는 되지 못했나. 영국 연구팀은 *Penicillium brevicompactu*에서 같은 물질 발견, compactin으로 명명(항진균 작용물질로만 언급)하였다. 1978년 Merck사 Vagelos가 *Aspergilus terreus*에서 lovastatin(Mevinolin, MK803)을 분리, 1987년 Mevacor로 상품화, 1995년 Zocor로(simvastatin) 임상실험을 하여 두 가지로 10억 달러

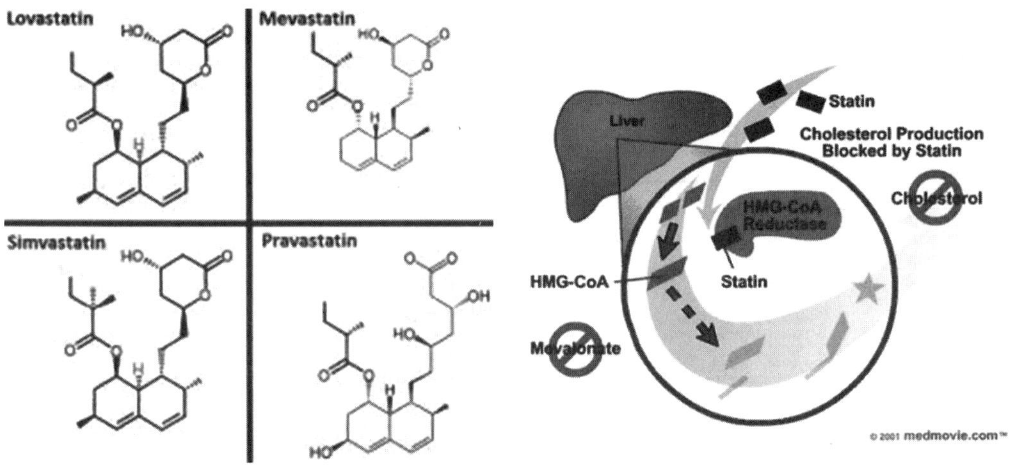

그림 94. 스타틴의 화학구조(좌)와 약물기전(우)

이상 매출을 오렸다. 1985년 Michael Brown과Joseph Goldsten 콜레스테롤 연구업적으로 노벨상을수상하였다.

■ 효능 및 작용기전

스타틴의 타겟은 콜레스테롤과 죽상동맥경화증(산업국가의 사망원인의 50% 차지)이며 스타틴은 HMG-CoA 환원효소(reductase)를 억제하며 간에서 콜레스테롤 합성 경로를 차단, 콜레스테롤 생성을 억제한다.

Mevalonic acid의 합성에 필요한 HMG-CoA 환원효소(reductase)를 억제, 간에서 콜레스테롤과 CoQ10 합성을 억제한다. HMG-CoA 환원효소(reductase)는 콜레스테롤과 다른 이소플레노이드를 생성하는 mevalonate 경로를 조절한다. 즉, HMG-CoA가 Mevalonic acid로 변환하는 데 촉매 역할을 한다. 스타틴은 간에서 혈장 LDL의 이화작용을 촉진, 혈장 내 콜레스테롤을 낮춰 죽상동맥경화증 및 그로 인한 심근경색, 뇌졸중을 예방한다. HMG-CoA는 소포체막에 존재, 8개의 transmembranc domain을 가진다. 사람의 HMG-CoA reductase 유전자는 5번 염색체 long arm에 위치하며 다른 동물, 식물, 세균에도 같은 기능을 가진 효소가 존재한다.

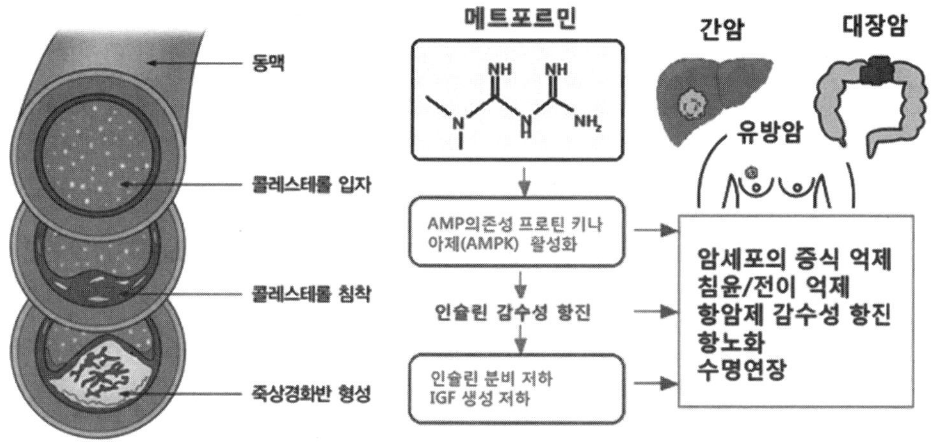

그림 95. Atherosclerosis(아세로우스클러로우시스) 작용기전

▪ 부작용

복용자 중 10%에서 근육병증의 유발 가능성이 있다(근육통−95% 이상, 근육염−5% 미만, 횡문근융해증−15 미만: 가장 심각한 근육병, 분해된 근육성분들로 인해 신장이 망가지고 심하면 목숨을 잃을 수도 있다). 근육통, 근육무력감, 콜라색의 소변 등이 증상) 발생한다. 원인은 스타틴이 근육의 에너지 생산을 돕는 코엔자임 Q10의 합성을 줄이고 근육독성을 유발하는 물질을 증가시키기 때문이다. 약 복용 중 근육운동을 하는 사람, 80세 이상의 여성 중 갑상선기능저하증을 앓는 사람, 심혈관질환치료제인 디곡신 성분의 강심제를 복용하는 사람, 칼슘채널차단제 계열의 고혈압 약 복용자 등에게서 근육병증 부작용이 더 잘 유발된다.

4.4 메포민(Metformin)

중동의 콩과 다년초 *Galega officinalis*에서 기원하며 마비, 저혈압, 흉수(액체가 흉강 안에 고여 있는 수흉, hydrothorax) 등 다양한 인체독성 성분을 함유한다. 중세 이후 당뇨, 다뇨 증에 이용되었다. 혈당강하 활성 성분은 구아니딘(guanidine)을 함유한다. 1920년대 Tanret가 이 식물에서 갈레진(Galegin) 발견하였고 1922년 Werner & Bell 이 N, N−dimethylguanidine을 합성하여 메포민의 존재가 알려지게 되었다. 1929년 Slotta & Tschesche 토끼실험에서 메포민의 갈레진보다 낮은 독성과 높은 혈당강하 활성을 보고하였으나 신탈린과 인슐린 등장으로 관심이 줄어들었다.

1940년대 말 메포민의 장점이 확인되었고 1950년 Dawes가 동물실험에서 메포민에서 저혈압, 심박수 저하 등 부작용 없는 것으로 보고하였다. Garcia는 메포민의 혈당강하 활성과 안전성, 항균, 항바이러스, 항말라리아, 해열, 진통 효과를 추정하였고 1954년 Supniewski가 메포민의 항바이러스 효과를 확인, 다양한 질환 치료 이용 가능성을 제시하였다.

1957년 Sterne 메코민 약물인 글루코파지로 임상실험 하여 제2형 당뇨환자에게 특이적인 혈당강하, 인슐린 분비 없이 간장의 당신생 억제, 말초신경에서의 당 흡수와 소비 증가, 인슐린 감응도 개선 등이 보고되었다. 약간의 위장 부작용은 메포민 투여량의 점진적 증가로 예방하였다. 1968년과 1977년 Clarke 등은 메포민 투여에 의한 저혈당 발생률 감소와 비만 환자 체중 감소 효과를 보고하였다. 1995년 Bailey 등 메포민의 우수성을 재확인하였고 1998년 UKPDS의 메포민 임상실험 결과 메포민의 우수한 효능 및 안전성이 확인되어(당뇨 관련 치사율 42%까지 감소) 제2형 당뇨환자들의 선호 치료제로 인정받았다. 2012년 미국과 유럽 당뇨전문가들이 메포민을 제2형 당뇨 1차 선택약물로 선정하였으며 다낭성 증후군과 임신성 당뇨병, 초기 암발생 억제 등에도 사용된다..

메포민은 비구아니드계(biguanides) 경구용 당뇨병 치료제, 혈당강하 및 심혈관질환 예방 효과가 있다. 간에서 AMPK(AMP activated protein kinase)를 활성화 하여 포도당 신생합성(gluconeogenesis)을 억제하고 세포 내 당 흡수를 촉진하며 대사증후군을 억제한다. 또한 메포민이라는 약이 수명을 크게 늘릴 수 있는 노화억제 효과로 주목받고 있다. 데일리 메일 등은 캘리포니아의 노화전문 연구기관인의 연구진이 이 같은 사실에 주목하였다. 즉, 이 연구진은 동물을 대상으로 한 실험에서 메포민이 생명을 늘리는 효과가 있는 것을 발견하여 비교적 저렴하게 사용할 수 이 약은 또 알츠하이머나 파킨슨병 등을 늦추는 효과도 있다고 주장하였다. 이 약이 세포 내에 산소분자 수를 높이고 체력을 증강시키는 동시에 수십 년 더 생존할 수 있는 안티에이징 효과를 기대할 수 있기 때문이라는게 연구진의 설명이다. 다만 임상실험이 진행되지 않아 그 안전성이 아직 완전히 입증되지 않았다.

표 13. 메포민의 이화학적 특성

체계적 명칭 (IUPAC 명명법): N,N-Dimethylimidodicarbonimidic diamide (CAS 등록번호 657-24-9)
화학적 성질: 화학식 C4H11N5 분자량 129.16364
약동학 정보: 생체적합성 50-60%, 단백질 결합 Minimal, 생물학적 반감기 4-8.7 hours,
배출 Urine (90%)
투여 방법: oral
합성법: dimethylamine과 2-cyanoguanidine을 같은 몰비로 톨루엔에 용해한 후 냉각하여 농축된 용액을 얻은 후에 같은 몰비의 염산을 서서히 배합, 혼합물을 만든 후 이를 가열, 냉각해 메포민 염산화물을 얻음.

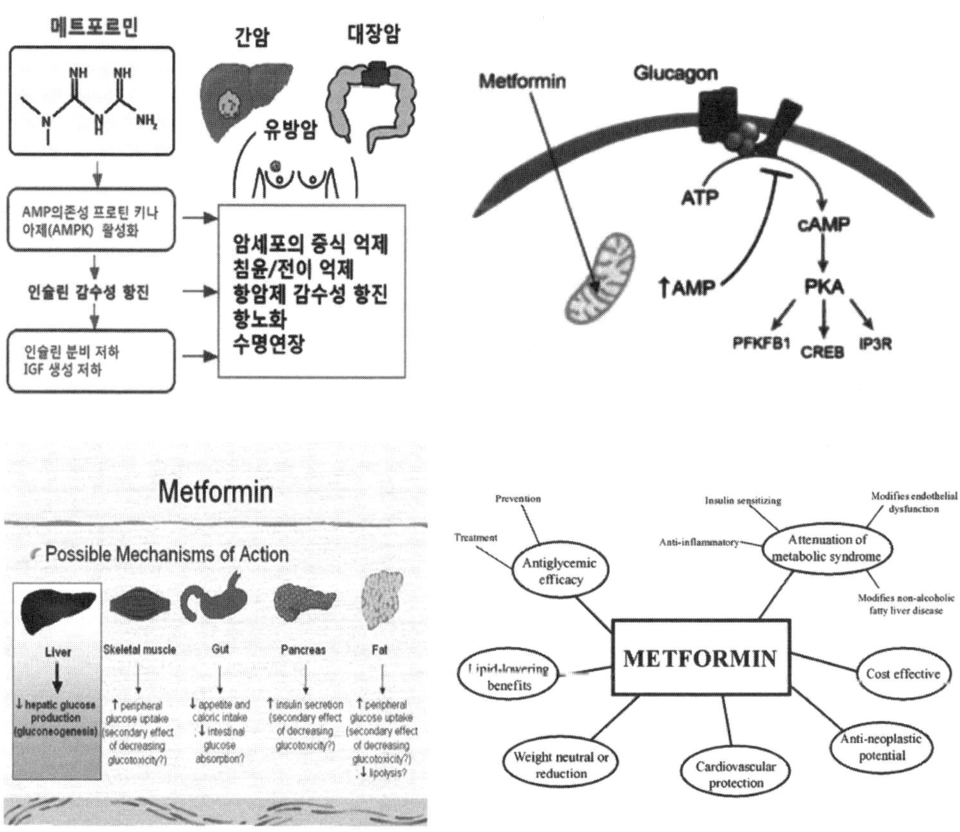

그림 96. 메포민의 작용기전 및 효능

■ 작용 기전 (Mechanism of action)

메포민은 간에서의 포도당 생산을 억제함으로써 고혈당 상태에서 혈당을 낮춘다. 일반적으로 2형 당뇨병 환자는 정상적인 사람보다 3배 정도 많이 포도당을 생산하는데, 메포민 요법은 과다한 포도당 생산을 3분의 1정도로 낮춰 정상 수준이 되게 한다. 메포민의 작용기전은 정확하게 밝혀지지는 않았으나, 1) 미토콘드리아에서 일어나는 세포호흡을 억제하고 2) AMPK를 활성화시키며, 3) 글루카곤에 의해 유도되는 cAMP(Cyclic adenosine monophosphate)의 농도 상승을 막아 결과적으로 PKA(Protein kinase A)의 활성을 억제하고 4) 장내의 정상세균총(gut flora)에도 영향을 준다고 알려져 있다.

AMPK는 인슐린이 작용하는데 중요한 역할을 하는 효소이다. AMPK가 활성화되면 포도당을 세포내로 흡수하는 GLUT4(glucose transporter 4)의 수가 증가한다. GLUT4는 포도당 수송체(glucose transporter)의 하나이며 횡문근세포와 지방세포에 주로 발현되어 있다. 인슐린이 인슐린 수용체와 결합하면 GLUT4는 포도당을 세포내로 흡수하므로 혈중에 있는 포도당의 농도가 감소한다.

■ 효능

혈당강하 활성– 간의 당신생 억제, 골격근의 당흡수 증가와 관련이 있다.

1) 메포민은 간에서 글리세롤이나 유산염, 피부르산염으로부터 당신생과 관련된 각각의 단계를 모두 차단하고 미토콘드리아 내 칼슘조절 및 PEP(phosphoenolpyruvate)의 carboxylase 단계를 차단한다. 결과적으로 당신생을 억제한다.

2) 메포민은 간에서 AMPK를 활성화한다. 지방 합성 관련 효소인 ACC(Acetyl CoA Carboxylase)의 활성이나 SREBP(Sterol Regulatory Element-binding transcription factor)이 발현 감소로 당신생을 억제하며, 지압합성 효소 감소로 지방산 산화를 증가시키고, VLDL(Very Low Density Lipoprotein) 합성을 억제하여 지방간을 줄이고 간의 인슐린 민감도를 증가시킨다.

3) 메포민은 골격근에 작용, 당수송 및 글리코겐 합성을 촉진해 인슐린에 의한 당 흡수를 증가시킨다(3개월 메포민 투여로 당흡수 29%까지 증가). 이것은 메포민에 의한 당수송체(glucose trasporte)인 GLUT–1과 GLUT–4의 활성 증가와 관련이 있다.

4) 메포민은 유리 지방산을 저하하는 역할을 한다. 비만, 당뇨환자에게서 유리지방산 증가하는

데, 메포민 투여로 유리지방산 산화가 10-20% 감소한다(메포민이 지방세포의 유리지방산 생성이나 유리지방산으로의 지방 분해 차단 때문이다). 간에서 유리지방산의 베타-oxidation이 과도하게 일어나면 미토콘드리아 내에 acetyl CoA와 구연산염(citrate)이 축적되고 이들이 피부르산염을 통해 당 생성을 증가시키는데 메포민은 이 베타-oxidation을 차단, 세포 내 구연산염 축적이나 acetyl CoA 축적에 의한 당신생 단계를 억제한다.

표 14. 메포민의 단독 및 복합치료 효능

단독치료 효능	혈당강하, 저혈당 위험 감소, 혈중지질농도개선, 고인슐린혈증 감소, 체중 유지 또는 감소 등의 효과 및 안전성. 설폰요소제 혈당강하제에 반응하지 않는 경우(제2형 당뇨 비만 환자) 체중 안정. 단독제품(제품성분 메포민)-글루코파지, 글루코파지 XR, glumetza, fortamet 등(비설폰요소제). 및 체중 감소 효과가 있는 메포민을 초기 치료제로 추천.
복합치료 효능	메포민과 같이 사용 1)설폰요소제: 췌장의 기능 강화로 인슐린 분비 촉진 2)메글리티나이드계 약물: 췌장 기능 강화, 작용시간이 짧아 식후 혈당조절에 유용 3)치아졸리딘디온계 약물: 인슐린 분비에 무영향, 근육과 지방의 세포에 작용, 인슐린 민감도 증가, 혈당 저하. 4)알파글루코시다제 억제제: 섭취된 탄수화물의 소화 지연, 식후 혈당조절에 효과적. 5)DPP-4억제제: GLP(glucagon-like peptide-I) 활성 촉진, 인슐린 분비 증가와 글루카곤 분비 감소로 혈당 감소. 복합제품(제2형 당뇨병 치료)- 치아졸리딘디온계(Rosiglitazone, Pioglitazone), DPP-4억제제(Alogliptin, Linagliptin, Sitagliptin, Saxagliptin), 설폰요소제(Glipizide, Glyburide), 메글리티나이드계(Repaglinide) 등. 제품명 Kazano(Alogliptin+Metformin), Glucovance(Glyburide+메포민), Jentadueto(Linagliptin+메포민), ActoPlus Met, ActoPlus Met XR(Metformin+Pioglitazone), PrandiMet(Metformin+Repaglinide), Avandamet(Metformin+Rosiglitazone), Kombiglyze XR(Metformin+Saxagliptin), Janumet, Janumet XR(Metformin+Sitagliptin)
혈당강화 이외의 효과	심혈관계질환과 관계된 이상지질혈증, 섬유소저용해증, 비만 등에 유효. 고중성지방혈증 당뇨환자에 메포민 투여로 간의 VLDL-C 합성 억제, 혈중 중성지방 50%, 총콜레스테롤 10%, LDL-C 25%까지 감소. HDL-C는 17%까지 증가. 메포민 투여에 따라 섬유용해능 증가섬유용해 억제자인 PAI-1(plasminogen activator inhibitor-1)의 혈중농도 감소, 혈관 이완의 호전, 산화스트레스 감소, 혈소판 응집 감소 효과 등에 영향.

표 15. 메포민의 부작용	
위장관계 증상	식용감퇴, 오심, 구토, 복부팽만감, 설사 등(치려 초기 환자의 약 30%에서 발생). 소장 조직에 메포민이 고농도로 축적되어 국소적으로 젖산 생산 증가가 원인일 것으로 추정(장점막의 조직변화 관찰되지 않음).
혈액계 증상	메포민의 장기간 투여 시 10–30%에서 비타민 B_{12} 흡수장애 유발, 장세포의 세포 내 칼슘대사 장애 유발, 칼슘에 의존한 비타민 B_{12} 흡수장애 유발로 혈액계 증상 발생.
유산증	당뇨병, 저관류, 저산소증 등의 병태생리적 상태에서 빈발, 혈중에 유당농도가 5mmol/L 이상이고 혈중 pH가 감소하며 전해질 불균형이 생긴 상태가 유산증(사망률 20–50%, 발생률 10만명당 3건/년), 내인성 신장질환, 신장의 저관류 등에 의한 신장기능 장해와 간질환으로 인한 유당 대사 장해 환자에게서 주로 나타남(최소량 투여나 복용중단으로 유산증 발생 예방).

생명연장의 해답, 메포민에 달려 있다?

메포민은 우리나라에도 글루코파지란 상품명으로 처방되고 있다. 건강보험 적용이 되고 한 알에 수십 원에 불과한 매우 싼 약이다. 부작용도 위장장애 등 비교적 경미한 편이다. 그런데 최근 이 약을 먹은 사람들이 오래 사는 수명 연장의 효과가 있다는 연구결과들이 잇따라 나오고 있다. 어쩌면 사상최초로 수명연장과 불로장생을 위한 약으로 승인될지도 모른다는 예측도 등장하나 아직 장수를 위해 공인된 것은 아니므로 특별한 이유 없이 이 약을 먹는 것은 곤란하다. 그러나 이미 당뇨 때문에 이 약을 복용하고 있다면 당뇨 치료는 물론 수명연장까지 기대되고 있다.

수많은 전염병과 난치성 만성 질환, 두려운 암과 같은 불치병들이 있지만 모든 질환의 사단은 혈액과 혈류와 그리고 혈관은 모든 면역과 대사과정에 기반이 되고 건강의 보루가 되기 때문에 이러한 균형점이 상실되면 그것이 질병과 바로 연관되는 것이다. 그러므로 혈액과 혈관이 건강해야 모든 장기들의 대사가 순조롭게 유지되고 건강한 생활을 영위할 수 있다. 즉, 혈관노화의 방지가 건강장수의 불가결한 요소라고 생각된다. 지난 반세기 동안 보건에 대한 인식이 증가하고 의료공학이 발전됨에 따라 인류는 감염성질환에 따른 공포에서 상당히 해방되었지만, 식생활, 신체활동 등과 같은 생활습관의 변화에 따라 만성대사질환 발병률은 놀라운 속도로 증가되어 왔다.

특히 혈당이 높아지는 당뇨병의 경우 우리 몸 모든 곳을 곳곳이 지나가는 혈관을 망가뜨려 여러 가지 합병증을 유발시켜 삶의 질은 물론 수명까지 단축시키고 있다. 달고 기름진 음식의 섭취가 증가하고 편리한 교통수단의 발달로 신체활동수준이 낮아지게 되어 혈당을 조절하는 호르몬인 인슐린의 작용기전이 망가지는 이른바 '인슐린 저항성'이 당뇨병 및 당뇨합병증의 원인으로 알려져 있다. 이런 인슐린 저항성은 당뇨병뿐만 아니라 비만, 고혈압, 고지혈증 등의 대사증후군을 유발하여 심뇌혈관질환의 치명적인 합병증을 초래하고, 심지어 치매 및 암까지도 일으킨다고 되어 있어서, 실제로 인간의 수명을 단축시키는 몸속의 시한폭탄과 같은 주범이라고 할 수 있다.

인슐린 저항성을 개선시키기 위해 그 동안 수많은 연구가 수행되었고 또 그만큼 많은 약제들이 개발되었는데, 그 중 메포민(metformin)은 아주 훌륭한 인슐린 저항성 개선제로써 전 세계적으로 당뇨병 치료목적으로 가장 널리 사용되는 약제로 알려져 있다. 이 약제는 근육과 지방에서 인슐린 저항성을 개선시켜 혈당을 감소시킬 뿐만 아니라 지질대사를 개선시키고, 응고인자나 혈소판에 좋은 영향을 미치면서, 내피세포 기능을 개선시켜 혈관 이완기능을 향상시킨다. 이러한 기전을 고려해보면 메포민은 제2형 당뇨병 환자에서 혈당 개선 효과뿐만 아니라 건강한 혈관을 유지하는데도 매우 효과적인 약제로 알려진다.

실제로 영국에서 시행된 UKPDS (The United Kingdom Preventive Diabetes Study)라는 연구에서 5,102명의 당뇨병환자들을 20년간 추적조사 한 결과 메포민으로 치료한 환자에서 당뇨병과 관련된 모든 위험도가 32%, 심근경색이 39%, 당뇨병과 관련된 사망이 42%, 모든 원인에 의한 사망률이 36% 감소했다. 이처럼 메포민은 단순히 혈당을 떨어드리는 효과뿐만 아니라 혈관질환에 대한 예방 효과도 가지고 있다는 것을 알 수 있다. 그렇기 때문에 가장 오래된 당뇨병 치료제로서 등장한 메포민에 대해 최근 당뇨병 치료뿐만 아니라 수명연장의 가능성에 대해 재조명이 되고 있는 것이다. 또한 최근에 메포민을 포함해 유방암이나 대장암, 위암 환자에서 치료 및 재발 효과에 대한 긍정적인 결과들은 더욱 더 메포민을 통해서 노화와 생로병사의 비밀의 단서가 규명될 수 있는 가능성을 시사한다.

위에서도 서술했듯이 혈액과 혈관이 건강해야 건강장수가 가능하다. 혈액과 혈관이 건강하기 위해서는 혈당을 정상범위로 유지해야 하는데, 그렇다면 혈당을 조절하여 만병의 근원인 당뇨병의 발병을 예방하는 이 메포민이 생명연장에 효과가 있을까?

영국에서 18만 명의 메포민 복용자들의 나이와 여러 건강인자를 5년 동안 추적해 보니 이 약을 복용하는 당뇨병 환자가 이 약물을 복용하지 않는 사람들보다 사망할 확률이 15% 정도 낮았다. 즉, 같은 조건이라면 이 약을 먹지 않은 사람이 동일기간 100명 죽었다면 이 약을 먹은 사람은

85명 죽었다는 뜻인데 사망률 저하는 가장 움직이기 힘든 보건지표이므로 15% 저하는 매우 큰 의미가 있다.

'생명연장의 해답이 메포민에 있다'라고 말하기엔 분명 시기상조이며 이에 대한 더 많은 후속 연구가 필요하다. 하지만 '생명연장' 혹은 '젊음의 연장'에 대한 작은 가능성이 제시된 이 시점에서 이 가능성을 더 크게 만드는 것은 과학자의 몫이므로 혈당조절과 혈관 노화를 방지하기 위한 치열한 연구와 진료에 최선을 다할 필요가 있다.

• 연구사례: 당뇨병 약 Metformin 의 피부 노화 방지 작용과 건강 수명 연장 작용의 약리 작용

당뇨병 약 Metformin이 혈당강하 작용과는 관계없이 피부 노화를 방지하고 건강 수명을 연장할 수 있음이 약리 작용면에서 밝혀졌다(벨기에 Ghent 대학 생물 과학 연구 팀의 연구 결과이며 미국 국립 아카데미 과학 학술 지 최신 호에 게재).

• 노화로 주름살 잡힌 회충과 팽팽한 피부를 가진 회충

아래 그림에서처럼 Metfromin을 먹지 않은 회충은 노화로 인해 피부가 온통 주름살로 구겨져 있으나 Metformin을 먹은 회충은 같은 나이의 늙은 회충임에도 불구하고 젊은 나이의 팽팽한 피부를 유지하고 있다.

본 연구는 노화 방지등의 연구에 잘 사용되는 수명이 매우 짧은 회충 (Caenorhabaditis elegans)에게 Metformin 을 먹이고 대조군과 비교하는 실험이다.

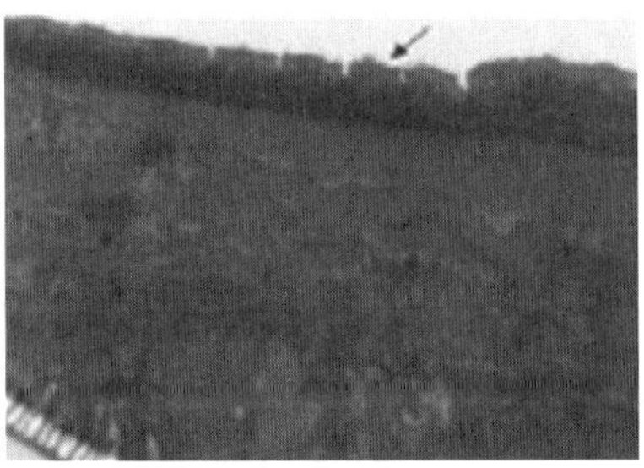	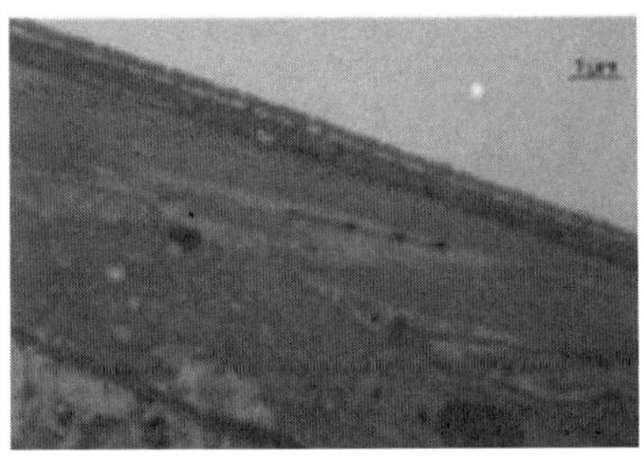
나이가 9일 인 늙은 회충이며 Metformin 을 먹지 않은 대조군. 피부가 온통 주름살로 쭈글쭈글하디	나이가 9일 인 늙은 회충이지만 Metformin 을 먹은 관계로 젊은 피부를 유지 하고 있다

그림 97. 노화로 주름살 잡힌 회충과 팽팽한 피부를 가진 회충

■ 소식 장수의 원리를 입증

소식 장수란 적게 먹어 약간의 기아감을 느끼면 장수한다는 말이다. 이에 해당하는 의학 용어가 Hormesis 이다. 약 자체가 다 그렇듯이 많이 복용하면 독이 되지만 적게 복용하면 약이 된다. Metformin을 복용한 회충의 Mitochondria는 바로 hormesis 현상을 일으켜 장수 한다는 사실이 입증된 것이다. 한편 이 실험은 노화의 병태 생리를 해명하는 실험이기도 하다.

■ 미토콘드리아의 Hormesis 반응을 통해 건강 장수 효과를 입증

모든 생물의 미토콘드리아라는 에너지 생성 공장을 지니고 있다. 미토콘드리아에서 만들어지는 ATP라는 에너지가 생명을 유지시켜 주고 있는 것이다. 미토콘드리아는 5단계 연속 과정을 거쳐 산화 환원 반응이 전개되면서 최종적으로 ATP가 합성된다. Metformin은 바로 이 미토콘드리아의 1단계(Complex-1)에 장애를 일으켜 혈당상하 작용을 한다고 알려져 왔다. 이 사실은 회충의 미코콘드리아를 통해서도 확인되었다. 그러나 이 실험에서 놀라운 사실이 발견된 것이다. 미토콘드리아의 1단계 반응이 장애를 일으킴과 동시 유해 산소(ROS)가 많이 생성 되면서 기아 상태를 유발시켰다. 뿐만 아니라 이 Stress적 기아 상태에 대비해서 생리적 항산화 효소인 PRDX-2(peroxiredoxin)가 다량 생성되었다. 바로 이 생리적 항산화 효소 PRDX-2는 전신으로 Stress를 방어하라는 신호를 보내면서 항스트레스 효과를 유발시키는 바 그 결과가 회충에게는 젊음을 유지시키고 건강 수명을 연장시키는 장수 효과를 나타낸 것이다. 유해산소(ROS) 증가 작용과 생리적 항산화효소 PRDX-2 증가 작용과 장수 신호 전달 과정은 아래 그림에 나타난 것과 같다.

미토콘리아 1단계에 장애를 주어 기아 상태를 유발하고 유해 산소를 많이 생성 시키는 Metformin 기아 상태에서 생리적 항산화 효소 PRDX-2가 증가

미 식품의약청 FDA가 세계에서 처음으로 안티에이징 약물에 대한 임상시험을 허가

시험에 사용되는 의약품은 기존에 당뇨병 치료에 사용된 것으로 암과 치매 예방에도 효과를 보이는 것으로 알려져 있는 메푸민(Metformin).

이미 쥐 등을 대상으로 한 동물 실험에선 40%까지 수명 연장 효과가 확인됐으며 뼈도 튼튼하게 하는 것으로 나타났다고 한다. 영국 카디프대학 조사에선 메포민을 사용한 당뇨병 환자는 다른 환자보다 평균 8년을 더 오래 산 것으로 나타났다고 한다. 노화 관련 연구자인 고든 리스고(Gordon Lithgow) 교수는 25년 동안 노화 관련 연구를 해왔지만 실제로 노화 방지약에 대한 임상 시험을 하게 될 날이 올지 생각도 못했다고 밝혔다. 이젠 노화 과정에서 무슨 일이 일어나고 있는지 조금씩 파악하기 시작했다는 것이다.

노화는 세포 분열이 정상적으로 계속될 수 없게 되면서 일어난다고 한다. 나이가 들수록 세포 분열 과정에서 오류가 발생하면서 결과적으로 신진대사와 상처 치유 능력이 저하되는 것이다. 암은 세포에 돌연변이가 발생했을 때 이에 대응할 수 없게 된 결과다. 알츠하이머는 뇌에서 혈소판에 정체가 발생하면서 혈류가 나빠지고 치매 증상을 일으키게 되는 것으로 알려져 있다.

메포민은 세포 내에서 유해 산소 분자를 조금 늘려주는 효과가 있다. 이 양이 많아지면 세포는 손상되어 노화를 촉진하게 된다. 하지만 최근 연구에 따르면 산소 분자가 조금 증가하는 정도라면 반대로 세포가 활성화되고 건강을 촉진하는 효과가 있는 것으로 나타났다고 한다. 따라서 메포민이 노화나 다른 질병에도 효과가 있다는 것이다. 연구팀은 메포민을 적절하게 사용한다면 예를 들어 수명이 100세인 사람이라면 120세까지 살 수 있게 될 수 있고 70세라면 50세 수준 건강을 얻을 수 있을 것으로 보고 있다고 한다. 2016년부터 임상시험은 70~80대 암 환자와 치매 환자 또는 둘 중 위험도가 높은 사람 등 모두 3,000명을 대상으로 실시하였다.

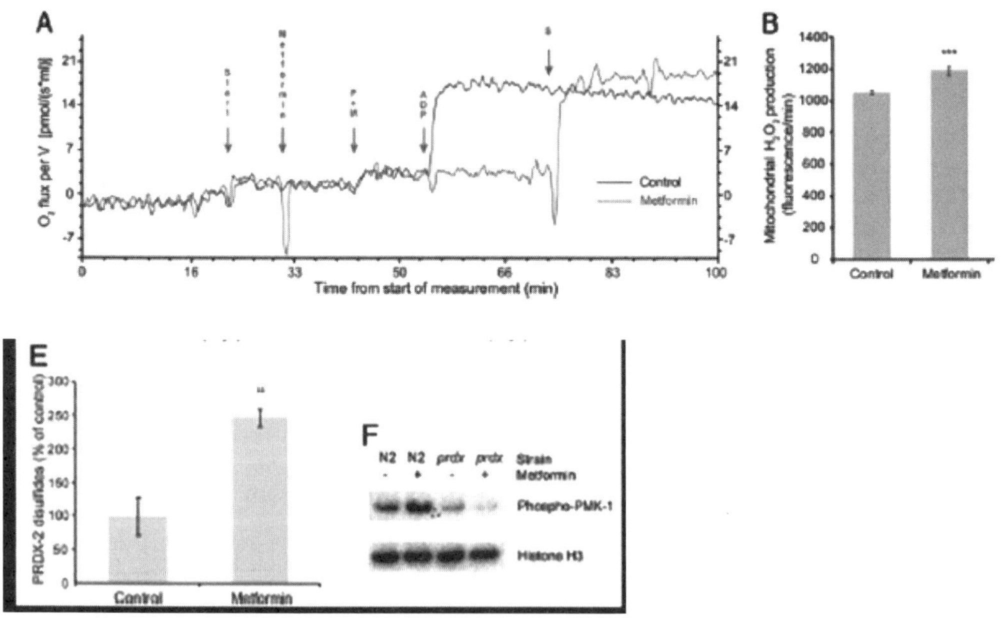

그림 98. 유해산소(ROS) 증가 작용과 생리적 항산화효소 PRDX-2 증가 작용 및 장수 신호 전달 과정

이밖에도 메포민이 항암제로도 유력하다는 연구결과가 학술지 '사이언스 어드밴시스'에 실렸다.

논문을 보면 메포민의 항암효과는 이미 십 수 년 전부터 알려진 것 같다. 메포민을 장복한 당뇨 환자들이 암에 걸릴 위험성이 현저히 낮다는 역학(epidemiology)조사결과가 여럿 나왔기 때문이다. 메포민의 항암효과 역시 미토콘드리아의 효율을 떨어뜨리는 데서 비롯된 것으로 보인다. 즉 세포분열이 왕성한 암세포는 포도당에 늘 굶주리는데 메포민이 혈당을 낮추고 암세포의 세포내 호흡도 방해해 증식을 억제한다는 것이다. 그럼에도 불구하고 당뇨약으로 먹는 수준으로는 메포민이 항암효과가 없다는 연구결과도 꽤 된다. 즉, 고농도일 때는 효과가 있을지 모르지만 부작용이 거의 없는 저농도에서는 항암제로서는 자격미달이라는 것이다.

스위스 바젤대 연구자들은 메포민에 '합성치사'개념을 도입해 저농도에서도 항암제로 기능할 수 있을지 조사해 보기로 했다. 합성치사(synthetic lethality)는 거의 100년 전 소개된 유전학 용어로, 어떤 생명체에서 유전자A가 고장 나면 살 수 있고 유전자B가 고장 나도 살 수 있지만 둘 다 고장 나면 죽는 경우를 뜻한다. 그 뒤 합성치사의 개념이 확장돼 약물A나 약물B만으로는 암세포가 안 죽지만 둘 다 투여하면 죽는 경우도 뜻하게 됐다. 연구자들은 저농도의 메포민(약물A)이 암세포를 죽인지 못한다고 치고 약물B를 찾기로 했다. 1120가지 약물을 조사한 결과 딱 하나에서 합성치사 효과가 관찰됐다. 바로 고혈압치료제인 시로신고핀이다. 1950년대 합성된 시로신코핀(syrosingopine)은 혈관 주변의 신경전달물질을 없애 혈관수축을 억제한다.

암세포 배양액에 메포민만 넣을 경우 30밀리몰농도(mM)가 돼야 암세포의 절반이 죽었지만 시로신코핀을 같이 넣어주자 2mM로도 절반이 죽어 농도가 15분의 1로 줄었다. 이는 당뇨약으로 먹을 때 수준이다. 그렇다면 약물B(시로신코핀)는 암세포에 어떤 작용을 해서 합성치사효과를 낼까. 먼저 혈압약 작용은 아니었다. 시로신코핀과 비슷한 항혈압 메커니즘을 지닌 약물을 넣어준 경우에는 메포민의 합성치사가 나타나지 않기 때문이다. 연구자들은 시로신코핀의 분자구조를 면밀히 조사했고 그 결과 이 약물이 알파-에놀라아제(α-enolase)라는 효소에 달라붙는다는 사실을 발견했다.

α-에놀라아제는 포도당을 분해해 에너지 분자인 ATP를 만드는 해당과정에 관여하는 효소다. 즉, 메포민의 미토콘드리아 호흡작용 저해와 시로신코핀의 α-에놀라아제 해당작용 방해가 합쳐질 때 암세포에 치명적인 영향을 미친다는 시나리오다. 그러나 배양 세포를 대상으로 한 연구결과 시로신코핀은 α-에놀라아제에 달라붙지만 그 작용을 방해하지는 못하는 것으로 나타났다. 결국 메포민과 시로신코핀의 합성치사효과는 확실하지만 그 메커니즘은 아직 모른다는 말

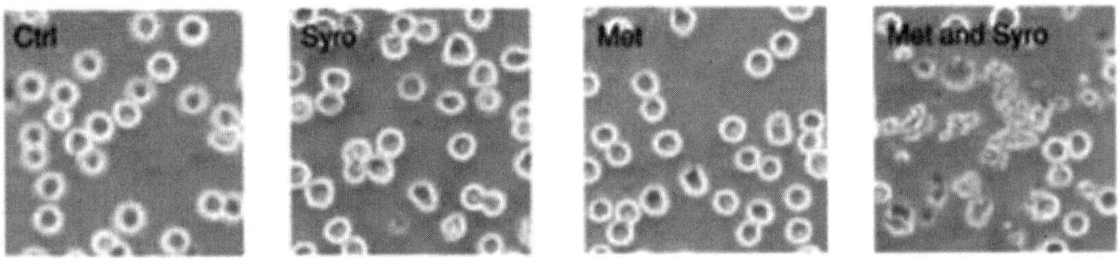

그림 99. 메포민의 항암실험

암세포 배양액에 시로신코핀만 넣거나(왼쪽에서 두 번째) 메포민만 넣을 경우(왼쪽에서 세 번째) 약물을 넣지 않을 때(맨 왼쪽)와 차이가 없지만, 두 약물을 함께 넣어주면 세포사멸이 일어나는 합성치사효과를 보인다(맨 오른쪽). © 사이언스 어디밴시스

이다. 만일 메커니즘도 밝혔다면 논문이 자매지인 '사이언스 어드밴시스'가 아니라 '사이언스'에 실렸을 것이다.

그럼에도 불구하고 논문의 저자들은 실제 생물체의 암세포에서는 시로신코핀이 α-에놀라아제의 작용을 방해해 합성치사효과를 낼 것으로 추정하고 있다. 즉 미토콘드리아가 부실해져 취약해진 암세포가 포도당도 제대로 이용할 수 없게 되자 더 이상 삶을 유지할 수 없다고 판단해 아포토시스(apoptosis) 프로그램을 작동시켜 사멸한다는 것이다. 반면 정상세포는 이 대사경로에 민감하지 않기 때문에 약물이 저농도일 경우 별다른 영향을 받지 않는다. 위의 추측을 뒷받침하는 실험결과도 있다. 많은 종류의 암세포에서 두 약물의 합성치사효과가 나타나지만 유독 감마(γ)-에놀라아제가 과잉으로 발현하는 몇몇 암세포에서는 힘을 못 쓰는 것으로 나타났기 때문이다. γ-에놀라아제는 해당과정에서 α-에놀라아제와 같은 작용을 하는 효소로 주로 뇌에서 발현된다. 그런데 시로신코핀은 α-에놀라아제와 구조가 꽤 다른 γ-에놀라아제에는 달라붙지는 못한다. 결국 시로신코핀이 암세포의 해당과정을 방해하지 못해 합성치사효과가 나타났지 않았다고 볼 수 있다는 말이다. 메커니즘은 아직 불확실하지만 두 약물 모두 수십 년 동안 별 문제없이 쓰여 왔다는 걸 생각하면 이 실험이 부작용은 거의 없으면서도 효과적인 항암약물치료에 대한 가능성을 제시했다고 볼 수 있다.

4.5 갈란타민(Galantamine)

Galantamine (Nivalin, Razadyne, Razadyne ER, Reminyl, Lycoremine)은 수선화과(Amaryllidaceae)의 *Galanthus caucasicus*(Caucasian snowdrop, 상사화, 아네모네 일종)의 인경이나 꽃에서 분리된 알칼로이드이다.

Galanthus woronowii(Voronov's snowdrop), Narcissus psedonarcissus(daffodil, 나팔수선화), Leucojum aestivum(snowflake, 은방울수선화), *Lycoris radiata*(red spider lily, 상사화, 꽃이 필 때는 잎이 없고, 잎이 달려 있을 때에는 꽃이 없어 꽃과 잎이 서로 그리워한 다는 의미로 상사화라는 이름이 붙었다고 전해짐) 등에서도 0.1~2%의 갈란타민이 생산된다. 석산, 상사화 등 각종 수선화과 식물의 알뿌리에서 추출된 알칼로이드 · 리코레민이라고도 한다. Tacrine, Donepezil, Rivastigine, Galantamine 등 4종의 아세틸콜린분해효소억제제(AchEI=Acetylcholine Esterase Inhibitor)가 경도, 중등도의 Alzheimer's disease(AD) 및 혈관에 기인하는 기억장애 치료제로 승인, 시판되고 있다.

1950년대 소비에트 연방에서 알츠하이머제로 사용하기 시작하여 59년에 불가리아에서 야생초인 스노드롭에서 갈란타민을 추출하여 상업적 생산이 시작되었으며 동유럽 전반으로 이용이 확산되었다. 코카사스 지역에서 어린이 소아마비에 뿌리 달여 먹어 마비증상을 사라지게 했다. 1951년 maskovsky와 Kruglikva-Lvova가 갈라타민의 AchE 저해효과를 증명했으며, 1952년 Proskurnina와 Yakovleva 갈란타민 화학구조를 구명하였다. *Galanthus woronowii*에서 최초로 갈란타민을 분리하였고, 1956년 Narcissus 속 잎에서 갈란타민을 분리하였으며 현재 갈란타민

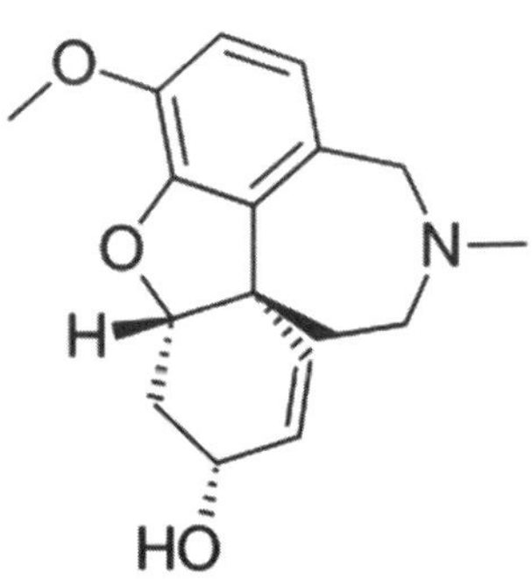

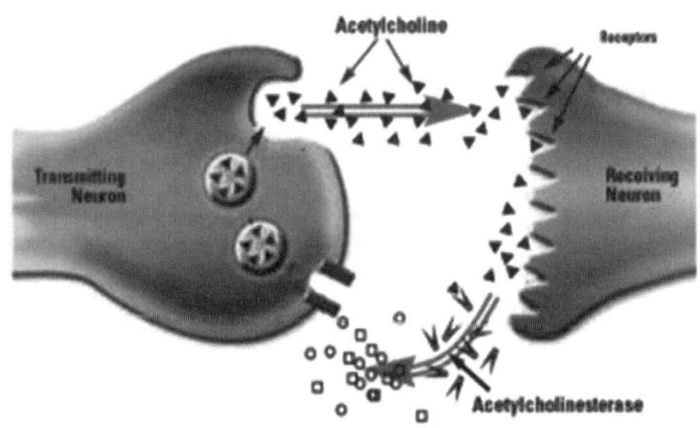

Fig. 1. After signaling, acetylcholine is released from receptors and broken down by acetylcholinesterase to be recycled in a continuous process.

그림 100. 갈란타민의 화학구조, 작용기전 및 효능

표 16. 갈란타민의 이화적 특성

갈란타민은 분자식 $C_{17}H_{21}NO_3$. 분자량 287.354 g/mol, 녹는점은 262-270 ℃. 백색의 가루형태이며 드물게 물에 녹으며 클로로포름에는 녹지 않으며 알코올과 에테르에 녹음. 갈란타민을 아세톤 속에서 결정시키면 무색의 기둥 모양 결정.

의 주요 기원인 *Leucojum aestivum*에서 분리하였다. 1958년 hydrobromide염 형태로 주사제가 개발되었고 1984년 정제가 개발되었다. 1996년 오스트리아 Sanochemia Pharmazeutika 회사에서 NIVALIN 으로 특허를 획득하였다. 국내에는 벨기에로 부터 '레미닐'이라는 약명으로 수입되어 알츠하이머 치료제로 널리 이용되고 있다.

■ 상사화의 특징

꽃무릇(붉은 상사화)은 땅밑에 돌바늘(석산)이라 불리는 비늘줄기가 있으며 이것을 가을이 지나서 채취하고 그늘에 말려서 약재로 사용한다. 맛은 달고 매우며 쓴맛이 난다. 꼭 우리주변에 흔히 보는 작은 양파를 연상케 하며 특이한 마늘 냄새가 난다.

주요성분으로 알뿌리에 타제핀, 리코라민, 리코레닌, 호모리코린, 에피갈란타민, 갈란타민 등을 함유하며 그밖에 갈란틴, 리코린 등 20여 가지를 함유한다. 붉은 꽃에는 크리산테민, 리코리시아닌 등을 함유한다.

외부용으로 사용할 시는 피부가 예민하면 국소에 수포가 발생하게 되는데 이 때는 사용을 중지하고 벌꿀을 발라주면 수포가 사라진다. 종양을 없애고 해독작용을 한다. 식중독을 비롯한 후풍(인후의 급성 질병) 종기 · 종양 · 임파선결핵, 풍기와 습기에 의하여 발병된 관절통을 다스린다. 동물실험에서 복수를 동반한 간암에 효과가 있음이 밝혀졌다. 이뇨작용이 강해 신장 기능의 저하로 부종이나 소변불리를 비롯한 늑막에 물이 고여 있을 때나 복막염으로 물이 고여 있을 때도 사용한다. 거담 및 구토를 촉진한다. 가래가 끓는 기침이나 가래가 많은 천식 등에도 사용된다. 비늘줄기에는 알칼로이드라는 유독성분이 들어 있어 이를 이용하여 거담 및 토하게 하는 약제로 사용되기도 한다. 진정효과가 탁월하다 정신적 육체적 과로로 인하여 몸의 전반적인 신경세포가 예민해져 여러 가지 헛것이 보이는 증세에도 사용되며 헛것으로 인하여 감정을 다스리지 못하고 울부짖는 것을 진정시키는 효과도 있다. 위궤양을 예방하고 치료하는 약효가 있으며 복통, 하지 무력증을 치료하기도 한다. 동의보감에는 물의 장기를 따뜻하게 한다 했는데 물의 장기란 신상을 말하며 결국 음기를 강하게 하고 정력을 돋운다는 뜻이며 안면의 혈색을 곱게 하는 역할도 있다.

■ 갈란타민의 효능과 작용기전

갈란타민(galanthamine)은 인지장애와 행동장애 개선에 효과가 있다. 일반적으로 알츠하이머병이 발생하면 신경계 내에서 신호전달물질의 생성이 지속적으로 감소하는 증상이 나타난다. 이와 같은 영향 때문에 환자의 기억력이 감퇴하고 환자가 식물인간과 같은 상태에까지 도달하는 결과가 생기기도 한다. 갈란타민은 신경계에서 신호전달물질로 작용하는 아세틸콜린이 더 분비되도록 만드는 동시에 아세틸콜린이 기억 기능을 담당하는 뇌에서 분해되는 속도를 더디게 만드는 역할을 한다. 갈란타민은 신경전달물질 분비를 촉진하는 아세틸콜린이 분해효소에 의해 줄어드는 것을 방지함으로써 정상적인 뇌기능을 유지하게 해주는 작용을 한다. 갈란타민의 소장 흡수력은 매우 빠르고 높게 나타난다. 섭취 후 1시간 이내에 십이지장에 54~85%가 흡수되는데 이 수준은 다른 성분에 비해 매우 높은 수준이다. 항(抗)콜린에스테라아제 작용이 있으므로, 급성 회백수염(灰白髓炎)·중증 근무력증(重症筋無力症)·소아마비 후유증으로서의 근육마비, 기타 신경계 질환의 치료에 사용된다.

갈란타민은 AchEI로서 아세틸콜린에스터라제를 억제하고 nAChR의 비경쟁적 결합부위에 결합하여 콜린성 신경전달물질을 강화하고, 신경전달물질의 방출을 증가시킨다. 이러한 강화작용으로 세포 내 칼슘의 신호전달이 증가되고, 갈란타민으로 인해 시냅스 후신호전달이 증가돼 아세틸콜린의 효과가 증가한다. 시냅스에서 효소의 분해작용을 억제함과 동시에 시냅스전의 신경세포막에 위치한 니코틴성 아세틸콜린 수용체를 직접 자극하는 allosteric modulation 기능도 한다.

요약하면, 갈란타민은 아세틸콜린분해효소(acetylcholinesterase)를 억제하여 작용 가능한 아세틸콜린의 양을 증가시킬 뿐 아니라, 시냅스전 니코틴 수용체 활성을 통하여 보다 많은 아세틸콜린 및 기타 여러 신경전달물질의 분비를 증가시킴으로써 인지장애, 행동장애를 개선하고 기억력을 증진시키는 작용으로 알츠하이머형 치매에 대한 치료효과를 가진다.

부작용으론 오심, 구토(37%), 설사(9%)로 오심, 구토 등이 있다. 알츠하이머 치료제로 오심, 구토 부작용이 가장 적은 약물은 도네페질(16%), 갈란타민(37%), 리바스티그민(78%) 순이다.

4.6 피소스티그민(Physostigmine)

서아프리카에 자생하는 콩과식물, 카라발두(*Physostigma venenosum* Balf.)(원주민들은 esera 라고 칭함)의 성숙 종자(흑갈색-암갈색, 길이 3-4cm, 너비 2.5cm, 두께 1.cm, 단단하고 표면에 광택이 있다)에 함유된 인돌 알칼로이드가 피소스티그민이다. 카라발두는 1846년 선교사들에 의해 서아프리카에서 스코트랜드에딘버러로 이식, 주목을 받은 식물로 15cm의 콩 껍질에 신장 모양의 자주색 콩이 1년 내 결실한다.

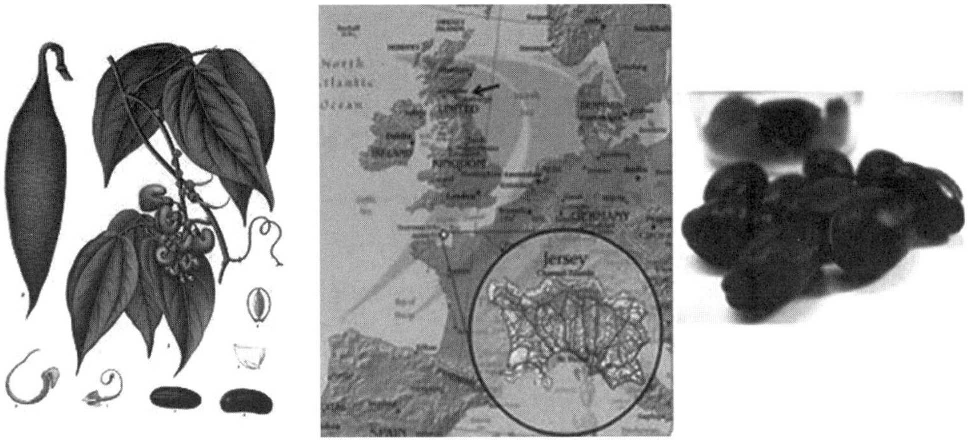

그림 101. 카라발두(Calabar bean)의 식물과 종자 모양

피소스티그민(화학식 $C_{15}H_{21}N_3O_2$) 은 무색의 고체로 최소량 0.25−1g(미국 약전 용량 0.125g)으로도 독성을 나타낸다. pjysostigmine은 부교감신경 흥분작용을 나타내는 대표적인 천연물질로 독성이 강하여 숨뇌를 마비시키며, 의약으로는 눈동자 수축용으로 사용된다.

아르길 로버트슨(Douglas Argyll Robertson, 1837-1909)은 스코틀랜드 에딘버그에서 안과의사의 아들로 태어났다. 20세에 성안드레대학(St. Andrew's University)에서 의학을 마쳤고, 독일의 폰 알트(von Arlt)와 폰 그라페(von Graefe) 교수 밑에서 눈에 대해 공부하였다. 고향 에딘버그로 돌아온 후 아버지가 세운 안과진료소(eye dispensary)에서 일을 했고, 후에 에딘버그 대학교수가 됨. 26세에 '카라발두(Calabar bean)이 눈에 축동을 일으킨다'는 논문을 썼는데, 후에 카라발두에서 피소스티그민(physostigmin)이 추출되었다. 그밖에도 카라발두는 physostigmine(=eserine), nor−physostigmine, iso−pysostigmine, eseramine, physovenine, geneserine, calabarine, calabacine 등을 함유한다.

■ 작용기전

Ezerin(=피소스티그민) 이는 식물의 주요 활성 성분이다. 콜린에스테라제 활성을 가역적으로 저해(콜린에스터라제에 대한 친화력은 아세틸콜린보다 1만 배 높음), 아세틸콜린의 파괴를 막아 콜린성 작용을 증가시킨다. 동공축소제로 atropine 같은 산동제에 대응해 사용하며, aqueous humour의 흐름을 증가시켜 눈의 안압을 낮춰줌으로써 녹내장에 쓰인다. 아세틸콜린의 효과를 지속시켜 hyoscyamine/atropine 같은 항콜린성 독에 해독제로 사용하며, 큐라레, tobocurarine,

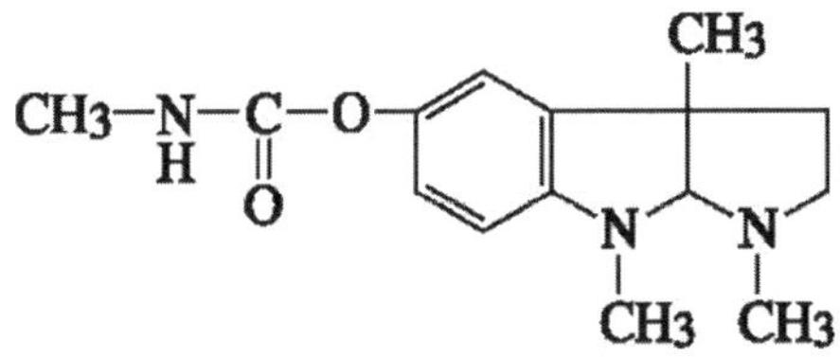

그림 102. 피소스티그민의 화학구조

atracurium 같은 경쟁적인 근육이완제 작용을 억제하는 효과도 있다. 항콜린에스터라제 약물은 콜린성 중추신경계의 기능을 증가시켜 알츠하이머병에 대한 치료제로 사용(약효 지속기간이 짧다는 단점 때문에 임상적 사용 제한)하는데 피소스티그민 유도체가 환자의 기억력을 증강시키는 아세틸콜린에스터라제 저해제로도 사용 또는 임상시험 중(유도체가 피소스티그민보다 지속시간 길고 독성은 더 약함)이다. 피소스티그민의 구조적 변형물인 rivastigmine은 long–duration 약물이나 구토, 속쓰림, 설사, 두통, 복통, 발작 등의 부작용이 발생하기도 한다.

합성항콜린에스터라제 약물(neostigmine, pyridostignine, distignine)은 신경자극이 잘 전달되지 않아 근육이 약화되는 중증근무력증(myasthenia gravis, 희귀자가면역질환으로서 골격근의 운동능력을 저하시킨다. 여러 가지 원인에 의해 골격근의 니코틴 아세틸콜린 수용체에 대한 항체가 체내에서 생성, 아세틸콜린에 의한 골력근의 수의적 운동 제한)에 쓰여(시냅스에서 아세틸콜린의 양을 증가시켜 중증근무력증 진행 방지) 신경근육전달을 증가시킨다(중증근무력증에 대한 경쟁적 차단제인 edrophonium은 항콜린에스터라제 활성부위에 짧은 시간 작용).

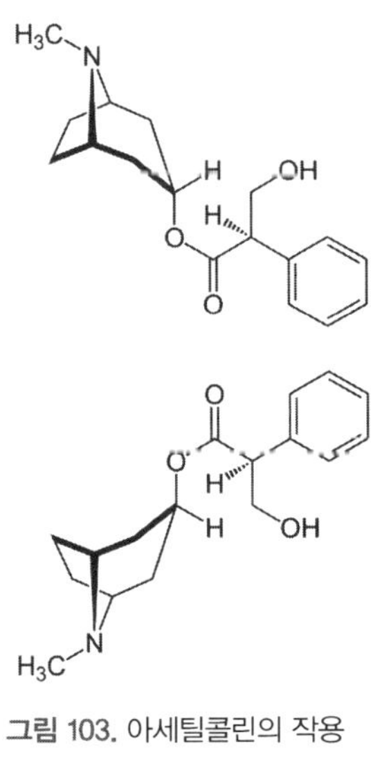

그림 103. 아세틸콜린의 작용

■ 아세틸콜린계의 기능

아세틸콜린은 뇌외에도 근육계에 존재하며, 결합하는 수용체에 따라 흥분성 혹은 억제성으로 작용한다. 아세틸콜린은 뇌에 광범위하게 분포하고 각성상태에 영향을 미친다. 뇌에서는 주로 기억 및 학습에 관여하며, 또한 신속안구운동 rapid eyeball movement (REM) 수면을 조절하는 것으로 알려져 있다. 항콜린제를 복용하는 환자는 학습이나 기억의 장애를 나타내며, 이의 과복용으로 콜린성 위기 cholinergic crisis가 초래되면 기억장애, 착란, 환각, 지남력장애(시간, 장소, 환경 따위를 정확하게 파악하는 능력이 없는 일)의 증상들이 나타난다. 알츠하이머 치매의 인지기능장애는 아세틸콜린계 신경세포의 파괴로 인한 것으로 추정되며, 아세틸콜린에스터라제 억제제[acetyl-cholinesterase inhibitor (AchEI)]들이 인지기능 촉진제로 사용된다. 이들 콜린에스터라제를 가역적으로 억제하는 약물로는 피소스티그민이 있으며, 치명적인 유기인산제제들은 비가역적으로 이를 억제한다. 최근 각종 무스카린성 혹은 니코틴성 수용체 효현제들이 치매 치료제로서 개발중에 있다.

Physostigmine sulfate와 physostigmine salicylate가 동공수축작용, 안압저하작용, 초기 녹내장 치료, 근무력증 개선, 수술 후 장 마비 등에 사용된다. strychinine, atropine, 큐라레 독의 해독자공도 있다. physostimine은 합성품인 neostigmine, pyridostimine(콜린에스터라제 저해제) 대체품으로 사용된다. Neostigmine methylsulfate는 1회 0.25–0.5mg (근육 또는 피하주사), 1일 1–3회 투여한다. 피소스티그민(physostigmine)은 신경 근육 시스템의 다양한 질환에 사용하는데(소아마비, 다발성 경화증 등) 0.1% 농도로 피부 아래에 주입을 한다.

항콜린 에스테라 피소스티그민 살리실레이트 특성이 널리 안과에 사용된다. 피소스티그민은 동공 수축과 녹내장에서 안압의 감소를 위해 주로 사용한다. 1–2회에 걸쳐 0.25–1 방울의 약물은 일반적으로 결막 낭에 투여, 솔루션 2–6회에 걸쳐 5~10 분 동공의 수축과 2~3 시간 이상 지속한다. 피소스티그민 (physostigmine)는 때때로 홍채의 강한 수축으로 눈에 통증이 발생하므로 약물은 급성 녹내장에 권장된다.

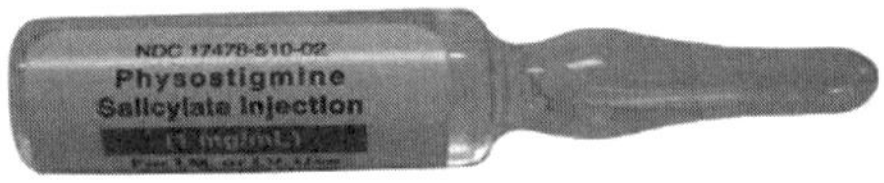

그림 104. 피소스티그민 주사제

4.7 아트로핀(Atropine)

르네상스 시대 유럽여인은 크고 빛나는 눈동자가 미의 조건이었으므로 산동작용이 있는 벨라돈나 즙을 눈에 넣어 눈동자를 크고 예뻐 보이게 하였다. 미용목적에 쓰인 아트로핀은 벨라돈나에서 분리된 독성물질이다. 아트로핀은 *d*–hyoscyamine과 *l*–hyoscyamine(식물체 내)의 racemic mixture(의약용 *d,l*–racemic mixture 라세미 화합물 혼합물) 3급 아민 항무스카린 약물이다. 백색의 침상 결정성 분말이며 *l*–hyoscyamine이 더 많이 포함되어 있고 광학적으로 불활성이므로 차광 밀폐용기에 보관한다. 주요 작용으로는 무스카린성 수용체에 작용하는 아세틸콜린 생성을 억제하고 부교감신경 억제활성을 나타낸다. 선(침, 땀, 소화액) 분비, 기관지 분비 및 기관지 수축 작용 억제, 진토작용, 내장평활근에 대한 진정작용, 동공확장작용, sarin가스와 같은 신경독에 대한 해독제(군사용 응급 주사제) 등의 작용을 나타낸다.

아트로핀의 기원식물은 가지과인 스코폴리아근 (*Scopoliae Rhizoma*)–미치광이풀(*Scopolia japonica* Maxim., S. *canolica Jacquin*), 히요수엽(*Hyosyami Foilium*)–싸리풀(*Hyoscyamus niger* L.), 벨라돈나근(엽)[*Belladonnae* Radix, (Folium)]–벨라돈나(*Atropa belladonna* L.), 다투라엽(*Datura* Folium)–독말풀(*Datura stramonium* L.), 흰독말풀(*D. metel* Nees) 등이다.

기원식물에 함유된 히오스시아민은 광합성 물질로서 가수분해하면 광학적으로 불활성인 트로핀과 광학활성인 트로픽산 생성, 트로픽산은 라세미화 되기 쉬워 용액 중에서 가열하면 고광학불활성의 아트로핀으로 변한다(주로 황산염으로 결정성 염 형성).

■ 무스카린성 수용체란?

시냅스 전 뉴런에서 방출된 신경전달물질이 시냅스 후 뉴런에 효과를 내기 위해서는 막에 있는 수용체와 결합하면서 효과를 내는데 이때 두 가지 다른 경로, 니코틴성 아세틸콜린 수용체(리간드 관문 통로)와 무스카린성 아세틸콜린 수용체(G-단백질 연결통로, 즉 G-단백질 소단위로 알파, 베타, 감마가 있는데 아세틸콜린이 수용체와 결합하면 알파 소단위가 다른 두 소단위로 분리되고 베타와 감마는 사로 결합하여 베타-감마 복합체를 형성. 알파 소단위 또는 베타-감마 복합체가 막을 통해 확산하여 이온통로에 결합함으로써 통로가 열림) 를 통한다.

무스카린 수용체에 대하여는 아세틸콜린이나 무스카린과 경쟁적으로 작용하여 부교감신경을 억제하고, 아세틸콜린이나 무스카린의 작용을 선택적으로 봉쇄한다. 그러나 니코틴성 수용체에 대해서는 봉쇄 효과가 매우 약하다. 경쟁적 길항제이므로 수용체 부위에 아세틸콜린 농도가 높으면 약물의 효과가 나타나지 않을 수 있다. 소량에서는 중추신경을 흥분시키나 대량에서는 억제시키며, 동공이 커지는 산동 현상을 일으킨다. 또한, 침샘 등의 외분비선을 억제하여 구강 건조증을 일으키며 순환기에서는 심박수 증가 효과가 있다.

표 17. 아트로핀의 이화학적 특성

화학식: $C_{17}H_{23}NO_3$
분자량: 289.369 g/mol
녹는 점: 114–116°C
생체적합성: 25%
약물 대사: 50% hydrolysed to tropine and tropic acid
생물학적 반감기: 2 시간

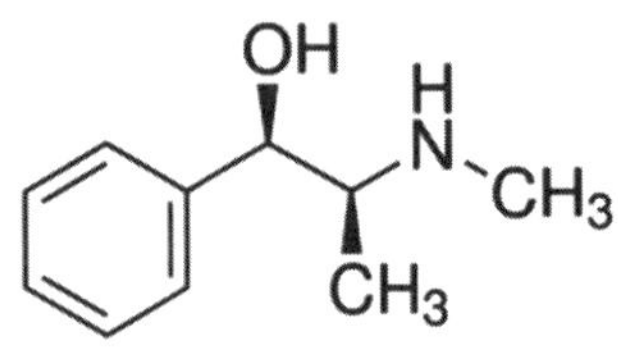

그림 105. 아트로핀의 화학구조

Atropine sulfate의 적용범위는 위장관계 질환(소화성 궤양 합병증 예방 및 재발 감소- 주입), 수술(atropine sulfate 주입으로 수술 전 발한 작용과 호흡기 과도한 분비의 억제가 가능하나 thiopental, halothane 등 마취제 사용으로 불필요함), 심혈관 질환[관상동맥 동결절(상대정맥이 우심방으로 열리는 부분에 있는 특수한 심근) 진단 시], 심폐소생술(심장의 수축 주기에 영향을 미치는 항콜린제로 작용), 비뇨생식기 질환(하부 요도관의 운동과잉 치료 시 보조 요법), 기타(기관이완제, 만성 기관지 천식, 기관지염, 만성 폐 폐색질환 시 일어나는 기관지 경련의 단기적 치료 시 경구 흡입) 등이다. 더울 때 발한 감소로 일사병의 발생 우려와 민감한 환자에게 항콜린성 정신병증상 보고, 중추신경증상 등의 부작용이 발생할 수 있다.

4.8 에페드린(Ephedrine)

에페드린은 교감신경계에 작용하는 phenethylamine계 알카로이드로서 마황과(Ephedraceae)식물에서 발견되는 phenethylamine 골격을 가지는 alkaloid이다. 마황(*Epedra sinica*)의 주요 활성성분이 에페드린과 pseudoephedrine임. 마황의 라틴어 명칭인 ephedra에서 따온 말이다. 에페드린을 함유한 마황은 중국 한나라 때 항천식 및 각성제로 사용되었다. 1885년 일본 Nagai Nagayoshi가 마황에서 추출, 최초로 유기합성하였으며 1920년대 Merck사가 ephetonin이라는 이름으로 산업적 생산을 개시하였다.

신경전달물질 epinephrine와 잘 알려진 물질인 phenylpropanolamine, methamphetamine와 유사한 분자구조를 갖는다. 비슷한 약물로는 슈도에페드린이 있는데 이것은 비충혈(코막힘, 콧물 등) 제거제이며 실제로 감기약, 특히 비염 치료제로 많이 쓰이고 있다. 이것도 메스암페타민으로 쉽게 제조할 수 있으며 이 때문에 약국에서는 에페드린의 출고기록을 철저하게 기재하게 되어 있다. 에페드린은 phenylalanine의 전구물질, cinnamic acid와 benzoic acid를 거쳐 pyruvate에 의해 아실화(acylated)되고 탈탄산 및 transamination(아미노기 전달) 등을 거쳐 생합성된다.

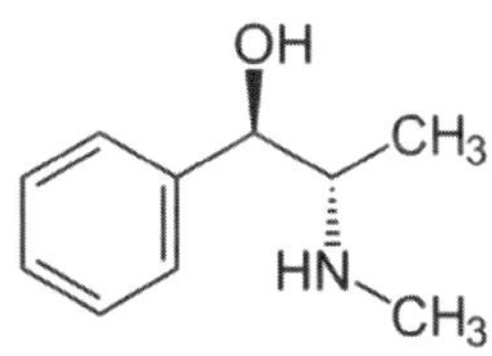

그림 106. 에페드린의 화학구조식($C_{10}H_{15}NO$)

■ 에페드린과 암페타민(or 메스암페타민)

에페드린의 화학구조는 암페타민(amphetamine)과 매우 유사하다. 베타 위치에 수산기를 가지고 있는 메스암페타민(methamphetamine)의 유사체이다. 에페드린에서 수소와 메틸기만 때어내면 바로 암페타민이 탄생하며, 에페드린에서 수산화기(-OH)를 떼어내면 마약성분인 메스암페타민(methamphetamine)이 된다. 구조적 유사성으로 인해 에페드린의 수산기를 화학적으로 환원시켜 암페타민을 생성할 수 있다. 에페드린이 메스암페타민의 불법제조 전구체로 자주 사용되는 이유이다.

에페드린은 Ephedra 속의 식물에서 추출된 반면에 암페타민은 1887년 독일 베를린의 루마니아 화학자에 의해 발견되었으나 현재 이 약물은 유해성으로 인해 금지되고 통제된 약품이다. 미국에서는 약국에서 에페드린이 들어있는 약을 다량으로 사들인 다음 메스암페타민을 제조하는 행위가 크게 문제가 되었는데, 이를 막기 위해 DEA(마약단속국)와 FBI에서 최대한 많은 노력을 하고 있다.

필로폰의 정식 화학 명칭은 메스암페타민(methamphetamine)이다. 메스암페타민은 1888년 일본 도쿄대 의학부 나가이 나가요시(長井長義) 교수가 천식약재인 마황(麻黃)으로부터 에페드린을 추출하는 과정에서 처음 발견하였다. 그리고 1893년 처음으로 합성에 성공했고, 1941년 일본의 대일본제약이 메스암페타민을 '필로폰(히로뽕)'이란 상품명으로 판매하면서 일반에 퍼지기 시작했다. 전쟁 중에는 군인, 특히 전투기 조종사들의 졸음을 방지하는 특효약으로 많이 애용되었다. 이는 마황(麻黃)에 함유된 에페드린 성분에 인체의 교감신경을 흥분시키는 마약 효능이 있기 때문이다. 메스암페타민이 마약인 필로폰이 되는 이유도 에페드린(ephedrine) 때문이며, 메스암페타민은 에페드린을 환원해 만든다. 화학적으로 환원 현상은 분자에서 산소 원자를 제거하거나 또는 수소 원자를 첨가하거나 아니면 전자를 받아들여 다른 물질로 변환되는 것이다. 메스암페타민과 에페드린 등 두 물질의 구성원자와 개수를 비교해 볼 때, 에페드린에서 산소원자만 빠지면 메스암페타민의 구성원자와 개수가 똑같다(에페드린의 구조식은 $C_{10}H_{15}NO$이고 필로폰의 성분명인 메스암페타민의 구조식은 $C_{10}H_{15}N$). 즉, 에페드린에서 산소 원자 하나만 없애면 강력한 마약인 필로폰이 되는 것이다.

우리나라에서도 감기약이나 간단한 향정신성 물질로 필로폰을 제조하는 일이 많아지면서 필로폰에 대한 우려감은 더욱 커지고 있다. 식약청에 따르면 1-페닐-2-프로파논(1-phenyl-2-propanone)'은 마약류 원료물질로 관리하고 있으나 벤질시아나이드는 관리 대상 목록에 올리지 않고 있는데 약간의 화학 지식만 있으면 벤질시아나이드를 이용, 필로폰을 만들 수 있는 것으로 알려졌다. 가장 큰 문제는 감기약에 든 에페드린 성분이다. 필로폰의 원료인 '슈도에페드린'또는 '에페드린'을 함유한 전문의약품을 필로폰 밀조업자에게 밀수출하는 일이 급증하고 있기 때문이다. 우리나라의 경우, 슈도에페드린을 함유한 단일제만이 전문의약품으로 분류돼 있을 뿐 이 성분이 포함돼 있는 복합제는 버젓이 일반의약품으로 방치되고 있어 범죄를 부추기고 있는 실정이다. 세관에 따르면 올해 태국세관 등에 적발된 국산 감기약만 5건, 3천430만정이다. 이는 필로폰 1120kg, 국내 소매가격 기준 3조 3천억 원 상당을 제조할 수 있는 양이며, 실제로 마약 제조용으로 의심되고 있다.

에페드린은 기관지 확장제이기 때문에 기관지염과 천식에 사용된다. 그러나 암페타민은 기면증과 ADHD 또는 주의력 결핍 과다 행동 장애의 주요 치료제이다. 에페드린은 기관지 확장제 및 지방을 감소하여 체중을 줄이는 데도 사용된다. 암페타민은 각성과 행복감을 주는 특정 신경전달물질을 향상시킨다. 한편 에페드린에는 빈맥, 흉통 및 고혈압을 포함한 많은 원치 않는 부작용이 있다. 식욕도 억제되어 식욕 부진 및 구토로 이어지며 여드름을 일으킬 수 있다. 신경계의 경우, 불면증, 공황, 불안 장애 등이 발생할 수 있다. 암페타민 사용의 부작용으로는 신경질, 심계항진, 두통, 식욕 부진, 고혈압 등이 있으며 장기적인 복용 시 정신병과 자살 충동이 발생할 수 있다.

■ 작용기전

에페드린은 교감신경 자극 아민으로서 주로 교감신경계 일부에 있는 아드레날린 수용체에 간접적인 영향을 준다. postsynaptic 알파와 베타 수용체에서 noradrenaline의 활성을 증가시켜 아드레날린 수용체를 간접적으로 자극, 즉, 아고니스트(agonist, 수용체 작용제)로서의 알파 및 베타 아드레날린 수용체의 활동을 약화시키는 동안 주로 시냅스 전세포에서 노르아드레날린을 시냅스 소포에서 이동시킨다. 이동된 노르아드레날린은 자유로이 시냅스 후세포의 수용체와 결합한다.

■ 효능 및 약리

에페드린은 교감신경촉진제. 흥분제, 집중력 보조제, 충혈완화제, 식욕억제제로 사용하며 마취 시 저혈압 처치에 쓰인다. 전통적으로 천식과 기관지염 치료에 이용된다(에페드린이 교감신경 흥분작용으로 기관지 평활근을 이완시켜 진해 효과). Pseudoephedrine도 혈압상승, 기관지 확장 작용이 있으나 에페드린에 비해 효능이 약하다(상기도 알러지, 부비동염으로 인한 비충혈 등에 주로 사용). 에페드린은 혈관수축작용으로 비강을 열게 해 이것이 종종 콧물과 감기 증상을 완화시키는 이유이기도 하다. 에페드린은 식욕을 억제하는 효과가 있다는 것이 알려지면서 비만치료에 사용되기 시작하였다. 단기간 체중감소와 지방감수를 촉진하나 장기간 효과는 불투명하다.

에페드린은 심혈관계에 작용, 심박동수를 증가시키고, 체온의 증가 및 피부 및 호흡을 통한 수분의 배출을 현저하게 증가시키기 때문에 졸음 예방은 물론 피로회복에 탁월한 효과를 가진 것으로 알려졌다. 바디 빌더와 운동선수는 신진 대사를 촉진하고 성능을 향상시키기 위해 에페드린을 자주 사용한다. 카페인과 마찬가지로 약물 내 화학 물질은 심박수와 혈압을 가속화시키는 반면, 일부 연구에서는 집중력을 높이고 집중력을 향상시킬 수 있음을 나타낸다. 하지만 흥분, 두통, 불면증, 고혈압, 구역, 빈맥 등 부작용이 보고되면서 미국에서는 2004년 마황을 식품으로 사용하는 것을 금지하고 있다. 보디빌딩계에서 컷팅할 때 근손실을 최소화 시키는 컷팅제로, 복싱계나 지구력을 요하는 종목에서는 기관지를 확장시켜서 더 많은 산소를 공급받을 수 있게 하는데 효과 있어 금지약물이 되었다(세계반도핑기구-WADA의 금지약물 지정, 소변에서의 에페드린 제한농도는 *10μg/L*). 요컨대 유산소 운동 잘 되게 해주고, 근손실 최소화 시켜준다. 클렌부테롤은 도핑검출 기간이 3일 밖에 안 되어 쓰고도 안 쓴 척해 더 골치가 아프다. 프로포폴 통증 감소에 효과적이며, 음경지속발기증 치료에도 사용할 수 있다(음경에 직접 주사). 음경이 몇 시간이 지나도 계속 딱딱하게 발기되어 있는 질환을 '음경지속발기증'이라고 하는데 음경에 몰린 피가 빠져나가지 않아서 생긴다. 영어 이름은 프라이어피즘(priapism)으로, 어원은 그리스 신화에서 '번식의 신'프리아포스(Priapus)에서 유래한다. 이와 같은 음경지속발기증은 몇 시간에서 수일까지 발기가 지속되는데, 심한 통증과 배뇨 곤란이 동반된다. 보통 4시간 이상 지속되면 해면체에 혈전이 생기고 피가 통하지 않아 결국 음경의 괴사가 일어난다. 따라서 즉각적인 처치로 얼음 마사지를 하는데 그래도 가라앉지 않으면 척추마취를 한 상태에서 음경에 16게이지 이상의 대바늘을 찔러 고여 있는 혈전을 뽑아내고 생리식염수로 세척한다.

혈액 또는 혈장 중의 적정 에페드린 농도는 치료용 투약 시 20-200*10μg/L*, 중독 환자의 경우 300-3000*μg/L*, 급성 중독 치명적인 과량 투여 3-20*μg/L* 등이다.

■ 부작용

에페드린의 부작용은 코점막 등의 국소투여보다는 주사와 경구투여와 같은 전신 투여에서 발생할 가능성이 더 높다. 심혈관계(빈맥, 부정맥, 협심증, 혈관수축 등), 피부(홍조, 여드름, 발한 등), 신장동맥의 혈관수축으로 인한 배뇨 감소, 신경계(불안, 혼란, 불면증, 약간의 도취감, 조증, 환각, 망상, 편집증, 적대감, 공포 등), 호흡계(호흡곤란, 폐부종 등), 비뇨기계(방광 경부의 긴장도 증가로 전립선비대증의 증상의 악화, 급성요폐 등), 기타(현기증, 두통, 진전-의식하지 못하는 사이에 병적으로 머리, 손, 전신이 떨리는 불규칙한 근육 운동, 고혈당증 및 구강 건조감 등) 등등의 부작용이 생길 수 있다.

에페드라는 식물성 보조제로서 의사의 허락 없이도 판매될 수 있는 일반 약에 많이 포함되어 있으며 체중감소 혹은 힘을 증진시키는 제품으로 기획되어 오랫동안 비판을 받아왔다. 미국 의학협회는 에페드라의 위험을 국회보다 먼저 증명했고 다이어트 보조제로 사용금지할 것을 FDA에 권고했다. 미국의학협회는 에페드라의 사용은 심장질환, 심장발작과 같은 심각한 상태를 유발할 수 있다고 했다. 미 보건부는 국가공인기관인 RAND, CORP, 학회를 통해 에페드라의 안전성에 대해서 에페드라의 사용은 심계항진, 심장마비, 발작, 불면증 등을 야기시키는 데 관계가 있음을 밝혔다. "Neurology" 최근호도 에페드라 복용자들의 심장발작률이 보통사람들보다 더 높다는 조사를 발표하였다. 식품의약품국(FDA)이 시중에 널리 판매되고 있는 건강식품, 영양제 등에 흔히 함유돼 있는 의약성분「에페드린 앨칼로이드」(ephedrine alkaloids)의 부작용에 대해 소비자들의 주의를 당부하였다. FDA는 소위「식물성」 영양제들이 함유하고 있는 에페드린으로 인한 피해사례가 속출하고 있다며 이에 따른 계몽이 시급한 실정이라고 했다. FDA는『영양제품 포장에「자연식」,「식물추출」이라고 명시됐다고 해서 그 영양제가 절대 안전한 것은 아니다』라며『에페드린은 장복이나 과다복용시 심장마비나 사망을 일으킬 수도 있다』고 경고했다. FDA는 지난 94년 이래 에페드린을 함유하고 있는 약품에 대한 고발 및 조사접수 건수가 8백건을 넘었으며 이로 인해 고혈압, 불규칙한 심장박동, 불면증, 두통을 호소하거나 심지어는 사망한 케이스까지 보고됐다고 밝혔다.

우리나라에서는 최근 다이어트 한약재로 쓰이는 '마황'의 부작용을 방송하면서 의료계와 한의계가 근거 논란을 벌인 적이 있다. 최근 채널A의 〈먹거리X파일〉에서는 다이어트 한약의 실태를 고발했다. 한의원, 한약방 외 건강원 등 비전문가에 의해 마황이 판매된 정황이 포착되었기 때문이다. 〈먹거리X파일〉에 따르면 최근 살을 빼는 방법으로 바쁜 직장인들과 책상에 오랜 시간 앉아있는 학생들 사이에서 다이어트 한약이 큰 인기를 끌고 있었다. 하지만 '먹거리X파일'제작진이 만난 한 여성은 다이어트 한약 복용 후 심각한 탈모 증세를 겪었다며 부작용을 호소했다. 심지어 한의원이 아닌 건강원에서도 다이어트 한약을 판매했다. 현재 한국에서 마황을 식품으로 건강원 등에서 판매하는 것은 불법이다. 식품의약품안전처에 따르면 한약에는 의약품용 한약과 식약공용 한약이 있는데 마황과 같은 의약품용 한약(한약재)은 식품으로 취급되는 식약공용 한약과는 달리 한의사의 처방에 의해서만 구매가 가능하다. 이 같은 방송이 나오자 대한한의사협회는 즉각 "마황은 전문가인 한의사의 진단에 따라 복용해야 한다"는 입장을 내놓았다. 전국 한의원와 한방병원은 미국 FDA와 대한한방비만학회의 기준을 지키고 있다고 하며 미국 FDA가 의약품의 경우 마황의 주 성분인 에피드린의 1일 복용량을 150㎎까지 허용하고 있고 대한한방비만학회도 전탕액 처방 시 1일 4.5g~7.5g을 6개월간 사용하는 것을 권고하고 있다고 하였다. 한의협은 "우리나라 한의원과 한방병원은 이러한 기준에 맞춰 마황을 사용하고 있어 안전하다"며 "한의사에 의해 처방된 전문한약까지도 위험한 것처럼 오해의 소지가 있도록 방송한 것에 대해 유감이다"고 논평하였다. 그러나 의료계는 "한의계의 주장에 대한 근거를 찾을 수 없다"고 하였으며 이미 미국에서도 다이어트에 마황을 금지했음을 강조하였다.

대한의사협회 한방특별대책위원회는 "한의협이 주장하는 에페드린 1일 복용 허용량 150mg은 다이어트 목적의 기준이 아니라 기관지확장제 등으로 단기간 사용 시의 기준"이라고 했다. 또한 2004년 미국 FDA에서 공표한 마황 사용 금지령에 따르면 중의사나 침술사들은 천식이나 만성기침, 두통 등에만 마황을 사용할 수 있도록 허용했다"는 것을 지적하였다. 즉, 미국 FDA도 체중감량이나 근육강화, 운동능력 증진을 위한 목적으로는 마황 사용을 금지했는데도 기관지확장 등의 처방 목적 기준을 근거로 잘못 사용했다는 주장인 것이다. 이에 따라 한특위는 한의협에 공개 질의서를 보내 다이어트 목적의 한약에 사용 시에도 일일 150mg까지 가능하다는 주장의 근거를 제출할 것을 요구했다. 또 6개월까지도 마황을 지속적으로 복용해도 환자의 안전에 문제가 없다고 주장하는데 대한 근거도 함께 답변해 줄 것을 요구했다. 이미 2004년 이후 미국 FDA에서는 에페드린 함유 건강보조식품에 대해 판매중지를 내린 바 있는데도 6개월간 에페드린을 처방하는 근거가 있느냐고 반문하였다. 한특위는 "미국 FDA도 중의사나 침술사는 FDA의 승인을 받아 마황을 다이어트 목적이 아닌 천식이나 만성기침, 두통 등에만 사용하도록 허용하고 있다"며 "이런 사실을 알면서도 국내에서는 다이어트에 사용하는 근거가 있는지를 얘기해 보자는 취지"임을 밝혔다.

비만치료제로서의 마황 사용에 대한 대한한방비만학회의 임상 진료지침에 따르면 마황을 알코올, 중추신경흥분제, 카페인, 교감신경흥분제, 갑상선호르몬제제, 기관지확장제 등과 함께 먹으면 부작용의 가능성이 더 증가하는 것으로 나타났다. 특히 카페인과의 병용은 그 효과와 부작용을 모두 증가시키는 양면성을 지니고 있다. 뇌경색, 뇌출혈, 경련발작, 심근경색을 일으킬 수 있고 심하면 혼수상태 및 사망에 이를 수도 있다. 이 밖에도 에페드린은 염기성 조건에서 더 잘 흡수되는 성질이 있어 유제품, 야채, 대부분의 과일, 넛트류 등도 마황의 작용을 강화시킨다. 반면 육류, 밀가루 음식, 땅콩 등 산성 음식은 마황의 체내 제거를 빠르게 한다.

한편, 세계적인 의학 학술지 〈The New England Journal of Medicine〉(2000년)과 〈Neurology〉(2003년) 등은 마황 관련 부작용으로는 부정맥 · 심근경색 · 뇌출혈 · 급사 등을 보고하였다. 2003년 훈련 도중 급사한 미국 프로야구 선수 스티브 베클러의 사인은 마황의 주성분인 에페드린의 과다 복용으로 밝혀졌다. 이 사건을 계기로 미국식품의약국(FDA)은 2004년부터 마황이 함유된 건강보조식품 판매를 전면 중단하였다.

4.9 모르핀(Morphine)

모르핀은 양귀비(Opium poppy)에서 나오는 천연물질로 강렬한 통증 완화 및 빠르게 의존성과 중독성을 유도한다. 모르핀은 양귀비의 덜 익은 종자에서 삼출되는 유액을 말려 얻은 짙은 색의 수지로서 아편(Opium)의 주요 구성물질이다. 모르핀은 아편의 4-21% 질량비를 차지한다. 아편에서 두 번째 많은 성분은 코데인(0.8-2.5%)이다. 모르핀은 가장 강력한 진통제인 동시에 진정제이다(중추신경 억제, 졸음 유도, 혼수상태에 이르게 할 수 있음).

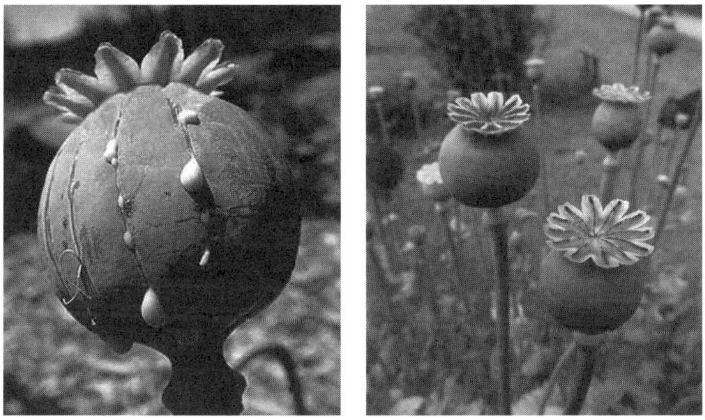

그림 107. 양귀비

■ 아편의 역사

6,000년 전 고대 수메르인들이 아편을 사용한 기록(용도 불명)이 있다. 3,500년 전 이집트 의학서 에베르스 파피루스(Ebers papyrus)에 심하게 우는 아이에게 아편을 사용했다. 1세기 그리스 식물학자 겸 의사인 Dioscorides가 아편 채취법을 제시.하였고 중세에 중국, 인도로부터 서구 유럽 및 신대륙으로 아편이 전해졌다. 18세기말 - 19세기초 사회적 명망가들이 즐거움을 위해 술 대신 저렴한 아편 팅크를 마시거나 소량의 아편을 사용했으며 아편 중독이 심각한 사회적 문제로 인식되기까지는 오랜 시간이 걸렸다.

아편 무역은 1800년대 중반 중국과 영국 간 전쟁을 유도하였다. 17세기 초반까지 중국의 아편 사용은 의학적 용도가 대부분이었으며, 류마티스, 통풍 설사에 제한적으로 사용했다. 손님들을 즐겁게 하기 위해 케이크나 과자에 첨가하기도 했다. 1644년 명나라 숭성제가 흡연을 금지, 대안으로 아편을 사용하기 시작해 수요가 생산 능력을 초과하였으며, 외국 상인들이 수익성 있는 중국 시장 점령하기 시삭했나. 1830년대 후반 영국의 동인도회사가 연간 1만 파운드 이상의 인도 파편을 중국에 공급하게 되자 중국 정부가 아편 무역을 제한해 1839년 아편전쟁이 발발하였다. 영국군에 중국이 항복해 홍콩을 영국에 할양하고 영국 상인들에게 자유무역 권한을 허용했다가(1842년 난징조약 서명), 1997년 조약 파기로 홍콩을 중국에 반환하였다.

■ 모르핀의 역사

독일 약제상 Friedrich Wilheim Adam Serturner가 1803년-1806년 사이에 모르핀을 분리했다는 설(Armand Sequin이 1803년 모르핀 분리설도 제기)이 있다. 백색의 결정성 물질이 그리스 신화의 모르페우스(잠의 신 히프노스이 아들, 꿈의 신)의 이름을 따서 모르피움으로 불리게 되었다. 1853년 모르핀의 피하주사 가능 이후 정제 모르핀이 통증 치료에 사용되었다. 중독상 때문에 중독성이 없는 모르핀 유도체 혹은 대체물을 탐색하기 시작했다. 1832년 코데인(codein, 메틸화된 모르핀)이 아편의 구성 성분으로 알려졌고 코데인(모르핀의 10분의 1 진통효과) 발견 이후 통증완화제(일반의약품)로 사용했다. 코데인이 소화되면 일부 탈메틸화 되어 모르핀으로 변형이 가능하다는 것을 알게 되었다.

1874년 런던 St. Mary's Hospital Medical School에서 Alder Wright가 모르핀 염기와 다양한 산 종류를 배합하는 실험을 수행. 무수모르핀과 무소초산, 초산을 난로 위에서 수 시간 끓여 테트라아세틸모르핀 생성하였다. 독일 Bayer사의 Felix Hoffman도 모르핀의 아세틸화에 성공, 마른기침과 결핵치료제로 홍보하였다. 시험해 본 직원들이 환각성 때문에 (헤로인-쾌락을 유도하는 물질)으로 명명했다.

1900년 미국의 Eli Lilly사가 헤로인을 일반의약품(기침과 감기치료제)으로 판매하기 시작했다. 1차 세계대전 시 고통을 호소하는 병사들에게 정맥 투여를 했고, 한 때 모르핀 중독치료제로 헤로인이 사용되었으나 임상 부작용 문제가 알려지면서 1920년대에 헤로인은 약국에서 사라졌다. 헤로인은 불법 약물 목록에 올라 있으나 일부 국가(영국)에서는 심한 통증 치료에 처방 약물로 사용한다.

표 18. 모르핀의 이화학적 특성

화학식: $C_{17}H_{19}NO_3$ 분자량: 285.34 g/mol 녹는점: 255 ℃, 491 ℉ 형태: 흰색 고체 열화학적 성질: 안전성

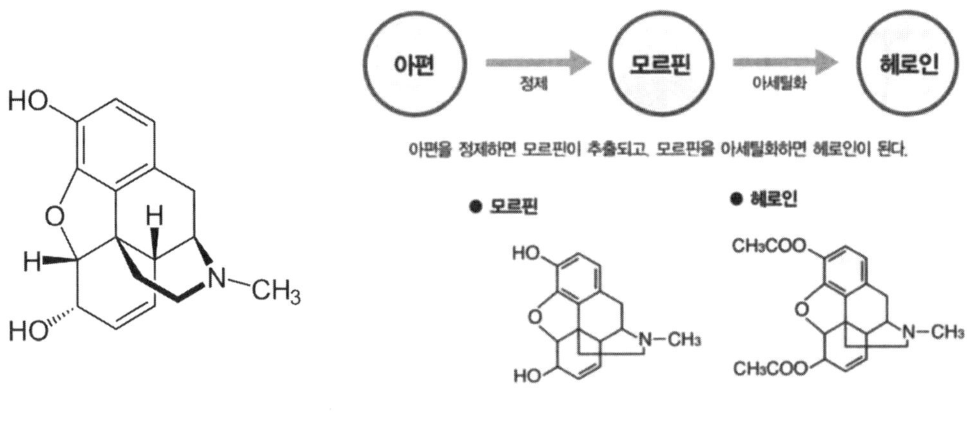

그림 108. 모르핀의 화학구조식

■ 약리작용

모르핀은 아편에서 찾아낸 가장 풍부한 진통성 마취제이고 유력한 진통제이다. 약으로는 임상 진통에서 이용된다. 통증 감각은 매우 복잡한 현상이다. 즉, 통증의 인식강도는 조직 손상의 종류나 정도에 항상 비례하지 않으며 중추신경 내에서 심리적, 감성적, 호르몬 화학매게물질 등이 전반적으로 관여한다. 모르핀을 포함한 오피오이드는 체내에서 수용체(오피오이드 수용체, μ, κ, δ, 1970년대 초에 발견)에 결합한다. 오피오이드 수용체에 결합하는 오피오이드는 내재적 인자인 뉴로펩타이드(엔돌핀), 저분자 합성물질, 모르핀과 같은 아편류가 포함된다. 오피오이드 약물은 중추신경계에 직접 작용, 진통작용을 나타낸다[국소마취제와 같이 말초에 작용하는 비스테로이성 소염제(아스피린)와는 큰 차이가 있음]. 일단 주사하거나 섭취해, 모르핀이 약의 효력을 발휘하기 위해서는 opioid 수용체가 활성화되어야 하는데 μ1 수용체 특수형의 활성화로 진통효과, μ2 수용체의 활성화로는 호흡 저하 및 탐닉과 같은 효력을 일으키며 κ 수용체 특수형의 활성화로는 진정 또는 졸림효과가 나타난다.

모르핀의 임상 용도는 수술 후에 진통, 중요한 외상 후에 진통, 말기암 고통 등이며 모르핀은 진통작용 외에 구토를 일으키고 호흡을 억제하는 효과가 있다. 때문에 과량 투여하면 호흡곤란으로 사망할 수도 있다. 그리고 동공을 극단적으로 수축해 동공이 마치 점으로 찍어 놓은 듯 작아진다고 해서 'Pin–Point Pupil'이라고도 한다. 모르핀 중독의 특징적인 현상이기 때문에 진단에 이용한다('Pin-Point Pupil'라고 모두 모르핀 중독은 아님. 콘텍즈 렌즈를 껴도 이런 동공이 나타남).

그 외에도 체온이 떨어지고 소변량이 감소하며 위장관 활동이 억제된다. 이로 인해 모르핀계열 약품을 복용할 시 미미한 양일지라도 백이면 백 변비증상을 앓게 되기 때문에 몇몇 국가에서는 의사가 모르핀계열 약품을 처방할 시 변비약 또한 처방할 것을 권고하고 있다(반대로 설사 치료목적으로 쓰기도 함). 반대로 모르핀을 끊으면 금단증상으로 설사가 나기도 한다. 그리고 모르핀은 분만을 지연시키는데, 분만시간이 길어지면 자궁출혈이 많아져서 산모와 아기가 위험해질 수 있다. 하지만 일단 한번 중독되면 모성애고 뭐고 없다고 한다. 또한 기침억제효과도 있다.

제조와 수입은 여타 다른 향정신성의약품들과 같이 허가된 제조사와 유통사만 가능하다. 또한 다른 향정신성의약품에 비해 강력한 진통제이므로, 유통과정이 다른 의약품들보다 엄격하게 관리된다. 하지만 가끔 막장 병원에서는 의사나 간호사가 수량 및 용도를 조작해 주사용으로 사용하는 일이 발생하기도 한다. 의료용으로는 말기 암의 진통 등에 사용하며, 이때는 중독성이 매우 낮아져 거의 중독되지 않는다고 한다(물론 정도의 차이는 있음). 그리고 중독성이 높아봤자 암 말기면 약한 진통제는 먹히지 않을 정도가 되어버리기 때문에 모르핀 같은 강력한 진통제로나 그나마 효과가 있다. 암 환자들은 모르핀보다 수십 배 강력한 펜타닐을 투여 받고도 고통을 호소하기도 한다.

2000년대 와서는 모르핀보다 더 강력한 옥시코돈 같은 모르핀계열 약을 사용한다(펜타닐 50mcg/h 투여를 받던 도중 요로결석으로 혈뇨가 나오는데도 아무런 통증을 느낄 수 없을 정도임). 이는 암 말기에서의 진통제의 사용의 경우 첫째, 투약 시 장기적인 사용을 염두에 두지 않으며, 둘째, 모르핀 계열의 약품이 가지고 있는 정신적인 의존으로 인한 금단증상보다도 고통 없이 정상적인 삶을 영위해가기 위한 필요에 의한 것이기 때문이라는 점이 크게 작용한다. 그러나 이러한 암의 동통의 경우 모르핀은 어느 정도 필요한 약품임에도 불구하고, 그 악명 때문에 의사들이 처방을 주저하기도 한다.

2차 대전 시에는 의무병 상비약품 1위였으며, 단지 횟수 제한을 두어서 3번 이상은 투여를 금지하였다(현재도 유효). 모르핀을 맞은 횟수만큼 이마에 M1, M2로 맞은 횟수를 표시하였다고 한다. 이러한 장면은 드라마 밴드 오브 브라더스에서 확인할 수 있다. 해당 드라마 장면 중 모르핀을 몇 번이나 맞췄는지 기억도 못하고 사용한 모르핀을 셔츠주머니에 꽂아두지도 않았다고 장교인 딕 윈터스가 의무병인 유진 로에게 혼나는 장면이 있다. “너무 아프다고 해서 모르핀을 놓다 보니 그렇게 되었어.”라고 변명하는 윈터스와 “장교고 어른이면 당연히 알고 있어야죠!”라고 버럭거리는 유진 로의 모습이 압권이다. 의무병이 현재 국군에서 K-mark 1의 투약 횟수를 확실히 알기 위해 사용 후 상의 주머니에 꽂아두는 것과 같은 식이었다는 것을 짐작할 수 있다. 나중에 작가로 성공하게 되는 윌리엄 맨체스터는 그의 회고록《굿바이 다크니스》에서 2차 대전 중 한 번 맞은 모르핀의 느낌을 전 후 몇 십 년이 흐른 뒤에도 잊지 못한다고 하였다.

모르핀이 정말로 무서운 점은 투여 받고 있는 동안은 현세의 모든 육체적 고통에서 벗어날 수 있다는 것이다. 이 육체의 고통에서 벗어났다는 느낌이 강력한 정신적 의존성의 원인이 된다. 투여를 중단하면 모든 것이 고통스럽게 느껴지기에 다시 투여해달라고 호소하게 되는 것이다. 모르핀과 헤로인의 차이는 뇌에 작용하는 속도에 있으나 결국은 같은 작용이다. 가끔 의원급 병원에서 의사나 간호사들이 나중에 적발될 것을 알면서도 빼돌리는 행위를 멈추지 못하는 것만 봐도 잘못 쓰다 의존성이 생기면 훅 가는 물건이라는 걸 알 수 있다. 의존성이 강하여 현재 의학계에서는 처방주의약품 중 하나로 통한다. 중독성과 쾌감유발성이 높은 헤로인으로 전환될 수 있지만 당연히 이것은 일반인에겐 물론이고 의료용으로도 사용이 금지되어 있다. 영국에서는 한때 헤로인을 의료용으로 사용했으나, 현재는 전부 다 모르핀으로 대체하고 있다. 가끔 환자가 이 모르핀을 처방해 달라며 계속 병원에 찾아오는 풍경을 볼 수 있다. 대개는 모르핀 중독자로 그런 류의 환자들은 십중팔구 끊지 못하고 죽을 때까지 모르핀을 찾는다. 한 성형외과에선 수술하기 전에 모르핀을 환자에게 투여했는데 환자가 모르핀에 중독이 되어 계속 성형을 하러 왔다. 만약 의료계에 종사하고 있다면 절대로 별일 아닌 일에 모르핀을 투여해서는 안 된다. 예전에 별일 아닌 일에 쓰다가 수많은 중독자를 양산한 역사가 있기 때문이다.

총포(銃砲) 소지를 위한 검진 등 마약 검사가 포함된 특수검진에서 모르핀 양성 반응을 보이는 경우 당연히 불합격이다. 원래 특수 검진이라는 것이 문제가 생길 경우 위해가 너무 크기에 이에 적합한 사람을 더 정밀하게 걸러내기 위한 검진이니, 모르핀 중독인 사람이라면 특수 검진이 필요한 직업 자체를 생각하지 말아야 한다. 만약 자신이 모르핀 중독이 아닌데도 모르핀 양성을 보인다면, 현재 복용하고 있는 약물들을 점검해 볼 필요가 있다. 심한 만성 통증이 있어 약을 처방받는 경우 모르핀이 들어있을 가능성이 높다. 그 유명한 전쟁영화 라이언 일병 구하기에서도 모르핀을 맞는 장면이 많이 나오는데 의무병인 어윈 웨이드는 처음에는 자신의 총상을 동료들에게 부탁하여 지혈하려 했지만 결국 지혈이 불가능하다는 사실을 깨닫고는 모르핀을 놔달라고 하였으나 이 말은 그의 유언이 되고 말았다.

모르핀의 부작용으로 위장(구역질, 구토의, 변비, 복통 등), 진정, 피부 변화(urticaria 또는 알레르기성 발진 이끌어 내는 피부에 있는 히스타민의 방출), 긴축된 눈동자, 호흡 저하, 명백한 환각 섬망 상태, 현기증 및 혼란, 과다 복용에 의한 myoclonus(간대성 근경련증), 사지 및 근육의 근육 단단함 등이 있다. 모르핀의 주요 위험성은, 다른 마약제와 마찬가지로, 호흡기계 억제작용이며, 모르핀을 경구나 주사로 투여했을 때는 조금 낮은 정도로 순환기능저하, 호흡기계 정지, 쇼크, 심장기능 정지 등이 나타난다. 흔히 관찰되는 부작용으로는, 머리가 텅빈 증세, 진정, 현기증, 구역, 구토, 지나친 발한 등이다. 이런 증세는 보행가능 한 환자와 심한 통증이 없는 경우에 더 뚜렷하게 나타난다. 이런 증세가 나타날 때에는 투여량을 줄이는 게 바람직하다. 보행 가능한 환자에 있어서는 누워있으면 부작용 증세가 경감된다. 기타 부작용은 다음과 같다.

① 중추신경계 : 무력감, 두통, 불면증, 방향상실, 시력장애, 흥분, 환각, 불쾌감

② 심혈관계 : 심계항진, 서맥, 실신, 안면홍조

③ 위장관계 : 변비, 식욕부진, 구내건조, 담관경축

④ 비뇨생식기계 : 요저류, 항이뇨효과, 성욕감퇴, 성기능장애

⑤ 알레르기 : 소양증, 피부발진(담마진, 출혈성 담마진, 부종포함)

표 19. 모르핀 외 중독성 천연물

- **카페인(caffein)**: 운동중추 촉진제(커피콩, 콜라나무 열매, 찻잎, 야자열매 등)
- **코카인(cocain)**: 운동 중추 활성화(코카-Erythroxylon coca 잎)-신경 말단에서 카테콜아민의 흡수 억제
- **크랙코카인(crack cocain)**: 코카인에 탄산수소나트륨을 처리해 염기를 유리시켜 생성(흡연할 수 있고, 더 강력하고 위험)
- **마리화나(Marijuana)와 하시시(Hashish)**: 삼(hemp), 대마(Cannabis sativa)의 마른 잎과 꽃-마리화나, 수지-하시시, 이 물질을 피우거나 삼키면 Δ9-tetrahydrocannabinol(THC)dl 중추신경계 활성을 억제, 환각을 일으킴.
- **메스칼린(mescaline)**: 멕시코 peyote cactus(가시 없는 선인장, Lophophora williamsii)의 말린 머리부분 섭취 시 강력한 환각작용
- **LSD(lyseric acid diethylamide)**: 호밀 등 벼과에 기생하는 맥각균이 만들어냄. 시각, 청각, 촉각, 후각의 왜곡 및 위협적 환각

4.10 카나비노이드(Cannabinoids)

카나비노이드는 다양한 화합물의 한 종류로 카나비노이드 수용체를 활성화시킨다. 카나비노이드는 사람과 동물에서 자연스럽게 합성되는 엔도카나비노이드가 포함되어 있다 식물성 카나비노이드는 대마초와 다른 식물에서 발견된다. 가장 주목할만한 카나비노이드는 phytocannabinoid Δ^9-tetrahydrocannabinol 이다. 이것은 대마초의 주요한 정신적인 화합물이다. 그러나 카

나비노이드의 다른 다양한 효과들도 있다.

합성 카나비노이드는 다양한 화학적 분류를 포함한다. 전통적인 카나비노이드는 구조적으로 THC와 연관된다. 비전통적인 카나비노이드(cannabimimetics)는 aminoalkylindole, 1,5-diarylpyrazoles, quinoline, 그리고 arylsulphonamides, eicosanoid를 포함한다. 이것들은 엔도카나바노이드(endocannabinoids)와 연관되어 있다.

대마(*Cannabis sativa* L.)는 카나비스, 헴프, 마리화나로 불린다. 카나비스를 중국에서는 최초로 '마'라 불렀고 죠지 워싱턴은 '헴프'라 불렀으며 미국은 카나비노이드의 부정적인 의미로 '마리화나'라 불렀다. 카나비스는 3종이 있으며(*Cannabis sativa, Cannabis indica, Cannabis ruderalis*) 최소 483 가지 이상의 화합물로 구성되어 있다. 현재까지 밝혀진 대표적인 유효성분은 85종 이상의 카나비노이드(cannabinoids) 와 120종의 테르펜(Terpenes)이다. 그 중 tetrahydrocannabinoid(THC)가 주요 향정신성 물질(psychoactive)이다

엔도카나비노이드는 사람이나 동물의 체내에서 자연적으로 발생하는 물질이고 살아가는 데 절대적인 물질이며, 카나비노이드는 대마가 살아가는데 절대적으로 필요한 물질이며 대마에 많이 들어있는 유용한 물질이다[엔도 카나비노이드(endogenous cannabinoids, 내인성 카나비노이드) – 동물체내에서 자연 생성되는 물질, 엑소 카나비노이드(exogenous cannabinoids, 외인성 카나비노이드) – 체외에서 체내로 들어온 카나비노이드].

대마(마른잎, 꽃-마리화나, 수지-하시시)는 중국과 인도 등지의 전통적인 약재이다. 마리화나(Marijuana)는 스페인의 여성 이름 중 가장 흔한 마리아(Maria)와 후아나(Juana)의 합성어이다. BC800년 고대 중국 문헌에 대마를 다른 약재와 함께 심신의 질병에 사용한 기록이 있다. 서남아시아 고대 제국인 Assyria에서는 gan-zi-gun-nu(마음을 멀리 없어지게 함)라는 이름으로 기록되었다. 1964년에 Hebrew대학의 Gaoni와 Mechoulam연구그룹에 의해 크로마토그래피 기법, 분광학적 기법 등의 발전으로 대마의 주요성분 THC를 NMR로 분리되었으며 그후 THC를 비롯한 cannabinoid 생합성 및 전합성법이 구축되었다.

■ Cannabinoid의 화학적 특성

카나비노이드는 카나비노이드 수용체를 활성화 시키는 다양한 화합물의 일종이다. 카나비노이드는 인간과 동물 몸에서 자연적으로 생산되는 endocannabinoids 를 포함하여 대마와 다른 식물에서 발견되는 phytocannabinoids, 그리고 화학적으로 인간에 의해 생산되는 합성 cannabi-

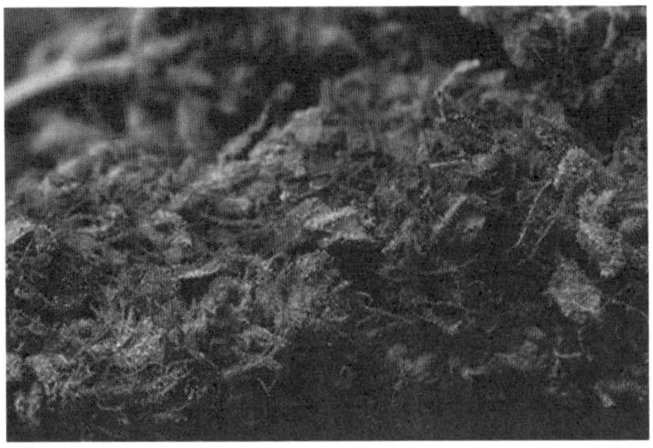 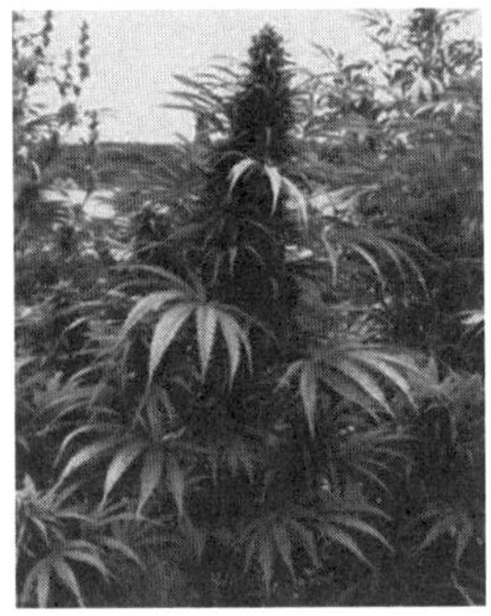

그림 109. 대마

noids 가 있다.

가장 주목할만한 cannabinoid는 phytocannabinoid인 대마초(cannabis)의 주요 psychoactive 화합물로서 Δ^9−tetrahydrocannabinol(THC)이다. 그러나 다양한 효과와 함께 다른 수많은 cannabinoids의 존재가 알려져 있다. 다양한 형태의 합성 cannabinoids는 별개의 화학 종으로서 전통적인 카나비노이드는 구조적으로 THC와 유사하나, 특이한 카나비노이드(cannabimimetics)는 endocannabinoids(엔도카나비노이드)와 관련된 eicosanoids(에이코사노이드) 뿐만 아니라 aminoalkylindoles, 1,5−diarylpyrazoles, quinolines 및 arylsulphonamides 등을 포함한다.

- Tetrahydrocannabinol(THC) : CB1과 CB2수용체의 부분적 길항제로 PPAR(peroxisome proliferator-activated receptors) 과 TRPA1(Transient receptor potential cation channel A1) 을 억제. AIDS 환자에게 구토억제 및 식욕촉진제로 사용한다.

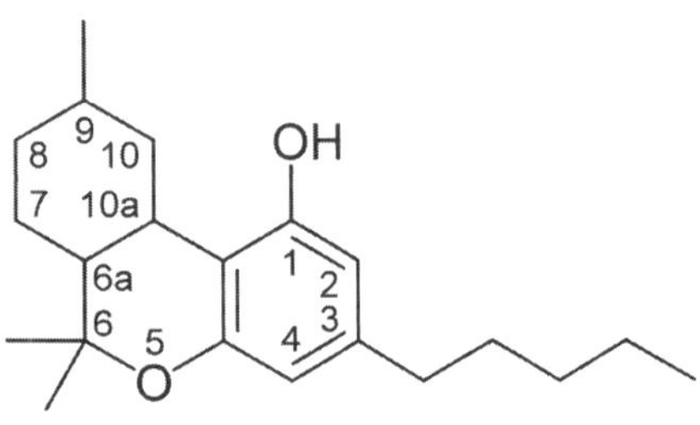

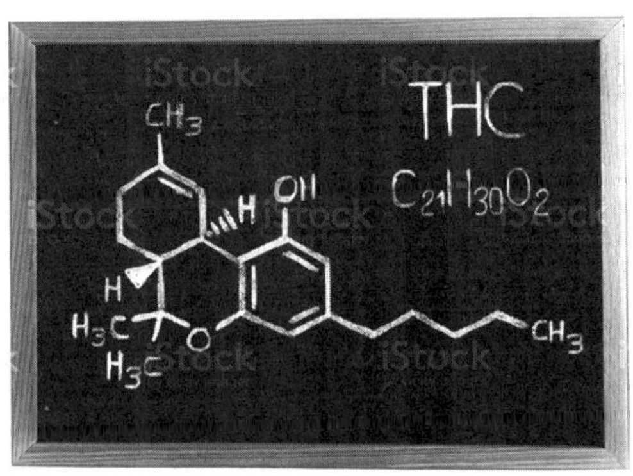

그림 110. 카나비노이드의 화학구조식

• Cannabidiol(CBD) : 향정신성 효과가 없는 카나비노이드 중 주성분. Adams 등에 의해 1940년 처음 분리. 1963년 Mechoulam과 Shvo에 의해 입체구조 규명. CBD는 다양한 메카니즘으로 연계된 생리활성을 나타내 불안, 정신병, 행동장애 등 판단 및 다발성 경화증 환자의 신경성 통증 경감에 사용. Δ9−THC와 1:1 비율로 혼합한 것이 Sativex 제품이다.

■ 그 밖의 Cannabinoid 유형(Type):

산성 cannabinoid: THCA(환각작용 THC의 1/100), CBDA, CBCA 등 (저장 중 탈탄산작용 및 그 외의작용으로 중성으로 변화)

중성 cannabinoid: THC(환각작용 가장 강함), CBD, CBC(환각작용 거의 없음), CBN(환각작용 거의 없음) 등이 있다.

표 20. 주요 Cannabinoid
THC (Tetrahydrocannabinol)
THCA (Tetrahydrocannabinolic acid)
CBD (Cannabidiol)
CBDA (Cannabidiolic Acid)
CBN (Cannabinol)
CBG (Cannabigerol)
CBC (Cannabichromene)
CBL (Cannabicyclol)
CBV (Cannabivarin)
THCV (Tetrahydrocannabivarin)
CBDV (Cannabidivarin)
CBCV (Cannabichromevarin)
CBGV (Cannabigerovarin)
CBGM (Cannabigerol Monomethyl Ether)
CBE (Cannabielsoin)
CBT (Cannabicitran)

■ 작용기전

구조 규명 20년 후 메카니즘이 규명되었다. 처음에는 THC가 자연상태에서 세포점막과 비특이성을 가지고 인지질층과 상호작용하여 효과를 낸다고 알려졌다. 1980년대에 단백질 수용체 발견, 카나비노이드는 체내에서 복제된 두 개의 다른 수용체 CB1과 CB2를 활성화시켜 향정신적 효과를 나타내는 것으로 알려졌다. 이러한 수용체는 일반적인 동물에 공통적이며 포유류, 조류, 어류 및 파충류에서 발견된다. 현재 cannabinoid 수용체는 CB1 과 CB2 의 두 종류로 알려진다. 이들 수용체는 체내에서 뇌와 신경계의 활성, 심박수, 혈압, 소화, 염증, 면역시스템, 통증, 재생, 생체주기, 스트레스, 감정상태 등의 통제 등 많은 기능을 조절한다.

■ Cannabinoid 수용체 1 형

CB1 수용체는 중추신경계에 위치. 뇌, 눈, 폐, 신장, 간, 소화기 등 다른 기관에서도 존재한다. 대뇌의 장기 기억과 공간 개념, 감정적인 행동을 조절하며 해마(hippocampus, 海馬)를 포함하여, 기저 신경 및 대뇌변연계 시스템 등 두뇌에서 발견된다. 또한 소뇌와 남녀 생식 시스템 모두에서 발견된다. CB1 수용체는 다리뇌와 척수 사이에 위치하며 호흡, 심혈관 순환, 운동, 뇌신경 기능을 담당하는 뇌줄기의 하부의 숨뇌(medulla oblongata)에도 있다. 따라서, 일부 약물에 의해 호흡기 또는 심혈관 장애의 위험 없이 CB1 수용체가 생산될 수 있다. 인지와 단기 기억 손상, 운동조잘 기능 변화 등에 관여한다. 신경말단에 위치, 아세틸콜린, 노르에페드린, 도파민, 세로토닌, 감마노낙산, 글루타민산염, 아스파르트산염을 포함한 신경전달물질의 신경세포 방출을 억제한다. 카나비스(cannabis, 대마)의 사용으로 CB1 수용체의 발현에 의해 진정 효과 및 골격근 또는 민무늬근의 경련을 진정시키고 통증을 멈추게 하는 데 쓰이는 진경제 [anticonvulsive, 鎭痙劑] 효과가 나타난다.

■ Cannabinoid 수용체 2 형

CB2 수용체는 주로 비장, 흉선, 편도, 골수 및 백혈구 등 면역 체계 수준의 말단조직에 위치한다. 비장 [spleen, 脾臟]에 가장 큰 밀도로 존재한다. 면역체계에 관련한 세포에서 발현되며 오직 말초 신경계에서 발견된다는 그 동안의 보고서와는 달리 CB2가 인간의 소뇌(cerebellum, 小腦) 중뇌에서 면역기능을 담당하는 신경원세포의 일종인 미세아교세포 [microglia, 微細芽膠細胞]에서 미세하게 발현되는 것으로 나타났다. 카나비스(cannabis, 대마)의 사용은 CB2 수용체의 발현에 의해 항염증 및 기다 치료 효과에 효과가 있는 것으로 밝혀졌다.

■ 효능

대마의 향정신적 효과는 주로 THC에서 비롯되며 소량의 THC는 행복감, 긴장완화, 환청, 거리감삭이나 형태, 색깔 감각 이상, 운동조화상실 등을 나타낸다. 다량의 THC는 불안감, 초조감, 공포상태를 유발한다. 기관지 확장작용이 있어 맥박수를 늘리고 기립성 저혈압(체위의 급작스러운 변화에 따라서 혈압이 떨어지는 질병)을 일으킨다. 메스꺼움과 구토 증상의 개선, 에이즈 환자 등 화학요법으로 치료받는 환자의 식욕 자극, 녹내장 환자의 낮아진 안압 개선, 기타 진통효과 등을 나타낸다.

■ 카나비노이드 복용과 흡입의 차이

카나비노이드를 복용하게 될 경우 소화기 계통을 거쳐 간을 통한 대사과정을 거쳐 체내에 공급된다. 따라서 카나비스를 흡입하게 될 경우 폐포를 통해 인체에 빨리 흡수되므로 복용하는 것보다 빨리 효과를 나타나게 된다. 흡입의 경우 보통 10~20 분만에 효과가 나타나고 복용할 경우 1~2시간이 지나야 효과가 나타난다. 체내에서 생성된 엔도카나비노이드(Endogenous cannabinoids, 내인성카나비노이드)와 구분하여 외부로부터 유입된 외인성카나비노이드 (Exogenous cannabinoids)는 대마초를 피우거나 대마수지를 증류하여 흡입한 경우는 폐포(Alveoli) 를 통해 혈관을 따라 복용한 것보다는 더 빨리 뇌에 도달하게 된다. 중뇌수도 주변 회백질(Periaque-ductal gray matter)의 카나비노이드 수용체(cannabinoid receptors)가 카나비노이드와 반응하게 되어 통증이 완화돼 여러 가지 카나비노이드의 효과가 나타나게 된다. 건강하지 못하거나 여러 가지 다양한 원인에 의해 엔도카나비노이드의 생성이 원활하지 못할 경우 여러 가지 질환의 원인이 된다.

■ 카나비노이드 보충으로 엔도카나비노이드 시스템을 돕는 장점

뇌로 가는 모세혈관 벽의 내피 세포들이 단단히 결합되어 있어서 대부분의 화학 물질이 뇌로 들어갈 수 없게 차단하여 뇌를 보호하는 것을 Blood-brain barrier (혈뇌 장벽)이라고 한다. 여러 가지 화학약품이 유독 뇌에서 작용하지 못하는 경우가 바로 이 혈뇌장벽이 존재하기 때문이다. 항암치료를 받는 환자 대부분이 구역질을 하는데 이 구역질을 막는 약인 진통제로는 바로 대마초만한 게 없다는 통설인 이유가 된다. 동양에서는 이미 5000여 년 전부터 대마를 진통제로 사용해 왔다. 많은 건강하지 못한 사람의 대다수는 카나비노이드의 생성이 원활하지 못하는 경우가 많다. 카나비노이드를 사용하여 치료할 수 있는 질병은 백여 가지나 된다.

다음은 통증이 발생하는 경우와 엔도카나비노이드가 분비되어 통증을 해소하는 경우와 카나비노이드의 흡입이나 복용을 통해 통증이 해소되는 것을 설명하는 것이다.

즉, 카나비노이드의 카나비노이드 수용체와 반응해 Analgesic effect (+) 진통효과 (대뇌피질지각령(領)의 감수성을 저하시켜 통증을 억제)와 Inhibitory effect (-) 제한효과(연결강도가 negative 로 변화되는 것을 제한)를 나타낸다. 카나비노이드의 흡입이나 복용을 통해 Anxiety(불안감),

Spasticity(경직), Anorexia(신경성 식욕 부진증, 거식증, 체중에 대한 비정상적인 공포로 음식을 안 먹는 증상), Nausea(욕지기, 메스꺼움, 혐오감, 불쾌감)을 줄여주며 뇌와 관련된 질환뿐만 아니라 내장, 신장, 간의 카나비노이드 수용체인 CB−2와도 반응하여 관련 질병을 치료한다.

천연 카나비노이드는 카나비노이드 수용체와 반응하고 흡수된다. 대부분의 일반적인 화학 합성 약품은 카나비노이드 수용체와 반응한체 엔도카나비노이드의 재흡수를 방해할 뿐 아니라 카나비노이드와의 반응을 방해하여 부정적 효과를 나타낸다. 그동안의 대마반대론자들은 이제 대마가 더 이상 해롭다는 이야기를 하지 못하고 있다. 이제 전 세계는 대마에 대해 많은 임상과 수많은 연구기관과 대학의 연구가 병행되어 활발히 진행되고 있으며 껌, 사탕, 제과, 제빵, 드링크류 등의 OTC(Over-The-Counter : 약국이 아닌 슈퍼마켓이나 편의점 등에서 연고나 드링크류 등 간단한 의약품을 판매하도록 허용하는 제도로서 '대체조제') 제품 앞 다투어 출시되고 있으며 대마와 대마의 카나비노이드와 관련된 시장성은 몇 조 달러에 이를 것으로 추정되고 있다. 최근 대마초를 판매하는 디스펜서리 샵(Dispensary) 을 찾는 소비자가 날로 늘고 있으며 관련된 산업도 점점 커져 나가고 있음.

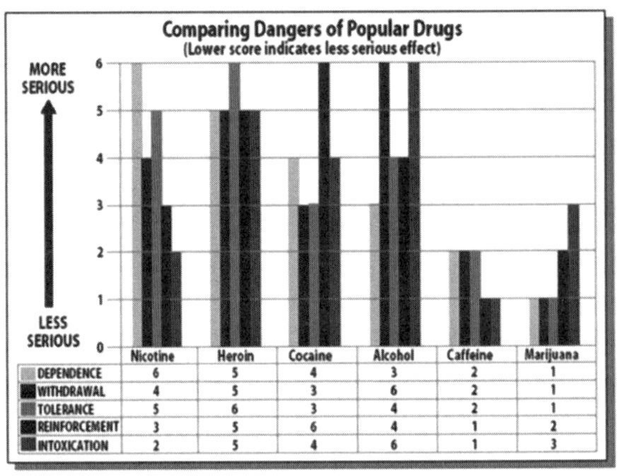

	Nicotine	Heroin	Cocaine	Alcohol	Caffeine	Marijuana
DEPENDENCE	6	5	4	3	2	1
WITHDRAWAL	4	5	3	6	2	1
TOLERANCE	5	6	3	4	2	1
REINFORCEMENT	3	5	6	4	1	2
INTOXICATION	2	5	4	6	1	3

- Dependence: 의존도. 즉, 대마사용자가 그것을 끊는 것이 얼마나 힘든가를 의미함.
- Withdrawal: 금단 현상. 즉 사용을 중지했을 때, 얼마나 그것을 다시 찾는지에 대한 것.
- Tolerance: 그것을 다시 찾는 욕구를 충족시키기 위한 최소한의 양.
- Reinforcement: 그 약물의 능력의 측정치. 그것을 사용하는 사람이 다른 약물보다 그것을 다시 찾는 수치.
- Intoxication: 보통 약물의 중독성을 나타내는 측정치로 이 수치를 사용하지 않으나 intoxication 레벨은 중독성과 사회성에 이 물질이 해를 줄 수 있을 수도 있다고 하는 의미 서 사용. 큰 숫자가 심각성이 큰 것이고, 작은 숫자는 심각성이 덜한 것임

그림 111. 주요 성분의 위험성 비교

카나비노이드의 제품으로는 Sativex-영국 GW Phamaceuticals Plc.가 개발한 구강 스프레이제제가 있으며 다발성경화증 환자의 중추신경통과 수면장애 진정에, 보조치료제로 마약성진토제에 추가해서 사용한다. 2005년 캐나다, 2012년 스페인, 체코, 독일, 덴마크, 폴란드에서 승인. 2013년 프랑스에서는 처방전으로 구입이 가능하게 되었다.

〈참고자료〉

미국에서는 아직 연방법은 의료 마리화나의 사용을 인정하지 않고, 규제 물질 법에서 대마초는 일정 I (남용의 위험이 높고, 의료 가치가 없다)로 분류되어 있다. 향정신작용이 없는 카나비디올 주체 제품(CBD 오일)도 일정 I로 분류되어 있다. 그러나 주법에 의해 의료 마리화나가 합법으로 간주되는 주는 과반수가 넘는다. 2016년 11월 8일 대선과 동시에 실시된 주민투표에서 아칸소, 플로리다, 몬태나, 노스다코타의 4개 주에서 의료 마리화나가 합법화 된 이래 2017년 1월 현재 (28 개 주와 수도 워싱턴 DC와 영지 푸에르토 리코와 괌 법률에 의해 의료 마리화나의 사용을 합법화되어 있다. 또한, 오락용 마리화나의 사용은 알래스카 주, 콜로라도 주, 오리건 주, 워싱턴 주와 수도 워싱턴 DC 이외에 캘리포니아 주, 메인 주, 매사추세츠 주, 네바다 주에서도 합법화되고 있다. 이 주에서는 21세 이상이면, 기호품으로 소량의 대마초를 소지 · 사용하는 것은 합법이다.

유럽에서는 대마 추출물의 사티벡스(Sativex) 등 대마 유래 제제는 많은 국가에서 허용되고 있다. 의료 마리화나는 네덜란드를 제외하고는 제한이 있었지만, 의료 마리화나의 승인도 진행하고 있다. 독일에서는 2016년 5월에 후생 장관이 2017년에 의료 마리화나를 합법화한다고 발표했다. 호주에서는 의료 마리화나를 기반으로 한 약 등의 제품을 제조하는 라이센스는 이미 있었지만 국내에서 재배가 불법이었기 때문에 유효하게 기능하지 않는 상태가 계속되고 있었으나 2016년 2월에 호주 의회는 마약법을 개정하고 의료 마리화나를 합법화했다. 이 개정안으로 의료 목적과 과학적 연구 목적의 재배가 인정받게 되었다.

남미에서는 우루과이, 칠레, 콜롬비아가 의료 마리화나를 허용하고 있으며, 브라질은 대마 오일을 처방 의약품으로 인정하고 있다. 캐나다에서 2015년 10월 19일 열린 하원 의원을 선출하는 총선에서 저스틴 트뤼도 당수가 이끄는 야당인 자유당이 과반수를 획득하고 10년 만에 보수당에서 정권을 탈취했는데 자유당은 기호품으로서의 마리화나의 합법화를 공약으로 하고 있으며, 캐나다에서 대마초의 완전 합법화를 향한 움직임이 본격화하고 다유. 트뤼도 총리는 기호품으로서의 마리화나의 판매 규제, 과세 시스템을 구축하고 동시에 아이들에게 양도 또는 대마초 사용 시의 운전 등을 엄격하게 처벌함으로써 대마초에 관련한 '범죄적인 요소'를 제거하는 것을 밝혔다.

〈학회 보고 사례〉

많은 의학적 근거와 증거에 의해 의료 마리화나 효과가 입증되어 있다. 암 치료 관계는 세계 최대의 암연구기관인 미국 국립암연구소의 사이트에서 대마초 암 치료의 유용성이 기재되어 있다. 최근 많은 논문에서도 암 치료에서 의료 마리화나를 사용하는 의학적 근거가 있는 것이 명확하게 언급되어 있다. 최근의 조사에서는 미국의 암 전문의의 80 % 이상이 의료 마리화나의 사용을 지지하고 있다. 미국에서는 의료 관계자 (의사와 간호사 등)의 대부분이 암 환자의 구토, 통증, 식욕 부진 치료에 의료 마리화나 또는 대마 제제가 유용하다는 것을 인식하고 있으며, 어린이에게 사용하는 것도 찬성하고 있는데 다음과 같은 학회보고가 있다.

Pediatric oncology providers and use of medical marijuana in children with cancer (소아암 영역의 의료 종사자와 소아암 환자의 의료 마리화나의 사용) 미국 임상종양학회 : 2016년 6월 6일 (Abstract 10581)

의료 마리화나의 사용이 허가된 일리노이 주, 매사추세츠 주, 워싱턴 주에서 소아암의 치료에 관여하는 의료 종사자(의사, 간호사 등)의 조사이다. 응답한 301 명 중 92%가 소아암 환자가 의료 마리화나의 사용을 지원(찬성)하는 것으로 답하였다. 소아암의 조기 단계에서의 의료 마리화나의 사용에 찬성은 34%, 말기 단계의 환자 완화 의료에 사용하는 것은 88%가 적절하다고 응답하였다. 다양한 통증 질환, 경련 질환, 염증성 질환, 신경 질환 및 정신 질환 등 많은 질환으로 의료 마리화나의 효과가 보고되고 있다. 즉, 의료 마리화나가 필요한지 필요하거나 유용하거나 무한가에 대한 논의는 더 이상 의미가 없어지고 있다. 질병의 치료 방법의 하나로서 그 올바른 사용법을 논의하는 단계에 와있다.

4.11 에르고 알칼로이드(Ergot alkaloids)

Ergot alkaloid는 맥각균(*Claviceps purpurea*)으로부터 생산된다. 맥각균은 곡류에 기생하고 그 곡류는 빵의 원료에 섞여 집단중독인 ergotism 발생(1972년 독일에서 심각한 수준)시킨다. Ergotism 증상으로는 임산부 유산, 혈관수축에 의한 혈액순환 방해, 해당부위 괴저, 팔, 손, 다리, 발이 시커멓게 변함, 경련, 설사, 소양감, 오심, 구토, 조증(급성형은 경련 수반, 신체 전체의 진전이 두부까지 도달, 피부에 열, 만성형은 허혈성 괴사(괴저)가 사지, 귀 끝부분에 나타나며 결국엔 사망 등의 증상을 나타낸다.

1906년 Barger와 Carr가 호밀(*Secale cereale* L.)의 맥각에서 알카로이드 ergotoxine 분리, ergotism 원인을 규명하였다. 1918년 Stoll이 ergotamine을 치료적 목적으로 분리, ergot alkaloid로 명명하였다. 1930년 ergot alkaloids의 기본구조 규명 및 합성유도체 탐구를 진행하였다.

Egort alkaloid 기본 골격으로는 D-lysergic acid와 D-isolysergic acid 유도체가 있다. 주로 사용되는 것은 D-isolysergic acid계의 반합성품이다. Lysergic acid는 측쇄 종류에 따라 수용성인 acid amide 그룹과 비수용성인 peptide 그룹으로 분류된다.

■ 약리/효능

Ergot alkaloid는 교감신경 차단작용과 혈관수축작용이 있으므로 산과영역에서 진통촉진작용과 지혈약으로 사용한다. 자궁근육의 긴장, 혈관수축을 통한 혈압상승. 수용성 egort alkaloid가 비수용성보다 자궁 수축작용이 탁월하다. 수용성 acid almide형인 ergometrine은 속효성이며 지속적으로 평활근을 수축시켜 자궁수축 작용이 강하다. Peptide형 지용성 alkaloid인 ergotamine 또는 ergotoxine을 다량 사용 시 교감신경 전달물질의 유리를 억제하지는 않으나 알파 수용체를

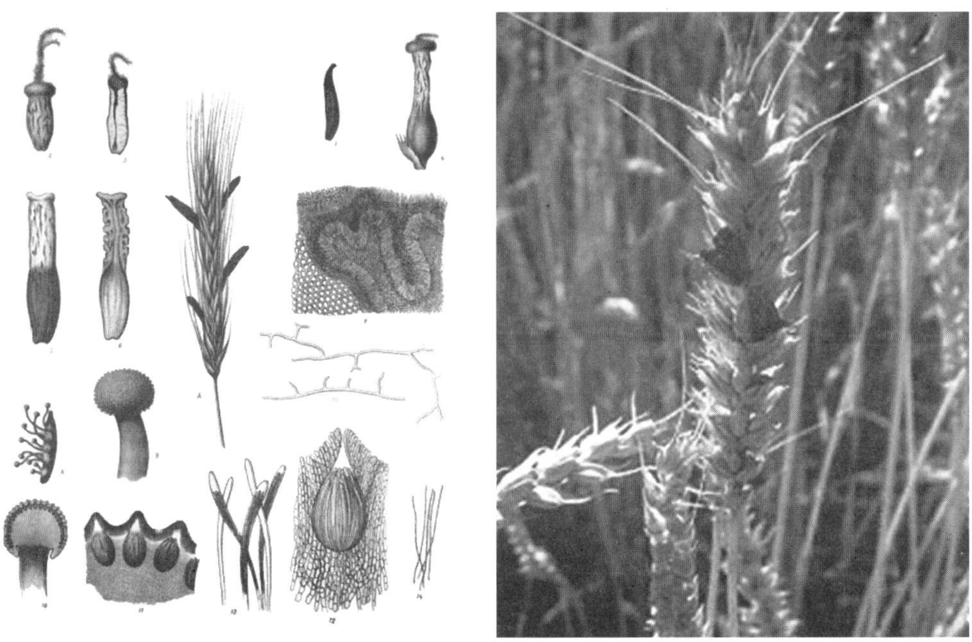

그림 112. 보리의 맥각균

차단, 아드레날린에 의한 혈압상승 작용을 반전시킨다. 그러나 ergotamine의 심장에 대한 작용(교감신경차단작용)은 혈관에 대한 작용보다 강하지 않아 결과적으로 혈관이 수축되고 혈압이 상승한다. Ergotamine은 세로토닌, 도파민, 에피네피린과 같은 신경전달 물질과 구조가 유사하여 이들 수용체에 결합, 효과를 낼 수 있다. 5-HT_{1B} 수용체를 활성화시켜 혈관을 수축시키므로 편두통에 사용하며 약하게 자궁수축 작용이 있고 가끔 산후에 자궁출혈을 감소시키는 데도 사용한다.

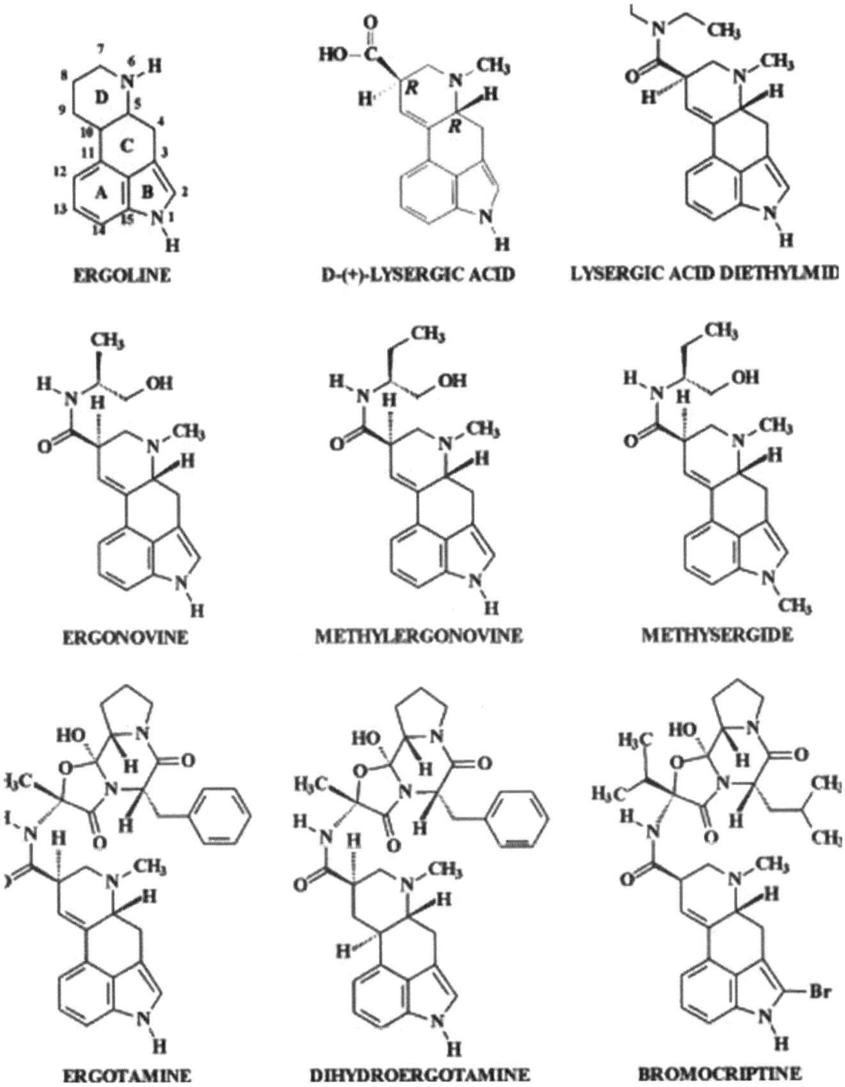

그림 112. Ergot alkaloid의 화학구조식(C16H16N2O2)

LSD는 직접적인 대뇌강장효과가 인정된다. 정신과영역에서 실험목적에 응용되었으나 남용의 피해가 크며 LSD는 세로토닌 길항제로 작용, 이상행동을 일으킨다. 이러한 작용을 이용, 정신병(주로 조현증)과 유사한 정신상태를 일으키는 데 사용한다. LSD는 극소량으로 환각효과(1회 사용량 100−250μg에 불과하다. LSD의 환각효과는 코카인의 100배, 메스암페타민의 300배, 8−12시간 지속되며 정신병적 반응의 연장과 일시적 재발현(flash back)을 가져온다. LSD는 복용 후 시각기능이 현저히 변해 색채를 듣거나 소리를 보는 등 초월적이고 신비로운 상태를 경험. 남용하면 뇌와 염색체에 손상을 일으켜 눈동자가 풀리고(동공확대), 창백해지며 심장박동과 혈압이 빨라지고 수전증이나 오한 등을 일으킨다. 소량에서는 연수를 흥분시킴(미주신경성 심장박동수 감소, 호흡증가, 경련 등), 다량에서는 연수를 마비시켜 사망에 이른다.

4.12 파클리탁셀(Paclitaxel)

Paclitaxel은(태평양주목, *Taxus brevifolia*)에서 분리, 정제된(diterpenoid)계 화합물이다. Taxol이라는 상표명으로 판매되는 Paclitaxel(PTX) 은 여러 종류의 암 치료에 사용되는 화학요법 약물이다. 여기에는 난소암, 유방암, 폐암, 카포시 육종, 자궁경부암 및 췌장암이 포함된다. 정맥 내 주사로도 투여하며 알부민 결합 제제도 있다.

표 21. 에르고 알칼로이드의 개요

Ergot Alkaloids Overview

Drug	Indications	Possible Side effects	Some Potential Interactions	Precautions and Contraindications
Ergotamine Dihydroergotamine	Acute treatment of • Migraine headache • Cluster headache	• Nausea • Vomiting • Dizziness • Abdominal pain • Paresthesias • Hypoesthesia • Case reports of pleuropulmonary and retroperitoneal fibrosis	• Amphetamines • Clarithromycin • Some azole derivatives • Nitroglycerin • Protease inhibitors • SSRIs	**Precautions:** • Cardiac disease risk • Hypertensive • Mild-moderate renal / hepatic impairment • Elderly **Contraindications:** • Hypersensitivity • Severe CAD/ PVD/ HTN • Sepsis • Temporal arteritis • Hemiplegic/ basilar migraine • Pregnancy/ lactation

CAD: Coronary artery disease; **HTN:** Hypertension; **PVD:** Peripheral vascular disease; **SSRIs:** Selective serotonin reuptake inhibitors

eDucate™

INNOVATE RESEARCH & DEVELOPMENT™

Paclitaxel은 1971년 Pacific yew에서 처음으로 분리되어 1993년에 의료용으로 승인되었다. 이것은 건강시스템에 필요한 가장 효과적이고 안전한 의약품 목록인 세계 보건기구의 Essential Medicines 목록에 등재되었으며 개발도상국의 도매 비용은 100mg 바이알 당 약 7.06~13.48달러이다. 현재 세포배양으로 제조되고 있다.

1967년에 Taxol이 분리정제 되었으나 화학구조의 최종 확인은 염기가수분해를 통해 얻은 부분 구조들을 결정화시켜 X-ray crystalllography의 도움으로 이루어졌다. BMS에 의해 1992년 Taxol이 상품명으로 등록된 후 새로운 화학구조 이름인 paclitaxel 로 대체, 사용되고 있다. paclitaxel의 side chain이 변형된 유도체로서 docetaxel(상품명 Taxotere)도 개발되었다.

파클리탁셀의 발견은 1962년 미국 국립암연구소(National Cancer Institute)가 선정된 스크리닝검사 프로그램의 결과로 시작되었다. 그로부터 수년 후에 태평양 주목나무, *Taxus brevifolia*의 수피에서 "taxol"을 분리, 정제하였다. 이 발견은 1971년 노스캐롤라이나 리서치트라이앵글파크

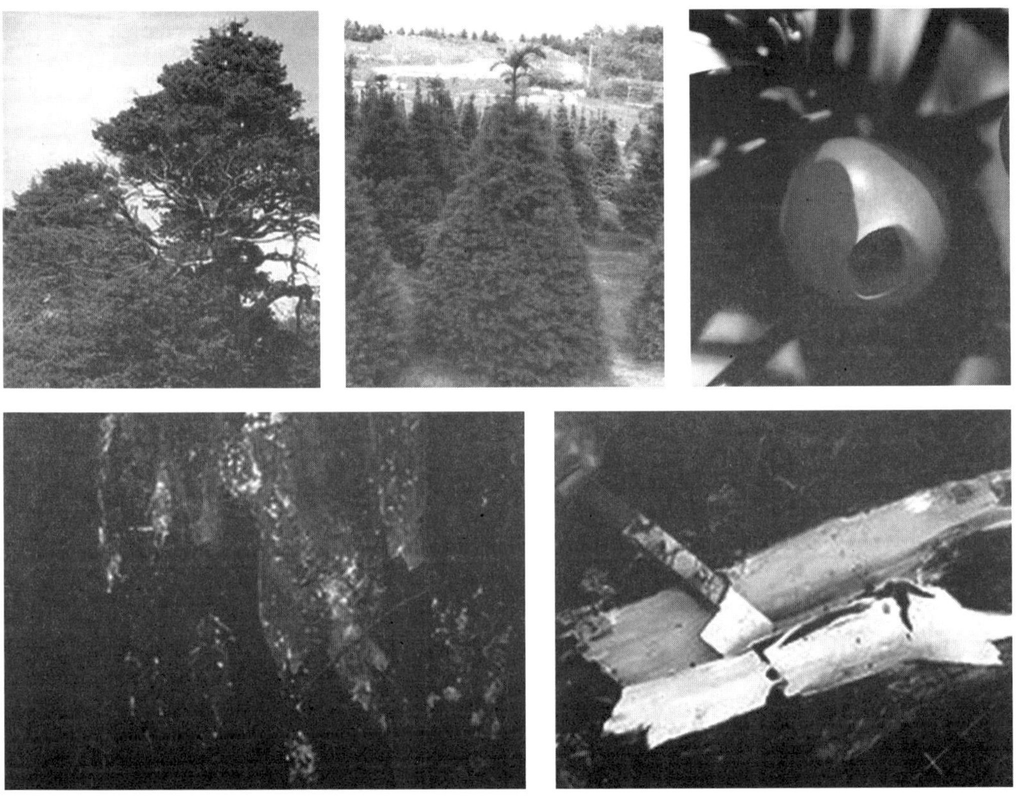

그림 113. 주목 식물, 종자 및 송진

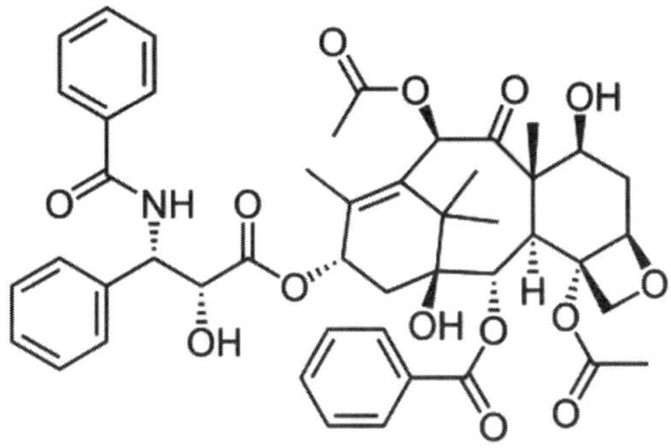

그림 114. Taxol의 화학구조식 ($C_{47}H_{51}NO_{14}$)

(Research Triangle Park)의 Research Triangle Institute의 Monroe E. Wall 과 Mansukh C. Wani 에 의해 이루어졌다. 이 과학자들은 Pacific yew tree에서 분리, 정제한 물질의 구조를 결정하고 그것을 "탁솔(taxol)"이라고 명명하고 최초의 생물학적 시험을 준비했다. 이 화합물은 Bristol–Myers Squibb(BMS)에 의해 상업적으로 개발되었으며, 일반 명칭은 "paclitaxel"로 정하였다.

1967년부터 1993년까지 생산된 거의 모든 파클리탁셀은 태평양 주목에서 나온 수피에서 분리되었으며, 수확 과정에서 나무는 죽이게 돼 원료공급의 어려움이 있었다. 태평양 주목에서 Taxol의 수득율이 0.001–0.005%로 매우 낮아 Taxol 10g을 얻기 위해 1,200kg(Taxol 1kg을 위해 3,000여 그루의 주목나무 필요)의 태평양 주목 수피가 사용되었다. 환자 한 명당 치료에 필요한 2.5–3g은 60년생 태평양 주목 8그루를 필요로 하였다. 1987년 NCI는 콜로라도 볼더의 Hauser Chemical Research와 계약하여 2상 및 3상 임상 시험에 필요한 규모의 수피를 확보했다. 1990년대 초, 태평양 북서부 산림 생태계에 대한 민감도가 증가하면서 파클리탁셀이 임상적으로 유용한 수준으로 성공적으로 추출되었다.

동시에 미국과 프랑스의 합성화학자들은 1970년대 후반부터 탁솔에 관심을 보였다. 1992년까지 실용적인 상업 생산을 달성하기보다는 새로운 화학적 이해를 창출하고자 하는 노력에 힘입어 파클리탁셀의 전합성을 달성하기 위한 광범위한 노력이 진행되었다. 이와는 대조적으로 CNRS(Centre national de la recherche scientifique)의 Pierre Potier의 프랑스 연구팀은 전반적인 공정 수율의 문제를 다루면서 상대적으로 많은 양의 화합물 10–deacetylbaccatin 을 유럽 주목(*T. baccata*)으로부터 분리하는 것이 타당하다는 것을 보여 주었다. 그 구조 덕분에 10–deacetylbaccatin은 taxol을 생산하기 위한 짧은 반합성을 위한 실행 가능한 물질로 보였다. 1988년까지 푸

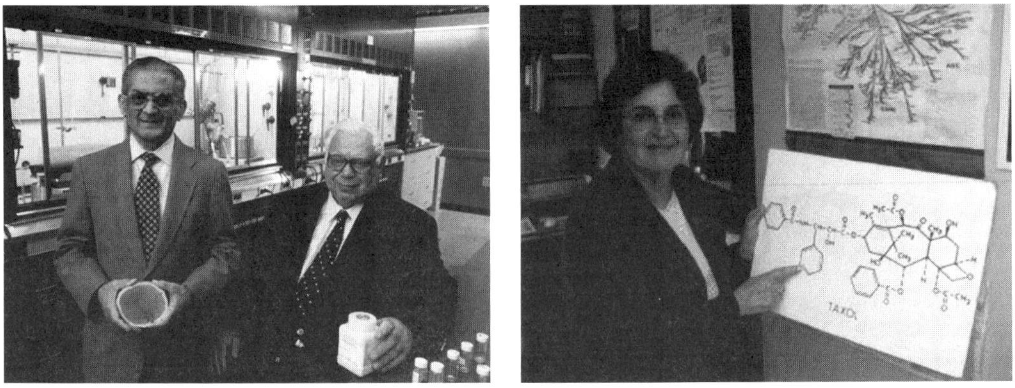

그림 115. Taxol을 분리정제한 Wani와 Wall(좌) 작용기전을 구명한 Susan Horwitz(우)

아티에(Poitier)와 공동연구자들은 *T. baccata*의 바늘잎에서 탁솔(taxol)까지 생성되는 반합성 경로를 발표했다.

그러나 NCI에 대한 견해는 이 경로조차 실용적이지 않았다. Robert A. Holton 연구팀은 또한 실제적인 반합성 생산 경로를 추구함. 1989년 말 Holton의 연구팀은 Potier 공정의 2배의 수확량으로 파클리탁셀에 대한 반합성 경로를 개발함. Holton이 근무한 플로리다주립대학교는 Bristol–Myers Squibb(BMS)과의 특허 라이선스를 체결했다. 1992년 Holton은 80% 수율로 개선된 공정을 특허했고 BMS는 자체 공정을 거쳐 아일랜드에서 유럽 주목에서 파클리탁셀을 10–deacetylbaccatin으로부터 제조하기 시작했다. 1993년 초, BMS는 그것의 사용에 대한 생태 논란을 효과적으로 종식시키는 1995년 말까지 태평양 주목 수피에 대한 의존을 중단할 것이라고 발표했다.

2013년 현재 BMS의 파클리탁셀 생산은 Taxus baccata(European yew)의 반합성 방법을 사용하여 이루어졌다. Phyton Biotech Inc는 2012년까지 BMS와 함께 일한 또 다른 회사인 Yew Tree Plantation Sourcing의 필요성을 제거하는 식물세포발효(PCF) 기술을 사용했다. 이 과정은 페니실린균 *Penicillium raistrickii*가 있는 대형 발효 탱크에서 수성 배지에서 번식된 특정 Taxus 세포주를 사용한 것이다. 이어서 파클리탁셀을 직접 추출, 크로마토그래피로 정제하고, 결정화로 단리함. 반합성과 비교하여 PCF는 많은 유해한 화학제품의 필요성을 제거하고 상당한 양의 에너지를 절약했다.

1993년에 탁솔은 유칼립투스 나무에 살고 있는 *Nodulisporium sylviforme, Cladosporium clad-*

osporioides, *Metarhizium anisopliae*, *Aspergillus candidus*, *Mucor rouxianus* spp. 등 균류에서 자연 산물로 발견되었다.

■ 약리/효능

파클리탁셀은 난소암과 폐암의 1차요법제이며 유방암 및 전이성 난소암의 2차 요법제이다, 진행성 및 전이성 위암치료제로 활용되고 있다. UK에서 난소, 유방 및 폐, 방광, 전립선, 흑색종, 식도 및 기타 유형의 고형암 뿐만 아니라 카포시 육종 (Kaposi's sarcoma, 피부에 생기는 악성 종양)에 대해 승인되었다. 2001년 6월의 NICE(National Institute for Health and Care Excellence) 지침에 따르면 치매 치료에 부적합한 환자의 비소세포폐암과 난소암의 1차 및 2차 치료에 사용해야 한다고 권고했다. 2001년 9월 NICE는 안트라사이클(anthracyclic) 화학요법(Anthracyclines are a class of drugs used in cancer chemotherapy extracted from *Streptomyces bacterium and Streptomyces peucetius* var. caesius) 실패 후 진행된 유방암 치료에 파클리탁셀을 사용할 수 있지만 첫 번째 사용은 임상 시험으로 제한해야 한다고 권고했다. 2006년 9월에 NICE는 파클리탁셀을 조기 양성-유방암의 보조 치료에 사용해서는 안 된다고 권고했다. 2005년에 미국에서는 유방, 췌장 및 비소세포폐암의 처리를 위한 파클리탁셀의 사용이 FDA에 의해 승인되었다.

알부민-결합 파클리탁셀[상표명 아브락산, Abraxane, 또한 nab-paclitaxel이라고 불림]은 파클리탁셀이 알부민 나노 입자에 결합되는 대안적인 제형이다. 파클리탁셀의 임상 독성의 대부분은 전달용으로 용해된 Cremophor EL 용제와 관련이 있다. Abraxis BioScience는 파클리탁셀이 종종 독성 용매 전달 방법의 대체 전달제로서 알부민에 결합된 Abraxane을 개발했다. 이것은 2005년 1월에 미국 식품의약국(FDA)에 의해 승인되었는데, 이는 보조 화학요법으로 6개월 이내에 전이성 질환 또는 재발에 대한 병용 화학요법이 실패한 후 유방암 치료를 위한 유방암 치료제로 승인을 받았다. 파클리탁셀 생산에 대한 합성적인 방법으로 도세탁셀이 개발되었다. 도세탁셀은 파클리탁셀에 대한 유사한 임상적 적용을 가지며 탁소텔(Taxotere)의 이름으로 판매된다.

최근에 파클리탁셀, 10-데아세틸바카틴Ⅲ, 바카틴 Ⅲ, 파클리탁셀 C 및 7-에피파클리탁셀이 헤이젤 식물(*Corylus avellana*, 서양개암나무)의 수피 및 잎에 존재하는 것으로 보고되었다. 버려진 물질로 간주되고 많은 식품 산업에 의해 대량 생산되는 수피에서 이러한 화합물을 발견하는 것은 향후 파클리탁셀의 유용성이 관심의 대상이 되었다. 파클리탁셀은 관상 동맥 및 말초 스텐트의 재협착(재발 협착) 예방을 위한 항증식제로 사용된다. 국소적으로 동맥벽에 전달되면 파클리탁셀

코팅은 스텐트 내 신생 내막(흉터 조직)의 성장을 제한한다.

■ 작용기전

파클리탁셀은 탁월한 약물 치료제 계열로서 Paclitaxel의 작용기전은 Dr. Horowitz팀에 의해 DNA, RNA, 단백질 합성에는 영향을 미치지 않고 microtuble assembly promotor로 작용하는 것으로 처음 알려졌다. Paclitaxel은 암세포의 유사분열 시 microtuble의 assembly를 증진시키고 일단 형성된 microtuble을 안정화시켜 polymerization 상태로 남아 있게 한다. microtuble의 disassembly가 저해되면서 유사분열에 필요한 방추사의 형성을 억제해 세포분열주기상의 암세포가 G2기와 M기(이것은 방사선에 매우 민감한 주기로 방사선 치료 병용 시 세포독성 효과가 증대함)에 머무르게 되어 세포자살(apoptosis)을 나타내거나 reversion을 유발한다. 파클리탁셀은 튜브린을 표적으로 하는 몇 가지 세포 골격 약 중 하나이다. 파클리탁셀 처리 세포는 유사분열 방추사 어셈블리, 염색체 분리 및 세포분열에 결함이 있다. 따라서 염색체는 중기 방추사 구성을 달성할 수 없다. 방추사 기능을 억제하는 파클리탁셀의 능력은 일반적으로 미세소관 동역학의 억제에 기인한다는 최근 연구에 의하면 동역학의 억제는 유사분열을 차단하는데 필요한 것보다 낮은 농도에서 발생한다는 것이 입증되었다.

■ 주의 및 부작용

일반적인 부작용으로는 구토, 식욕 상실, 맛의 변화, 간질 또는 부서지기 쉬운 모발, 팔이나 다리의 관절에 2~3 일 동안 지속되는 통증, 손톱 색깔의 변화, 손의 따끔거림 탈모, 골수 억제, 무감각, 알레르기 반응, 근육통 및 설사 등이 있다. 발가락에 비정상적인 멍이 들거나 출혈, 주사 부위의 통증/발적/부종, 손 발 증후군, 2일 이상 정상적인 배변 습관의 변화, 발열, 오한, 기침, 목의 통증, 졸음, 현기증, 호흡 곤란, 심한 피로, 피부 발진, 안면 홍조, 난소 손상에 의한 여성 불임, 가슴 통증 등이 발생할 수 있다. 기타 심각한 부작용으로는 심장질환, 감염 위험 증가, 폐염증 등이 있음. 임신 중에 사용하는 것이 선천적 결함을 일으킬 수 있다는 우려가 있다.

일부 부작용을 완화하기 위해 파클리탁셀 치료를 시작하기 전에 덱사메타손을 투여한다. 이러한 부작용의 다수는 폴리옥시에틸화 caster oil인 Cremophor EL과 cyclosporine, teniposide 및 폴리옥시에틸화된 피마자 기름을 포함한 기타 약물에 대한 알레르기가 파클리탁셀에 대한 부작용의 위험 증가를 나타낼 수 있는 부형제와 관련이 있다. GnRH(항악성종양제 고나도트로핀방출호르몬효능제) 유사 물질인 류프롤리드(Leuprolide)는 난소 손상을 예방할 수 있는 미래의 수단으로서 쥐에서의 연구를 바탕으로 제안되었다.

주요 제품으로 Taxol(Paclitaxel)(한국MBS제약)은 난소암 또는 유방암 또는 폐암의 치료에 단독으로 혹은 병용하여 사용(중증의 과민반응 발현을 최소화하기 위해 모든 환자는 이 약 투여 전에 전치료를 받아야 한다. 전치료는 약 투여 약 12시간과 6시간 전에 덱사메타손 20mg 경구투여(또는 그에 상응하는 요법), 이 약 투여 30-60분 전에 디펜히드라민 50mg 정맥투여(또는 그에 상응하는 요법), 이 약 투여 30-60분 전에 시메티딘(300mg) 또는 라니티딘(50mg) 정맥투여로 할 수 있다.

Abraxane ®for Injectable Suspension (paclitaxel protein-bound particles for injectable suspension)(albumin-bound) Initial U.S. Approval: 2005

관상동맥 배치용 파클리탁셀 약물 용출 코팅 스텐트는 미국 Bostonstone에서 Taxus라는 상품명으로 판매된다. Femoropopliteal(대퇴동맥-슬동맥) 동맥 배치를 위한 Paclitaxel 약물 용출 코팅된 스텐트는 Cook Medical, Inc.의 상품명 Zilver PTX로 판매된다. 국내에서는 삼양 Genex에서 식물세포배양을 이용해 paclitaxelGenesol을 생산하고 있다.

4.13 페니실린(Penicillins)

인류가 발명해낸 신의 한 수로 알려진, 생명 연장의 꿈을 한층 더 진보시킨 획기적인 치료제이다. 페니실리움(Penicillium)속에 속하는 푸른곰팡이에서 얻는 화학물질이며, 세균성 질환을 치료하는 데 사용되는 베타-락탐(Beta-lactam) ring을 갖는 화합물로 항생제의 일종이다. 대표적으로

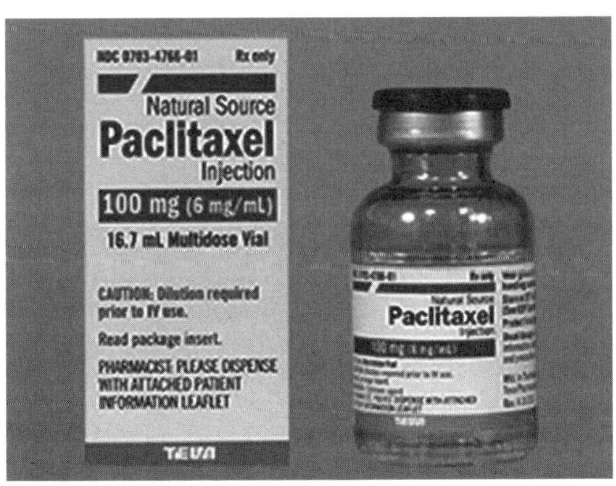

그림 116. 파클리탁셀 제품

'페니실리움 노타툼(Penicillium notatum)' 혹은 '페니실리움 크리소게눔(Penicillium chrysogenum)'이라는 푸른곰팡이에서 추출한다. 세균의 세포벽 중요 구성물질인 peptidoglycan을 형성하는 데 관여하는 DD−transpeptidase의 작용을 억제함으로써 항균작용을 나타낸다.

처음 제시된 구조는 β−lactam thiazolidine과 oxazolone thiazolidine이다. 1945년 옥스퍼드대학 Hodgkin이 화합물의 결정구조를 X−선을 이용해 밝힘으로써 구조에 대한 논쟁을 끝냈다. 1957년 매사추세츠 공대 Sheehan이 phenoxymethylpenicillin (Penicillin V)을 합성했다. 1959년 Batchelor 등이 P. chrysogeum 발효혼합물에서 곁가지가 없는 6−APA를 분리, 그 후 발효에 의해 얻은 penicillin에서 acyl기 제거방법으로 6−APA를 제조했다. 이를 계기로 수 천 종류의 반합성 penicillin의 제조가 가능하게 되었다. penicillin 특성을 향상시킨 반합성 페니실린 유도체가 제조되었다. Beecham사에서 ampicillin(1961년)과 amoxicilin(1964년)을 합성했다. β−lactam핵은 공유하나 곁가지만 다르다. 다양한 곁가지를 붙여서 β−lactamase의 활성을 억제하는 유도체의 제조가 가능했다.

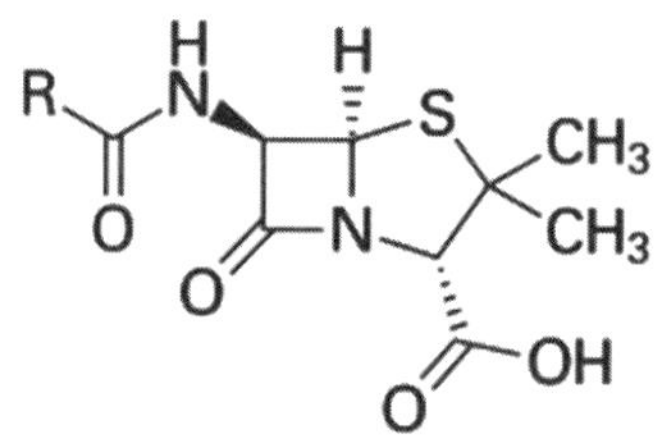

그림 117. 페니실린의 화학구조

표 22. 유도체의 종류

- **β−lactamase의 저항성 계열:** Methicillin(내성으로 미사용), Naficillin(포도상균 감염에 의한 심내막염, methicillin 내지), Oxacillin(Nafacilli과 유사), Cloxacillin(박테리아 내성에 적응, 독성이 약함), Dicloxacillin(피부감염, 부작용 적음)
- **Aminopenicillins:** Ampicillin(그램 양성 및 음성균에 효능, 호흡기, 장에 감염증), Amoxicillin(그램 양성 및 음성균에 효능, 보편적으로 많은 감염증에 사용)
- **Carboxylpenicillin:** Carbenicillin(물에 대한 용해도가 좋음, 요도감염에 사용), Ticarcillin(페니실린과 유사, 페니실린 알러지 환자에 사용)
- **Ureidopenecillin:** Mezlocillin(녹농균에 효능, 쓸개관 감염에 사용), Piperacillin(β−lactamase 저해제와 함께 사용)

■ 페니실린의 역사

1928년에 9월 28일 새벽에 영국 스코틀랜드 생물학자 알렉산더 플레밍(Alexander Fleming) 경이 발견했는데 발견한 계기가 독특하다. 실험을 위하여 샬레에 포도상구균을 배양하고 휴가를 갔는데 돌아와보니 괴상한 곰팡이가 포도상구균을 먹어버린 것이다. 졸지에 실험을 망쳐버렸다고 할 수 있었겠지만, 평소에 호기심이 많았던 그는 흥미를 가지고 샬레를 폐기처분하는 대신에 세균을 녹여버린 그 곰팡이(정확히는 푸른곰팡이)의 성질을 연구함으로써 페니실린을 발견하고, 제2차 세계대전 직후에 수많은 생명을 구하게 되었다.

페니실린은 박테리아, 즉 세균의 세포벽을 합성하는 효소를 날려버려 세포벽이 자라지 못하게 한다. 그 결과 세균 세포가 분열을 시도할 때 둘로 나뉜 부분에 격벽이 생기지 못하고 그냥 내용물이 흘러나와 죽는 그로데스그한 광경을 연출하게 된다. 따라서 생식능력에 문제가 있거나 번식을 포기한 세균들만이 살아남게 되고, 이들은 우리 몸의 면역력에 의해 자연 박멸된다. 세균과 달리 인체세포에는 세포벽이 아예 존재하지 않아서 페니실린이 아무런 악영향도 미치지 않는다.

하지만 초창기의 페니실린은 온도, 환경 등이 무진장 적절해야 살아날 수 있을 정도로 민감했고 방사능 오염지역, 화산, 북극, 심지어 우주에서도 살아남는 생존 왕 박테리아의 명성에 걸맞게 몇 년도 지나지 않아 페니실린을 파괴하는 '베타-락타메이스(Beta-lactamase)'라는 방패를 소유하게 되어 내성이 생겨 버렸다. 그 후, 1959년에 나온 메티실린과 같은 합성 페니실린은 베타-락타메이스에 가수분해되지 않도록 화학적 구조변경을 하였으나 1961년 세포벽 합성 효소의 구조

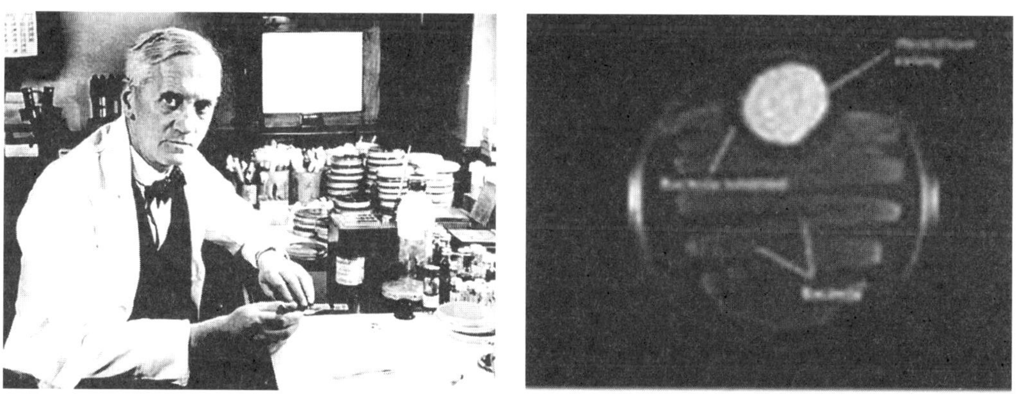

그림 118. 알렉산차 프레밍과 포도상구균 배양

에 돌연변이가 생겨 아예 페니실린 계열의 항생제가 듣지 않는 MRSA(Methicillin resistant staphylococcus aureus, 메티실린 내성 황색포도구균)가 등장했다. 그 후 지금까지 이래저래 세균과 인간의 물고 물리는 전쟁이 진행 중이다.

게다가 발견 당시에는 천연 페니실린을 다량 생산할 수 없었고, 몸에 투여한 후에도 반감기가 30분 이내로 짧아 쉽게 배설되는 문제가 있어 실제로 질병 치료에 이용되지는 못하였다. 페니실린이 발견될 때의 곰팡이 종류가 워낙 생장이 느렸고 공기와의 접촉을 상시 하지 않으면 곧바로 사멸하는 민감한 종이었다. 공기펌프를 쓰는 대용량 배양탱크를 쓸 수 없을 정도로 민감했기에 실험실에서밖에 생산될 수 없었으며 2차 세계대전 중인 데다 신약에 대한 제약회사들의 머뭇거림까지 겹쳐 값은 비싸고 양도 터무니없이 적었다. 그 생산된 양을 재사용하기 위해 투약환자의 소변에서 페니실린을 추출해 다시 써야 할 정도였다. 가끔 플레밍의 제자들이 눈병 치료에 좋다고 연락을 하는 등 효과는 좋았지만, 지극히 부족한 양 때문에 매우 안타까운 상황이었다. 이 와중에 "설파제"란 것이 발견되자 플레밍은 불안정한 페니실린을 제쳐두고 그 쪽을 집중 연구했다.

한편 영국 옥스퍼드 대학의 플로리와 체인은 플레밍이 예전에 발견했던 리소자임을 연구하다가 점차 페니실린에도 관심을 가지게 되었다. 마침내 그들은 플레밍과 비슷하게 페니실륨을 만들어냈고 화학적 처리를 통해 가루 형태로 만들어냈다. 그들은 즉시 쥐들에게 약을 주사하여 효과를 관찰했고 24마리 중 23마리가 살아남는 결과를 발표했다. 플레밍은 이를 보고 즉시 옥스퍼드 대학에 달려가서 자신의 초기 페니실린 표본을 줬고, 플로리와 체인은 이를 더욱 연구하여 한 사람에게 쓸 수 있을 만큼의 양을 만들고, 세균에 감염된 환자에게 주사한 결과 병을 치료할 수 있었다. 하지만 역시 페니실륨의 양이 부족하여 치료를 중단했고 그 환자는 병이 다시 악화되어 사망했다.

이로써 그들은 이 물질이 사람에게도 효과가 있음을 알아채고 더욱 연구를 했다. 그때가 한창 2차 대전 중이라서 연구시설이 공습을 받을 것을 우려했고 대량생산에 필요한 자금을 구할 수도 없었지만, 미국의 록펠러 재단에서 지원을 하겠다는 연락이 오자 그들은 모든 자료를 들고 미국으로 날아가서 공장을 세운다. 결국 페니실린 크리소게눔이란 종이 발견되어서야 배양액 탱크에 공기를 불어넣는 방법으로 대량생산이 가능해졌다. 이렇게 하여 완성된 페니실린은 알약 형태로 만들어졌다. 이러한 문제가 해결된 2차 대전 이후에 페니실린이 본격적으로 사용되었으며 박테리아로 인한 병을 치료하여 많은 생명을 구하였다. 이러한 공로로 플레밍 경은 페니실린을 대량 생산하는 방법을 고안한 플로리(Howard Walter Florey)와 체인(Ernst Boris Chain)과 함께 1945년에 노벨상을 수상하였다.

이후 채산성이 안 맞아서 생산이 중지되었다. 비록 MRSA와 같은 몇몇 위험한 균들은 페니실린에 대한 내성을 가지고 있고 또 페니실린은 내성균이 잘 생기는지라 강력한 항생제는 아니지만, 매독 등 몇몇 질환에서 매우 탁월한 효과를 보여준다. 특히 매독의 경우 2기까지는 페니실린 주사 몇 번으로 완치될 정도로 효능이 우수하다. 현재 나오는 페니실린계 항생제는 모두 인공적으로 합성된 제품들이다.

■ 약리/효능

페니실린은 오래된 항생제로 임상사용 초기부터 많은 개량이 있었다. 일반적으로 페니실린은 아래 종류를 모두 포함하는 단어이다.

- **페녹시메틸 페니실린**(penicillin V): 경구투여용 페니실린으로 다른 종류에 비해 높은 혈중 농도를 유지할 필요가 없을(조직에 높은 역가가 필요하지 않는) 때 사용한다. 페녹시메틸 페니실린의 적응증은 피부 감염증, *Streptococcus pyogenes* 감염증, 류마티스열 등이며 메트로니다졸과 병용 시 치은염에 사용한다.

- **벤질페니실린**(penicillin G): 벤질페니실린은 염산에 의해 불활성화되어 효과가 떨어지므로 경구투여하지 않는다. 페녹시메틸 페니실린과 함께 사용하는 경우, 각개 조직에 대한 역가가 높아지므로 높은 항균효과를 얻을 수 있다. 벤질페니실린의 적응증은 봉와직염, 어린이의 패혈증 등이 있다.

- **프로카인 벤질페니실린**: 프로카인 페니실린이라고도 불리며, 벤질페니실린과 국소 마취제인 프로카인의 혼합체이다. 근육주사하면 서서히 벤질페니실린으로 가수 분해되며, 비교적 낮은 역가에 해당하는 항균효과가 필요한 경우 사용한다. 프로카인 벤질페니실린의 적응증은 봉와직염, 단독, 호흡기 감염증, 매독 등이 있다.

■ 작용기전

베타-락탐계열 항생제는 세균 세포벽인 펩티도글리칸의 교차연결 배열을 망가뜨린다. 페니실린의 베타-락탐의 일부분이 펩티도글리칸 분자를 연결하는 트랜스펩티데이스(transpeptidase)와 임의로 결합하여, 이것이 세균 세포벽의 약화를 야기한다. 이렇게 세포벽이 약화된 세포는 삼투압 변화를 이기지 못하고 세포벽이 터져 내용물이 나와 죽게 된다.

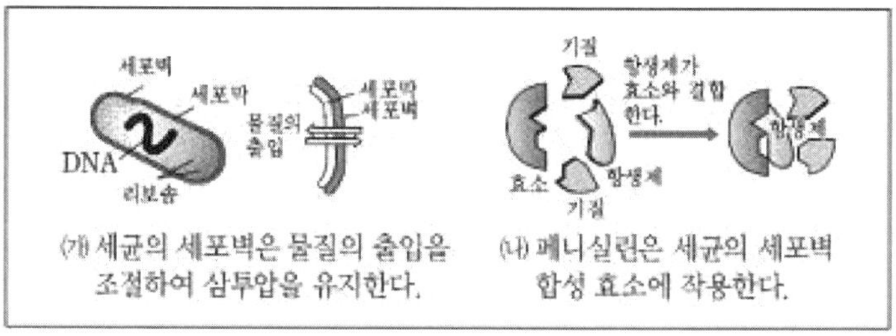

그림 119. 페니실린의 작용

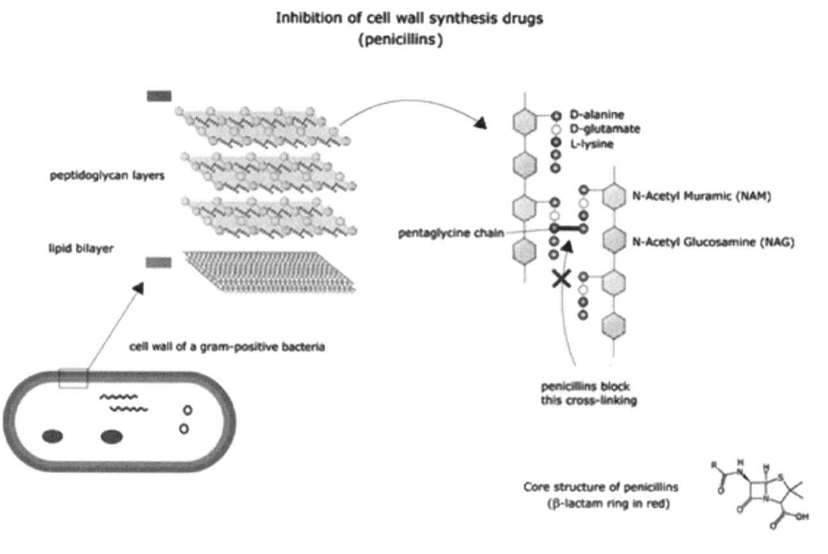

그림 120. 페니실린의 작용기전

■ 주의 및 부작용

페니실린의 일반적인 부작용은 항생제알레르기, 설사, 열, 오한, 몸살, 감기몸살증상, 부종, 무기력, 피부가려움, 발진, 정신적 불안, 혼란, 비정상적인 생각 및 행동, 발작이 있고,

경미한 부작용은 멀미, 구토, 복통(위장), 두통, 구강칸다디증 등이 있다.

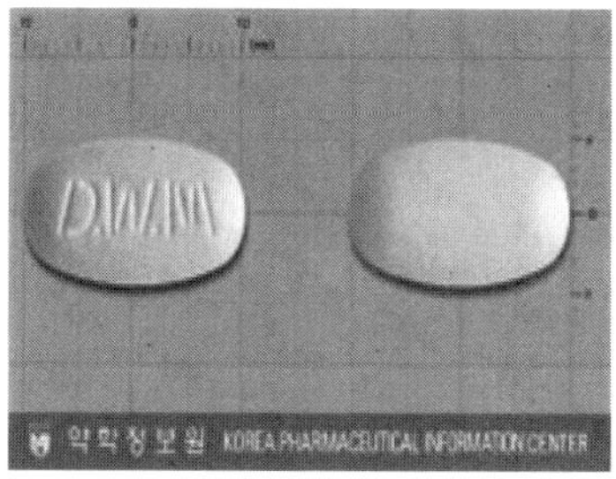

그림 121. 목시클정 625mg[Moxicle Tab. 625mg]

■ **목시클정의 효능 및 효과**

• 1. 유효균종

주로 그람양성, 음성균에 작용하는 것이다)(대웅제약)

*황색포도구균, *표피포도구균, 스트렙토콕쿠스 피오게네스(그룹 A-베타용혈성), 폐렴연쇄구균, 스트렙토콕쿠스 비리단스, 엔테로콕쿠스 파이칼리스, 코리네박테륨, 탄저균, 리스테리아 모노사이토제니스, 클로스트리듐, 펩토구균, 펩토연쇄구균, *대장균, *프로테우스 미라빌리스, *프로테우스 불가리스, *클레브시엘라, *살모넬라, *시겔라, 보르데텔라백일해, *예르시니아 엔테로콜리티카, 부루셀라, 수막염균, *임균, *모락셀라 카타랄리스, *인플루엔자균, *연성하감균, 동물 파스퇴렐라증 병원균, 공장캄필로박터, 콜레라균, *박테로이드(박테로이디즈 프라질리스 포함)

(*:암피실린 및 아목시실린에 내성이 있는 베타락타마제 생성균주 포함)

• 2. 적응증

급 · 만성 기관지염, 대엽성 및 기관지 폐렴, 농흉, 폐농양, 편도염, 부비동염, 중이염, 방광염, 요도염, 신우신염, 패혈성유산, 산욕기 패혈증, 골반감염, 연성하감, 임질, 종기 및 농양, 연조직염, 상처감염, 복막염, 골수염, 패혈증, 복부내 패혈증, 치과 감염 등이 있다.

4.14 오셀타미비어(Oseltamivir)

오셀타미비어는 shikimic acid를 출발물질로 하여 인플루엔자 바이러스에 적용하기 위해 합성된 독감 치료제. 타미플루(Tamiflu)라는 브랜드 이름으로 판매되는 오셀타미비어(Oseltamivir)는 인플루엔자 A와 인플루엔자 B(독감)를 치료하고 예방하는데 사용되는 항바이러스제(조류독감AI 치료제)이다. 많은 의료 단체는 합병증이 있거나 감염의 첫 징후가 발생한 지 48시간 이내에 합병증이 발생할 위험이 높은 사람들에게 권장하며 고위험에 있는 사람들에게 감염을 방지하기 위해 추천하여. 알약이나 액체로 경구 투여한다.

메타분석에 따르면 오셀타미비어가 개인 및 가족 수준에서 인플루엔자 예방에 효과적이라는 사실이 밝혀졌다. Oseltamivir는 1999년 미국에서 의학적 용도로 승인되었다. 경구 투여 가능한 최초의 뉴라미니다제(neuraminidase, NA) 억제제이다.

■ 화학적 특징

시알산(sialic acid)과 유사구조 물질이 인플루엔자 바이러스의 뉴라미니다제(NA)를 억제한다는 것이 1970년대에 처음 알려졌다. NA의 효소활성부위와 3차 구조를 규명함에 따라 효과적인 NA 억제제가 개발되었다. 시알산 유사구조체인 oseltamivir는 NA의 효소할성부위에 경쟁적, 가역적으로 결합해 억제작용을 한다. NA를 억제하므로 A형과 B형 인플루엔자 바이러스 모두에 효과적이다. Oseltamivir는 소수성기를 함유하여 경구흡수율이 낮으므로 전구체로서 인산염을 투여한다. Oseltamivir phosphate는 백색의 결정상 분말이다. 이를 투약하면 흡수되어 간에서 활성형인 oseltamivir carboxylate로 변화되며 oseltamivir carboxylate는 인플루엔자 바이러스의

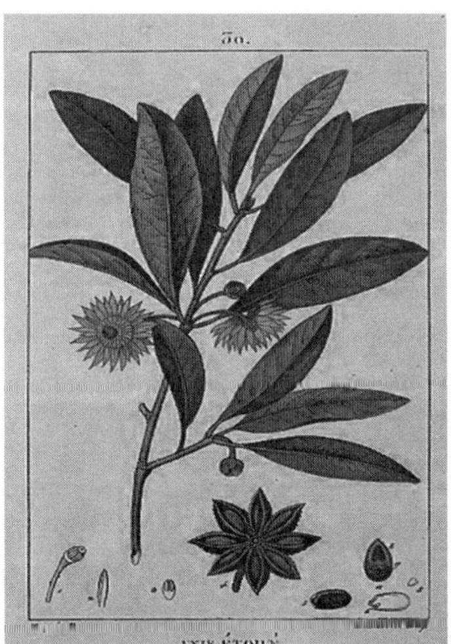

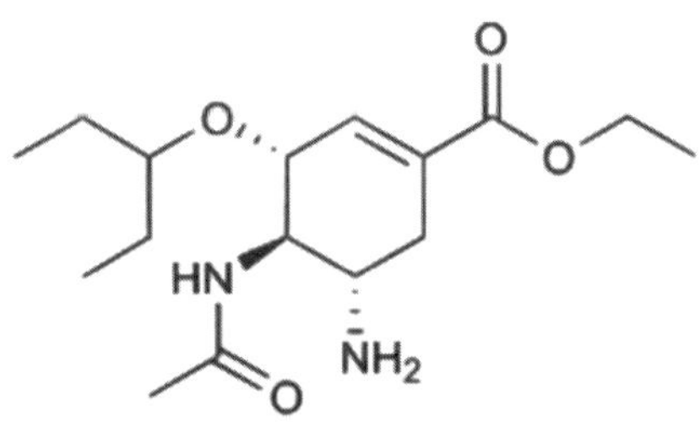

그림 122. 팔각(좌)과 shikimic acid의 화학구조(C16H28N2O4)(우)

표면항원인 적혈구 응집소 hemagglutinin(HA)과 결합하며 호흡기 상피세포에 침투와 배출에 관여하는 호흡기상피세포 수용체인 sialic acid와 유사구조를 가지고 있다.

■ 역사

오셀타미비어(Oseltamivir)는 1996년 미국의 길리어드 사이언스사(Gilead Science)의 과학자들(재일 한국인 김정은 박사가 주도)에 의해 합성을 위한 출발물질로 쉬킴산(shikimic acid)을 사용해 개발되었다. shikimic acid는 원래 중국 스타아니스[붓순나무과, 팔각(*Illicium verum*)의 열매(팔각회향, 팔각, 대회향, 열매는 8개의 골돌과가 방사상으로 배열, 바깥면은 적갈색으로 불규칙한 주름이 있고 위 끝은 새부리 모양, 위쪽이 벌어져 있음)]의 추출물로만 구입할 수 있었지만 2006년까지 공급의 30%는 *E. coli* 에서 재조합으로 제조되었다. Gilead는 1996년 Roche에 독점적으로 관련 특허를 허가했다.

팔각회향은 향기가 강하고 매운 맛의 향신료. 의서에는 추위를 쫓고 기운의 순환을 도와주며 통증을 멎게 하는 효능이 기록되었고, 뱃속을 따뜻하게 하는 온리(溫裏)약이다.

1999년에 FDA는 성인에서 인플루엔자 치료제인 oseltamivir phosphate를 2개의 이중 blind test, 무작위, 위약 대조 임상 시험을 기준으로 승인했다. 2002년 6월에 EMA는 인플루엔자 예방 및 치료를 위해 오셀타미비어 인산염을 승인했다. 2003년에는 10건의 무작위 임상 시험에 대한 분석 결과 oseltamivir가 항생제 사용 및 입원을 요하는 호흡기 감염 위험을 감소시켰다고 결론지었다.

2005년 동남아시아에서 H5N1 조류 인플루엔자 유행 기간 동안 오셀타미비어(Tamiflu)가 널리 사용되었다. 유행에 대응하여 영국, 캐나다, 이스라엘, 미국 및 호주를 비롯한 다양한 정부가 오셀타미비어 가능한 전염병에 대비하여 비축 요구가 높았기 때문에 세계적으로 약이 부족했다. 2005년 11월에 조지 W. 부시 미국 대통령은 오셀타미비어 생산 및 저장을 위해 미화 10억 달러를 의회에 요청했다. 미 의회는 이미 군사 용도로 18억 달러를 승인했다.

2006년 코크레인(Cochrane) 리뷰는 oseltamivir가 계절성 인플루엔자 중에 효과가 낮았기 때문에 사용해서는 안된다는 결론을 얻어 논란을 불러일으켰다. 인도 제약회사인 Cipla는 2008년 12월 Antiflu라는 타미플루(Tamiflu)계 약을 저렴하게 제조할 수 있게 되었다. 2009년 5월, Cipla는 Antiflu가 타미플루만큼 효과적이며 Antiflu가 WHO 사전 인증 의약품 목록에 포함되어 있음을 증명하는 WHO의 승인을 받았다.

2009년에 새로운 A/H1N1 인플루엔자 바이러스가 북아메리카에 퍼져 나가 동년 6월에 WHO는 A/H1N1 인플루엔자를 전염병으로 선언했다. NICE, CDC, WHO 및 유럽 질병예방센터는 오셀타미비어 사용 권장을 유지했다. 2010년부터 2012년까지 Cochrane은 Roche의 임상 시험보고서를 요청했으나 제공하지 않았다. 2011년에 유럽의약청(European Medicines Agency)에 대한 정보 요청의 자유로 인해 Cochrane은 Roche oseltamivir 실험에서 얻은 보고서를 제공받았다. 2012년 Cochrane 팀은 이러한 보고서를 바탕으로 중간 검토를 게시했다. Roche는 GSK(글락소)가 zanamivir 연구 자료를 발표한 후 2013년에 oseltamivir 임상 시험에 대한 77건의 임상 연구 보고서를 발표했다.

■ 약리/효능

Oseltamivir는 인플루엔자 뉴라미다제의 강력한 저해제로서 1세 이상의 인플루엔자 A와 B바이러스에 감염되어 증상이 발현된 지 2일 미만의 급성 단순성 인플루엔자의 치료에 사용된다.

2015년의 체계적인 검토와 메타분석 결과 oseltamivir은 인플루엔자 증상의 치료, 입원 기간 단축, 중이염 위험 감소에 효과적이었다. Oseltamivir가 부작용 위험을 유의하게 증가시키지 않았다는 동일한 리뷰가 나왔다. 2016년 체계적인 검토 결과에 따르면 oseltamivir은 인플루엔자 증상이 완화되는데 걸리는 시간을 약간 줄였으며 성인의 구역질, 구토, 정신과적 증상 및 어린이 구토 위험을 증가시킨다,

■ 작용기전

Oseltamivir는 인플루엔자 바이러스의 증식과 숙주 내부 확산에 관여하는 효소 '뉴라미니데이즈(Neuraminidase)'의 기능을 막아(억제제) 치료 효과를 내는 항바이러스제이며, 인플루엔자 바이러스의 특성상 숙주 감염 초기 48시간 내에 대부분의 증식이 이루어지기 때문에 증상이 발생한 뒤 48시간 안에 복용해야 효과가 크다. 주요 치료 효과는 독감 증세의 악화 감소, 기관지염이나 폐렴 등 2차 합병증 발생 감소, 독감 잠복 기간의 감소 등, 신종플루를 포함하는 인플루엔자 A형 그리고 B형 바이러스의 neuraminidase 라는 효소를 저해하여 체내 확산을 저지하는 것이다.

바이러스는 일반적인 세포 생명체와는 달리 아주 단순하게 유전물질인 핵산과 단백질 껍데기로만 구성되어 있음. 따라서 자생적인 생명활동을 할 수가 없고 적당한 숙주를 만나야 활발한 생명활동을 영위할 수 있다. 바이러스는 숙주를 거치면서 유전자 변이가 일어나서 새로운 변종이 생기고 그러한 새로운 변종들이 숙주들을 옮겨 다니며 대유행을 일으킨다.

독감바이러스(influenza virus, flu)는 A, B, C 형으로 나뉜다. 각 타입에 따라서 옮겨 다닐 수 있는 숙주세포가 다른데 C형은 사람에게 문제가 된 경우가 없고 B형과 A형은 사람에게 감염이 가능하다. B형의 경우에는 타입은 한 가지뿐이지만 A형은 여러가지 타입이 존재하고 그 안에서도 조금씩 변이를 일으켜 사람들의 대응체계에 혼란을 주는 것이다. 신종플루는 인플루엔자 A형에 속한다.

바이러스가 숙주를 옮겨 다니며 전파가 가능한 것은 바이러스가 가지고 있는 헤마글루티닌(hemagglutinin, 이하 H)과 뉴라미니다아제(neuraminidase, 이하 N) 때문이다. H는 체내에 투입된 바이러스가 세포에 부착하는데 필요한 것이고 N은 세포에 침입한 바이러스가 숙주 세포의 시스템을 빌려 유전자 혼합 등을 통해 바이러스 확산에 필요한 각종 단백질을 생산하고 감염된 세포를 빠져나갈 때 필요한 것이다. 바이러스가 빠져나갈 때 보통 감염된 세포는 파괴한다. 바이러스를 분류하는 방법 중 바이러스가 가지고 있는 H와 N에 따라서 분류를 할 수 있는데 인플루엔자 A형의 경우 H가 16종, N이 9종이 조합된 총 144종의 타입이 존재하게 된다.

조류 독감 바이러스의 경우 신종플루와 같은 A형이고 144종의 타입 중 H5N1 타입임. 신종플루의 경우 H1N1타입으로서 외국에서는 H1N1 flu로 많이 불리고 있다. 1918년 유행하여 전 세계적으로 2천만 명이 넘는 사상자를 초래했던 스페인 독감 역시 신종플루와 같은 H1N1타입이다. 이 부분이 신종플루의 폭발적 유행을 걱정하게 하는 부분이다. 신종플루는 H1N1 타입 중 새로이 변종을 일으킨 것으로 현재 총 네 가지 플루바이러스가 결합되어 생성된 것으로 파악하고 있다. 세포를 통과한 바이러스는 숙주 세포의 세포 내 시스템(복제, 전사, 번역)을 이용한 다음 새롭게 생성된 바이러스는 감염시킨 숙주세포를 떠나서 새로운 숙주세포로 옮겨가거나 혹은 체내에서 나와 또 다른 숙주로 가게 된다. 이러한 과정에 N이 작용하게 되는 것이다.

그림 123에서 A의 그림을 살펴보면, 1. 숙주세포에 receptor라고 하는 것이 돌출되어 있는 것이 보인다. 이것은 sialic acid를 포함하고 있음. 이것은 타미플루와 유사한 구조를 하고 있다. 2. 새로 생성된 바이러스는 탈출 시에 숙주세포 세포막의 receptor와 바이러스의 H가 우선 부착된 상태가 된다. 이 결합상태를 N이 깨뜨리는 것이다. N은 receptor를 깨뜨려서 바이러스의 탈출을 돕는다. 3. 방출된 바이러스는 지속적인 바이러스 복제 및 확산을 일으킨다.

타미플루를 포함한 N 억제 약물의 기진을 묘사한 B의 그림을 살펴보면 4. 타미플루가 체내에 투입된다. 5. 타미플루는 N을 막아서 N의 작용을 억제한다. 이것은 타미플루가 sialic acid의 구

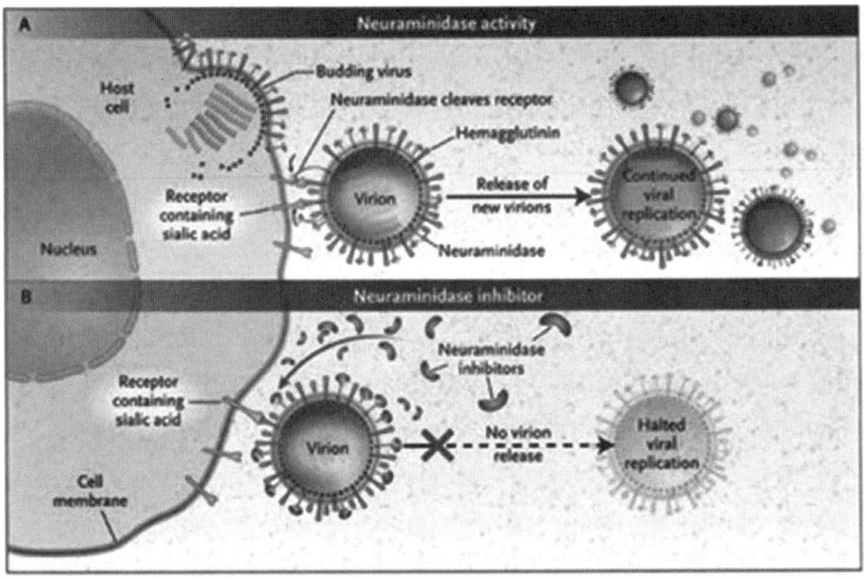

그림 123. 타미플루의 작용 기전

조와 유사하여 N의 작용대상인 receptor인 척하여 N에 달라붙게 되는 것이다. 6. 숙주세포의 세포막에 부착된 바이러스는 더 이상 빠져나오지 못하고 감염된 숙주세포에 붙어 있게 됨으로써 이로써 바이러스 복제 및 확산은 멈추게 되는 것이다.

타미플루의 작용 기전을 보면 왜 신종플루 감염 초기에 타미플루를 투여해야 하는지 알 수 있게 된다. 타미플루는 신종플루 바이러스 확산을 억제하게 하는 것이다. 감염된 세포에 대해서는 어떠한 치료 효과를 발휘하지 못한다. 이미 바이러스가 몸에 퍼진 다음에는 신체 면역력의 힘으로 신종플루와 이겨낼 수밖에 없다.

■ 주의 및 부작용

일반적인 부작용으로는 구토, 설사, 두통, 수면 장애 등이 있다. 다른 부작용으로는 정신병적 증상 및 발작이 있을 수 있다. 주된 부작용은 경미한 위장관 증상(메슥거림, 식욕감소), 중추신경계 부작용(비정상적인 행동이나 환각, 자살충동 등등) 등이다. 항히스타민제나 항콜린제와 동시 복용하면 중추신경계 부작용이 증가한다. 그 외에 국내에서 보고된 기타 부작용으로는 비정상적인 악몽이 있다. 시판 후 부작용 보고에는 간 염증 및 간 효소 증가, 발진, 아나필락시, 독성 표피 괴사, 비정상적인 심장 박동, 발작, 혼란, 당뇨병 악화 및 출혈성 대장염 및 스티븐스존슨증후군 등의 알레르기 반응이 포함된다.

oseltamivir에 대한 미국 및 EU 패키지 삽입물에는 시판 후 감시에서 관찰된 정신과적 효과에 대한 경고가 포함되어 있으나 이들의 빈도는 낮고 오셀타미비어의 원인 역할은 아직 확립되어 있지 않다. 2014년 Cochrane 검토는 정신과 치료에 대한 복용량 반응 효력을 찾아냈다. 성인의 예방 시험에서 치료받은 94명당 한명에게 해를 입혔다. oseltamivir의 가장 많이 인용된 2건의 치료 시험에서도 약물에 의한 중대한 이상 반응이 보고되지 않았다. 그것은 미국의 임신 카테고리 C와 호주의 카테고리 B로, 문제의 징후가 없는 적은 수의 여성에 의해 복용되었으며 동물 연구에서는 안전해보인다. 신장 문제가 있는 사람들에게는 용량 조절이 필요할 수 있다.

원칙적으로 한국과 일본에서 청소년에게 타미플루 처방은 금지되어 있다. 실제로 일본에서 타미플루를 처방받은 10대들이 충동자살하는 사건이 있었기 때문이다. 1999년부터 2008년까지 총 100여건의 환각증상을 겪은 사람이 나왔고 그 중 10여명이 사고사와 자살이었다. 2009년 11월 14일, 중학생이 환각작용에 시달리다 건물에서 투신하는 일이 벌어지기도 했다.

4.15 아르테미시닌(Artemisinin)

Artemisinin은 sesquiterpene kactone endoperoxide에 속하는 화합물로 개똥쑥(*Artemisia annua* L. 중국명 청호, 青蒿)에서 분리되었으며 말라리아치료에 가장 효과적인 의약품이다. 아르테미시닌은 lactone 구조로 인해 화학적 안정성과 생체이용율이 낮아 그 자체를 의약품으로 이용하는 데 제약이 있어 여러 반합성 유도체들이 개발되었다. 메틸유도체 artemeter(지용성), hemisuccinate ester의 sodium salt인 sodium artesunate가 대표적인 유도체이다.

아르테미시닌과 그 유도체들은 말라리아 병원충인 Plasmodium vivax의 원충에 대해 강력한 살균력을 나타낸다. 특히 chloroquine에 저항성을 나타내는 열대열 말라리아병원체에 대해서도 우수한 살균효과를 나타낸다.

qinghaosu(중국어: 青蒿素)라고도 알려진 Artemisinin 및 그 반합성 파생물은 *Plasmodium falciparum* 말라리아에 사용되는 약물 그룹이다. artemisinin 유도체(artemisinin 조합요법, ACTs)를 포함하는 트리트먼트는 이제 P. falciparum 말라리아에 대한 전 세계 표준 치료제이다. 전구체 화합물은 유전적으로 조작된 효모를 사용하여 생산할 수 있다.

화학적으로, 아르테미시닌은 특이한 과산화물 가교를 함유한 세스퀴테르펜락톤이다. 이 과산화

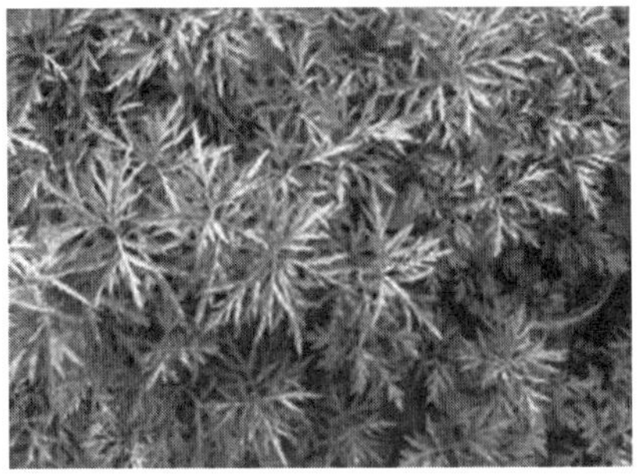

그림 124. 개똥쑥

물은 약물의 작용 기전을 담당하는 것으로 생각된다. 그러한 퍼옥사이드 다리를 가진 다른 천연 화합물은 거의 알려져있지않다. Artemisinin과 그것의 endoperoxides 유도체는 *P. falciparum* 관련 감염의 치료에 사용되었으나 낮은 생체 이용률, 약동학적 특성 및 약물의 높은 비용은 약물 사용의 주요 단점이다. 말라리아 기생충이 마약에 대한 내성을 보이고 있다는 징후가 있어 세계보건기구(World Health Organization)에 의해 그 약물을 단독으로 사용하는 것은 명시적으로 권장되지 않는다. 아르테미시닌 또는 그 유도체를 다른 항 말라리아제와 병용하는 치료법은 말라리아에 대한 선호 치료법이며 환자에게 효과적이다. 이 약물은 또한 자궁경부암(Plasmodium vivax) 말라리아에서 점점 더 많이 사용되고 있다.

■ **분자식:**

분자량: 282.332 g/mol

아르테미니신의 구조는 그림125와 같으며, 하이드록시기와 같은 친수성 작용기가 적어 에테르(Ether)등의 유기 용매에 잘 녹아 추출이 가능하다. 아르테미시닌은 그 자체로 독성이 강해 추출할 때에도 약의 작용과 상관없는 산성 부분을 없앤 뒤 추출하며 이후 다른 여러 가지 형태로 전환해 독성을 줄인다. 또한 아르테미시닌은 락톤(lactone) 구조를 갖고 있어 이부분으로 인해 아르테미시닌의 안정성과 물에 대한 용해성이 떨어진다. 이외에도 아르테미시니에는 트리옥세인(Trioxane) 구조가 있고, 그 안에 산소 원자 두 개가 일렬로 연결되어 있는 구조인 엔도페록시드(Endoperoxide)가 있다. 이 엔도페록시드 부분이 말라리아 기생충을 없애는데 중요한 역할을 한다.

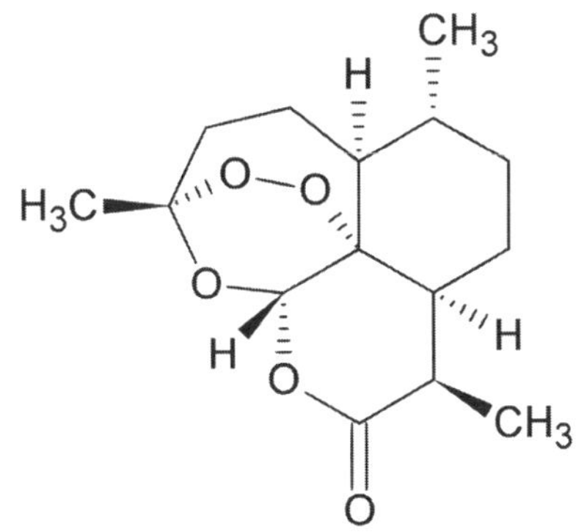

그림 125. 아르테미니신의 화학구조($C_{15}H_{22}O_5$)

■ 역사

말라리아는 매년 전세계적으로 70만 명이 넘는 사람들을 죽음으로 몰고가는 질병으로, 열대 지방에 주로 분포한다. 여러 종류중 가장 치명적인 것은 열대열원충(Plasmodium falciparum)이라는 미생물에 의한 것으로, 감염된 암컷 모기가 사람을 흡혈하는 과정에서 열대열원충이 혈액으로 들어오면서 사람에게도 감염된다. 베트남 전쟁 당시, 북 베트남의 요청으로 중국에서는 말라리아 치료제 개발을 목표로 하는 군사 기밀 프로젝트 523(Project 523)을 시작했다. 즉, 1967년 Project 523 이라는 이름으로 식물선발연구프로그램이 말라리아에 대한 적절한 치료법을 찾기 위해 인민해방군에 의해 개시되었다. 이 프로그램과 초기 임상 작업은 마오쩌뚱 (Mao Zedong) 의장이 북부 베트남 지도자들이 말라리아에 휩싸인 군대에 지원을 요청하자마자 명령되었다. 이 연구과정에서 Tu Youyou는 *Artemisia annua*의 잎에서 Artemisinin을 발견했다. 약은 중국어로 칭하오수(Qinghaosu)라고 불리었다. 그것은 중국 과학자에 의해 말라리아 치료를 위해 시험된 많은 후보 중의 하나이었다. 이 프로젝트 하에서 투유유는 1969년 1월부터 중국 전통 약 처방 및 의서를 연구해 말라리아 치료제를 연구하는 팀을 이끌었으며, 1981년 베이징에서 개최된 말라리아 관련 세계보건기구(WHO, World Health Organization) 방문 연구에서 아르테미시닌을 발표했다. 투유유팀은 중국 전통 고서에서 2000개의 처방 등을 조사했고, 그 중 380 종류의 약초 추출물을 쥐에 실험했다. 이 중 개똥쑥(*Artemisia annua*, 青蒿素) 추출물이 기생충의 성장을 억제하는 결과를 보였다. 하지만 물을 끓여서 고온으로 추출하는 방식으로는 유효 성분이 제대로 추출되지 않았고, 투유유는 중국의 고대 의서인 주후비급방에서 나온 방식을 응용해 저온에서 에터(Ether)로 추출해 아르테미시닌을 제대로 추출할 수 있었다.

*Artemisia annua*는 전 세계 많은 지역에서 발견되는 일반적인 허브로 말라리아 치료에 2000년 이상 중국 식물학자들이 사용해 왔다. 가장 빠른 기록은 마와두이(Mawangdui)에서 발굴된 52개의 처방전으로 기원전 200년으로 거슬러 올라간다. 그 항말라리아적 적용은 4세기 중엽에 Ge Hong이 편집한 Zhouhou Beiji Fang(비상사태 처방안내서)에서 처음으로 기술되었다. 그 책에는 43가지 말라리아 치료법이 기록되었다.

2012년 한 연구에 따르면 아르테미시닌(artemisinin)계 요법은 말라리아 치료에 가장 효과적인 약물이었다. Artemisinin 외에도 Project 523은 lumefantrine , piperaquine 및 pyronaridine을 포함하여 artemisinin과 함께 사용할 수 있는 많은 제품을 개발했다. 그 결과는 1979년 Chinese Medical Journal에 발표되었다.

1990년대 후반, Novartis는 artemether 와 lumefantrine과의 병용 치료를 위한 새로운 중국 특허를 출원하여 세계보건기구(WHO)에 최초의 아르테미시닌 기반 병용요법(Coartem)을 할인된 가격으로 제공했다. 아르테미시닌이 말라리아에 대한 치료의 선택이 된 후, WHO는 아르테미시닌과 다른 말라리아 약물의 조합을 선호하여 저항력이 생기는 기생충 위험을 줄이기 위해 단일 약물 아르테미시닌 제제를 즉각적으로 중단할 것을 촉구했다.

2011년 Tu Youyou는 artemisinin의 발견과 개발에서 그녀의 역할에 대해 권위 있는 Lasker–DeBakey 임상의학상을 수상하였다. 2015년 10월 5일, 그녀는 "말라리아로 고통 받는 환자의 사망률을 현저히 감소시킨 약"인 Artemisinin 발견으로 2015년 노벨 생리의학상을 받았다. 상의 나머지 절반은 avermectin을 발견한 William C. Campbell 과 Satoshi Omura 에게 공동 수여되었다.

■ 작용 기전

완전히 밝혀지지 않았지만 endoperoxide연결이 항말라리아 작용에 필수적으로 생각한다. 2단계로 관여하리라 생각하며, 말라리아 원충 내 heme과 작용하여 산소 자유기로 생성하고 산소 자유기가 말라리아 단백 alkylation시키로 지질을 산화시킨다.

■ 아르테미시닌의 활성화(Bioactivation of artemisinin)

아르테미시닌은 트리옥세인(Trioxane) 부분의 엔도페록시드(Endoperoxide)가 분해가 되면서 유리기(free radical)이 생긴다. 이 유리기가 기생충을 공격해 항말라리아 작용을 하게 된다. 이때, 아르테

미시닌의일활성화 원리는 아직 밝혀지지 않았다. 이에 대한 두 가지 가설을 아래와 같다

1. 헴(Heme)에 의한 활성화

2. 철(Fe, 라틴어: ferrum, Iron) 이온에 의한 활성화

말라리아 기생충은 적혈구(Red blood cell)에 기생하면서, 적혈구 속의 헤모글로빈(Hemoglobin)을 분해한다. 기생충은 분해된 헤모글로빈에서 얻은 아미노산(Amino acid)을 자신의 에너지원으로 사용한다. 헴과 철 이온은 헤모글로빈에 풍부하기 때문에 기생충 몸속에도 헴 분자와 철 이온이 많이 있게 된다. 따라서 두 가설 모두 아르테미시닌이 말라리아 기생충만을 선택적으로 공격할 수 있는 이유에 대한 설명으로 타당하다.

■ 아르테미시닌의 공격 대상(target)

아르테미시닌이 말라리아 기생충의 어떤 부분을 공격하는지에 관한 원리는 아직 밝혀지지 않았으나 유력한 네 가지의 가설이 있다.

1. 헴(Heme)을 알킬화(alkylation) 아르테미시닌이 헴(Heme)을 알킬화해 비정상적인 헴이 기생충 내에 쌓이도록 해 기생충을 죽인다는 가설이다.

2. 헴이 아닌 다른 단백질(protein)을 알킬화(alkylation) 아르테미시닌이 알킬화를 통해 항말라리아 작용을 하는 것은 맞지만, 그 분자가 헴이 아니라 다른 단백질이나 다른 특정 효소(enzyme)라는 주장이다.

3. PfATP6 기능을 저해 PfATP6는 세포 내에서 에너지를 제공하는 아데노신삼인산(이하, ATP, Adenosine triphosphate)를 분해해 세포의 칼슘 농도를 조절하는 효소이다. 이 주장은 아르테미시닌이 PfATP6를 저해해 기생충이 칼슘 농도 조절을 못해 죽게 한다고 한다.

4. 세포막 손상 유기 용매에 잘 녹는 아르테미시닌이 중성지방 사이에 축적되어 기생충의 세포막을 손상시켜서 기생충을 죽인다는 가설이다.

■ 임상적 적응증(효능)

열대열 말라리아 치료 효과가 있다. 중증 다약제 내성 열대열 말라리아 치료에는 artemisinin과 quinine이 대표적인 약제이며 효과는 비슷하다. 최근 동남 아시아에서 quinine내성이 증가하고 있어 이 지역에서는 artemisin이 더 우수한 경향을 보인다. 열대열 말라리아의 예방 목적으로는

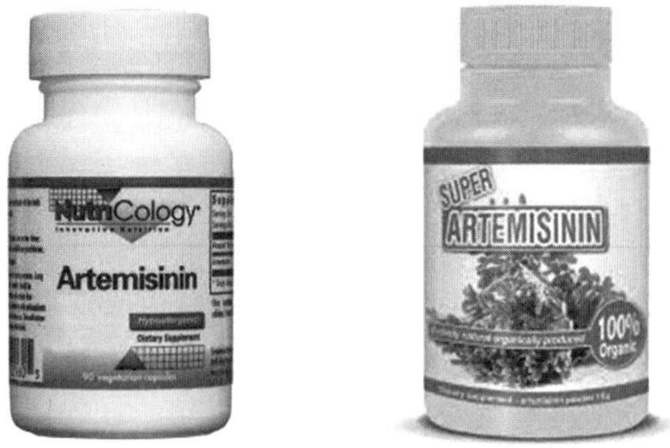

그림 126. 개똥쑥 의약품

구되지 않았지만, 예방으로 사용하게 되면 무분별한 사용이 우려되기에 가능한 제한하려는 추세이다. 삼일열 말라리아에도 치료 효과가 있으나 chloroquine을 사용하면 되며, chloroquine내성 삼일열 말라리아에 대한 효과는 충분히 연구되지 않았다.

■ 부작용 및 안전성

아시아나 아프리카에서 시행된 연구에서는 특이한 부작용을 발견하지 못했지만, 중추신경계 부작용이 동물에서 증명되었고, 사람에서도 1999년에 사용 3일 후 진전 (tremor)이 발생한 예가 보고되었다. 동물 실험에서 보면 1주일 이후에 나타나기에 발견하지 못하는 경우도 있으리라 생각한다.

아르테미시닌은 추출 단계와 전환 단계에서 독성을 줄인 유도체로 판매가 되고 있다. 이 유도체들은 기생충에 특이적으로 작용할 것으로 예상되는 메커니즘 때문에 그 부작용이 특히 적어 임산부도 복용이 가능한 것으로 알려져 있다. 그러나 투여량이 높았을 때 신경에 손상을 준 경우가 두 건 보고되었다.

Artemisinin(artemisinine), artemether, artesunate, arteflene, arteether와 같이 계속 약리 성질을 개신한 약제들이 나오고 있으며 약제마다 투여량이 조금 다르다. 단독으로 사용하면 약제 중단 후 재발이 흔하기에 artemisinin 투여 후 mefloquine이나 doxycycline 100 mg 하루 2번 7일간), benflumetol(lumefantrine)을 같이 사용한다.

현재 많이 사용하는 artemether나 artesunate의 경우, 다른 약제와 같이 사용할 때는 총량 10-12 mg/kg을 3-5일에 나누어 투여하며, 단독으로 사용할 때는 7일에 걸쳐 투여한다. 세계보건기구에서 권하는 방법은 5 mg/kg을 첫 날에 경구 투여하고 다음날 2.5 mg/kg을 투여하며 동시에 mefloquine 15 mg/kg(일부 지역, 타이랜드와 같이 내성이 심한 지역에서는 25 mg/kg)을 동시에 투여한 후, 3일째 2.5 mg/kg을 투여한다. 주사제는 2 mg/kg을 주사하고 4시간 후 1 mg/kg을 투여한다. 이후 매일 같은 용량을 투여하며 최대 7일까지 투여한다. 도중에 환자가 먹을 수 있으면 경구제제로 바꾼다. Artemisinin은 첫 날 25 mg/kg을 경구로 투여하고, 두 번째와 세 번째 날 12.5 mg/kg을 투여한다. 두 번 째날 mefloquine을 투여한다. 임신부에게는 투여하지 않는다.

4.16 아베르멕틴(Avermectin)

Avermectin은 16-membered macrocyclic lactonc 유도체로서 기생충과 곤충에 대한 살충효과를 갖는 화합물이다. 토양방선균(Actinomycete)인 Streptomyces avermectinius에서 생산된다. 8종의 avermectin 화합물의 4쌍의 유사체인 a-component와 b-component는 80:20에서 90:10의 비율로 발견된다. Avermectin을 모핵으로 하여 ivermectin, selamectin, doramectin, abamectin 등의 구충제가 개발되었다.

Avermectin은 5원환의 polyketide 유래의 물질로 mehylated deoxysugar인 oleandrose가 연결되어 있으며 C5, C22-23과 C26의 세 위치에 다른 유도체가 결합되어 8개의 주요 화합물로 이루어진다. 이중 Avermectin B1이 가장 강력한 살충, 구충효과를 나타낸다. Avermectin B1a와 Avermectin B1b는 대량 분리 정제가 어려워 상업적 생산품은 avermectin B1a 80%과 20% 이하의 avermectin B1b로 구성된다.

■ 역사

*Streptomyces avermectinius*는 일본 Kitasato Institute의 Satoshi Omura에 의해 1974년 시즈오카현의 가와나지역에서 채취한 토양에서 처음으로 분리되었다. 이후 Merck Sharp & Dohme(MSD)연구소에서 다양한 생리활성을 검색하였다. 분리된 actinomycete broth에서 선충류인 *Nematospiroides dubius*에단 구충효과를 구명했다. 1975sus 생리활성 물질로 6-membered macrocyclic lactone을 가진 avermectin이 MSD 연구진에 의해 구조가 동정되었다.

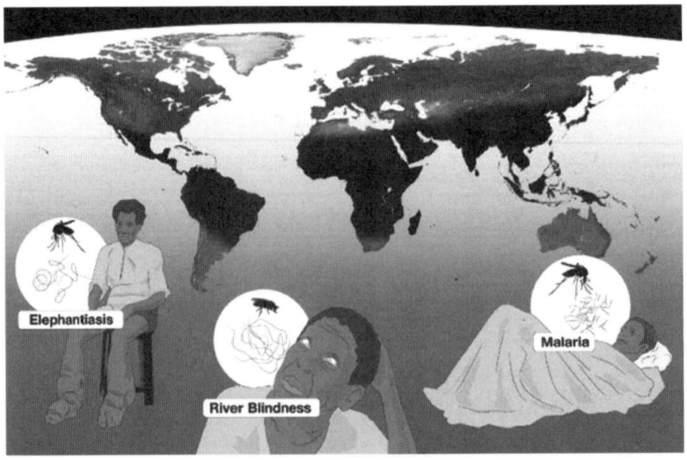

그림 127. 기생충과 곤충

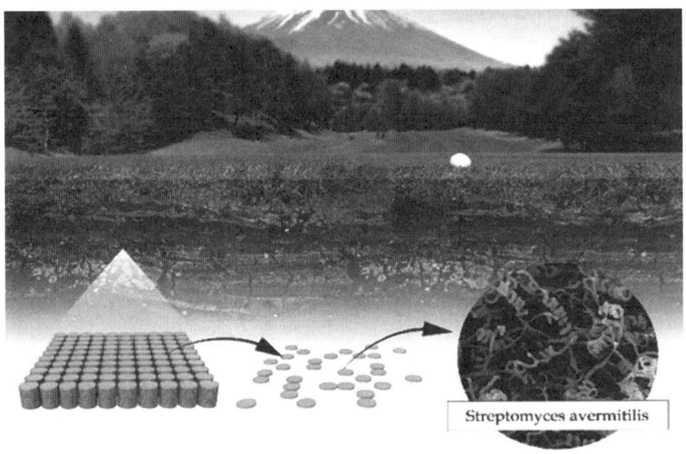

그림 128. 토양방선균

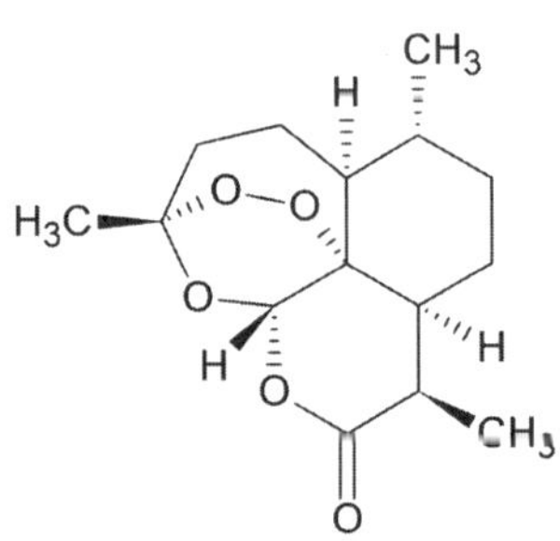

그림 129. 아배르멕틴의 화학구조

■ 오무라의 업적

> "대량의 박테리아(스트렙토마이세스) 배양과 특성 규명을 발전시키는 데에 비범한 기술을 갖춘, 오무라는 토양 시료에서 스트렙토마이세스의 새로운 계통균주를 분리해 그 특성을 규명하고서, 실험실에서 그 계통균주를 성공적으로 배양해냈다. 처음에 수천 개에 달한 배양 균주 가운데서, 그는 항균성 활성 물질을 심층분석 하기 위해서 진귀한 2차 대사물질을 분비할만한 가장 유망한 50개가량을 선별했다. 새로운 스트렙토마이세스 계통균주 중 하나는 이토 지역 골프장 부근의 토양 시료에서 나온 것인데 그것이 아베르멕틴(Avermectin)이라는 물질을 분비하는 계통균주(*Streptomyces avermitilis*)인 것으로 밝혀졌다. 이 균주는 나중에 스트렙토마이세스 아베르멕티니우스(Streptomyces avermectinius)로도 불리게 되었다."

오무라의 발견을 이어받아, 훨씬 더욱 효과적인 치료 약물인 이베르멕틴(Ivermectin)을 개발한 이는 캠벨 연구진이었다.

> "뒤이어 캠벨은 머크연구소 동료들과 함께 아베르멕틴을 화학적으로 변형해 이베르멕틴이라 불리는 새로운 물질을 만들었다. 그것은 기생충 감염을 막는 데 훨씬 더 효과적인 것으로 판명됐다. 이베르멕틴은 두 개의 수소 결합 변형을 지닌 '아베르멕틴 비(B)1' 물질을 반(半)합성해 만든 물질이었다. 이후에 캠벨 연구진은 이베르멕틴 분자가 뛰어난 잠재력을 지니며 다양한 숙주 생물종 안에서 여러 장내 선충들을 억제하는데 활성을 띤다는 점 등을 입증하고자 노력했다."

아베르멕틴을 순수하게 정제하고서 약간의 화학적 변형을 가해 만든 이베르멕틴의 효과는 뛰어났다. 사람은 물론이고 동물에서도 선충류 기생충을 억제하는데 효과를 발휘했다. 노벨위원회는 머크사가 이베르멕틴 보급에 적극 나서면서 복용 기간이 1~25년인 인구는 모두 2억 명 이상에 달해 기생충 감염 질환인 강변실명증과 림프부종은 급격히 줄어들었으며, 2020~25년 무렵에 두 감염 질환은 종식 선언을 앞두고 있다는 희망적인 소식을 전했다.

■ 작용기전

Avermectin은 주로 무척추동물의 glutamate-gated chloride channel에 작용해 대부분의 nematode, insect, tick의 인두관이나 체강을 마비시킨다. 신경근 시냅스를 간섭함으로써 neurotransmission을 억제한다. 이로 인해 염소 이온이 세포로 유입되어 과분극(hyperpolarization)을 일으키고 무척추동물의 신경근 시스템의 마비가 발생한다. 척추동물에서는 신경세포에서 감마-아미노부티르산(Gamma-aminobutyric acid: GABA) 분비를 촉진시키나 뇌는 blood/brain barrier에 의해 보호되므로 avermectin은 예외적으로 동물에서 안전하다. 척추동물에서는 동등한 복용량은 글루타메이트 게이티드 클로라이드 채널을 보유하지 않기 때문에 독성을 보이지 않는다.

이버멕틴(Ivermectin)은 기생충의 신경신호전달에 관여하는 글루탐산-개폐 염소채널과 GABA 수용체에 작용하여 기생충의 마비를 일으킴으로써 체내 기생충을 억제하는 효과를 보인다고 알려져 있다. 이버멕틴은 기생충의 신경세포에 위치하는 글루탐산-개폐 염소채널에 작용하여 세포 밖으로 염소이온의 유입을 촉진한다. 신경세포 내의 막전위는 과분극되어 종국에는 기생충 신경의 마비가 유도된다. GABA 수용체에도 마찬가지의 원리로 기생충의 마비를 통해 항기생충효과를 나타낸다. 이버멕틴은 인간세포에 대한 부작용이 적은 것으로 알려져 있는데, 이버멕틴이 작용하는 글루탐산-개폐 염소이온 채널은 기생충세포에만 있고, GABA수용체는 포유류의 중추신경계에 위치하여 혈관뇌장벽에 의해 이버멕틴의 작용을 받지 않기 때문이다.

■ 효능

Avermectin은 포유동물의 소화기관 내 기생하는 기생충에 대해 강력한 구충효과를 가진다. 원형동물인 *Caenorhabditis elegans*에 대한 *in vitro* 구충실험에서 oxibendazole보다는 500배, albendazole, febendazole, mebendazole보다는 1,000배, pyrvinium, plubendazole, thiabendazole보다는 5,000배, Oxantel, Morantel보다는 50,000배 높은 효능을 나타낸다. 8종의 avermectin 유도체 중 avermectin B1a가 가장 강력한 살충, 구충효과를 나타낸다(abamectin이라는 농업용 살충제로 개발). 반합성품인 22-23 dihydor-avermectin B1을 ivermectin이라 하여 가축용 살충제나 기생충 방제용으로 사용한다. ivemectin은 river blindness와 Robles disease라 불리는 회선사상충증을 일으키는 기생충 *Onchosera volvulus*에 대한 살충효과가 있다.

40년 전부터 사용되온 구충제 아베르멕틴(avermectin)이 결핵에 특효가 있다는 연구결과가 나왔다. 캐나다 브리티시 컬럼비아 대학의 산티아고 라몬-가르시아 박사는 아베르멕틴이 결핵균을 죽이는 놀라운 효과가 있다고 밝힌 것으로 메디컬 뉴스 투데이가 2012년 11월 27일 보도했다. 아베르멕틴이 치료제 내성 결핵균을 포함해 모든 결핵균을 죽이는 놀라운 효능이 있는 것으로 시험관실험 결과 밝혀졌다는 것이다. 아베르멕틴 계열의 구충제는 값이 싸고 제약회사들이 아직 꾸준히 생산하고 대부분 사람에게 처방할 수 있도록 승인된 것들이라 시험관 실험에서 임상시험 단계로 옮기기가 어렵지 않을 것으로 보인다. 1970년대에 구충제로 개발된 아베르멕틴은 사상충증, 상피증 등을 일으키는 기생충 제거제로 저개발국가들에서 흔히 사용되고 있지만 박테리아 감염 질환에는 효과가 없는 것으로 생각되어왔다. 이 연구결과는 '항균제와 화학요법(Antimicrobial Agents and Chemotherapy)' 온라인판에 실렸다.

아버멕틴이 사용되는 질병

■ 상피병

세계보건기구(WHO)가 '육체적 장애를 일으키는 가장 흔한 원인'으로 지목한 병 중 하나이다. 사상충은 실처럼 긴 선충류로, 숙주에 감염되면 림프절에 사는 것을 좋아한다. 다자란 성체의 경우 수컷이 4cm, 암컷은 6−10cm정도이나 사상충은 숙주와 우호적인 관계를 유지하므로 기생충이 살아있는 동안은 숙주에 병리효과를 일으키지 않는다. 하지만 사상충이 수명(5−8년)을 살다가 죽은 뒤에는, 사상충의 사체로부터 떨어져 나온 단백질을 면역계가 인식하여 격렬한 면역반응을 일으킨다. 그 결과 림프절과 림프관에서 염증이 발생하여 열과 심한 통증을 일으키고 림프의 순환이 장애가 생겨 몸이 붓게 된다. 이때 생기는 부종은 손가락으로 누르면 원상태로 돌아가는 부종이지만 염증과 낫는 과정이 반복되면서 섬유질이 두껍게 쌓인다. 이때 생기는 부종은 딱딱한 부종이며, 부종이 생기는 위치는 사상충이 기생하는 부위에 따라서 달라진다.

■ 회선사상충증

파리매를 통해 전파되는 회선사상충(Onchocerca volvulus)에 감염되어 실명이나 종양이 생기는 병이다. 회전사상충증(Onchocerciasis)이나 River blindness로 불리기도 한다. 전 세계 약 3천7백만 명이 회선사상충에 감염되어 있으며, 감염 발생의 99%는 아프리카 대륙 강가에서 일어난다. 세계보건기구(WHO)의 보고서에 따르면 회선사상충의 감염 자체는 사망을 일으키지 않는다. 아직까지 백신이 개발되어있지않아 유일한 예방법은 파리매에 물리지 않는 것이다. 사람에게 일단 감염되면 면역반응이 비교적 약하게 일어나는 피하결절이나 눈에 머무르는 것을 좋아한다. 회선사상충의 유충은 눈의 각막의 표면으로 이동하고 각막염을 일으킨다. 만성감염이 되면 감염부위에서 염증으로 인해 점점 시야가 뿌옇게 흐려지며 결국 실명으로 이어진다.

■ 부작용

ivermectin, piperazine 및 dichlorvos 에 대한 연구는 또한 독성을 위한 잠재력을 나타낸다.

Avermectin은 종양 괴사 인자, 산화 질소, 프로스타글란딘 E2의 LPS 유발성 분비 및 Ca^{2+} 의 세포 내 농도 증가를 차단한다고 보고되었다. 일반적으로 부작용은 일시적이며 심각한 영향은 드물고 과다 복용으로만 나타날 수 있지만 혼수, 저혈압 및 호흡 부전으로 사망에 이르게 할 수도 있다.

4.17 카디악 글리코사이드(Cardiac glycosides)

스테로이드배당체(cardiac glycosides)는 현삼과의 2년생 약초인 디기탈리스(Foxglove: *Digitalis purpurea* L.) 잎에서 단리한 생약성분으로 주요 효과는 강심 작용이다. 유럽에서 붉은디기탈리스 잎을 의약품 원료로 재배하며 첫 해 나는 잎을 채취해 60도에서 최대한 빨리 건조해 쓴다. 이 과정은 디기탈리스에 함유된 강심배당체의 당 결합이 가수분해효소에 의해 분해되는 것을 막기 위한 가수분해 불활성과정이다.

학명은 *Digitalis purpurea*로 꽃이 장갑의 손가락 모양이고 꽃의 색깔이 자주빛이어서 장갑의 손가락이라는 뜻의 라틴어 digius과 자주빛이라는 뜻의 라틴어 purpura에서 유래되었다. 피 묻은 손가락 또는 죽은 자의 종이라는 별명이 있다.

그리스산 디기탈리스(*Digitalis lanata*)는 그 자체로 약으로 쓰지는 않고 강심제를 단리하기 위해 사용된다. 특히 digoxin과 lanatoside C를 분리하는 데 많이 사용된다. 디기탈리스는 정원이나 화

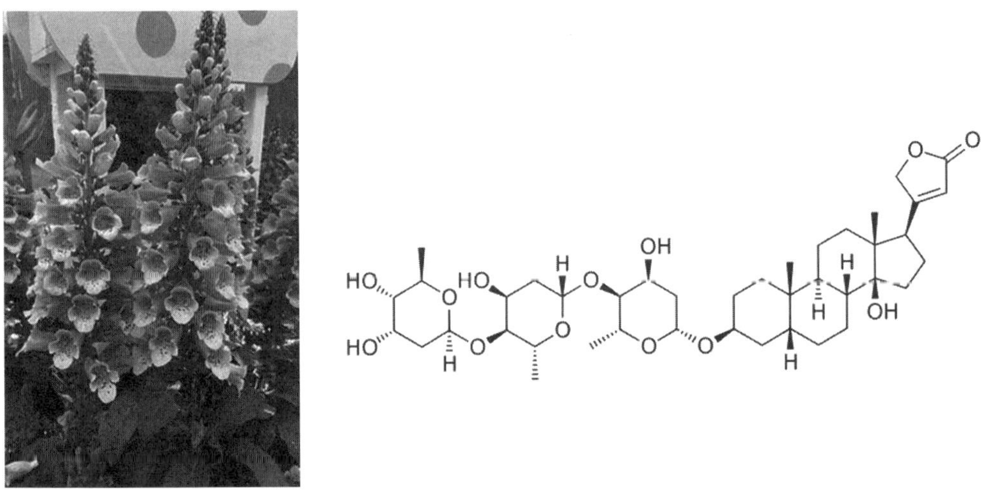

그림 130. 디기탈리스(좌)와 Digitoxin 화학구조($C_{41}H_{64}O_{13}$)

단, 화분 등에 관상용으로도 재배된다. 중국에서는 잎 표면의 오글거림이 지황과 비슷하여 양지황이라고도 하며 심장약을 만드는 식물이란 의미의 심장초라고도 한다. 주성분은 Cardiac glycoside: digitoxin, gitoxin, gitaloxin, Pregnane glycoside: purpnin, diginin,

Saponin: F-gitonin, desgalatotigonin, digitonin, Phenyiethanoid glycoside: forsythiaside, peupureaside A, B 등을 함유한다.

■ 화학적 특성

강심 활성이 있는 배당체는 디기탈리스 잎의 약 0.15-0.4% 정도 존재하며 약 30여 종의 구조가 밝혀졌다. 아글리콘(비당체)의 대표적인 성분은 digitoxigenin, gitoxigenin, gitaloxigenin 등이다. gitoxigenin계열의 배당체는 digitoxigenin계열의 배당체보다 강심 활성이 낮다.

디기탈리스 강심배당체는 구조적으로 17번 위치의 측쇄로 α,β-불포화 5원환 lactone을 갖는 cardenolide류인 것이 특징이다. C/D횐은 *trans*배치이고 14β 위치에 수산기를 가지며 A/B환은 대부분 *cis*배치(H-5β)이고 드물게 *trans*배치(H-5α)의 형태로 있으나 A/B 배치를 갖는 것이 강심활성이 강하다. 강심배당체의 당사슬은 D-digitoxose, D-cymarose, D-digitalose, L-oleandrose와 같은 특이적인 deoxy 당구조로 되어 있는 것이 많다.

강심배당체를 염화제2철($FeCl_3$)의 빙초산 용액에 용해하고 황산을 서서히 가하면 2층을 형성하고 접계면에 적갈색의 띠를 형성하게 되는데 이것을 강심배당체의 당쇄의 특징적인 deoxy당에 기인한 강심배당체의 정색반응(Keller-Kiliani반응)이라고 한다.

대표적인 디기탈리스 강심배당체인 디기톡신(Digitoxin)은 잎의 주 강심배당체 성분으로서 digitoxigenin에 3분자의 digitoxose가 결합한다, 말단에 1분자의 glucose가 결합한 purpurea glycoside가 잎 중에 함유된 원배당체이고 생약 조제 중에 glucose가 떨어지면 digitoxin이 된다. Digitoxin의 16위에 수산기가 결합한 gitoxin), 이것의 formic acid ester로 된 gitaloxin은 각각 purpurea glyscoside B, glucogitaloxin이 원배당체이다. Digitoxin은 소화관에서 흡수가 양호하고(경구 투여로 거의 100% 흡수) 지속성이 있시난 효과 발현까지 시간을 요한나.

Acetylation된 tetrasaccharide 단위인 glucose-acetydigitoxose-(digitoxose)2- 를 가지는 기본적인 배당체를 lanatoside라고 한다. Lanatosides A와 C는 신선한 *D. lanata*의 주성분으로 약 50-70%정도 함유되어 있다. 아글리콘(비당체)으로 digitoxigenin, gitoxigenin을 가지고 있다.

Lanatoside C는 털디기탈리스 잎에 함유된 원배당체이다. 소화관에서 흡수는 나쁘나 속효성이므로 급성 울혈성 심부전에 주사제로 이용된다. Lanatoside C의 acetyl기를 갖지 않는 것이 deslanoside이고 말단 glucose가 떨어진 것이 digoxin이다.

■ 역사

Foxglove의 사용에 대한 첫 번째 설명은 1775년으로 거슬러 올라간다. 꽤 오랫동안 활성 화합물은 분리되지 않았다. 16세기 스코틀랜드 의사인 William Withering의 노력으로 디기탈리스가 널리 사용되었다. 디기탈리스를 약으로 쓰는 것에 대해서 문헌으로 남아 있는 것은 윌리엄 위져링 박사가 쓴 16세기의 약용식물도감이다. 그 내용 중에 디기탈리스의 평가와 의학적 효과에 대한 내용이 기재되어 있으며 그 당시부터 본격적으로 디기탈리스가 의료현장에 사용되었음을 알 수 있다. 이 내용에 의하면 1775년에 처음으로 디기탈리스의 약효가 인정되고 정식으로 의약품으로 인정받게 되었다. 그전까지는 디기탈리스의 독성으로 인해 의료에 사용하는 것은 금기 사항이었다. Oswald Schmiedeberg는 1875년에 순수한 시료를 얻을 수 있었다. 이 분자의 현대적인 치료법은 약사와 프랑스 화학자인 Claude-Adolphe Nativelle(1812-1889)의 연구에 의해 가능했다. 즉, 디기탈리스의 약효는 1871년 Nativalle라는 사람에 의해 유효성분인 디기톡신(digitoxin)이 처음으로 분리됨으로써 약효의 실체가 드러났다. 첫 번째 구조 분석은 1925년에 Adolf Otto Reinhold Windaus에 의해 행해졌으나 sugar 그룹을 정확히 결정한 완전한 구조는 1962년까지 이루어지지 않았다.

■ 작용기전

강심배당체는 심장의 수축력을 증가시켜 심장에서 나오는 혈류량을 증가시키고 수축기와 다음 수축기의 중간시간 동안 심근이 쉴 수 있는 충분한 시간을 준다. 심장에 미치는 주요한 영향은 심장근의 세포막에 있는 Na^+/K^+ - ATPase를 저해하는 것을 통해 나타나며 특히 Na^+펌프를 저해한다. 이 결과로 세포 내 Na^+의 농도차이가 적어지게 되고 Ca^{2+}를 세포 외로 수송하는 데 필요한 에너지가 줄어 세포 내의 Ca^{2+} 농도가 높아져 positive inotropic 근육수축 효과가 생긴다. 이로 인해 심근 수축력이 커지게 된다. 혈류 순환 증가에 따라 신장기능이 증대되어 이뇨작용을 촉진한다(심장병 관련 부종 등의 병과 관련된 체액 배출).

■ 효능

디기탈리스 강심배당체의 주요 효과로는 강심작용, 이뇨작용, 중추신경계통에 대한 억제작용,

심장근육의 수축력 증가, 수축기의 혈액수축량 크게 증가, 혈액순환개선 효과, 심장성으로 몸이 부었을 때 붓기를 빼주는 이뇨효과, 심장판막장애, 고혈압, 심계항진, 강심, 이뇨, 심기능부전, 심장무력, 만성판막증, 부종을 다스림 등이 있다. 하지만 독성이 있기 때문에 잘못 투여하면 최대 사망까지 이를 수 있어 극약으로 취급을 받지만 심근의 수축을 증강시키는 강심제로서 과다한 심장박동수를 감소시키는데 있어서 탁월한 효과가 있기 때문에 오늘날 심장질환에 빠짐없이 처방되는 "약방의 감초"처럼 쓰인다. 또한 상처를 아물게 하는데도 뛰어나 과거에는 외용약(外用藥)으로서 연고로 응용되기도 했다. 또한 부기를 빼는 효과가 있기 때문에 디기탈리스의 잎은 옛 유럽 사람들은 수종의 치료제로 사용했다. 또한 간질이나 종양에도 처방되어 왔으며 말려서 오줌을 잘 누게 하는 약으로 쓰이기도 했다.

■ Digitoxin의 약리

디기톡신은 울혈성심부전증과 심부정맥(특히 심방세동증)에 쓰인다. 간에서 주로 대사되어 소실되므로 신부전 환자에게 우여 용이. 구토, 속쓰림, 설사, 섬망, 신경통 등의 부작용이 나타난다. Digitoxin과 관련 cardenolides는 시험관 내에서 다양한 암 세포주에 대해 강력한 항암 활성을 나타내지만 암치료를 위한 digitoxin의 임상 사용은 좁은 치료 지표에 의해 제한되어 왔다. Digitoxin glycorandomization은 향상된 항암 효능과 감소된 이온성 활동(일반적인 독성의 인지된 메커니즘)을 나타내는 새로운 digitoxigenin neoglycosides의 발견을 이끌어 냈다. 이 후자의 발견에 근거한 스테로이드성 글리코사이드는 biotechnology 회사인 Centrose에 의해 암 치료제로 최초로 세포외약물접합체(EDCs: Extracellular Drug Conjugates)로 알려진 새로운 종류의 항체-약물 접합체 개발의 기초가 되었다.

■ Lanatoside의 약리

Lanatoside C와 desacetyi-lanatoside C(deslanoside) 역시 비슷한 강심배당체 활용 범위 내에서 약품으로 많이 사용된다. 속효성이어서 급성심장병에 주사제로 쓰인다. 반합성 유도체인 medigoxin(metildigoxin: lantoside C의 말단 glucose 대신 메틸기가 치환된 것)도 기존 약품보다 속효성이며 생체이용율이 좋아 유용하게 쓰인다.

■ Digoxin의 약리

Digoxin은 digitoxin보다 작용이 빠르며 더 빨리 체내에서 소실되므로 강심배당체로 더 많이 쓰인다. 디곡신은 디기톡신보다 친수성이 강하고 혈장단백질에 대한 결합력은 낮다. 간에서 대사되어 서서히 소실되는 디기톡신과 달리 디곡신은 주로 신장배설로 배출된다. 디곡신은 울혈성 심부전증과 심방세동증에 쓰인다. 심독성, 구토, 속쓰림, 어지러움, 두통, 신경통증의 부작용이 있으므로 단독 사용보다는 베타차단제, amiodarone 등과 병용 사용하며 이는 심실반응 개선에 유효하다. 잘 알려진 약물상호작용으로 amiodarone이 인체의 P-glycoprotein을 억제해 디곡신의 신장 및 비신장 배설량을 감소시켜 필요시 디곡신의 용량을 50%까지 감량할 수 있다. 경구투여와 정맥주사가 가능한 제제가 임상에서 이용되며 약물의 대표적 특징으로 therapetic dose 범위가 매우 좁아 TDM(therapeutic drug monitoring)이 요구된다.

■ 독성

약으로 사용되지만 독성이 존재하는 독초의 일종으로 함유하고 있는 독성분으로는 디기톡신(digitoxin)이 있다. 독은 식물 전체에 포함되어 있지만 특히 잎 부분에 많이 포함되어 있다. 디기탈리스를 직접 먹은 야생동물이나 어린이, 성인들은 저혈압, 고혈압으로 모두 목숨을 잃을 정도로 강한 독성을 지니고 있다. 디기탈리스 계통의 생약을 과다투여하게 되면 급성중독증상으로 기분이 나빠지고 두통, 구토, 설사, 시야장애, 착란, 부정맥, 중추신경마비 등을 일으켜 사망에 이르게 될 수 있으므로 전문가의 조언 없이 약으로 쓰는 것은 매우 위험하다.

동물에 있어 디기톡신의 추정 치사량은 체중 1kg당 5mg이라고 알려져 있다. 디기탈리스의 성분은 위장관에서부터 급속히 흡수되므로 20일 이상에 걸려 장기간 소변을 통해 배출되는데 이 때문에 체내에 축적되기가 쉽다. 그래서 옛날에 디기탈리스를 약으로 사용할 때는 잘못된 투여로 사망하는 경우가 많았다. 현재는 환자의 혈중농도를 측정하여 투여량을 조절할 수 있고 이뇨제를 병용하면서 이용함으로써 그 부작용은 줄어들고 안전성이 급속히 높아지고 있다. 그래도 상당히 위험하기 때문에 취급에는 상당한 주의가 필요하다. 한 약용식물원에서는 단 두 뿌리의 디기탈리스 때문에 온실에 열쇠를 잠그고 출입을 할 정도로 관리에 철저하며 심지어는 창 너머로만 전시하는 곳도 있었다고 한다.

4.18 카페인(Caffeine)

커피의 알칼로이드 화학성분 중 하나로 주요 작용은 각성 효과이다. 카페인은 과라나 열매, 카카오 열매 등 60여 개 식물에 존재하는 성분이다. 꼭두서니과 Coffea속의 커피나무(*Coffea arabica* L.)에 카페인이 많이 함유된다. 커피나무의 주요 품종으로 Arabica(전 세계 생산량의 75%), Robusta,

Liberica 등 3종이 있다. 카페인은 커피 열매의 주성분으로 쓴맛을 나타낸다. 기호식품 커피, 녹차, 콜라, 코코아, 초콜릿 등뿐만 아니라 감기약, 두통약, 강심제 등 의약품에도 광범위하게 존재한다. 카페인은 커피 열매에서 가장 많이 생합성 되며 품종에 따라 카페인의 양 및 대사체의 종류가 약간 다르다.

카페인은 주로 커피, 초콜릿, 차, 과라나(guarana: 브라질의 과일나무, 대부분의 에너지드링크는 여기서 카페인을 추출함), 두통약, 각종 드링크, 부스터(신체대사량을 늘리고, 근피로도를 줄여주는 헬스 보충제) 등에 들어 있는 알칼로이드(화합물 중에 질소를 포함하는 물질)이다. 커피는 평균 40~180mg(150ml 기준), 차는 24~50mg(동일 기준), 콜라는 15~29mg(180ml 기준), 코코아는 2~5mg(150ml 기준), 카페인 정제는 200mg(1알 기준)이 포함되어 있다. 그 외에도 카페인은 진통제, 다이어트 정제에도 첨가되어 있다. 각성 작용 및 신진대사 촉진효과를 이용한다.

한국 식품의약품안전처의 연구에 따르면, 일일 섭취 권장량은 약 400mg(성인 남성 기준. 여성, 특히 임산부의 경우 300mg)으로 이는 일반적인 성인이 섭취하였을 시에 부작용이 없을 것으로 예상되는 수치이다. 만 12세 미만에게는 카페인 섭취가 권장되지 않고, 만 13세~만 18세에게는 하루에 100mg 미만의 카페인 섭취가 권장된다.

오늘날 90%의 미국인들이 카페인을 커피, 차, 혹은 다른 방법으로 매일 섭취하고 있는데 미국 성인 중 절반 이상이 하루에 300mg 이상의 카페인을 이용하고 있으며 미국인 중 20%에서 30%가 600mg 이상 카페인을 섭취하고 있다.

■ 역사

어원은 '커피'에 알칼로이드(amine)물질을 뜻하는 '-ine'가 붙은 것이다. 카페인=커피인. 우스갯소리로 커피 안의 커피(coffee in coffee)라고도 한다. 커피의 기원에 관한 가장 오래된 설은 약 1,000년 전 이디오피아의 갈라부족 중 양치기 칼디가 양떼들이 흥분해 뛰어노는 것을 보고 그 원인을 조사한 결과 목장 근처의 나무에서 빨간 열매를 따먹은 때문이라는 것을 알고 수도원 원장에게 그 사실을 알려 열매를 끓여 먹어보니 전신에 기운이 솟는 것을 느꼈다고 한다.

1819년 독일의 과학자 프리들리프 페르디난트 룽게가 그의 친우였던 괴테가 던진 커피의 효능이 무슨 성분 때문이냐는 질문을 받아들여 연구를 시작, 최초로 발견했다고 한다. 룽게는 이 성분을 단순히 커피의 유효성분이라는 뜻으로 카페바제(Kaffebase)라고 불렀으나, 비슷한 시기에 룽게와는 별도로 독자적으로 카페인을 발견한 프랑스의 피에르 장 로비케(Pierre Jean Robiquet)와

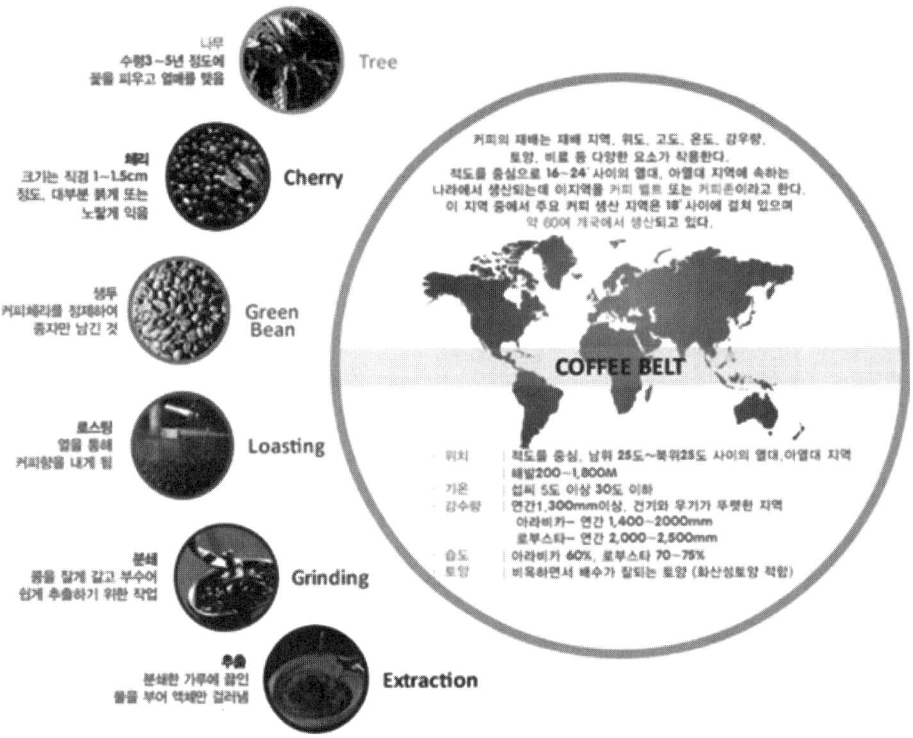

그림 131. 커피의 가공 및 커피벨트지도

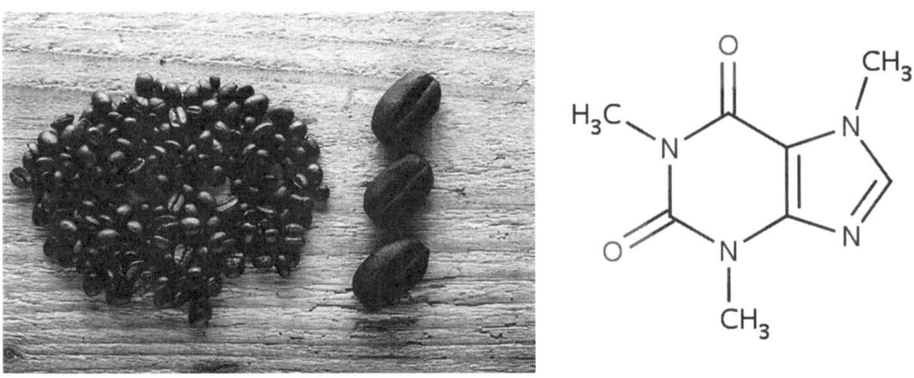

그림 132. 커피콩과 카페인의 화학구조($C_8H_{10}N_4O_2$)

피에르 조세프 펠르티에(Pierre Joseph Pelletier)가 논문을 내고 Caffeine이라는 명칭을 널리 정착시켰다. 다민, 후에 펠르티에는 룽게가 자기보다 먼저 한발 앞서 카페인을 발견했음을 인정하고 공표하였다. 19세기 말 헤르만 에밀 피셔가 카페인의 전합성에 성공해 화학구조를 밝혀냈다.

순수 카페인 추출은 벤젠, 클로로포름, 트리클로로에틸렌, 디클로로메탄과 같은 다양한 용제를 이용해 추출이 가능하다. 안전성, 환경적 요소, 비용과 같은 문제로 인해 이산화탄소를 이용한 초임계추출법이 이용되기도 하며 에틸아세테이트와 같은 안전한 유기용매를 이용한 추출법으로 추출하기도 한다.

■ 작용기전

카페인은 간에서 산화효소인 cytochrome P450의 시스템에 의해 대사하여 세 종류의 주요 대사물을 생산하며 이들은 신체에 각기 다른 반응을 일으킨다. 가장 많이 생산되는 paraxantine (84%)은 지방분해를 촉진시켜 혈장에서의 유리지방산과 글리세린 농도를 증가시킨다. 이후 생산되는 대사물인 Theobromine(12%)은 혈관을 확장시키고 소변의 양을 증가시킨다. 그리고 Theophyline(4%)은 기관지의 평활근을 이완시켜 수로 천식치료제로 사용된나.

카페인은 아데노신과 매우 유사한 구조를 가지며 아데노신 수용체 A1, A2, A3에 결합해 자율운동에 중요한 아데노신 A2a 수용체를 저해한다. 즉, 카페인은 아데노신은 대체로 억제성 신호를 전달하는데(경쟁적 억제제) 카페인은 이를 방해하여 여러 가지 효과를 나타낸다. 카페인은 BB-B(Blood Brain Barrier, 혈액뇌장벽)도 통과하기 때문에 뇌에도 직접 작용하며 졸음을 일으키는 아데노신 수용체의 작용을 방해하여 뇌의 각성을 유지시키는 일종의 중추신경 자극제이다.

카페인은 아데노신과 구조가 비슷해 신경세포 수용체에 대신 결합할 수 있으나 카페인은 아데노신과 달리 신경세포의 작용을 감소시키지는 않는다. 아데노신 수용체가 일단 카페인과 결합하면 아데노신과 결합하는 것이 불가능하므로 졸음이 오지 않게 되고 카페인 결합은 아데노신 결합과는 반대로 혈관을 수축시켜 혈압을 올리고 간을 자극해 혈당을 분비하게 하여 근육에게 운동을 준비시킨다. 또한 카페인은 엘로폰과 같은 마약처럼 신경전달물질 중 하나인 도파민의 분비량을 늘려 도파민 수용체에 작용해 신경세포를 흥분시킴으로써 강심제, 호흡촉진제, 이뇨제로 사용할 수 있다.

지방세포에서도 성장호르몬 등에 의해서 촉진되는 지방산 분해를 억제하는 아데노신을 억제하여 지방산 분해를 돕는다. 섭취 시 혈관을 타고 온몸에서 발견이 되며 세포막투과도 자유로운 물질이다. 특히, 카페인은 수용성이자 지용성인 물질이므로 흡수가 빠르다. 신경조직이나 심장근육, 호흡기조직의 흥분을 자극하기도 하고 이뇨장애나 피로를 일으키기도 한다. 반감기는 개인의 간 상태라든가 나이, 다른 약물 복용 여부 등에 따라 다르다. 보통 성인의 경우 3~7시간 정도. 흡연자의 경우 30%~50% 정도로 반감기가 감소한다. 카페인의 흡수 속도는 매우 빨라 45분 내로 99%가 흡수된다(위벽 흡수). 이러한 효과 때문에 강심제로도 사용된다. 그 외에도 확실하지는 않지만 파킨슨병, 알츠하이머, 암에도 효과가 있으리라는 추측이 있다.

카페인이 혈류로 들어가기까지의 시간간격이 있기 때문에 일반적인 카페인의 섭취 시(음식물로 섭취) 효과를 바로 보기는 어렵다. 그 사이에 일어나는 각성효과는 음식물에 들어간 당에 대한 몸의 반응이라고 할 수 있다. 그래서 이런 점에 착안해 비강 등으로 직접 흡수하는 방법도 있다고 한다.

■ 약리

카페인의 약리작용 및 대사경로가 규명됨에 따라 약물로서의 개발도 활발하게 진행되었다. 중추신경계 흥분, 항이뇨호르몬의 분비억제를 통한 이뇨작용 촉진, 심장 박동수 증가, 위액 분비 촉진 등과 같은 다양한 약리작용을 나타낸다. 현재 처방전 없이 살 수 있는 대부분의 진통제는 카페인을 모두 함유한다. 처방약물의 두통약도 구연산염이나 무수카페인을 함유한 의약품으로 천식과 다이어트 약에 다양하게 쓰인다. 약용으로 사용하는 카페인은 디카페인(탈카페인) 커피 제조과정에서 추출된 카페인을 사용하는 경우가 많다.

■ 효능

혈관뇌장벽(BBB)를 쉽게 통과하여 중추신경흥분작용물질(CNS stimulant)로 작동하며 따라서 각성상태(alertness)와 기분이 들뜨고 좋아지는 증상(temporary euphoria)을 경험할 수 있다. 혈류역학적인 변화를 일으켜 혈압상승, 빈맥(tachycardia), 가슴 두근거림을 일으킬 수 있음. 이뇨작용(diuresis)을 갖고 있어, 사람마다 다르지만 쉽게 요의를 느끼게 된다.

커피, 홍차 및 여러 가지 탄산음료에 들어있는 약물인 카페인(caffeine)은 적어도 두 가지 방식으로 뇌 기능에 영향을 준다. 먼저 카페인은 혈류에 영향을 주는데, 심박률을 약간 증가시키지만 이와 함께 머리로 가는 혈관을 수축시켜서 혈류를 감소시킨다(이런 효과 때문에 카페인을 계속해서 복용하다가 절제하면 머리로 가는 혈류가 증가되고 이것이 두통의 원인이 될 수 있음). 둘째로, 카페인은 신경전달물질인 아데노신의 효과를 방해한다. 아데노신은 특정 시냅스전 수용기에 작용하여 글루타민산과 도파민을 포함한 여러 가지 신경전달물질의 분비를 억제하는 역할을 한다. 즉, 아데노신의 효과를 방해한다는 것은 이들 신경전달물질의 분비를 증가시키는 것을 의미한다. 카페인의 단점은 칼슘의 체내 흡수를 방해하는 것이므로(특히 여성) 카페인의 장기간 섭취로 뼈가 역해질 경우 단백질, 칼슘,

비타민을 충분히 섭취하는 것이 필요한다(특히 우유).

17,000명의 네덜란드 사람들을 상대로 조사한 결과 하루에 7컵 이상의 커피를 마시는 사람들은 당뇨병에 걸릴 위험이 현저히 낮아진다고 하며 이를 토대로 제2형 당뇨병에 대한 의약품을 개발 중이다(커피의 유효성분인 카페인, 폴리페놀, 마그네슘 등 미량원소가 커피의 (인슐린)에 대한 감수성을 급격히 감소시킨다). 또한 알츠하이머 질환, 피부암, 대장암 등과 같은 난치성 질병에 대한 효능연구도 진행되고 있다.

■ 부작용/기타

카페인에 대한 민감도는 사람마다 상당히 차이가 있다. 카페인을 분해하는 효소의 능력은 유전에 의한 것이라 한 잔의 커피로도 민감한 반응을 보이는 사람이 있는 반면, 서너 잔을 먹어도 잠만 잘자는 사람이 있다. 반면, 민감한 사람들 중에는 커피뿐만 아니라 초콜릿만 먹어도 잠이 안 오는 사람도 있다. 그리고 시간에 따라 카페인에 대한 민감도가 달라지는 사람도 있다. CYP1A2 유전자에 따라 개개인에 따른 카페인 신진대사 속도가 정해지는데 1A 대립 유전자를 보유한 사람들은 신진대사 속도가 빨라 카페인의 효과를 느끼기 어렵다.

ADHD 환자라면 카페인과 같은 각성제가 오히려 진정제의 작용을 하기 때문에 카페인의 효과를 느끼지 못할 수도 있다. 칼슘의 흡수를 막고 중독 증세를 일으킨다고 하지만, 실제로는 지나친 단백질과 정제당 섭취로 인한 소화과정의 칼슘 소모가 더 심각한 문제이다. 단, 가슴이 심하게 두근거리는 심장에 문제(부정맥)가 있다면 금하고, 속쓰림 등 위장에 문제가 있으면 주의해야 한다. 실제로 미국에서 어떤 중학생이 몬스터 에너지를 마셨다가 갑작스러운 심장질환을 일으켜 죽은 일이 있다. 실험동물인 생쥐의 경우 치사량은 약 700mg이다. 인간의 경우 체중 1kg당 약 150~200mg이며 이에 따라 성인의 경우 10g에서 12g정도로, 200mg짜리 카페인 무수물 알약을 "한꺼번에" 50~60개 정도 섭취하면 죽을 수도 있다. 이는 일반적인 고카페인 에너지 음료(0.25mg/ml) 40리터에 해당하는 양이다. 흔히 알려진 LD50 3.5g/kg는 생쥐를 기준으로 한 반수치사량으로서 일반적인 치사량과는 다른 개념이며 인간에게 적용되지 않는다. 피험체에 해당 물질을 주사하여 이상 징후가 기준치를 초과하였을 경우에 따른 계산식으로서 대량 투여하여도 사망이 일어나지 않는 비독성물질에 사용하는 임상추정치이다.

미국 국립 독성연구프로그램 연구 결과에 의하면 커피에 4-metylimidazole(4-MI: 염료, 농약, 고무제품 제조원료)와 같은 발암성 물질이 존재한다고 한다. 2년 동안 1,250ppm의 4-MI를 섭취한 마우스에서 발암(마우스 kg당 170mg투여) 하였으나 식품 내 존재하는 4-MI의 양은 문제가 되지 않는다.

카페인을 과다 섭취하였을 때의 부작용은 두통, 가슴 두근거림, 일시적인 신경과민, 현기증을 동반하기도 하며 불면증, 수면장애, 식은땀, 가려움, 심부전(맥박, 혈압감소), 신부전, 폐뇨(방광 파열 동반), 말초신경 수축, 메스꺼움, 구토증세, 근육이나 손의 경련증세, 조울증, 면역력 저하, 성장장애 등의 부작용도 있다.

카페인 섭취는 운동과 관련해 특별한 부작용이 존재하지 않는 것으로 보이며, 단기간의 운동에 대해서도 영향이 없다. 그러나 카페인은 지방산의 이용을 촉진하여 장기간의 운동 시에 지구력을 증가시킨다. 오랫동안 힘써 일해야 하는 막노동판에 가면 커피믹스가 사방에 굴러다니는 이유이다. 이런 이유로 무산소성 운동이라고 할지라도 일정 이상의 카페인 섭취는 스포츠에서는 금지되어 있고, 도핑 테스트에 걸린다.

이뇨작용을 활성화시키기 때문에 이뇨제로 인식되기도 하나, 엄밀히 말해 이뇨제로서의 성능은 매우 미미하다. 이뇨작용이 활성화 되는 이유는 카페인이 심장 박동을 빨라지게 하고 박출량(stroke volume)을 증가시키기 때문이다. 이로 인하여 신장에서 걸러지는 피의 양이 많아져 소변이 자주 마려워지는 것으로, 이것은 생리학적으로 심혈관에 관련된 효과이기 때문에 신장에 직접적인 영향을 주게 되는 이뇨작용으로 구분되지 않으며, 카페인이 비록 이뇨작용을 돕더라도 직접적으로 이뇨제라고 할 수 없는 이유가 된다.

의료계에서 카페인 자체가 중독성 물질인가에 대해서는 논란이 있다. 일반적으로 중독성 물질이라 함은 알코올이나 니코틴처럼 의존성과 남용성을 함께 가져야 하고, 갑자기 끊었을 때 금단증상을 유발해야 하기 때문이다. 카페인의 중독성은 본격적인 마약에 비하면 없는 것이나 마찬가지이다. 단 카페인이 뇌혈관을 수축시켜서 두통을 완화시키지만 약효가 떨어지면 반동작용으로 뇌혈관의 확장을 일으키기 때문에 카페인에 적응된 사람은 먹어도 수축은 안되지만 안 먹으면 확장상태로 있는 카페인 유발성 두통을 일으키므로, 이를 금단증상으로 볼 수 있지 않느냐는 의견이 있다. 다만 이런 증상은 빠른 시일 내에 진정된다.

카페인은 위산 분비량을 늘려 위궤양이나 위염을 조장하기도 한다. 카페인이 고혈압이나 심장질환과 연관이 있다는 것은 이미 널리 알려진 사실이다. 카페인의 과량복용이 신경과민의 원인이 되는 경우도 있다. 다만 이 경우에도 섭취량을 줄이면 증상이 완화되거나 없어진다. 우울증약을 처방받다가 다른 의사한테 진료를 받아보니 카페인 과다가 원인이었다는 일도 있다. 수분 섭취가 모자랄 경우에는 신진대사가 활발해짐에 따라 수분소모가 심해져 구강, 비강이 건조해질 수 있다. 이는 구취나 일시적인 후각 저하를 발생시키기도 한다.

특히 뉴질랜드 크라이스트처치에 있는 한 병원의 소아과 연구진은 아동질병 전문지에 하루에 커피를 4잔 이상 마시는 임산부는 신생아의 조기 사망 위험률을 높인다는 연구결과를 내놓았다. 이는 모체 안에서 카페인에 중독된 아기가 출생 후 갑자기 카페인 공급 중단으로 인해 호흡곤란과 더불어 세균에 감염될 확률이 높아져, 원인불명의 돌연사에 이를 수 있다는 것이다.

흔히 사람들이 카페인이 들어간 식품을 먹으면 잠이 안온다고 하는데 이는 카페인이 심박을 증가시켜 몸을 흥분 상태로 유도하고, 수면 유도 작용을 하는 아데노신의 분비를 막아주기 때문이다. 커피나 에너지 드링크를 먹어도 잘 사람은 잔다고 하는데, 맞는 말이긴 하나 이럴 경우 수면효율이 극도로 나빠진다. 학설에는 잠에 들었지만 뇌는 깨어 있는 상태가 유지된다고 하며 이는 뇌를 쉬게 하는 수면의 기능을 내쳐버린 것과 같다. 너무 자주 마시면 막상 잘 때 수면마비가 오기도 한다.

커피의 종류 중에 샤리에 커피(*Coffea charrieriana*)가 아예 처음부터 카페인이 없는 커피 품종이라고 한다. 최근에 발견한지라 아직 시험재배 중인데 이 종류 역시 아쉽게도 해충구제를 위해 다른 알칼로이드를 만들어내고 있으며 역겨운 맛이 난다고 한다.

카페인은 달팽이를 죽이는데 탁월한 효과가 있다고 한다(달팽이의 식욕을 떨어뜨려 점액 분비층이 알칼로이드에 의해 생리적으로 예민하게 반응해 고농도의 카페인은 몸이 뒤틀리게 해 죽게 함). 실제로 천연 농약으로 사용되기도 하며 해충 구제에 효과가 있다. 애초에 커피가 카페인을 만들어 낸 이유가 해충 구제이다. 게다가 다른 식물들의 성장을 방해하기까지 한다.

한편으로는 커피나무 꽃의 꿀에도 미량의 카페인이 함유되어 있는데 미량의 카페인은 꿀벌을 중독시켜 계속 커피 꽃을 찾게 만든다. 카페인을 따로 추출해 음료수에 넣어놓으면 웬만한 에너지드링크가 된다. 카페인을 잘 섭취할 수 있도록 카페인이 든 사탕이나 껌도 있다. 카페인이 든 비누도 있다. 카페인은 피부를 통해서도 꽤 많은 양이 흡수된다고 하며 아침에 이 비누로 씻으면 정신이 번쩍 든다고 한다. 전자담배가 나온 후 성분을 폐로 흡수할 수 있다는 점(주로 니코틴)에 착안해 카페인이 첨가된 액상도 나온 바 있다.

카페인을 가장 저렴하게 섭취하는 방법은 에너지드링크도 커피도 아니며, 해외에서 발매된 정제 카페인이다. 1알에 200mg 정도이며 물없이 혀 위에 올려놓으면 매우 쓰다. 카페인 200mg은 우스갯소리로 향정신성 약품으로 불리는 GS 스누피 커피우유보다 고작 37mg이 적은 수준으로 엄청난 양이다. 섭취가 매우 간편하며 카페인에 민감하지 않은 사람도 먹으면 곧 후끈해지고 땀이 날 정도의 효과가 있다. 영국에서는 이것을 다이어트용 약으로 판매한다. 하지만 다이어트 하겠다고 과량 섭취는 금물이다. 수 '그램' 먹었을 시 사망할 수 있고, 치사량 이하라고 해도 500mg 정도로 과량 섭취 시 긴장, 손떨림, 조증과 같은 증상들이 증가할 수 있다.

참고로 커피의 카페인은 물과 접촉하는 시간이 길수록 많이 나온다. 진한 에스프레소가 연한 드립 커피(10g에서 150cc 추출 시 약 80~150mg)보다 카페인 함량이 낮은 이유가 바로 이때문이다. 인스턴트커피는 가공과정에서 커피콩을 뜨거운 물에 장시간 우려내서 맛을 뽑아내기 때문에 원두커피에 비교해 카페인이 많이 나오지만 그렇게 많이 나온 카페인을 다른 용도로 쓰기 위해서 상당량을 뽑아내기 때문에 그다지 많지는 않다. 테이블스푼(15ml)당 80mg정도 된다.

4.19 캄퍼(Camphor)

캄퍼 (+)−Camphor, D−Camphor는 *Cinnamomum camphora*에서 얻어진 monoterpenoid계 화합물이다. 외용제로 사용되며 진통소염에 사용되는 복합카타플라스마, 액제 및 표면마취제로 사용되는 연고제, 좌제의 구성성분으로 사용된다.

캄퍼는 왁스성, 가연성, 흰색 또는 투명한 고체로 강한 향기가 있다. 그것은 아시아(특히 수마트라 와 보르네오 섬, 인도네시아)에서 발견되는 큰 상록수 나무와 같은 지역의 교목인 무명 월나무(*Cinnamomum camphora*)의 나무에서 발견된다. 월계수의 다른 관련 나무들, 특히 *Ocotea usambarensis*에서도 발견된다. 로즈마리 잎(*Rosmarinus officinalis*)의 오일은 10~20 %의 캄퍼를 함유하고 Heterotheca은 약 5%만 함유한다. 캄퍼는 또한 인공적으로 식물성 기름으로 합성될 수 있다. 그것의 냄새, 요리 재료(주로 인도), 방부제, 약용 목적 및 종교 의식에 사용된다. 아시아에서 캄퍼의 주요 원천은 캄퍼바질(아프리카 블루 바질의 조상)이다.

캄퍼의 화학구조는 2가지 가능한 거울상 이성질체를 가지고 있다. 왼쪽의 구조는 자연적으로 발생하는 (R)− 형태이며, 오른쪽의 거울 이미지는 (S)− 형태이다. Norcamphor는 3개의 메틸기가 수소로 치환된 캄퍼유도체이다.

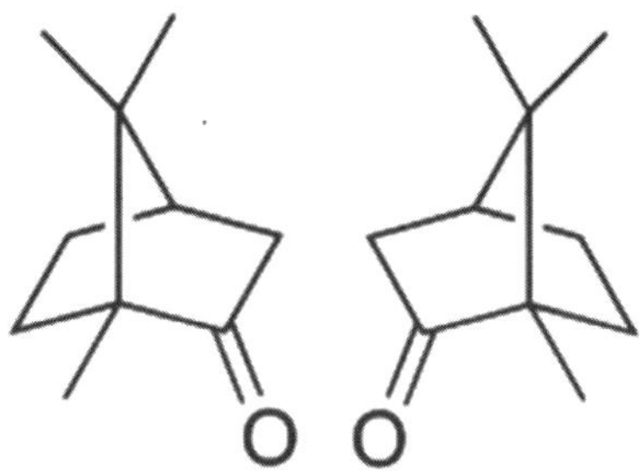 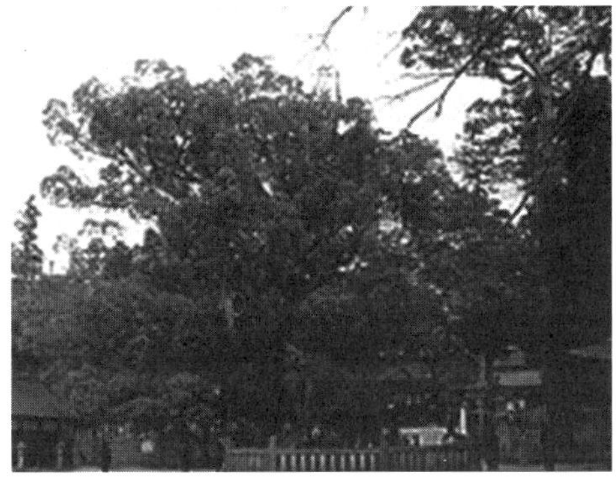

그림 133. 캄퍼의 화학구조($C_{10}H_{16}O$)(좌)와 커피나무(우)

■ 역사

19세기에는 질산이 녹나무를 캄퍼로 산화시키는 것으로 알려졌다. Haller와 Blanc은 캄포산에서 캄퍼의 반합성을 발표했다. 캄퍼산의 최초의 완전 합성은 1903년 Gustaf Komppa에 의해 발표되었다. 그 투입물은 옥살산디에틸과 3,3-디메틸펜탄산이었으며, 이들은 크라이센 응축에 의해 반응하여 디케토콤포산을 생성한다. 요오드화 메틸로 메틸화하고 복잡한 환원 과정을 통해 캄퍼산이 생성된다. William Perkin은 잠시후 다른 합성물을 발표했다. 이전에는 일부 유기화합(예: 요소)이 실험실에서 합성되었지만 캄퍼는 전 세계 수요가 있는 희소한 천연 제품이었다. Komppa는 이것을 깨닫고 1907년 핀란드의 Tainionkoski에서 캄퍼의 산업 생산을 시작하였다.

녹나무는 침엽수의 기름에 풍부하고 화학 펄프의 부산물로 생산되는 테레빈유에서 증류할 수 있는 알파-피넨(alpha-pinene)으로 생산될 수 있다. 용매로서 아세트산을 사용하고 강산에 의한 촉매반응으로 알파-피넨은 칸펜(camphene)으로 쉽게 재배열되며, 이어서 Wagner-Meerwein 재배치가 이소보르닐 양이온으로 전환되어 아세테이트에 포획되어 이소 보르닐아세테이트가 생성된다. 이소보르네올로 가수분해한 다음 산화시켜 라세미 녹나무를 얻는다. 대조적으로 녹나무는 D-캠퍼(R)-거울상 이성질체로서 자연적으로 발생한다.

생합성에서 캄퍼는 리날로일피로포스페이트의 보르닐피로포스페이트로의 고리화를 거쳐 보르네올로 가수 분해되고 캄퍼로 산화됨으로써 게라닐피로포스페이트로부터 생산된다.

■ 캄퍼의 이용

• **폭발물:** 캄퍼는 불꽃놀이와 폭발성 군수품을 위한 성분인 니트로 셀룰로오스의 가소제로 사

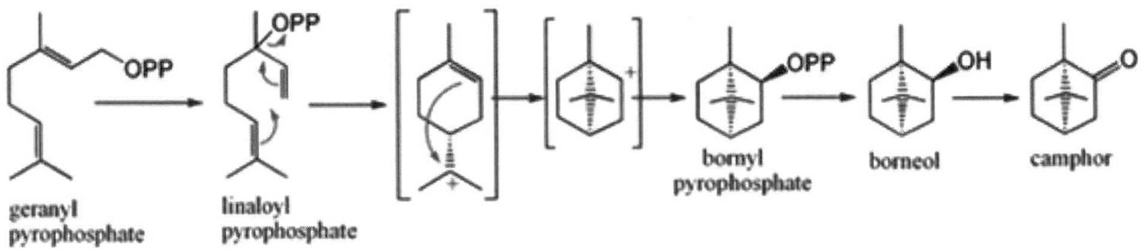

그림 134. 캄파의 생합성 과정

용된다. 19세기 후반 서구 제조업자들이 기관총과 다른 급사를 개발함에 따라 전장을 어둡게 만든 연기를 줄이고 숨겨진 총기를 드러내야 했다. 캄퍼는 무연 화약 생산에 필수적인 요소였다. 또한 새로운 무연 분말은 기존 화약만큼 무기를 더럽히지 않았다.

- **해충 억제 및 방부제:** 캄퍼는 곤충에 독성이 있는 것으로 믿어지며 때로는 방충제로 사용된다. 캄퍼는 mothball(방충제, 나프탈렌)의 대안으로 사용된다. 캄퍼 결정은 다른 작은 곤충에 의한 곤충 수집의 손상을 방지하기 위해 때때로 사용된다. 특별한 경우와 축제에 사용되는 옷과 바퀴벌레 구충제로 찬장 코너에 보관된다.

- **항균물질:** 방부 처리에서 캄퍼유는 고대 이집트인들이 미이라를 만들기 위해 사용한 재료 중 하나였다. 고형 녹나무는 방청(녹 방지) 코팅을 형성하는 연무를 방출하므로 공구를 녹이기 위해 도구 상자에 보관한다.

- **요리 사용:** 고대 및 중세 유럽에서는 캄퍼가 과자 성분으로 사용된다. 그것은 중세의 아랍어 언어 요리 책에서 풍요롭고 달콤한 요리의 다양성에 사용되었다. 예를 들면, 10세기에 알리브 사야 알 알- 워 (Alibre Sayyâr al-Warrāq)이 쓴 Al–Kitab al–Ṭabikh와 13세기의 익명의 안달루시아 요리 책 또한 15세기에 써진 Ni'matnama에 있는 감미롭고 풍미 있는 접시에서 나타난다. 그것의 초기 국제 무역은 꾸란 76 : 5에서 음료의 향미료로 언급되었듯이, 이슬람 전의 시대에 이리비아 진역에 김퍼가 널리 일려졌다. 13세기까지 그것은 tharid 와 스튜와 같은 주요한 접시에서 디저트에 이르기까지, 회교도 세계의 요리법으로 도처에 사용되었다.

현재 이소보르네올(isoborneol)이라고도 알려진 캄퍼의 알콜 유사체는 주로 아시아에서 과자류의 향료로 사용된다. 그것은 주로 디지드 요리를 위해 요리에 널리 쓰이며 인도에서는 kachha karpooram 또는 'pachha karpoora'(오일/생 녹나무)로 알려져 있다. 일본에서는 방향성 오일과 잉크

용도로 사용, 유럽에서는 목재방부제, 해충퇴치제, 관절염, 패혈증, 정신분열증 등에 사용한다. 천연두, 콜레라, 흑사병 등이 창궐할 때 훈증제로 사용하였다. 현재는 화장품의 향료, 음식에 사용되는 향신료, 방부제, 외용제로 사용되는 진통제의 구성 성분으로 활용된다.

■ 작용기전

캄퍼는 연고나 도찰제 형태로 국소진통효과에 사용된다. 1990년대 이후 캄퍼에 대한 진통효과에 대한 기전연구 진행, 캄퍼가 TRPV1 활성화 및 탈감작시키며 동시에 TRPA1은 억제한다. 최근에 캄퍼가 TRPV3, TRPA1의 아고니스트(수용체 작용제)로 작용한다고 알려졌다.

캄퍼는 피부를 통해 쉽게 흡수되어 선택적으로 감기에 민감한 신경 종말을 자극하고 격렬하게 적용하면 따뜻한 느낌을, 부드럽게 적용하면 시원한 느낌을 준다. 이러한 효과는 녹나무가 에어로졸로 흡입되면 폐와 기도에서 특히 두드러진다. 신체에 대한 영향으로는 빈맥(심박수 증가), 피부의 혈관 확장(홍조), 느린 호흡, 식욕 감소, 땀과 배뇨와 같은 분비물 및 배설물 증가 등이 있다. 캄퍼가 피부에 생성하는 열이나 추위의 감각은 이온 채널 TRPV3(Transient receptor potential cation channel, subfamily V, member 3, also known as TRPV3, is a human gene encoding the protein of the same name)을 활성화시킴으로써 유발된다. 캄퍼는 다량의 복용량에 독성이 있다. 그것은 과민 반응, 방향 감각 상실, 혼수, 근육 경련, 구토, 복부 경련, 등 경련의 증상을 유발한다. 성인의 치사량은 50-500mg/kg이다. 일반적으로 2g은 위장관계, 신장, 뇌에 울혈증이 생기는 등 심각한 독성을 일으키고 3.5g은 잠재적으로 치명적이다.

캄퍼는 태어난 나라의 전통 의학에서 태어났다. 아마도 약의 사용으로 이어지는 약물의 부작용과 물질의 냄새 일 것이다. 캄퍼는 고대 수마트라에서 염좌, 붓기 및 염증 치료에 사용되었다. 고대 인도에서는 의학 물질로 오랫동안 사용되어 왔으며, 일반적으로 카르푸라(Karpūra)라는 이름을 사용하였다. 그것은 7세기의 얄라다 작품 Mādhavacikitsā에서 발열 치료에 사용되는 효과적인 약으로 설명되었다. 식물은 또한 Hima라고 지명되고 식물 *Cinnamomum camphora*로 확인되었다. Vaidyaka-śabda-sindhu에 따르면, 그것은 빈랑 씹는(binel-chewing)에서 사용되는 '다섯 가지 향료' 중 하나이며, Candrabhasma('달 가루')라고도 한다. 캄퍼는 또한 다양한 목적을 위해 한약에서 수세기 동안 사용되었다.

캄퍼는 현대에 와서 18세기에 개발된 아편/캄퍼 팅크(pumgoric)의 구성 요소였다. Paregoric은 수백 년 동안 다양한 공식에 사용되었다. 18~19 세기에 성인과 어린이의 설사를 조절하고, 거담

제와 기침약으로, 마약에 걸린 어린이를 진정시키고, 잇몸에 문지르기 고통을 없애기 위해 널리 쓰이는 가정용 치료법이었다. 그 사용은 아편 규제 이후 20세기에 감소하였다. 또한 18세기에 녹나무는 Auenbrugger에 의해 광기의 치료, 즉 역설적으로 발작을 유도하는 데 사용되었다. Hahnemann 의 저서를 바탕으로, 나폴리에서 1854–1855년 콜레라 전염병을 치료하기 위해 19세기에 녹나무가 성공적으로 사용되었다. 20세기에는 캄퍼증상과 피로 회복을 위해 캄퍼를 소량(50mg) 경구 투여한다. 이 제제는 상표명 Musterole로 시판되었다가 1990년대 생산이 중단되었다. 오늘날 캄퍼의 주요 용도는 기침 억제제와 충혈 제거제, Vicks VapoRub와 같은 증기스톤충혈 제품의 활성 성분(멘톨과 함께)이다.

1980년 미국 식약청(Food and Drug Administration)은 소비자 제품에 허용되는 녹나무가 11%로 제한되어 있으며, 캄퍼기름, 녹나무기름, 캄퍼보충제, 캄퍼진액(녹나무 에센셜 오일)은 제외, 상당량의 캄퍼. 대체요법이 존재하기 때문에 캄퍼의 의약 용도는 소량의 녹나무가 함유된 약용 분말과 같은 피부 관련 용도를 제외하고는 FDA에 의해 권장되지 않는다.

4.20 멘톨(Menthol)

멘톨은 박하(*Mentha arvesis*)를 비롯한 다양한 식물에서 얻어지는 monoterpenoid계 화합물이다. 가려움증에 사용되는 연고나 크림제제, 구강청결제, 진통소염 카타플라스마, 담배 제조 등에 활용된다. 박하유에 30% 이상 멘톨이 함유되어야 하고(약전) 멘톨은 박하뇌(薄荷腦)라고도 한다.

천연으로는 좌회전성인 L–멘톨이 박하유의 주성분으로서 존재한다. 독특한 상쾌감이 있는 냄새가 나는 무색의 침상(針狀)결정으로, 물에는 거의 녹지 않으나, 에탄올 · 에테르 · 클로로포름에는 잘 녹는다. 박하의 잎이나 줄기를 수증기 증류하여 얻고, 멘톤 · 프레곤 · 피페리톤 · 티몰 및 이소프레골 등의 케톤기 또는 이중 결합에 물을 첨가하면 용이하게 합성된다.

종래의 합성 멘톨은 이성질체의 혼합물인 경우가 많아, 녹는점이나 향기 면에서 천연의 박하보다 못하였으나, 최근에는 정제법이 발달하여 천연품 못지않은 합성 L–멘톨을 얻을 수 있게 되었다. 많은 양을 입에 넣으면 혀를 찌르는 듯한 느낌이 있으나, 소량일 때는 청량감이 난다. 의약품 · 과자 · 화장품 등에 첨가하며, 진통제나 가려움증을 멈추는 데도 사용된다. L–멘톨 외에 D–멘톨과 DL–멘톨도 알려져 있으나, 천연으로는 존재하지 않는다. DL체는 녹는점 35~36℃이며, 티몰을 환원하면 생기고, D체는 DL체로부터 분리된다.

■ 역사

속명 *Mentha*는 그리스신화에서 님프인 Minthe가 지하세계의 여신인 Proserpina의 마법에 걸려 식물로 변했다는 전설에 기인한다. 처음에는 식물에서만 멘톨을 분리, 정제하였으며 일본에서는 오랫동안 박하재배를 통해 멘톨을 공급한다. 천연유래 멘톨은 (-)-menthol로 매년 3만여 톤이 소비되는데 이를 공급하기 위해 천연에서 멘토함량이 높은 일본박하유를 이용, 매년 8천 톤 이상의 (-)-menthol을 분리, 정제해 담배제조, 의약품, 화장품, 살충제, 사탕, 껌, 술, 치약, 샴푸, 비누 등에 활용된다.

■ 작용기전

박하의 흡입, 피부 도포 시에 청량감을 주는 화합물인 멘톨이 TRPM8(cold-sensitive transient receptor potential cation channel)에 작용해 세포 내 Ca^{2+} 농도를 증가시키고 이동을 촉진하여 청량감을 주는 것으로 알려졌다. 진통효과에 대한 연구에서는 (-)-menthol의 경우 통증 역치를 올려 진통효과를 줄 수 있는 반면에 (+)-menthol은 진통효과가 없는 것으로 나타났다. 이러한 진통

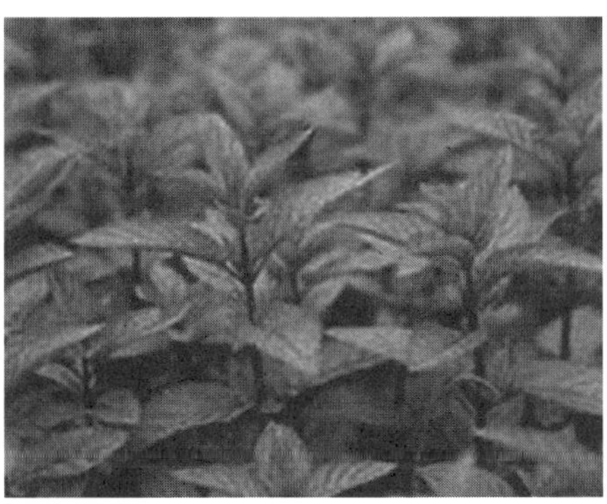
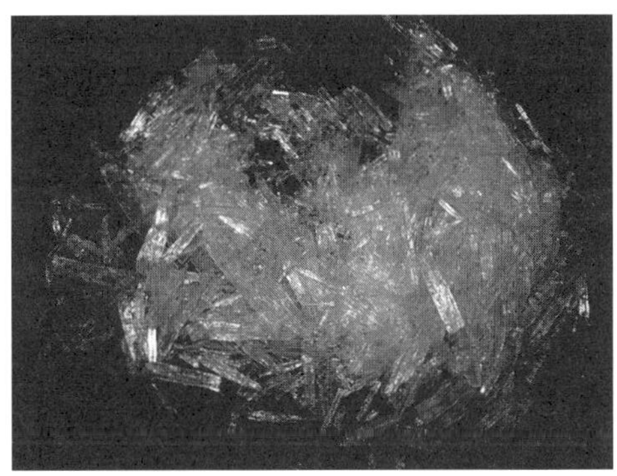

그림 135. 박하(좌)와 멘톨 결정체(우)

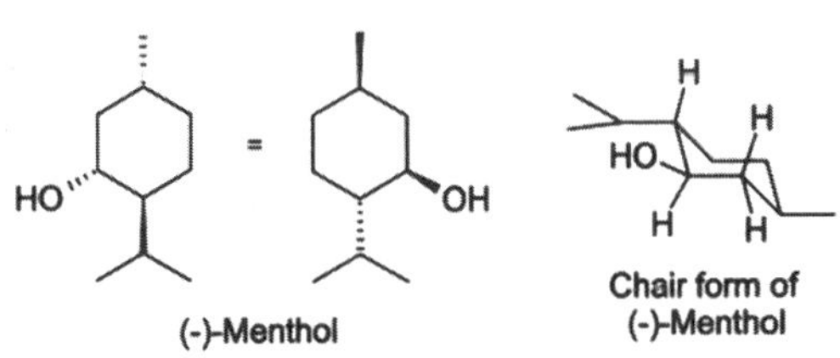

그림 136. 멘톨의 화학구조($C_{10}H_{20}O$)

효과는 사용된 멘톨의 농도, 작용기간, 적용부위에 따라 다르게 나타날 수 있다. 멘톨의 진통효과 작용기전은 voltage-gated Na+ channel을 억제해 진통효과가 나타난다. 멘톨 자체의 진통효과도 있지만 멘톨의 피부장벽투과 증강효과도 보고돼 진통소염제로 사용되는 indomethacin, ketoprofen 등에 첨가되어 이들 약물의 피부투과를 촉진하는데 사용된다. 이외에도 5-fluorouracil, estradiol, propranolol, tetracaine 등에도 첨가되어 활용된다.

■ 멘톨의 효능

1. 신경안정: 불면증이나 신경이 예민한 분들에게는 독성도 없고 부작용도 없는 박하를 물에 끓여 차로 마시면 신경을 안정시켜주는 효능이 뛰어나다.

2. 해열: 박하는 중추신경을 흥분시키는 효과를 갖고 있다. 때문에 지나치게 많이 복용하면 좋지 않지만 소량복용하면, 생체내부의 열을 흩어지게 만들기 때문에 해열을 해주는 효능이 좋다.

3. 박하는 소염작용을 하는 허브다. 피부에 직접적으로 작용하기 때문에 염증부위에 직접 바르거나 복용해도 효과를 볼 수 있는데 특히, 피부점막의 혈관을 수축시키기 때문에 피부 가려움증에 도움이 된다.

4. 상쾌하게 해준다. 박하 특유의 향은 눈을 맑게 해주고 두통을 해소시키는 심리적 효과증대에 많은 도움이 된다. 또한, 박하는 항균작용을 하기 때문에 인체 내부의 바이러스를 일정부분 파괴시켜서, 면역력 증강효과가 있으며, 이로 인해서 머리가 맑아지는 효능을 볼 수 있다.

5. 피부탄력. 박하는 수렴하는 성질로 늘어진 피부를 당겨주고, 모공을 수축해 주는 효과도 있어 가을과 겨울철 피부에 좋은 효능을 준다.

멘톨은 미국 FDA에서 국소용 OTC제품으로 안전하고 효과적인 성분으로 분류한다. 현재 외용제로서 멘톨을 사용할 경우 최고 16%까지 함유한 제품을 허용한다. 방향성 오일로서는 최종 제품에 20%까지 사용이 권장된다. 화장품에 멘톨이 사용될 경우는 0.29%까지 안전한 것으로 권장한다. (-)-menthol은 유전독성이나 돌연변이성이 없는 것으로 연구되었다.

4.21 피레트린(Pyrethrins)

피레트린류 화합물은 국화과인 제충국(*Chrysanthemum cinerariifolium*)의 주성분으로 곤충의 신경계에 작용하는 강력한 살충제이다. 수천 년 전부터 살충효능이 알려져 분말이나 추출물 등이 살충제로 사용되었다. 제충국의 유효성분인 피레트린류 화합물을 추출해 사용하며 산업적으로 효능이 뛰어난 유도체 합성, 제품을 생산한다. 유기인계나 유기염소를 분자 내에 도입, 살충효능을 증가시키고 화합물의 안정성을 증가시킨다. 피레트린류는 곤충의 신경계에 대해서는 빠르게 작용해 독성을 나타내나 포유류에 대해서는 빠르게 분해되어 독성이 거의 없다.

일부 피레트린의 물리적 및 화학적 특성:

제초제에서 분리된 활성물질은 6가지 형태의 피레트린류 화합물로 pyrethrin I, pyrethrin II, cinerin I, cinerin II, jasmolin I, jasmolin II 등이 대표적이다.

■ 역사

피레트린은 다년생 식물 제충국(Chrysanthemum cinerariaefolium)의 전초, 특히 꽃에서 곤충에 대한 강력한 살충효과가 인정되며, 살충제를 공급하기 위해 오랫동안 상업적으로 재배되고 있다. Pyrethrins는 수천 년 동안 살충제로 사용되어 왔다. 중국에서는 BC 2000년경 주나라 시대에 실크로드를 따라 거래가 된 기록이 있으며 달마티아지역에서 재배된 것이 유통되었다. 16세기 중엽 페르시아지역에서도 제충국 꽃 분말을 살충제로 사용하였다. 오랫동안 모기, 이, 벼룩, 진드기 등의 제거제로 사용되어 왔으나 AD 1800년경에 그 살충성분이 피레트린 화합물이라는 것

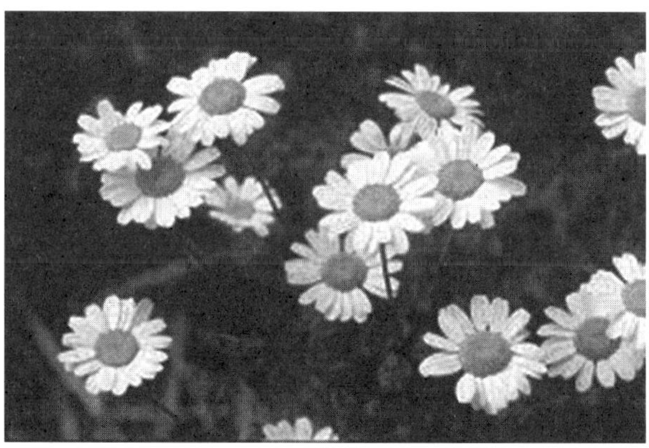

그림 137. 제충국

Group	Pyrethrin I			Pyrethrin II		
Chemical compound	Pyrethrin I	Cinerin I	Jasmolin I	Pyrethrin II	Cinerin II	Jasmolin II
Chemical formula	$C_{21}H_{28}O_3$	$C_{20}H_{28}O_3$	$C_{21}H_{30}O_3$	$C_{22}H_{28}O_5$	$C_{21}H_{28}O_5$	$C_{22}H_{30}O_5$
Molecular mass (g/mol)	328.4	316.4	330.4	372.4	360.4	374.4
Boiling point (℃)	170	136－138	?	200	?	?
Vapor pressure (mmHg)	2.02×10^{-5}	1.1×10^{-6}	4.8×10^{-7}	3.9×10^{-7}	4.6×10^{-7}	1.9×10^{-7}
Solubility in water (mg/L)	0.35	3.62	0.60	125.6	0.03	214.8

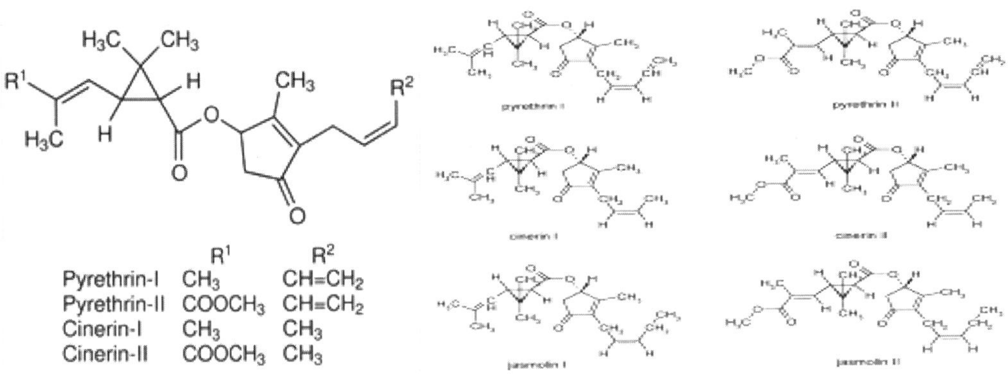

그림 138. 피레트린의 이화학적 특성 및 화학구조

이 확인되었다. 1924년에 Staudinger 등에 의해 피레트린의 화학구조가 결정되었다. 나폴레옹 전쟁에서 프랑스 군인들은 벼룩과 몸에 기생하는 이를 박멸하기 위해 제충국의 꽃을 사용하였다.

■ 생합성

살충제로서의 사용이 시작된 1924년에 Hermann Staudinger와 Lavoslav Ružička가 화학 구조를 결정하였다. 피레트린 I($C_nH_{28}O_3$)와 피레트린 II($C_nH_{28}O_5$)는 구조적으로 관련된 에스테르사이클로프로판 코어를 갖는 화합물. 피레트린은 전형적인 monoterpene 합성과는 다른 geranyl pyrophosphate와 neryl pyrophosphate가 관여하지 않는 생합성과정을 거쳐 생성되었다. 2분자의 dimethylallyl pyrophosphate가 축합해 cyclopropane 고리를 형성, 피레트린류의 기본구조인 chrysanthemic acid를 형성하고 여기에 pyrethrolone, cinerolone, jasmolone 등이 ester 결합을 하는 형태로 생합성된다.

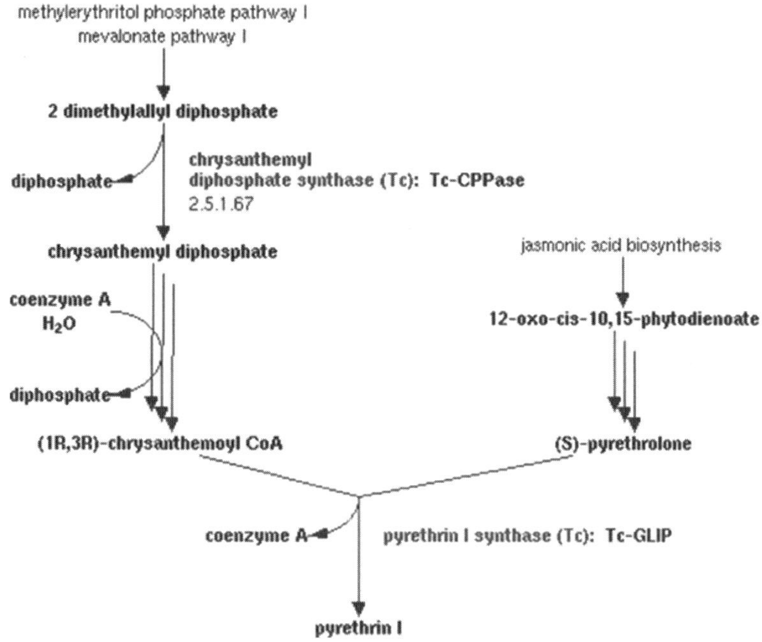

그림 139. 피레트린의 생합성 과정

Pyrethrin I은 (+)−trans−chrysanthemic acid의 유도체이다. Pyrethrin II는 밀접하게 관련되나, 하나의 메틸기는 카르복시메틸기로 산화되고 그 결과 중심부는 pyrethric acid 라고 불린다. 그들의 구조에 대한 지식은 피레스로이드(pyrethroids)라고 불리는 합성 아날로그의 생산을 위한 길을 열었고 Pyrethrins는 terpenoids로 분류된다.

■ 작용기전

살충제가 해충에 미치는 효과는 2가지가 있는데 첫째는 해충의 몸으로 들어가는 경로와 해충 몸 안에서의 작용이다. 살충제가 해충 몸 안으로 들어가는 경로는 표피를 통해서, 구강을 통해서, 호흡기를 통해서 등 3가지가 있다. 일단 해충 몸 안으로 들어간 피레트린은 해충의 신경계통을 자극하게 된다. 자연성분이 아닌 화학물질의 살충제는 신경계통에 있는 화학물질인 콜린에스테라스와 결합하여 콜린에스테라스를 무기력하게 할뿐더러 해충의 신경을 죽여 궁극적으로 해충을 죽인다. 인간에게 자연성분이 아닌 화학물질의 살충제를 사용시 해충의 경우와 마찬가지로 신경 내에 있는 콜린에스테라스라는 화학물질과 임시 혹은 만성적으로 결합을 하게 되는데 만일 만성적 결합을 하였을때는 그 회복을 위해선 상당한 시간이 소요된다.

피레트린은 해충의 몸에 침투되었을때 해충 신경세포막의 용해도를 변화시킴으로써 신경계통에 영향을 미치되 콜린에스테라스와는 결합을 하지 않으며 대신 메시지를 전달시키는 신경세포의 능력을 변화시킨다. 즉, 피레트린류는 곤충의 신경세포에 voltage-gated sodium ion channel의 폐쇄를 지연시켜 마비나 죽음을 야기시킨다. 피레트린은 인간에게 거의 무해하며 혹 영향을 미쳤다 하더라도 회복 또한 대단히 빠르다. 피레트린의 약리 상승 목적(해충 퇴치 및 살충)으로 piperonyl butoxide(피퍼로닐부톡싸이드) 등을 첨가하기도 한다(약리상승제). 약리상승제만을 사용할 때는 살충 효과가 전혀 없다.

■ 효능

제충국의 꽃에 존재하는 pyrethrin I이 주된 살충성분이며 함께 존재하는 pyrethrin II는 곤충에 대해 빠른 마비효과를 가진다. chrysanthemic acid의 말단 메틸기를 chlorine으로 대체한 permethrin은 빛과 공기에 안정성이 증가되어 머릿니와 같은 피부기생충에 사용하는 제품으로 출시되었으나 유독물질로 지정되었다.

■ 독성

Pyrethrins는 환경의 급속한 악화로 인해 시장에서 가장 안전한 살충제 중 하나이다. 피레트린과 합성 피레스로이드의 화학적 유사성은 곤충과 비슷한 작용 및 거의 동일한 독성을 갖는다(즉, 피레트린과 피레스로이드 둘 다 나트륨 채널에 작용함으로써 곤충 내에서 독성 효과를 유도함). 피레트린과 합성 피레스로이드의 화학적 차이는 합성 피레스로이드가 피레트린보다 환경 지속성이 비교적 길다는 것이다. Pyrethrins는 합성 피레스로이드보다 환경 지속성이 짧은데 그 이유는 화학 구조가 자외선 및 pH 변화에 보다 민감하기 때문이다. 그것들은 포유류와 사람에게 상업적 피레스로이드에서 일반적으로 발견되지 않는 독성 위험을 제기한다는 것에 주목해야 한다. 피레스럼 추출물은 살충제인 6가지 에스테르로 구성되어 있지만, 반합성 피레스로이드는 화학적으로 활성인 화합물로만 구성된다. 결과적으로 간장은 먼저 이러한 추가 사슬을 분해해야 하며, 이로 인해 혈류 내에서 독성 수준이 상승하여 입원 및 사망으로 이어질 수 있다.

따라서 천연 살충제 및 샴푸와 같은 제품에 피레트린을 사용하면 노출된 포유류에서 독성의 가능성이 높아진다. 피레트린의 사용으로 인해 사망자가 발생하는 의료 사건이 발생하여 많은 유기농가가 사용을 중단하게 된다. 개를 씻기 위해 적은 양(0.2% pyrethrin)을 함유한 샴푸를 사용한 11세 소녀의 한 사례가 있는데 장시간 노출로 인해 샴푸내의 화합물에 의한 호흡기 증후가 심해져서 천식 발작을 일으켜 샴푸에 처음 노출된 후 2시간 반 만에 사망했다. 최근의 보고서에 따르면 천연 피레트린을 사용한 이후 우발적인 중독율이 꾸준히 증가하여 일부 국가에서는 그 사용을 전면 금지하고 있다. 미국에서는 소아 사망 사례가 발생한 직후 2012년에 가정용 버그 스프레이 즉, RAID)에서 피레스럼 사용이 금지되어 FDA의 조사가 시작되었다.

■ 인간의 만성 피레트린 독성:

인간의 만성 독성은 호흡을 통해 폐로 가장 빠르게, 또는 피부를 통해 흡수되면 서서히 천천히 발생한다. 알레르기 반응은 노출 후 가려움증, 피부염, 불타는 감각으로 이어질 수 있다. 반합성 phritoids에서 pyrethrin의 allergenic 성분이 제거되었기 때문에 이러한 유형의 반응은 드문 실정이다. 피레트린의 대사산물은 포유류에 비해 포유류에 덜 독성을 지니며, 화합물은 간이나 위장관에서 분해되거나 배설물을 통해 배설된다. 조직에 저장되는 증거는 발견되지 않는다.

Pyrethrum 독성: pyrethrin의 조잡한 형태인 pyrethrum에 노출되면 포유동물에게 건강에 해로운 영향을 미친다. Pyrethrum에는 상용 pyrethroids에는 없는 알레르기 효과도 있다. 포유류에서 파이레쓰룸에 대한 독성 노출은 혀와 입술 마비, 졸음, 혼수, 근육 진전, 호흡 부전, 구토, 설사, 발작, 마비 및 사망으로 이어질 수 있다. 개와 달리 고양이에는 피레트린 화합물의 대사를 허용하는 glucuronidation(글루쿠론산화)에 관여하는 효소가 없다. 저용량에 노출되면 일부 고양이에서 독성을 유발할 수 있다. 인간에서 고도로 소화기관에 노출되면 천식 호흡, 재채기, 코 막힘, 두통, 메스꺼움, 협응 상실, 떨림, 경련, 안면 홍조 및 붓기와 같은 증상을 유발할 수 있다. 독성에 따른 알레르기의 악화로 이어지는 면역계의 손상 가능성이 있다. 유아는 피부 침투의 용이함으로 인하여 인공적으로 소화 불량(pyrethrum)을 깰 수 없으며, 성인과 비슷한 증상을 일으키지만 사망 위험은 증가한다.

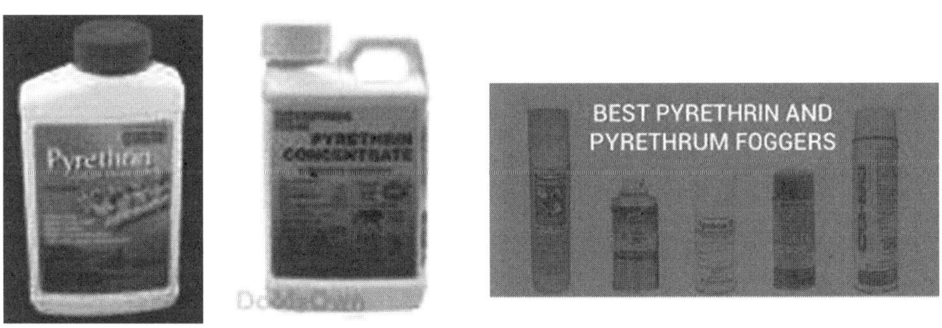

그림 140. 피레트린 제품

■ **제품**

피레트린류가 함유된 제품은 파리, 모기, 빈대, 벼룩 등의 해충을 제거할 목적으로 판매되고 있으며 코일형의 모기향을 비롯하여 에어로졸 형태나 매트 등의 다양한 형태로 출시된다. 피레트린류는 화학구조상 불안정해 쉽게 분해가 일어나 살충효능이 떨어질 수 있으므로 피레트린류의 용제로 석유를 일정량 사용하여 피레트린류의 분해를 억제하고 제품의 효능을 유지하는 경우가 있다.

4.22 지코노타이드(Ziconotide)

Zicootide(SNX-111; Prialt)는 중증 및 만성통의 개선을 위한 비전형적인 진통제이다. 원추형(달팽이)인 *Conus magus* 독소에서 추출한 ω-코노톡신펩타이드의 합성 형태이다. 1700년대 네덜란

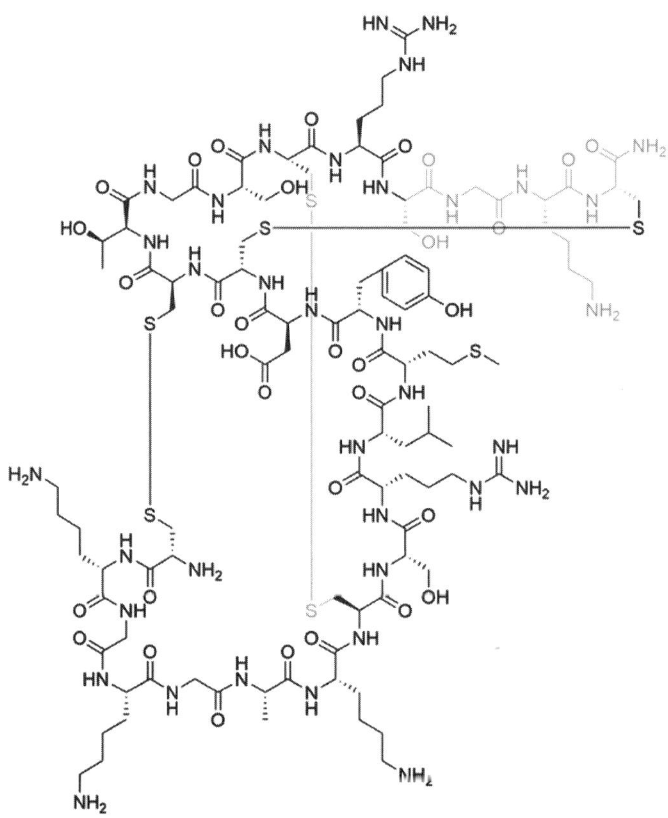

그림 141. 지코노타이드의 화학구조($C_{102}H_{172}N_{36}O_{32}S_7$)

드의 박물학자인 Rumphius는(청자고둥)에 쏘여 사망한 여성의 예로부터 청자고둥의 독성이 매우 치명적임을 기술했다. 그로부터 250여년이 지난 후 청자고동의 독침이 인체에 치명적인 것에 대해 연구한 결과 청자고둥이 이 독침을 이용 어류와 같은 척추동물을 포식한다는 것을 알게 되었다.

과학자들은 Baldomero Olivera에 의해 1970년대 초반 물고기를 사냥하는 청자고둥의 독을 수집해 활성성분을 순수 분리했다. 처음으로 규명된 독성물질은 (α-conotoxin GI)로서 13개의 아미노산 잔기로 구성된 작은 펩타이드였다(니코틴의 길항제). Ziconotide는 유타대학의 과학자인 Michael McIntosh가 1980년대 초반에 발견하였으며 아일랜드 제약사 Elan Corporation에 의해 인위적으로 제조된 약품으로 개발되었다. 그것은 2004 년 12월 28일에 미국 식품의약국에 의해 Prialt 라는 이름으로 판매되었고 2005년 2월 22일 유럽 집행위원회(European Commission)에 의해 승인되었다. Azur Pharma는 2010년 Prialt에 대한 전 세계 권리(유럽 제외)를 취득했다.

2004년 12월에 식품의약품안전청은 척수강 내 펌프 시스템을 사용하여 뇌척수액에 주입하여 전달할 때 지코노이드를 승인했다.

지코노타이드(ziconotide)라는 진통제가 자살충동 위험을 높일 수 있다는 연구결과가 나왔다. Ruhr 대학 연구팀이 통증학저널에 밝힌 연구결과에 의하면 나사조개(cone snail)의 합성독소인 지코노타이드 성분이 자살 충동 위험을 높일 수 있는 것으로 나타났다. 지코노타이드는 청자고둥의 독성 화합물을 기반으로 인공합성된 N-type 칼슘채널차단제이다.

바다달팽이인 청자고둥이 먹이를 포획하는데 사용하는 독의 인공합성물이 모르핀이나 기존 진통제로 효과를 보지 못하는 암 및 에이즈환자의 통증을 완화시키는 데 효과적이라는 연구결과가 최근 발표되었다. 과학자들은 달팽이가 먹이를 잡기 위해 사용하는 달팽이 독액(Snail venom)이 심장 문제, 뇌졸중, 중추신경계 장애 등에 진통 치료효과를 가진 것을 발견했다. 이번 연구에서 열대성이며 염분이 함유된 얕은 물에서 사는 *Conus magus* 달팽이의 독액 성분 중 하나인 지코노타이드(ziconotide)의 효과가 시험되었다. 이 연구는 지난 1996~1998년까지 미국 · 호주 · 네델란드 등지의 32개 연구기관에서 24~85세 환자 111명을 대상으로 진행되었다. 환자들은 무작위로 2대1 비율로 나누어 복부에 배터리작동펌프를 이식해 약물을 투여받는 방식으로 지코노다이드(67명) 또는 위약치료(38명)를 받았나. 통증척노인 VASPI(Visual Analog Scale of Pain Intensity) 수치를 통해 데이터를 분석한 결과, 신약군의 VASPI 수치가 53.1%까지 개선돼 위약군(18.1%)

과 큰 차이를 보였다.

지코노타이드 주입은 모르핀(morphine) 같은 전통적인 진통제에 더 이상 반응하지 않는 통증에 효과적으로 작용한다. 위약군에서는 통증 완화가 18%의 환자에서 나타났으나 지코노타이드 처치군에서는 53%의 환자에서 나타났다. 심각한 부작용은 지코노타이드 처치군 22명에서 나타났고, 위약 투여군에서는 4명에서 나타났다. 연속된 연구는 낮은 약 용량으로 시작하는 것이 지코노타이드로 인한 부작용을 겪을 위험을 줄여준다는 것을 밝혀냈다. 전문가들은 지코노타이드 처치가 정상적이며, 전통적 치료법에 반응하지 않는 고통을 가진 수천 명의 암환자에게 전도 유망한 치료제가 될 것으로 보고 있다.

■ 작용기전

Ziconotide는 물에 잘 녹고 메틸t-부틸에테르에 실질적으로 녹지 않는 친수성 분자이다. Ziconotide는 선택적 N형 전압의존 칼슘채널차단제 역할을 한다. 이 작용은 글루타메이트, 칼시토닌 유전자 관련 펩타이드(CGRP), 뇌 및 척수에서의 물질 P와 같은 통각신경화학 물질의 방출을 억제하여 통증을 완화시킨다.

경구 또는 정맥 내와 같은 경로를 통해 전달될 때 심한 부작용 또는 효능 부족으로 인해 지코티네이드를 척수액 내로 직접 투여해야 한다.

■ 부작용

가장 흔한 부작용은 현기증, 메스꺼움, 혼란, 안진증 및 두통이 있다. 기타 약점으로(hypertonia=고혈압), 운동실조증, 비정상적인 시각, 거식증, 졸음, 발에 불안정성, 요폐, 가려움증, 발한, 설사, 구토, 무력증, 발열, 경직, 부비동염, 근육 경련, 근육통, 불면증, 불안, 기억 상실, 안진증, 떨림, 기억 상실 및 유도된 정신 장 등이 있다.

덜 자주 발생하지만 여전히 임상적으로 의미 있는 다른 부작용으로는 청각 및 시각적 환각, 자살, 급성신부전, 심방 세동, 심혈관 사고, 패혈증, 새롭거나 악화되는 우울증, 편집증, 방향 감각 상실, 뇌수막염 및 뇌졸중 등이 있다. 따라서 정신병, 정신 분열증, 임상 우울증, 양극성 장애의 병력이 있는 사람들에게는 금기다.

4.23 에리부린(Eriburin)

Eribulin은 전이성 유방암의 치료를 위해 승인된 항암제이다. 이 약은 일본의 태평양 연안에 서식하는 해양 해면동물인(*Halichondria okadai*의 주성분)의 합성 유도체이다. Eribulin은 E7389 및 ER-086526으로도 알려져 있으며 유방암 및 지방 육종 환자를 치료하는데 사용된다. Eribulin은 비소 세포 폐암, 전립선 암 및 육종을 비롯한 다양한 다른 고형 종양에서 사용하기 위해 Eisai Co.에서 연구 중이다.

이것은 장기간의 유사분열 막힘 후 궁극적으로 세포 사멸로 이끄는 미세소관 성장을 방해함으로써 작용한다. 전이성 유방암에 안드로사이클린과 탁산에 내성을 가진 환자에서 에리부린은 생명을 구하는 옵션 중 하나이다. 난치성 폐, 난소, 췌장암, 방광 및 연조직 종양에서도 1상/2상 임상시험이 신행되고 있다. 전이성 유방암의 치료를 위해 2010년 11월 15일 미국 식약청(FDA)의 승인을 받았다. 과민 반응의 발생률이 낮고 관리가 쉽고 탁산 내성의 경우에도 유용하기 때문에 이 종양 전문의의 암 치료에 유용한 약이며전 세계 40 개국에서 승인되었다.

또한 2개의 새로운 에리부린 기반 제품이 연구 및 개발 단계에 있는데 리포좀 제형 및 항체약물 복합요법은 모두 고형 종양의 치료용이다. 임상시험에서는 유방암 및 기타 진행성 암의 치료를 위해 eribulin과 PD-1 억제제인 pembrolizumab을 병용한다.

■ 역사

1985년 일본의 천연물학자 Uemura는 일본의 태평양 연안에 서식하는 해양 해면동물 *Halichondria okadai Katoda*로부터 norhalichondrin이라는 강력한 항암활성(B-16 흑색종 세포에 대한 활성) 물질을 처음 보고했다. 1986년 동일 해면으로부터 7개의 halichondrin이 추가로 분리되었다.

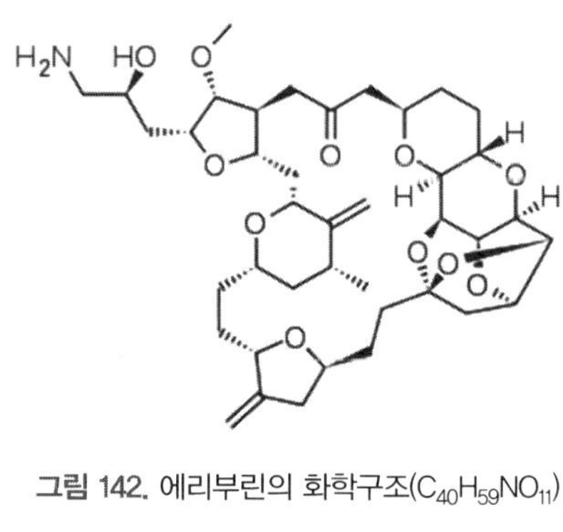

그림 142. 에리부린의 화학구조($C_{40}H_{59}NO_{11}$)

Eribulin은 Halichondrin B의 구조를 단순화한 완전 합성 거대 고리 케톤유사체이다.

Halichondrin B가 미국 구립암연구소의 신약후보물질로 선정된 이후에 물질 수습의 어려움으로 후속 신약개발이 상당기간 지연되었다(임상실험에 10g의 Halichondrin B가 필요한데 해면 채집에 의해 확보된 총량은 수백 mg에 불과하였음). 따라서 전합성을 모색하게 되어 1982년 하바드대학의 Kishi 연구진에 의해 100단계가 넘는 매우 복잡한 과정을 거쳐 Halichondrin B가 최초로 합성되었다. Kishi 연구진은 Halichondrin B 합성법 개발과 구조-활성 상관관계 연구를 통해 할리콘드린의 골격에서 우측 부분이 중요하다는 것을 알고 Eisai Co.와 공동연구를 추진해 62단계 합성으로 Halichondrin B의 우측 부분이 포함된 eriburin mesylate를 상업적으로 대량 생산하는데 성공했다.

■ 작용기전

Halichondrin B의 연구결과 세포독성 농도에서 L-1210 쥐 백혈병 세포를 mitosis 상태로 붙잡아 놓는 것을 확인되었다. Halichondrin B는 정제된 tubulin의 중합반응(polymerization)과 microtuble 조립(assembly)을 저해하는 것으로 나타났다. 즉, 그것의 합성유도체인 Eribulin은 미세소관의 동력을 억제함으로써 작용한다. 그것은 microtubules의 플러스 엔드에 바인딩하고 interphase 세포의 단축 단계에 영향을 주지 않고 tubulin을 비생산적인 응집체로 격리시키지 않고 간질세포의 성장을 억제하여 G2/M 세포주기 블록을 유도하고 궁극적으로 장기간의 유사분열 막힘 후 세포사멸을 일으킨다. 그 메커니즘은 vinca alkaloids 및 taxanes와 같은 다른 미세소관 억제제와는 다르며, 단축 및 성장 단계 모두에 영향을 미친다. 빈카 알칼로이드가 양 말단(알파 및 베타)에 결합하는 반면, 탁산 및 에피틸론은 베타 말단 및 특히 미세소관의 내면에 결합한다. 또한, 에리불린이 미세소관의 알파 및 베타 서브 유닛 사이의 계면 또는 베타 서브 유닛에서만 결합하므로 β 튜플린 돌연변이로 인해 발생하는 탁솔 내성 유방암 환자의 치료에 광범위하게 연구되고 있다.

인간의 유방암 모델에서의 세포독성, 항근제-기작에 추가하여, 전임상 연구에 따르면 에리부린은 항암 효과와 무관하게 생존하는 암세포 및 잔여 종양의 생물학적 효과에 복합효과를 발휘한다. 이러한 비 유사분열 기전은 증가된 종양 관류 및 종양 저산소증의 완화, 상피-간엽 전이(EMT)의 역전과 일치하는 표현형 변화에서 측정된 전이 용량 감소로 이끄는 이동 및 침윤 용량을 감소시키는 혈관 재형성을 포함한다. 평활근 육종과 지방육종세포의 에리부린 치료는 평활근과 지방 세포분화 항원의 발현을 증가시킨다.

이 약물에 대한 새로운 합성 경로가 2009년에 발표되었다. 그것은 40시간 반의 선형 약물 동력학을 가지고 있으며 약 49–65% 단백질 바인딩이다. 약은 빠르게 분포하지만 느리게 제거된다. 대다수의 약물은 담즙을 통해 제거되고 배설물에서 변하지 않은 상태로 배설된다. Eribulin 메실레이트는 5mg 바이알로 제조되며 약물 농도는 0.5mg/mL이다. 일상적인 사전 치료가 필요하지 않다. Halichondrin B에서 유래한 eribulin은 Eisai Co.가 Halaven 이라는 상품명으로 판매하는 항암제이다(후기 전이 유방암 환자 치료).

■ 효능(적응증)

이 약은 이전에 적어도 2가지 화학요법(anthracycline 및 taxane 포함)을 받은 환자의 말기 또는 전이성 유방암 치료를 위한 단독 요법에 쓰인다. 안트라사이클린 및 탁산 내성 유방암 환자의 옵션에는 카페시타빈, 젬시타빈, 비노렐빈 및 오사베피론이 포함된다.

1988년부터 미국 국립암연구소에서 Halichondrin B의 본격적인 생리활성 평가를 시작하여 1992년까지 Halichondrin B가 in vitro 실험에서 피하 흑색종, 결장암, 자궁암 중에 천천히 자라면서 기존 약물에 내성이 있는 고형암들에 대해 효과적임을 증명하였다. 추가연구를 통해 Halichondrin B는 생존기간을 증가시키고 암세포 성장 속도를 감소시키는 것을 알았다. Hali-

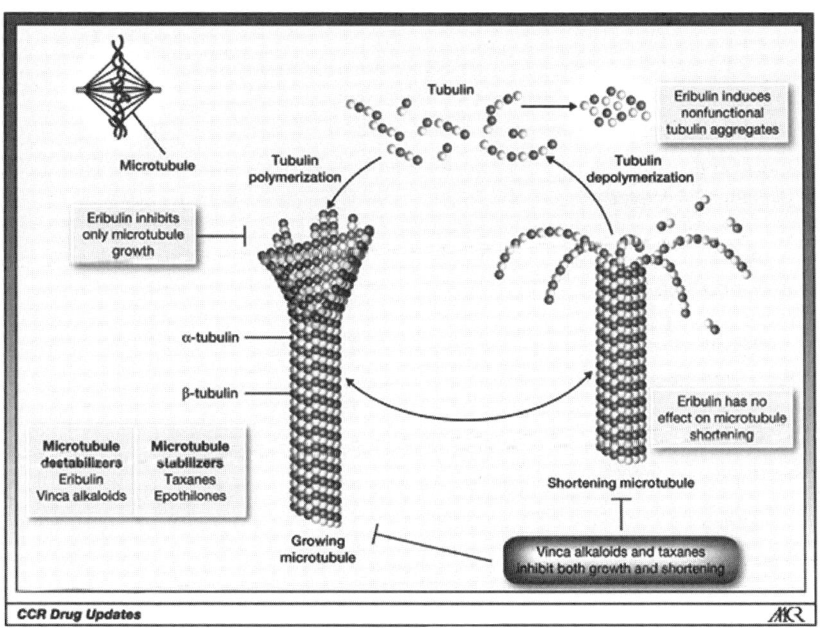

그림 143. 에리부린의 작용기전

chondrin B가 생리학적 pH에서 안정하였고 물을 포함한 다양한 용매에 용해되는 점이 후속 개발을 유리하게 했다. 약효도 *in vitro* 실험에서 피코몰 수준이었고 *in vivo*에서는 50μg/kg/dose로 매우 양호하였다.

■ 부작용

부작용으로는 백혈구 감소로 인한 감염 위험의 증가, 적혈구 감소로 인한 피로감, 숨참, 모발이 가늘어지는 증상 및 탈모), 식욕부진, 손가락과 발가락의 무감각증, 저림, 변비, 근육통, 설사, 두통, 열, 오한 등 독감 증세, 무월경 등이 있다.

4.24 Ginseng & Ginsenosides

인삼(*Panax ginseng* C.A. Meyer)은 두릅나무과 식물로 뿌리를 약용하는 대표적인 우리나라 원산의 약용식물이다. 오장을 보하고 원기를 보충하는 대표적 약재로서 신농본초경에 기록된 365종의 약품 중 상약 120종 중의 하나이다. 가공방법에 따라 수삼(수확 후 가공하지 않은 인삼), 백삼(수삼을 햇볕, 열풍 등으로 건조한 인삼), 홍삼(수삼을 수증기로 쪄서 말린 인삼) 등이 있다. 홍삼은 6년생 인삼 뿌리를 수증기로 쪄서 말리는 가공과정에서 열을 받은 당분이 화학반응을 일으켜 인삼의 색깔이 갈색빛이 도는 붉은 색으로 변한다. 보관기간을 늘리고 유효 약효성분의 증가에 유리하다.

표 23. 인삼의 분류

고려인삼 **(*Panax ginseng* C.A Meyer)**	아시아 극동지방에 자생. 우리나라 각지에서 재배(사람 모양), 진세노사이드 중 Rb1, Rg1, Rb2가 상대적으로 많음.
화기삼 **(*Panax quinquefolia* L.)**	캐나다 동남부, 미국 중부지방에 자생 또는 재배(원추형), Rb1, Re, Rd이 주성분.
전칠삼 **(삼칠삼, *Panax notoginseng* Burkill)**	중국 운남성, 광서성 일대의 아열대 산악지대에서 재배(소형 당근), Rb1, Rg1, Ra3, notoginsenoside R1가 주성분.
죽절인삼 **(*Panax japonicum* C.A. Meyer)**	일본 홋카이도에서 큐슈까지 야산, 중국 운남성에 자생(대나무 뿌리)
삼엽삼 **(*Panax trifolius* L.)**	북미 동부에 자생(구형)
히말라야 삼 **(*Panax pseudoginseng* Wall)**	네팔(구근형)

■ 인삼 사포닌(진세노사이드, ginsenosides)

인삼의 주요 활성성분– ginsenosides 라고 불리는 사포닌이 1963년 인삼으로부터 분리되었다. 그밖에 다당류, 폴리아세틸렌, 펩타이드 및 아미노산을 포함한 200종류의 화합물이 보고되었다. 인삼사포닌은 다마란, 오코틸롤, 올레안 골격의 화합물에 당이 결합된 형태를 이루고 있으며 인삼 속에만 대량 존재하는 화합물이 다마란계 사포닌이다. 다마란계 사포닌은[3번과 20번 탄소에 수산기가 붙어 있는 프로토파낙사디올(PPD)과 3번, 6번, 20번에 수산기가 존재하는 프로토파낙사트리올(PPT)로 구분한다.

- PPD **계열 화합물**– 66종이 보고됨. 20(S)–20(R)–PPD 사포제닌에 1–6개의 당이 결합된 형태로 발견된다. C–3 위치나 C–20번 위치에 당이 연결되며 치환된 당은 선형으로 연결되었고 아실화된 화합물은 연결된 당의 마지막 6번 수산기(6-OH)에서 일어난다.

- PPT **계열 화합물**– 20(S)–20(R)–PPD 사포제닌에 1–4개의 당이 결합된 형태로 50종 이상이 보고되었다. 당의 결합이 C–6나 C–20에 연결되며 당은 2개가 결합되고 치환된 당은 선형으로 연결된다. 아실 치환된 PPT 형태의 화합물은 PPD계열에서보다 드물게 관찰된다.

진세노사이드 Rg1/Rb1과 Rb2/Rb1의 비율이 상업적으로 거래되는 인삼종 구별의 화학적 지표로 사용된다(화기삼은 두 진세노사이드의 비율이 0.4보다 적으며 고려인삼과 삼칠삼은 높게 나타남). PPD/PPT 비율은 화기삼에서 2.0이상, 고려인삼과 삼칠삼은 2.0이하로 나타난다. 고려인삼의 품질 확인을 위해 인삼의 연령을 대사체연구로 제시하는 방법이 시도되었다(4년근에 비해 연령이 증가할수록 Rb1의 함량은 증가하며 상대적으로 Rd, Re의 함량은 감소함).

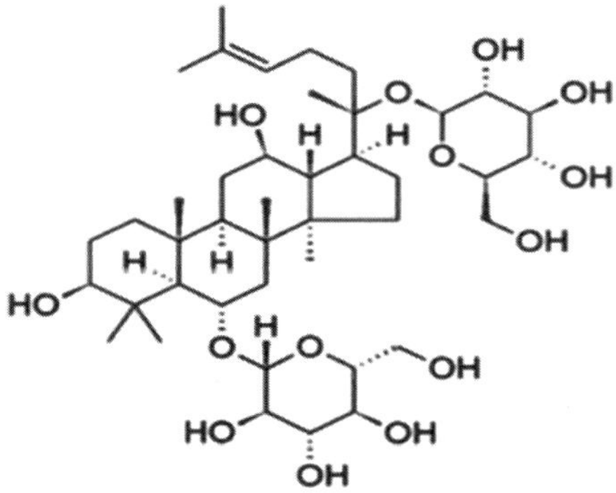

Ginsenoside Rg_1

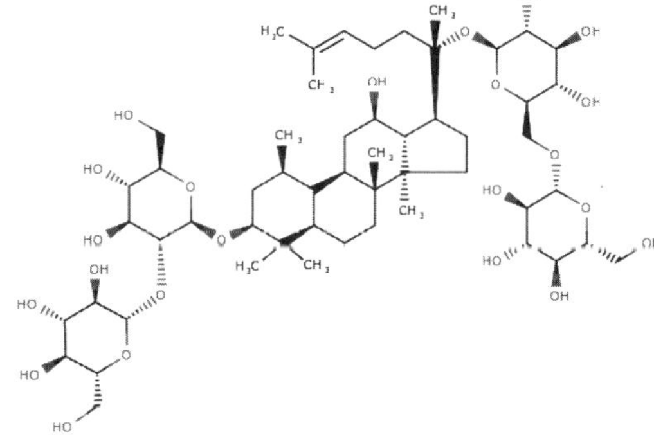

Ginsenoside Rg_3

그림 135. 박하(좌)와 멘톨 결정체(우)

■ 인삼의 현대적 약효

강장(정상적인 신체의 긴장도 유지, 병적 상태의 정상 회복), 신체의 항상성 유지 등의 작용이 있으며 장기간 투여해도 약물의존성이나 내성이 없다. 인삼의 화학적 구성성분 중 특정 진세노사이드들은 사로 비슷하거나 반대되는 작용을 한다(중추신경계에 대해 PPD계 사포닌의 대표적인 Rb1은 억제효과, PPT계 사포닌의 대표적인 Rg1은 흥분작용).

- **퇴행성 뇌질환에 대한 효과**– 파킨슨, 알츠하이머, 헌팅튼, 루게릭병 및 다발성 경화증에 대한 활성 등
- **심혈관계 질환에 대한 효능**– 항산화, 혈소판 응집 감소, 혈관운동 조절, 지질양상 개선, 이온통로에 미치는 영향 등
- **암 예방과 항암활성 효능**– 간암, 폐암 등 여러 종류의 암발생에 대한 위험도 감소.

그 밖에 면역기능 증강, 항당뇨, 간기능 항진, 혈압조절, 항피로 및 항스트레스, 여성 갱년기장해 개선, 남성 성기능장해 개선 등의 약효가 있다.

표 24. 주요 국가의 인삼 관련 제품 및 응용제품

한국	인삼 시장 2011년 국내 건강식품 총 생산액 중 1조 3,682억 원 중 홍삼이 7,191억 원(52.6%)–홍삼정, 홍삼정환, 홍이장군, 아이패스, 천삼, 지삼 등.
스위스	세계적인 인삼대국, 베링거인겔하임의 자회사인 파마톤사가 Rb1, Rb2, Rc, Rd, Re, Rg1, 및 Rg2를 표준화해 만든 자양강장 캡슐 '진사나(Ginsana)'가 매년 3억 달러의 매출을 기록함. '진코산'은 인삼표준화 추출물과 은행잎 추출물로 만들어진 건강기능식품임.
중국	심혈관계 질환에 사용되는 대표적인 의약품이 삼칠삼을 원료로 만든 주사액임(중항그룹의 삼칠삼주사액–혈진동, 천사력그룹의 단삼과 삼칠삼 유효성분으로 만든 복방단삼적환, 길림아태제약에서 Rg3화합물로 비소세포폐암 치료제 개발).

4.25 Ginkgo & Ginkgolides

Ginkgolides는 은행나무(*Ginkgo biloba* L.)에 있는 terpenic lactone 이다. geranylgeranyl pyrophosphate 로부터 생합성 되는 20 탄소 골격을 가진 디테르페노이드이다. 1932년 일본 도쿄의 Shu Furukawa가 은행나무 뿌리에서 쓴맛이 나는 성분을 처음 추출, 분리되었다. 한국, 프랑스, 미국 등을 포함한 다른 나라들에서도 추출물의 약물 및 임상적 특성이 연구되었다.

은행나무는 1,000년의 수명을 자랑하며 극단적인 온도와 환경독소에서 잘견디고 곤충과 미생물에도 쉽게 영향을 받지 않는다. 그래서 오염된 도시의 가로수로 선택되고 있다. 은행나무는 회복력이 뛰어나다(1923년 일본 도쿄 지진 시 은행나무에 둘러싸인 한 사원만 보전됨. 1945년 히로시마 원자폭탄이 폭발한 중심부에서 1km 떨어진 곳에 은행나무가 유일하게 생존함).

은행 열매는 악취가 나지만 소화를 돕고 설사를 완화시키며 취기를 예방해 탐닉효과를 낮추므로 중국 연회에서 사용되었고 일본에서는 정종과 함께 먹는다. 2000년 전 중국 한나라 시대에 은행잎을 혈액순환과 폐 기능 개선에 사용했으며 1578년 이시진이 집대성한 본초강목에 은행열매가 천식, 기침, 과민성방광, 임질, 자궁암 등 고질병 치료에 사용된 기록이 있다. 인도의 베다 문헌에는 은행을 Soma라고 하여 강장제 성분으로 사용한다.

은행나무에 존재하는 ginkgolide B는 0.1 ~ 0.25 % 미만이다. Ginkgolide B는 6개의 5원 고리가 있는 diterpenoid trilactone이다. Ginkgolide는 isoprenoid 경로(Mevakonate 경로)를 통해 생합성되는데 geranylgeranyl pyrophosphate(GGPP)로부터 생합성된 탄소 20개로 이루어진 diterpene이며 6개의 고리가 복잡하나 치밀하게 배열되어 있다.

은행나무의 활성성분으로는 diterpene계열의 ginkgolide A, B, C, J, M 뿐만 아니라 sesquiterpenoid계열의 bilobalide, 플라보노이드계열의 quercetin, isorhamnetin, kaempferol 배당체와 biflavonoid 계열의 화합물 등을 함유한다.

Ginkgolides는 심혈관 질환 치료에 항 혈소판 활성화 길항제(PAF 수용체)로 작용할 수 있는 능력 때문에 수년 동안 연구되었다. Ginkgolide B는 편두통 발작 빈도를 줄이기 위한 예방적 치료에 효과적이다. Ginkgolide B는 또한 뇌혈관 질환 치료에도 사용된다.

■ Ginkgolide의 약리 및 약효

은행잎 추출물(Ginkgo Folium)의 대표적 약리작용은 관상동맥확장과 혈액순환 개선제이다. 은행잎 추출물은 동맥혈관을 확장시키고 모세혈관의 신축성을 증진시키며 혈소판이나 적혈구 응집을 억제함으로써 관상동맥확장 작용을 나타낸다. 지표성분인 quercetin, kaemferol, isorhamnetin은 심부전 증상이 있는 관상동맥을 확장시키는 효능을 보이며 ginkgolide B는 혈소판응집인자(PAF: Platelet Activating Factor, PAF는 혈소판응집, 혈전증, 염증반응과 알려지 반응에 관여함)의 작용을 억제시킨다.

그밖에 은행잎 추출물은 콜레스테롤 자하와 함께 뇌에서 인지기능에 필요한 당과 콜린 흡수를 증대시키며 항산화, 신경전달촉진, 항염증, 신경세포보호, 뇌세포보호, 간세포보호, 항바이러스 작용 등을 나타낸다. 은행잎 추출물에는 수많은 화합물이 포함되어 있으나 표준화된 추출물

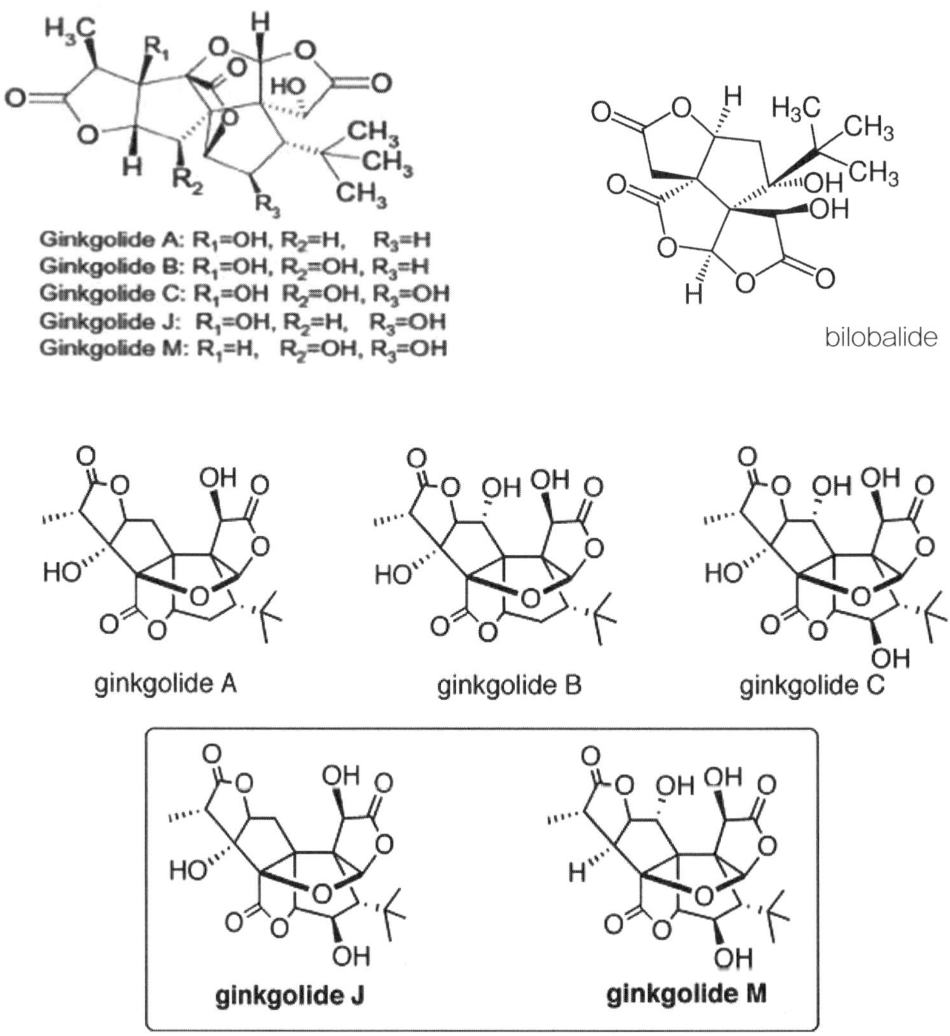

그림 145. Ginkgolides의 화학구조

인 EGb 761이 연구 목적으로 사용되고 있다. 의약품으로 사용되는 은행잎제제의 적응증은 말초동맥 순환장애(간헐성 파행증)의 치료, 어지러움, 혈관성 및 퇴행성 이명, 이명, 두통, 기억력 감퇴, 집중력 장애, 우울감, 어지러움 등의 치매성 증상을 수반하는 기질성 뇌기능장애의 치료 등이다.

관련 제품으로는 은행엽엑스 함유 제제가 주류를 이룬다. 순환개선제로 약효가 분류되며 단일 추출물 또는 복합추출물이 함유된 일반의약품(OTC) 제제이다. 티클로피딘/은행엽엑스(유크리드정)와 실로스타졸/은행엽엑스 복합제는 항혈전, 혈소판응집억제를 적응증으로 한 전문의약품(ETC)이다. 순환개선제로 기넥신에프(SK케미칼), 타나민(유유제약), 써큐란(동아제약) 등이 있으며 항혈전, 혈소판응집억제제로 유크리드정(유유제약)과 리넥신정(SK케미칼)이 있다.

4.26 실리마린(Silymarin)

마리아 엉겅퀴(Milk thistle, Silybum mariamum Gaertn)는 유럽에서 수유하는 산모가 젖이 잘나오도록 차로 달여 마신 약용식물이다. 기원전 1세기 로마시대 문헌에 '밀크시슬을 짠 원액에 벌꿀을 섞은 것이 담즙의 흐름을 좋게 해준다.'는 기록이 있다. 그리스, 로마시대부터 간장약으로 알려졌을 뿐 아니라 담즙약으로도 쓰였다. Dioskorides의 Materia Medica에도 수재되어 있고, 그 후 식물잡지에 Jacolbus, Adamolonicero(1679), Valentini(1719) 등의 논설이 있다. 1584년부터 Lonicerus 등이 흉통, 감염, 급만성 지방간, 급만성 간염, 담석증 등 간장 질환 치료에 효과적이다. 1930년 독일에서 간장병 치료에 마리아엉겅퀴 씨가 큰 효과를 나타낸다. 1954년 Herzoh와 Hagedorm이 처음으로 flavonoid를 함유한다. 1968년 Wagner가 실리마린을 분리, 구조를 규명하였다.

밀크시슬에서 추출된 플라보노이드 복합체인 실리마린은 95% 에탄올로 추출할 때 밝은 노란색의 유체를 얻는다. 밀크시슬 추출물은 silybin(실리마린의 주성분), isosilybin, silydianin, silychristin과 같은 flavonolignan의 혼합물인 실리마린이 70%를 차지한다. 그 밖에 dehydrisilybin, desoxysilydianin, silybinormer 등이 분리된다.

Silibinin은 또한 피부에 유익할 수 있는 많은 잠재적 메커니즘을 가지고 있다. 여기에는 환경독소로부터의 화학 보호 효과, 항염증 효과, 자외선에 의한 광암 발생 방지, 햇볕으로부터의 보호, UVB에 의한 표피 과형성의 보호, 자외선에 의한 DNA 손상(이중가닥 파손)에 대한 DNA 수리가 포

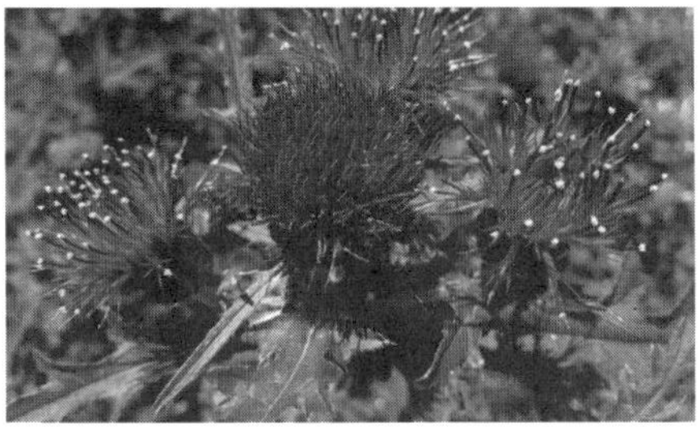
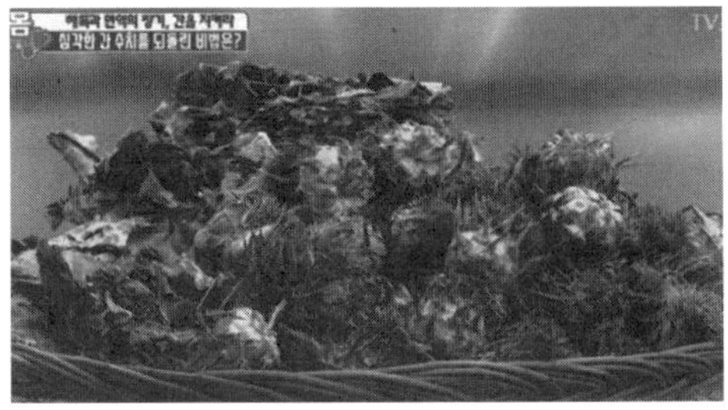

그림 146. 엉겅퀴(Milk thistle, Silybum mariamum Gaertn)

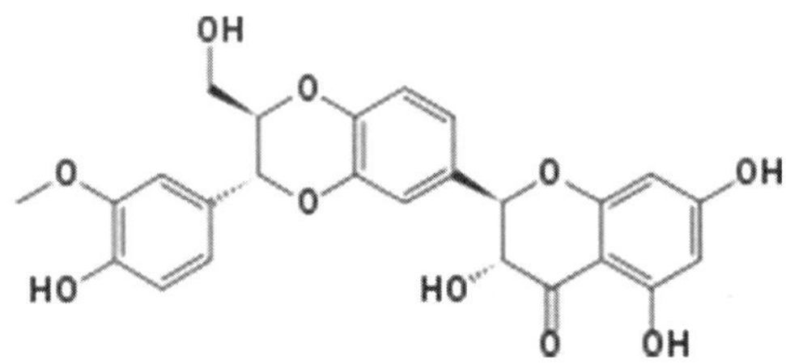

그림 147. silybin의 화학구조($C_{25}H_{22}O_{10}$)

함된다.

실리마린은 주로 항독소 효과가 있으며 간조직 재생을 촉진함한다. 항독소 효과는 막안정화와 라디칼 길항에 의해 이루어지며, 재생 촉진 효과는 단백질 생합성의 자극에 의한다.

약리

(1) 간세포보호작용(항독소 효과)

silymarin과 그 구성 성분에는 간세포보호작용이 있다. Rat에서 실리마린을 전 처리하면 CCl4, galactosamine, thioacetamide 등과 같은 간 독소로 인한 손상으로부터 보호한다. 실리마린은 약물 독성으로부터 간을 보호하며 간 손상 독소인 phalloidin과 α-amanitin을 함유한 *Amanita phalloides* 버섯의 독소에 대한 보호 효과도 있다(실리마린은 amanitin의 유일한 해독제임). phalloidin 투여 후에 silymarin을 투여한 경우에 한해서 phalloidin에 의한 독성을 경감시킨다. silymarin은 간세포막의 구조를 변화시켜 독성물질의 침입을 막는다. 또한 단백질의 합성을 증가시켜 간조직의 재생을 촉진한다. silymarin은 알코올에 의한 간섬유화의 진행을 늦추며(*in vivo*, baboon), 광

대버섯이나 B형, C형 간염, 알코올로 유도한 간세포 손상에 의한 사망률을 낮춘다(*in vivo*). 또한, 임상적으로 알코올에 의한 간경화에 효과가 있었으며 부작용은 관찰되지 않았다. silybin은 concanavalin A로 유도한 T세포가 관여하는 간질환(간염)의 발생을 억제하고(*in vivo*, mouse), 간의 쿠퍼세포에서 leukotriene이 형성되는 과정을 선택적으로 억제함으로써 간세포보호작용을 나타낸다(*in vitro*). flavonolignan계 성분 중, silydianin과 silychristin이 silymarin이나 silybin, isosilybin보다 효과적으로 간세포보호작용을 나타낸다(*in vitro*, allyl alcohol이나 CCl_4로 간독성을 유도).

(2) 항산화작용, 항염증작용

silymarin은 지질의 과산화를 억제하여 세포막을 안정화한다. silybin을 비롯한 flavonolignan류에는 항산화작용이 있다(*in vitro*). silymarin은 5-lipoxygenase의 활성을 저해함으로써 항염증작용과 항관절염작용을 나타낸다(*in vivo*, rat).

(3) 항암작용

silybin은 epidermal growth factor 수용체가 관여하는 세포의 신호전달 체계에 작용하여 암세포주의 성장을 억제한다(*in vitro*, rat glioma cell line). 또한, 사람의 전립선암 세포의 성장을 억제하며(*in vitro, in vivo*), cisplatin이나 carboplatin과 같은 항암제의 효력을 증가시킨다(*in vitro*). 사람의 백혈병 관련 암세포인 HL-60 cell의 분화를 촉진하는 작용도 있다(*in vitro*). silymarin을 피부에 바르면 UV에 의한 피부면역감소와 산화적 스트레스에 의한 피부암의 발생을 줄일 수 있다(*in vivo*). 또한, silymarin은 azoxymethane으로 유도한 대장암과 4-nitroquinoline 1-oxide로 유도한 설암의 발생을 억제한다(*in vivo*, male F344 rat). silybin과 silymarin은 전립선암 세포의 성장을 억제하고 세포사멸을 유도함으로써 전립선암의 예방과 치료에 도움을 준다(*in vitro, in vivo*, rat).

(4) 재생 촉진 효과

실리마린 특히 silybin은 간세포의 재생을 촉진하는 치료적 특성을 가진다. 생화학적 측면에서 조직의재생 능력은 세포 대사와 거대분자 합성에 의해 발생한다. Silybin은 세포 단백질 합성을 유도하며 그 메카니즘은 세포핵 RNA polymerase의 subunit과 silybin이 결합해 단백질 합성을 촉진한다. silybin은 polymerase를 자극해 더 많은 ribosomal RNA를 합성하도록 하는데 이것이 ribosome 형성과 세포 단백질 합성의 증가를 가져온다.

(5) 항섬유화 효과

섬유성 변환은 간경변증의 발병에 중요한 역할을 한다. 실리마린의 항섬유화 효과는 60% 실리비닌을 포함하는 표준화된 식물 추출물을 이용하여 연구되었다. Schuppan 등은 수술적으로 완전 담도 폐색을 통해 또는 sodium amidotrizoate을 주사해 실험적 간경변을 유도한 모델을 이용해 실리마린을 D-penicillamine, colchicine과 같이 비교한 결과 6주 후 실리마린 처치 그룹에서만 간의 콜라겐 함량 수치가 50% 감소했다. 실리마린의 효과는 농도의존적이다(25mg silybin/kg/day보다 50mg silybin/kg/day에서 콜라겐 축적이 현저하게 감소한다).

(6) 기타

- 면역증강작용 : 추출물에는 면역증강작용이 있다(*in vitro*).
- 뇌신경세포보호작용 : 추출물은 신경의 분화를 촉진하고(*in vitro*, PC-12 cell), 산화적 스트레스로부터 신경세포(rat hippocampal neuron)를 보호한다(*in vitro*).
- 신장세포보호작용 : silybin과 silychristin은 항암제에 의하여 손상을 입는 신장세포의 손상 정도를 줄여 준다(in vitro, kidney cells of African green monkey).
- 콜레스테롤 저하작용 : silymarin은 간기능을 개선하여 혈중지단백의 대사를 정상화함으로써 혈중 cholesterol 수치를 낮추는 작용을 함. silybin 단독으로보다는 silymarin의 작용이 더 큼. 또한, silybin dihemisuccinate는 동물의 간균질액에서 cholesterol의 생합성을 억제한다.
- silymarin은 dopamine D2 receptor의 agonist로 작용함으로써 hyperprolactinemia증의 female rat의 혈중 prolactin의 농도를 감소시킨다(*in vivo*, rat).
- 이 외에 silymarin에는 위보호작용이 있으며(*in vivo*, rat), saponin에 의한 용혈 (hemolysis)로부터 적혈구를 보호한다.

■ 작용기전

밀크시슬의 간 보호기능은 항산화 활성 또는 free radical 억제 메카니즘으로 작용한다. 또한 실리마린은 사람의 혈소판에서 항산화 효과를 나타냈고 과도한 철분으로 손상된 rat에서 항산화적 방어를 보였다. 알코올성 간경변을 가진 사람의 적혈구와 림프구 superoxide dismutase(SOD) 수치를 높여준다. Amanita phalloides에 대한 실리마린의 보호 효과는 독소 결합과 간세포의

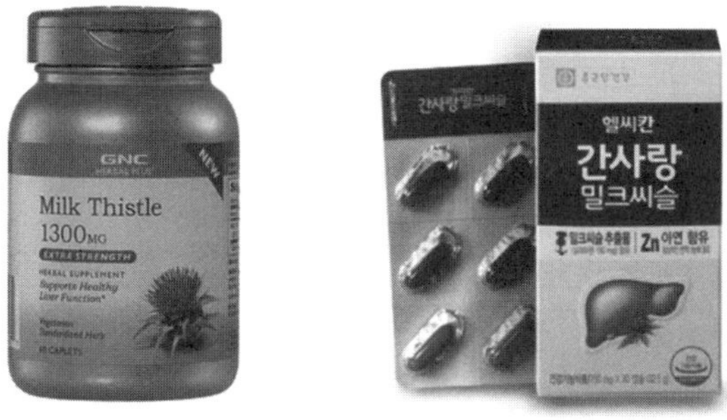

그림 148. 밀크시슬 제품

독소 흡수를 억제함으로써 나타난다. UDP-glucuronic acid 생합성 경로에 관련된 효소의 활성은 D-galactosamine으로 유발된 rat의 간세포에서 실리바린의 보호 효과를 나타낸다. silybin은 간 절제된 쥐의 간에서 재생 효과를 나타낸다. DNA 합성을 증가시키는 효과는 신장 독성 유발 물질에 노출된 세포에서도 나타난다. silybin은 DNA polymerase를 자극해 ribosomal RNA의 합성을 증가시키고 간세포의 재생을 촉진한다. 또한 silybin은 세포막을 안정화시키고 간의 glutathione을 증가시킨다. 반면 종양세포, 특히 HeLa와 Burkitt lymphoma cell은 silybin의 영향을 받지 않는다.

밀크시슬의 다른 효과로 단백질 합성의 증가, 암 전이 억제, 면역 반응 안정화, 방사능에 의한 세포 손실에 대한 방어, 세포막 안정성 증가 등이 있다.

4.27 기타

표 25. 기타 주요 천연물의약의 특성

식물명	주성분	적응증	약효	작용기전	제품
제라늄(Umckaloabo) (*Pelargonium sidoides*)	umckalin, scopoletin, prodelphinidin, glucogallin	급성 기관지염, 급성 부비동염, 감기	항염, 항균, 항바이러스, 면역조절작용, 에이즈바이러스(HIV) 감염 예방	에이즈바이러스 공격, 바이러스 숙주세포 침투 차단, 인체 내 증식 억제, 면역세포 감염 차단	움카민정(한화제약), 움카민시럽(한화제약)
서양고추나물(Saint John's wort) (*Hypericum perforatum*)	hyperforin, hypericin, amenthoflavone	우울증, 불안, 무기력 상태의 완화, 긴장상태 완화, 수면이상 완화, 갱년기증상 완화	항우울증, 항염	TRPC6 수용체에 agonist 작용을 하여 비경쟁적으로 monoamine, GABA 및 glutamate의 재흡수 억제 작용, β1 아드레날린 수용체를 downregulate하고 세레토닌 리셉터인 postsynaptic 5-HT1A와 5-HT2A 수용체를 upregulate 함	노이로민정(유유제약), 페리시정(서울제약), 훼라민큐정(동국제약), 지노플러스정(진양제약)
승마(Black cohosh) (*Cimicifuga racemosa*)	27-deoxyactein, cimigenol, formononetin,	부인과 질환, 인후염, 신장질환, 우울증, 류미티즘, 신경질환, 자궁내막염, 무월경증, 월경불순, 월경과다, 불임, 산후 통증, 생리전증후군, 폐경, 산부인과 질환	에탄올추출물이 황체형성호르몬 수치를 낮춤	사포닌이 Osteoclastogenesis를 억제해 골다공증에 도움	지노큐에스정(진양제약), 훼라민큐정(동국제약)

병풀 (Centella) (*Centella asiatica*)	asiatic acid, brahmic acid, asiaticoside, madecassoside	상처치료, 나병, 루프스, 정맥류성궤양, 습진, 건선, 피부질환, 여성비뇨생식기 질환, 인지장애, 불안증, 우울증	상처치유, 혈액을 맑게 하고 혈압을 낮춤, 기억력 증진, 수면 연장, 진정효과, 정맥부전에 효과, 항간질, 위궤양치료	상처부위에서 혈관 생성을 통해 상처치유 효과, 정맥류 환자에게 순환 혈관내피세포수를 감소시켜 혈관내막 보호, 상처치료 모델(rat)에서 세포증식과 콜라겐 합성 증가, asiaticoside는 새로 생성된 피부의 인장강도 증가, 상처부위의 염증 억제, 항산화 증가, 약해진 정맥의 결합조직 강화 및 안정화	센시아정(동국제약), 마데카솔연고(동국제약), 복합마데카솔연고(동국제약)
에키네시아(Purple cone flower) (*Echinacea purpurea)*	echinacoside, cichoric acid, rutin	감기예방, 재발성 기도감염, 인플루엔사, 염증성 섬막질환	항염	Echinacea에 존재하는 fat-soluble alkylamide가 CB2 cannabinoid 수용체에 선택적으로 결합하여 면역억제와 apoptosis 유도	이뮤넥스정(대화제약), 에키나신액(부광약품), 바이박트쥬정(중외제약)
마(Yam) (*Dioscorea batatas*)	dioscorin, dioscin, gracillin, furostanol, batatasin	위산과다, 위궤양, 당뇨, 암, 고나절염, 근육통	소화촉진, 항염, 진경, 혈당강하, 항암, 흥분(운동기능, 성기능 촉진), 기억력/학습력 증진	dioscin은 항돌연변이성 물질로 강력한 항암활성 성분, 염증의 지표인 phospholipaseA2의 저해작용	건조가공제품, 분말, 즙액, 음료, 죽, 타정제품 등

제 4 장

피부의 생명소재 및 활용

Biomedical Materials

1. 피부과학 개요

1.1 피부의 구조

사람의 피부는 그림 149에서 보는 것과 같이 바깥층에서부터 크게 표피(epidermis), 진피(dermis), 피하조직(subcutaneous tissue)의 독특한 3개층으로 나누어지고, 부속기관으로 털, 피지선, 땀샘(에크린선), 모세혈관 등이 있다. 표피는 3개 층 중 가장 얇은 층으로 피부의 보습 및 보호를 담당하는 중요한 기능을 하고, 각질층의 각질을 만드는 각질형성세포(keratinocyte)가 존재한다. 표피층은 가장 얇은 층으로 두께는 0.04 mm(눈꺼풀)에서 1.6 mm(손바닥)까지 부위별로 두께의 차이가 있으며 표피는 지속적으로 새롭게 생성되는 피부구조물로 각질형성세포 외에도 피부색과 관련된 멜라닌을 만드는 멜라닌세포(melanocyte), 랑게르한스세포 및 머켈세포 같은 많은 세포로 구성되어 있다. 진피층은 두께가 표피의 15~40배로, 등과 같이 가장 두꺼운 부위는 5mm이다. 진피층은 콜라겐(아교질), 엘라스틴(탄력섬유)로 구성되는 결체조직과 바탕질(ground substance)로 이루어지며 피부탄력(주름)에 중요한 역할을 한다. 그 외 점다당질로 된 기질과 알레르기 반응에 관계하는 비만세포도 존재한다. 또 진피층에는 많은 혈관이 있고 이 혈관의 수축과 확장을 통해 열손실을 조절하게 되고 땀을 내는 에크린땀샘, 피지샘, 수많은 신경과 림프순환계가 존재한다. 털은 모낭으로부터 자라나오며, 모낭은 표피가 진피층까지 뻗쳐 변형된 것이다. 피부의 가장 깊은 층인 피하지방층의 지방세포들은 섬유결체조직의 중격에 의해 소엽으로 분리되어 있고, 중격에는 혈

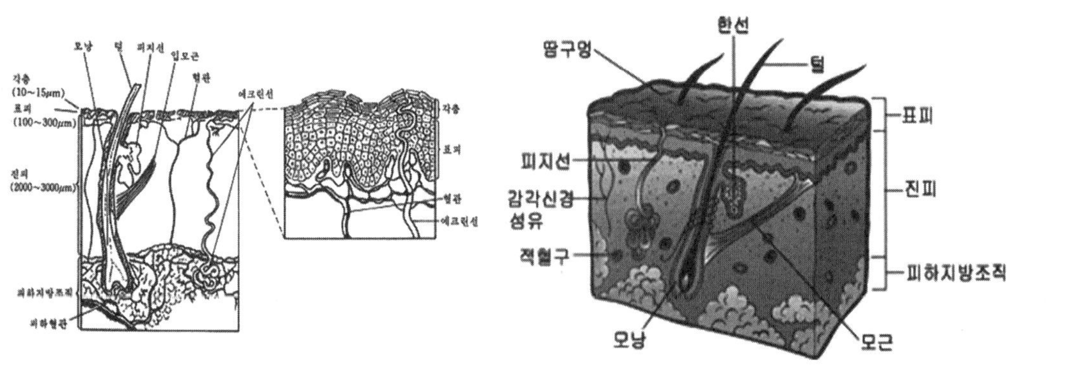

그림 149. 피부의 구조

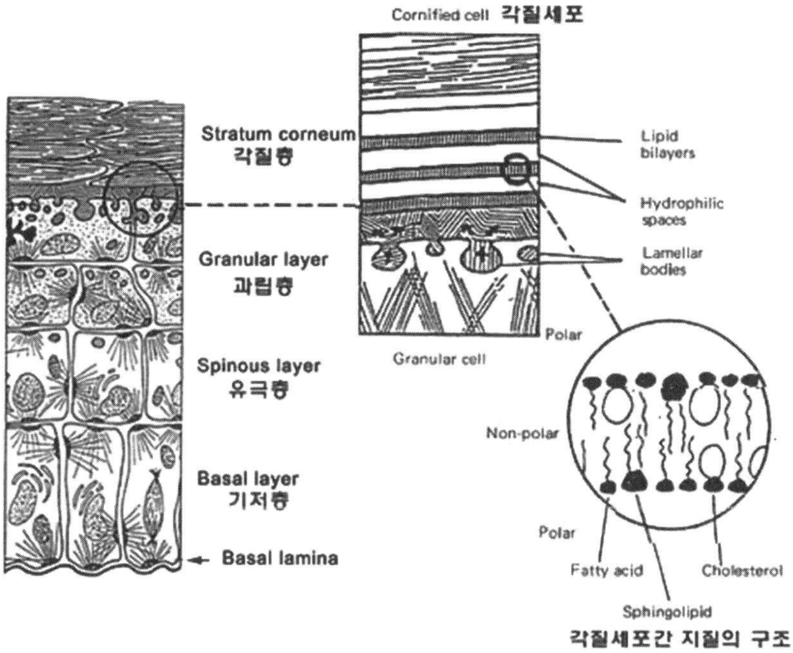

그림 150. 피부표피 및 각질층의 구조

관, 림프관, 신경이 있다. 피하지방층은 열 손상을 방어하고 충격을 흡수하여 몸을 보호하며 영양저장소의 기능을 담당한다.

3개 층 중 특히 표피는 피부에서 매우 중요한 역할을 한다. 표피는 150과 같이 아래로부터 기저층, 유극층, 과립층, 각질층으로 나누어져 있으며, 기저층에서는 각질형성세포의 세포분열이 일어나고, 분열된 세포는 점점 위로 상승하여 유극층, 과립층을 지나며 세포분화를 하고, 최종적으로는 각화된 각질세포로서 각질층을 형성한다. 이러한 각질형성세포의 분화를 각화(keratinization)라고 한다. 각화된 세포층 즉 각질층은 일정한 시간이 지나면 피부에서 떨어지고, 새로이 각화된 각질층이 나온다. 이렇게 반복되는 과정을 반전(turnover)라고 하며, 약 4–6주 정도의 반복주기를 갖는다.

따라서, 우리 피부는 반전을 통해 항상 건강한 피부가 유지되고 있다.

1.2 피부의 기능

성인의 피부무게는 약 5kg 이상이며, 피부는 평균 표면적이 약 2㎡로 가장 큰 신체 기관 중 하나이다. 피부는 근육, 내부 장기, 혈관과 신경을 외부의 나쁜 환경으로부터 보호하는 역할을 한다. 피부에서 자라나는 털과 손 · 발톱 또한 이 역할을 돕는다.

① 보호 기능

대부분 피부 두께는 6mm 이하에 불과하지만 탄탄한 보호막 역할을 한다. 피부 표면을 구성하는 주요 성분은 거친 섬유성 단백질인 케라틴이고, 털과 손톱에도 이 성분이 포함되어 있다. 건강한 피부는 과도한 수분손실을 막아주고, 외부 미생물과 유해물질을 막아낼 수 있는 매우 효율적인 장벽이다. 피부에 상처가 생기면 평소 피부에 서식하는 미생물이 이 피부 상처를 통해 혈류로 침투할 수 있다. 피지는 피지선에서 분비되는 기름기 있는 액체로, 피부를 유연하게 해주고 방수 기능을 한다. 우리가 목욕을 할 때 스펀지처럼 물을 흡수하지 않는 이유는 피부의 방수효과 때문이다.

② 감각 기능

우리가 피부를 통해 느끼는 감각은 피부의 진피층에 있는 압력, 진동, 열, 추위, 통증에 대한 수용체를 통해 이루어진다. 매 초마다 외부로부터 들어오는 수백만 개의 신호는 이 수용체에서 감지되어 뇌로 전달된다. 뇌는 이러한 신호로부터 이미지를 형성하며 뜨거운 조리기구 같은 위험 상황에 대해 경각심을 갖게 한다. 손가락 끝에는 이러한 수용체가 밀집해 있다.

③ 또한 피부는 체온 조절에 주요한 역할을 한다.

④ 피부가 태양광선에 노출되었을 때는 비타민 D를 만들어낸다. 비타민 D는 강한 뼈를 만드는 데 필수적이다.

2. 정유의 조성 및 작용

2.1 정유의 조성

정유(essential oil)는 여러 가지 종류의 서로 다른 유기 분자로 구성되며 모든 정유가 각각의 독창성을 갖는 것은 그것의 구성성분의 전체적인 혼합에 기인한다. 각 정유의 개별적인 향기와 치료효과는 성분들의 균형(balance)에 달려 있으며 많은 성분들은 합성 성분으로 정확하게 재생하는 것은 거의 불가능하다. 조성성분과 구성분자 사이의 반응은 정유의 미용 및 치료효과를 나타내며 인공적으로 합성한 모조품(imitation)은 자연산 정유와 같은 효과를 나타내지는 못한다. 조성성분의 균형과 그들 사이의 반응은 어떤 정유가 다른 것에 비해서 다소 독성을 갖게 하기도 하며 한 가지 정유의 독성 성분의 비율은 덜 독성을 갖는 다른 성분에 의해 균형이 잡힐 수 있고 따라서 정유가 치료에 효과적으로 쓰일 수 있다. 식물의 정유는 각각 추출되는 부위가 다르고 식물의 잎, 수피, 줄기, 뿌리, 꽃, 열매, 종자 등 식물에 따라 추출부위가 다양하며 한 식물의 여러 부위에서 같은 종류의 정유가 추출되는 경우도 있고 부위에 따라 정유의 조성에 다소 차이가 있는 경우도 있다.

표 26. 주요 향장식물의 정유 조성

Plant name	Oil sources	Principle components
Angelica	seeds	angelic acid, sugar, valeric acid, volatile oil, angelicin(resin), bitter principle
Angelica	roots	angelicin, bergaptene, two furocoumarines, phellandrenic compounds, terebangelene, other terpenes(limonene)
Anise	seeds	anethole, anisic acid, methyl chavicol
Aspic	lavender	borneol, camphor, cineol, geraniol, linalool, pinene, terpineol
Basil	flower,shoot-sleaves	camphor, cineol, estragol(or methyl chavicol), eugenol, linalool, pinene
Canada balsam	resin	camphene, pinene, resinic acid
Bay	dried leaves, berries	phenol(chavicol, eugenol, methyl eugenol), myrcene, phellandrene, citral

Plant name	Oil sources	Principle components
Benzoin	resin	resin, cinnamic acid, vanillin, coniferyl benzoate, benzoic acid, phenylethylene, phenylpropylic alcohol
Bergamot	tone cell	linalyl acetate, bergamotine, bergaptene, d-limonene, linalool
Cajuput	young twigs, leaves, buds	aldehydes : benzoic, butyric, valeric, pinene, terpineol
Calendula/ Marigold	flower tops	flavonoids, saponosene, trterpenic alcohol, a bitter principle
Camphor	clippings, wood, root	azulene, borneol, cadinene, camphene, carvacrol, cineol, cittronellol, cuminic alcohol, dipentene, eugenol, phellandrene, pinene, safrol, terpineol
Caraway	seeds	carvone, carvacol, carvene, limonene
Cardamon	seeds	cineol, terpineol, limonene, eucalyptol, zingiberene
Carrot	hairy seeds	Acetic acids, alephatic aldehyde, carotal, beta carotene, cineol, formic acid, limonene, pinene, terpineol
Cedarwood	wood	terpenic hydrocarbons, cedrol, sesquiterpenes, cadinene
Celery	seed	lactone sedanolide, palminic acid, terpenic hydrocarbons(limonene, selinene)
Chamomile	flowers	azulene,
Cinnamon/Cassia	bark, leaves, twigs	cinnamic aldehtde, caryophyllene, cymene, eugenol, linalool, methylamine ketone, phellandrene, pinene
Citronella	leaves	citronellol, geraniol, citral, mrthyl-eugenol, terprnes
Clove	leaves, unripe fruit	phenol(eugenol), acetyleugenol, benzoic acid, benzyl benzoate, furfurol, sesquiterpene(beta caryophyllene), vanillin
Coriander	seeds	coriandrol, geraniol, pinene, borneol, cymene, dipentene, phellandrene, terpinene
Cubeb	fruit	cubebine, cubebic acid, azulene, camphor, cubebin, dipentene, lineol, pinene, alcohol
Cumin	seeds	cuminol, cuminic aldehyde, cymene, pinene, terpineol
Elemi	bark	phellandrene, dipentene, limonene, pinene
Eucalyptus	twigs, leaves	cineol, eucalyptol, ketones, sesquiterpenic alcohols, terpenes, resinous matter

Fennel	seeds	anethol, anisic aldehyde, camphene, d-fenchone, dipentene, estragol, fenone, phellandrene, pinene
Frankincense	gum(trunk)	ketonic alcohol(olibanol), resinous matter, terpenes(camphene, dipentene, alpha pinene, beta pinene, phellandrene
Galbanum	gum(stalk near roots)	carvone, sesquiterpenes(cadinene, myrcene), sesquiterpenic alcohol(cadinol), terpenes(limonene, pinene)
Geranium	leaves	alcohols(terpenic geraniol, borneol, citronellol, linalool, terpineol), esters(acetic, butyric, valerianic), ketones, phenols(eugenol), terpenes(phellanrene, pinene)
Ginger	rhizomes	sesquiterpenes(camphene, d-phellandrene, zingiberene), sesquiterpenic alcohols (isoborneol-linallo), terpenes, citrol, resins
Horseradish	roots	sinigrin, isothiocyanates, allyl and butyl
Hyssop	flower, leaves	alcohol, geraniol borneol, thuyone phellandrene, terpenic ketone, pinocamphone
Jasmine	plant, flower	ketone jasmone, alpha terpineol, benzyl acetate, indol, linalool, linalyl acetate
Juniper	berries	alpha pinene, borneol, cadinene, camphene, isoborneol, juniperine, terpenic alcohol, terpineol
Laurel	leaves	cineol, alpha eugenol, geraniol, linalool, phellandrene, sesquiterpene, sesquiterpenic alcol
Lavender	flowers	borneol, geraniol, linalool, esters(geranyle, linalyl), terpene(pinene, limonene), phenol
Lemon	fruits	limonene, citral, coumarines(bergamotine, limettine), flavones(diosmine, limotricine)
Lemongrass	leaves	citral, citronellol, dipentene, farnesol, geraniol, limonene, linalool, methylheptenol, myrcene, n-decylic aldehyde, nerol
Lovage	root, stem, leaves, seeds	cineol, limonene, selinene, terpineol, guaiacol, isovalerianic, palmic acids
Mandarin	fruits	limonene, geraniol, terpenic aldehydes(citrol, citronellol)

Plant name	Oil sources	Principle components
Majoram	flowering head	phenols(carvacrol, thymol), borneol, camphor, cineol, cymene, pinene, sabinene, terpineol
Melissa	leaves, tops	citral, citronellol, geraniol, limonene, linalool, pinene
Mint	leaves, flowers	menthol, carvone, cineol, limonene, menthone, pinene, thymol, acetic acids, valerianic acids
Mustard	seeds	ally isothiocyanate(allylsenevol)
Myrrh	bushes	acids(acetic, formic, myrrholic, palmitic, triterpenic, etc.), alcohols, aldehydes(cinnamic, cuminic, etc.), sugars(arabinose, galactose, etc.), phenols(eugenol, m-cresol), resins, terpenes(cadinene, dipentene, limonene, pinene, etc.)
Myrtle	fresh leaves	camphene, cineol, geraniol, linalool, myrtenol, pinene, tannin
Neroli	flowers	acetic esters, dipentene, terpineol, farnesol, geraniol, indol, jasmone, l-camphene, alpha and beta pinene, nerol, nerolidol, bezoic acid, hydrocarbons
Niaouli	bark	eucalyptol, esters(butyric and isovalerianic), limonene, pinene, terpineol
Nutmeg	nuts	myristicine, borneol, camphene, cymol, dipentene, geraniol, lin-alool, pinene, sapol, terpineol, acetic, butyric, caprilic, formic, and myristic acids
Orange	fruit	limonene, aldehydes, citral, citronellol, geraniol, linallol, methyl anthranilate, nonyl alcohol, terpineol
Oregano	flower tops	phenol(thymol, carvacrol), borneol, pinene, terpineol, esters
Palmarosa	leaves, flowers	geraniol, alcohols(citronellol, farnesol), esters(dipentene)
Parsley	seeds, roots, leaves	alpha terpinene, pinene, apiol, glucoside apiin, myristicine, oleo-resin, palmitic acid
Patchouli	leaves, shoots	patchoulol, sesquiterpens(d-gauiene, norpatchoulenol, patchou-lene), benzoic aldehydes, cinnamic aldehyde, cadinene, carvone, caryophyllene, coerulein, eugenol, humulene, seychellene
Pepper	berries	terpenes(phellandrene, pinene, limonene), alkaloid piperine, starch, cellulose
Petitgrain	leaves, twigs, unripe fruit	geraniol, geranyl acetate, limonene, linalool, linalyl acetate, ses-quiterpene

Pimento	berries	eugenol, phenol, sesquiterpene, resin
Pine	needles	bornyl acetate, cadinene, dipentene, phellandrene, pinene, syl-vestrene

Plant name	Oil sources	Principle components
Rose	petals	eugenol, farnesol, geraniol, citronellol, linalool, nerol, nonylic aldehyde, rhodinol, stearoptene
Resemary	flowering tops	borneol, camphene, camphors, cineol. lineol, pinene, resins, saponin
Sage/Clary sage	leaves	borneol, camphor, cineole, alpha pinene, salvene, Clary sage - linallol, linalyl acetate
Sandalwood	trunk	santalol, sesquiterpenic alcohols
Sassafras	root(inner part)	safrol, pinene, cadinene, camphene, eugenol, oleoresins, phel-lanrene, tannic acid, wax
Savory	leaves	phenol, carvacrol, thymol, cineol, cymene, pinene
Tarragon	leaves	phenol(estragol), cymene, linalyl acetate, phellandrene
Tea tree	leaves, branches	trepenes, cineol, sesquiterpenes, sesquiterpenic alcohols
Thuja	young twigs	alpha pinene, borneol, bornyl acetate, d-thujone, fenchone, fe-none
Thyme	leaves, flower tops	thymol, carvacrol, borneol, cineol, linalool, menthone, p-cymene, pinene, triterpenic acid
Turpentine	resin	borneol, resinic acid, sesquiterpene, terpenes(pinene, alpha and beta)
Verbena	leaves, stalks	citral, caryophyllene, cineol, geraniol, limonene, linalool, methyl-heptenone, nerol, terpineol
Vetiver	grass	vetiverol
Wintergreen	leaves	methyl salicylate, ketone
Ylang-ylang	flesh flower	alpha pinene, benzoic acid, cadinene, caryophyllene, cresol, eu-genol, isoeugenol, linalyl acetate, linalyl benzoate, linalool, geraniol

2.2 정유 추출기술

(1) 물 증류법(water distillation)

간단한 방법으로 간접증기증류법이라고도 한다. 향장식물의 오일을 추출할 부위를 물에 담가놓은 후 끓어오를 때까지 열을 가한다. 이 때 끓는 물에서 증기가 나오는데 이 증기는 휘발성 오일을 함유하고 있다. 바로 이 증기를 냉각시키고 농축시켜 물에서 오일을 분리한다. 이 방법은 특별한 기구나 장비를 필요로 하지 않아 비용이 적게 들며 향장식물을 수확한 후 그 자리에서 바로 추출할 수 있으므로 오일의 신선도 유지에 효과적이다. 다만 일일이 식물을 물에 끓여야 하므로 과정이 오래 걸리고 향기와 내용물이 열에 의해 퇴색될 수 있으므로 주의를 요한다.

(2) 증기증류법(steam distillation)

가장 흔히 사용되는 향기정유 추출법이다. 증류 탱크 안에 물이 없으며 대신 증기가 탱크 안으로 직접 통과한다. 증기가 향장식물의 오일 주머니를 터뜨려 향기정유가 나오게 한다. 향기정유 성분이 증기에 용해되어 관을 통해 냉각기를 통과하면서 두 물질의 밀도 차이로 물과 오일이 분리, 추출된다. 추출과정이 빠른 것이 장점이며 미묘한 향과 성분을 최소한 퇴색시켜 다른 추출법보다 질 높은 향기정유를 생산할 수 있다.

정유를 생산하기 위한 고전적인 방법으로 지금까지 대부분의 국가에서 사용되고 있다. 원료를 넣고 여기에 증기실에서 만든 수증기를 보내어 잎, 종자, 줄기 등의 정유샘으로부터 오일을 뽑아낸 다음 냉각시켜서 오일을 모으는 방법이다. 에센셜오일은 물과 혼합이 안되기 때문에 오일

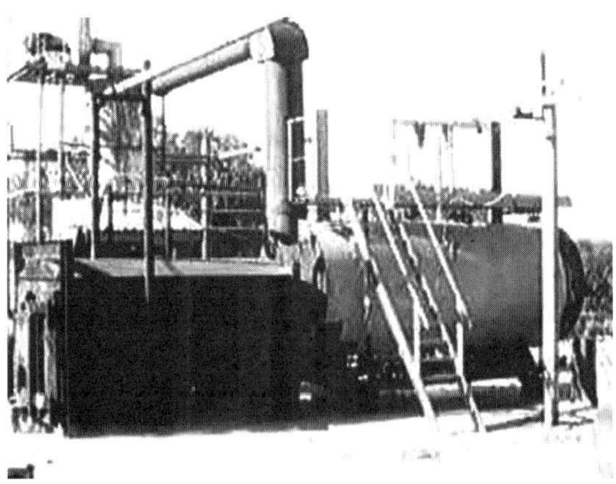

그림 151. 대량생산에 사용되는 수증기 증류법 장치

은 분리시키고 물이 증류의 부산물로 얻어지게 되며 이것을 flower water이라고 하며 화장수로 사용되기도 한다.

(3) 물-증기증류법(water-steam distillation)

추출할 식물을 뜨거운 물 위의 그릴에 올려놓는다. 여기에 증기를 쏘이면 골고루 쇠망에 널어놓은 잎에서 오일이 떨어지는데 이 오일을 받아 담는다.

(4) 저온 압착법(Cold press method)

열매와 씨를 압착시켜 종피를 파괴하여 오일을 추출한 후 원심분리하여 과즙으로부터 오일을 분류하는 방법으로 베르가못, 그레이프푸르트, 레몬, 라임, 오렌지, 광귤 같은 감귤류의 오일을 채취하는데 사용된다.

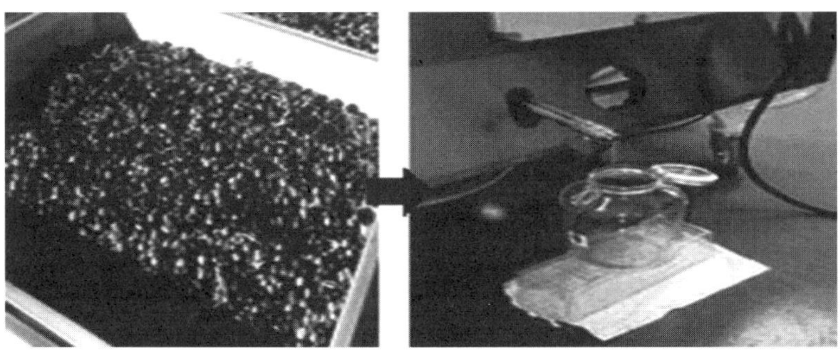

그림 152. 올리브를 흡착시킨 후 얻은 올리브오일

(5) 용매 추출법

장미나 자스민 같이 향기가 진한 에센셜오일을 제조할 때 쓰는 방법으로 재료를 에테르나 핵산 등의 휘발성 용매와 함께 통에 넣고 가열시켜 추출한 다음 여과시켜 얻은 고형물을 다시 알콜로 재용해 시키면 성분이 이동되는데 알콜을 제거하면 에센셜오일만이 남게 된다. 이것을 앱솔루트(Absolute)라고 하며 장미로부터 추출된 것을 로즈앱솔루트(rose absolute)라고 한다.

(6) 앙프레라지 냉각압축법(Enfleurage cold pressure extraction)

앙프레라지는 가장 오래된 방법 중의 하나로 이 방법으로 추출된 오일이 값은 비싸지만 품질은 우수하다. 오늘날에는 월하향을 분리하는 데만 사용한다. 정제된 라드(돼지 비계를 정제한 기름)를 이용하여 꽃에서 향 오일을 추출한다. 이처럼 동물성 지방이 향기정유를 추출하는데 좋은 매개체가 되기도 한다. 이 방법은 더 무거운 분자로 된 휘발성 분자를 감귤계 열매(레몬, 만다린, 버거못)의 껍질에서 압축하고 여과해서 병에 담는 압축법이다.

(5) 최근 개발된 신기술의 증류법

정교한 향기정유 추출에는 한계가 있다. 특히 꽃이나 잎 등에 높은 증기열을 쏘이면 식물의 특성상 오일이 빠지기도 전에 흐물흐물거리고 냄새마저 퇴색한다. 증기를 이용하면서도 시간을 단축시키고 향장식물이 제 모양을 유지할 수 있도록 온도를 낮추어 더욱 뛰어난 생산품을 만들어내는 신기술이 개발되었다. 신기술은 에너지 및 비용 절감 효과를 기대할 수 있다.

표 27. 신기술 증류법

증류법	요점
터보증류법	뿌리, 종자와 같은 단단한 식물에 사용
하이드로디퓨전 (hydrodiffusion)	싱싱한 잎에서 증기를 식물의 위에서 내려 쏘이게 하여 짧은 시간에 진짜 냄새에 가까운 향기정유를 추출
진공증류법 (vaccum distillation)	증기가 식물체에 직접 닿지 않고 건조 증류
분절증류법 (fractioning distillation)	향기정유 전체에서 필요로 하는 특수 화학물질만 분리하는 데 사용
분자증류법 (molecular distillation)	증류된 양을 2-3회씩 다시 증류
이산화탄소(CO_2) 추출법	가장 최근에는 지금까지의 문제점을 해결하기 위해 고압과 저열로 추출하는 신공법, 높은 압력(350파운드)으로 가장 안전하게 천연 향기정유를 추출할 수 있는 방법으로, 특히 피부 관리에 좋은 향장식물의 물질을 추출하는 데 효과적임.

2.3 정유의 향장효과

(1) 보습작용

보통 사람은 약 70-80조개의 세포로 구성되어 있으며 각각의 세포와 그 집합체인 조직이 여러 가지 기능을 가지고 얼마간의 역할을 분담하고 있다. 이 중 약 500억 개의 세포가 매일 생겨나고 죽고 하며 이 세포의 분열과 신생에 트러블(trouble) 또는 기능 저하 등이 일어날 때 여러 가지 증상과 질환이 발생하게 된다. 더구나 노화에 의해 생체 전체의 기능 저하가 시작되면 이상(異常)의 발생빈도가 높아지게 된다.

피부에 있어서도 마찬가지로 세포의 신진대사가 일어나며 표피는 28일의 반전(turn over) 사이클을 가진다. 세포반응이 활발한 피부는 어느 정도 세포 성분이 충실한 상태를 유지하는 데 그 중에서도 수분은 물질의 이동과 반응할 때의 용질로서 가장 기본적인 성분이다.

생물이 이전에는 수중에서 살았었다는 것으로부터도 생물에는 물을 보유하여 건조로부터 몸을 지키는 기구가 구비되어 있다는 것을 쉽게 이해할 수 있지만 Blank는 1950년대 처음으로 젊고 탄력 있는 피부의 유지에는 물이 중요하다는 사실을 주장하였다.

피부의 수분은 항상성 유지를 위해 가장 필요한 과제이며 피부의 악순환으로부터 양(良)순환으로의 전환을 위해서는 보습 관련 성분이 필수적이다. 정상인 피부에서는 10-30%의 수분이 포함되어 탄력성과 유연성이 유지되지만 수분의 양이 10% 이하로 떨어지면 건조 피부(dry skin)를 형성하게 된다. Heitland에 의하면 젊은이는 약 13%, 고령자는 약 7%의 수분을 함유하며 노화(aging)와 순환의 변화에 따라 피부 수분량이 크게 변화하여 트러블(trouble)을 일으키게 된다고 하였다. 그러므로 피부수분량을 정상으로 회복시키고 유지하기 위해서 여러 가지 보습제가 개발되고 있다.

사람의 피부 각 층의 성분은 일반적으로 NMF라고 하는 천연보습인자가 약 30%, gellatin protein이 약 58%, lipid가 약 11%로 구성되어 있다. 이것들이 서로 협력하여 피부의 수분 균형(balance)을 조절하는 것으로 알려지고 있다. NMF란 약 40%의 아미노산과 피로리드린카르보닉 acid, 유산(乳酸)염이 약 12%씩 함유되어 있으며 그밖에 펩티드, 글루코사민, 요소, 무기염 등으로 구성되어 있는 것으로 Jacobi에 의해 밝혀졌으며 이러한 성분과 유사한 물질이나 조상으로 된 보습제의 가능성이 검토되어 왔다. 그 중에서 근래 주목되어 온 것은 알로닉 acid와 코라겐 등이 생체 유래 고분자 물질이다. 이들은 다른 보습제에 비하여 보수성(保水性)이 뛰어나며 외계의 저습한 환경하에서도 생체로부터 수분을 흡수하는 역효과가 적은 우수한 보습제이다.

(2) 보습작용을 갖는 식물성 화장품 원료

수용성 고분자인 다당 성분을 많이 함유한 추출물이 흔히 쓰인다. 다당류를 함유한 식물점액질에는 종자다당류(게아 검, 로카스트빈 검, 다닌스시스 검, 타라 검), 해조 다당류(카라키나, caragenan, 알긴산, 한천), 수지다당류(아라비노가라구단 검, 아라비아 검, 트라간트 검, 가라야 검), 과실다당류(펙틴), 근경다당류(전분, 곤약) 등이 있다. 이와 같은 다당류를 함유한 식물에는 *Althaea officinalis, cetralia islandica, aloe barbadensis, Tussilago farfara, Verbascum phlomoides, Malva sylvestri*s 등이 있으며 이들 식물 추출물은 유럽을 비롯한 세계 각국의 화장품 등에 흔히 이용된다. 최근의 연구 결과 Ophiopogonon속 식물의 다당류 점액질이 화장료 및 식기용 세제의 보습제로 적합하며 *Corhorus olitorius, Polianthes tuberosa*의 다당류가 보습작용, 피부의 유연작용 및 보호작용을 갖는 것으로 밝혀졌다. 그밖에 지의식물(*Usnea longissima* Ach.)과 표고 균사체 다당류의 보습작용이 보고되었다. 세포부활작용을 중심으로 기황 개선과 보습에 사용되는 식물에는 피부의 수분이 저하하여 일어나는 기황(肌荒) 증상을 개선하는 약제의 성분 가운데 보습제 이외에 세포 부활(賦活)작용을 가진 성분이 배합되어 있는 것이 있다. 알로에의 경우, 창상치유촉진작용을 갖는 분획물을 배합한 크림이 이 기황 증상의 개선과 피부수분량 증가에 효과적, 이것이 피부상태의 개선과 각질층 중의 수용성 성분 증가를 가져온 것은 모두 피부대사에 영향을 미쳐 결과적으로 생체의 자기 회복력을 촉진하고 세포자체의 증식을 촉진한 결과일 것으로 추론된다. *Melilotus officinalis*는 꽃, 잎 추출물을 비타민 E와 병용해 피부의 반전을 촉진, 각질층 구조의 치밀화로 수분보유 기능을 제고하며 피부건강 상태를 유지한다. Iris 속 식물은 피부선유아세포 증식 작용 및 혈관 확장 작용으로 기황을 개선한다. *Sophora angustifolia*는 뿌리의 물 추출물이 선유아세포 및 상피세포의 증식을 촉진하고 기황에 효과가 있다. *Polygonum odoratum* 등 49종은 추출물이 피부의 turn over를 제어하여 활성제에 의한 기황 및 염증을 방지한다. *Panax ginseng*은 사포닌 성분이 피부선유아세포에 글루코사미노글루칸의 생성을 촉진해 세포간 수부의 보유효과 및 피부노화 예방에 가져온다. *Prunus persica, Rosa rugosa* 등 5종의 유기용매 추출물과 초임계(超臨界) 추출물은 피부의 촉촉한 느낌과 미끄러움을 증가시키며 여드름 개선에 효과가 있다. *Angelica keiskei*와 *Eriobotrya japonica*의 추출물은 혈행촉진 작용을 통해 기황, 잔주름 및 비듬을 억제하고 모발의 광택을 좋게 한다. *Plectrontus* 속 식물은 노루에피네피린에 의한 혈관수축 작용을 촉진하고 기황, 살갗의 달아오름, 면도날에 위한 염증 등에 효과가 있다. Polygonum *nultiflorum*은 모세혈관 확장, 혈행촉진, 피부 신진대사 촉진, 피부모발의 윤택 등의 효과가 있다. *Elaegnum angustifolia*은 과실의 유지(油脂)가 탄소 16개의 트리구리세라이드를 함유해 욕료제로 사용하고 피부를 축축하게 하고 미끄럽게 해준다. 그밖에 보습을 목적으로 이용되는 향장식물에는 *Utica dioica*, *Fragaria vesca*(wild strawberry), *Glechoma hederaceum*, *Betula platyphyll* Saktehev., *Equisetum arvense* L.(쇠뜨기), *Salvia officinalis* L.(살비아), *Simmondsia chinensis Schneider*(Johoba), *Lavendula officinalis* L.(라벤더), *Rosa* spp.(장미속, *Rosa gallica* L., R. *damascena* Miller, R. *centifolia* L.) 등이 있다.

(3) 살균작용

백리향인 *Thymus vulgaris*의 정유인 thyme유(油)로부터 외용 살균제인 티몰이 개발되었으며 *T. serpylloides ssp. gadorensis* 정유(carbacrol, terpinen)은 *Mycobacterium phlei*, *Micrococcus luteus*, *Bacillus megaterium* 등의 균에 효과가 있다. 쑥의 종류인 Taragon(*Artemisia dracunculus*)은 아니스알데히드, 페라시멘, 오이게놀, 리모넨, 멘톨 등의 정유성분을 함유하며 항균 활성을 나타낸다. *Eucalyptus australiana*, *E. citriodora*, *E. dives*, *Melaeuca alternifolia*, *M. bracteata*, *Leptospermum petersonii*의 정유(citronellol, cineole)도 *Staphylococcus aureus*, *Salmonella luyea* 등의 성장을 저해한다. *Tanacetum vulgare*는 조미료, 구충약, 건위약으로 사용되어 온 식물로서 camphor, germacrene-D, sabinene, thujone, umbellulone 등의 정유를 함유하며 강한 항균작용을 갖는다. thujone을 많이 함유한 *Salvia officinalis*도 강한 항균활성을 나타내며 pinene 등을 함유한 *Achillea fragrantissima*와 메리골드(Tagetes minuta, T. patula)도 항균활성을 나타낸다. Lemongrass(*Cymbopogon citratus*)로부터 얻어지며 citral을 주성분으로 하며 *Straphylococcus aurens*, *Samonella typhi* Pora-A, *Shigella flexneri*의 발육을 강하게 저해한다. 정상인의 피부에는 피부상재균(皮膚常在菌)이라고 하는 여러 종류의 세균과 효모가 생육하고 있으며 피부상재균총을 형성하고 있다. 피부상재균총의 주된 구성 member로서는 *Staphylococcus*속의 호기성 세균, *Pityrosporum*속의 효모를 들 수 있다. 계피, 정자(丁子, *Flos caryophylli*), 박하가 *Pityrosporum ovale*에 비교적 강한 생육저해 효과를 나타냈으며 그 중에서도 계피가 계피알데히드 성분에 의해 가정 생육저해 활성이 강하다. 이러한 식물의 추출물은 가려움의 방지를 목적으로 하는 샴프, 린스 등의 두발용품에 응용할 수 있을 것으로 기대된다. 여드름은 사춘기에 많이 발생하는 피부질환으로서 호지질성의 혐기성세균인 *Propionibacterium acnes*의 자극에 의해 염증이 생기는 것이므로 *P. acnes*의 생육을 저해하는 식물추출물에 의한 여드름 예방과 치료에 대한 실험

결과는 정자, 황백 등이 강한 *P. acnes* 생성저해 효과를 나타냈다.

(4) 자외선흡수효과

기존의 자외선 흡수제에 적지 않은 불안이 따르므로 보다 안정성 높은 자외선 흡수제를 탐색하기 위하여 G. Proserpio는 수종의 허브 추출물의 유효한 자외선 흡수효과를 검토하여 sun care 화장품의 하나의 성분으로서의 충분한 이용가치가 있음을 발견했다. 지표에 도달하는 태양광선 중의 자외선은 생체에 대한 작용에 따라 290~320nm의 중파장자외선(UV-B)과 320~400nm의 장파장자외선(UV-A)로 구분된다. Takemura가 33종류의 하브추출물의 UV-A, UV-B에 있어서 자외 영역에서의 흡수스펙트럼을 측정한 결과, 알로에(*Aloe ferox Mill*)의 UV 흡수스펙트럼은 최대 흡수파장(λmax)이 302nm이며 그밖에 360~380nm에 shoulder peak가 인정된다.

3. 화장품 산업

화장품이란 인체를 대상으로 사용되는 것으로 인체를 청결, 미화하여 매력을 더하고 용모를 밝게 변화시키거나 피부 또는 모발의 건강을 유지 또는 증진하기 위하여 인체에 사용되는 물품으로서 인체에 대한 작용이 경미한 것으로 정의된다. 그리고 기능성화장품이란 일반화장품에 비해 생리활성이 강조된 화장품 또는 기능이 강조된 화장품을 말하며 국내 화장품법에서는 피부의 미백에 도움을 주는 제품, 피부의 주름 개선에 도움을 주는 제품 및 피부를 곱게 태워주거나 자외선으로부터 피부를 보호하는데 도움을 주는 제품으로 정의하고 있다. 기능성화장품은 화장품(Cosmetics)과 의약품(Pharmaceuticals)에 해당하는 용어로 코스메슈티컬스(Cosmeceuticals)로 사용되고 있다.

표 28. 화장품의 시작

시 대	화 장 품
메소포타미아(기원전27세기)	이집트 여성들은 황색점토나 적색점토를 이용하여 얼굴이나 몸에 바름
그리스시대(기원전8세기)	백색의 납가루를 얼굴에 바름
로마시대(기원1세기)	당나귀의 우유로 목욕
중세(11~12세기)	증류기술을 이용하여 향수를 만듬

또한 화장품 산업은 일반적으로 화장품용 원료 및 부자재의 개발, 제조, 수입, 판매와 화장품의 개발, 생산, 수입, 유통 및 판매에 이르는 전 산업분야를 모두 포함한다.

생명공학기술이 화장품 산업에도 많은 영향을 줄 수 있으며, 세포생물학을 기반으로 세포의 분화구조가 해명되면서 주름 등 피부의 노화방지, 육모제 개발, 피부세포의 생리활성을 분자수준에서 제어할 수 있는 물질의 탐색이 진행 되고 있다. 예를 들어 유전자 재조합 기술로 제조된 인체 성장 호르몬과 일부 효소들은 이미 기능성 화장품의 유효성분으로 활용되고 있으며, 대용량 바이오 기술을 이용하여 유전자 발현을 대량 분석하거나 단백질을 대량 연구하여 생물학적 정보를 얻을 수 있으며 화장품 개발의 연구에 적용 가능하다. 식물에 있어서는 그 이용과 응용이 무궁하여 다양한 기대가 모아지고 있다.

3.1 범위 및 분류

일반적으로 화장품은 기초화장품, 메이크업화장품, 모발화장품, 방향화장품, 바디(body)화장품으로 분류되지만 법적으로는 어린이용, 목욕용, 눈화장용, 방향용, 두발용, 염모용, 메이크업용, 메니큐어용, 면도용, 기초화장용, 일소 및 일소 방지용의 11가지로 구분한다.

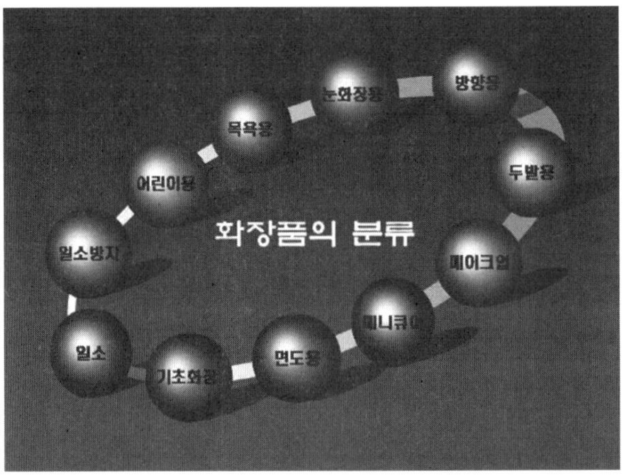

그림 153. 화장품의 법적 분류

(1) 바이오립스틱

1985년 보라색 뽕나무 뿌리를 조직배양기술로 증식시켜 시고닌 색소를 추출하여 여성 화장품인 립스틱에 배합시킨 최초의 생명공학기술을 이용한 화장품이라 할 수 있으며 같은 시기에 닭의 벼슬에서 추출된 히알론산을 미생물로부터 추출, 정제하는 것 또한 성공하였다. 이와 같이 배양기술을 이용한 화장품의 개발로부터 더욱 발전하여 사람의 피부를 연구한 결과에 기초한 새로운 화장품 소재를 개발하는 방향으로도 다양한 연구가 진행되고 있다. 이렇게 선발된 기능성 소재를 화장품에 배합하는 기술에 관한 연구도 진행되고 있다.

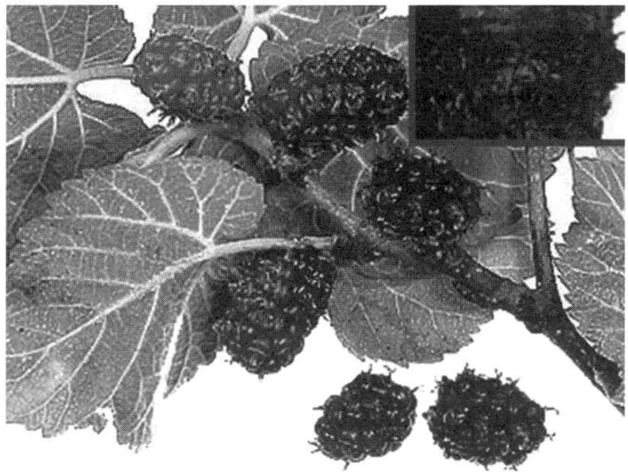

그림 154. 뽕나무 열매와 뿌리

(2) 미백화장품

피부의 흑색색소인 멜라닌은 자외선 등의 자극을 받으면 멜라노사이트에서 치로시나제(Tyrosinase) 등의 효소에 의해 치로신(Tyrosin)으로부터 합성되어 인접한 표피로 옮겨져서 표피가 검은색으로 변하게 된다. 미백화장품의 구현은 이러한 과정을 방지하거나 억제하는 작용이 주가 된다. 그러므로 치로시나제를 저해한다면 멜라닌 생산이 억제되고 백색의 피부를 유지할 수 있을 것이다. 이에 의해 제품화된 저해물질로는 고우지산, 알부틴 등이 있다. 또한 자외선 자극에 의해 엔도세린, 히스타민, 일산화질소 등이 멜라노사이트의 증식 및 색소과립의 증가 혹은 멜라닌의 합성 촉진과 색소착색에 관여한다고 밝혀진 후 이에 관하여 엔도세린의 작용을 저해하는 가미츠리기스, 히스타민의 멜라닌 합성촉진작용을 저해하는 식물 화극의 종자추출물, 일산화질소를 억제하는 나무딸기의 향기성분인 라즈벨리-게인글루도사이드가 발견되어 이들을 함유하는 제품이 판매되고 있다. 현재 내표적인 미백세로는 코지산(Kojic acid), 알부틴(Arbutin), 비타민C 유노체, 루시놀(Rucinol) 등이 있으며 식약청에 고시된 미백화장품의 원료는 닥나무 추출물, 알부틴, 에틸아스코르빌 에테르, 유용성 감초 추출물이다.

표 29. 미백에 유효한 성분들

성분	역할
비타민 C 유도체	멜라닌 합성 억제 효과와 검어져 버린 멜라닌 색소를 환원하고 엷게함 미백 이외에도 여드름, 모공의 긴축, 낡은 각질제거, 잔주름 등 다양하게 사용
카모미라 ET	카밀레(국화과 식물)의 꽃으로부터 추출 엔드리센이라는 멜라닌 물질의 생성을 억제
알부틴	이끼 복숭아, 우와우르시의 잎이나 가죽에 포함 멜라닌의 합성을 억제, 치로시나제의 활성을 억제
에라그산	딸기의 열매의 성분 치로시나제 안의 동이온을 잡아 치로시나제의 기능을 억제
르시노르	모미의 나무에 포함되는 물질 치로신 대신 치로시나제와 결합하여 그 기능을 억제 멜라닌 합성 억제
T-AMCHA	멜라닌 생성을 억제, 피부염 방지와 미백의 효과
하이드로퀴논	생성된 멜라닌을 제거하며 멜라닌 생성을 막음

(3) 육모용화장품

모발은 피부와 별개가 아니라 피부의 일부며 그 자체가 형태를 달리해 성장한 것이며, 주로 케라틴이라는 단백질로 구성되어 있다. 케라틴 단백질은 약 18가지의 아미노산으로 이루어져 있으며 모발에 영양을 주기 위해서는 많은 종류의 아미노산을 함유하고 있는 단백질을 균형 있게 섭취하는 것이 중요하다. 섭취된 단백질은 아미노산으로 분해되어 장벽으로 흡수되고 혈액으로 운반되어 각 기관으로 흡수되며 모발의 경우 모세혈관을 통해 영양분이 공급되어 모세포의 성장에 도움을 준다.

건강한 사람의 경우 머리카락은 성장기(약3~6년), 퇴행기(약 3~4주), 휴지기(약 3~4주)를 순환한다. 남성형 탈모증은 테스토스테론이 성장기 모발의 모발모 세포중 효소인 5α-리덕테이스에 의해 활성이 강화되어 디하이드로테스토스테론으로 변화하여 세포분열을 저해함으로서 나타난다. 반면 여성호르몬의 에스트라지올은 5α-리덕테이스를 저해한다고 알려져 있지만 화장품으로서 그 효과는 그다지 알려져 있지 않은 상태이며 앞으로 많은 연구가 필요하다.

(4) 노화방지용화장품

피부의 노화는 광노화와 자연노화로 구분되어지며, 자외선에 의해 유발되는 광노화의 조절 기작이 많이 연구 되어지고 있다. 피부 탄력성에 관여하는 콜라겐과 알론산은 진피에 있는 선유아세포에 의해 생산된다. 자외선에 의한 콜라겐의 분해는 광노화를 유발하는 주된 요소가 된다. 콜라겐의 신진대사가 나쁘게 되면 콜라겐간의 연결체가 만들어져서 분해가 어려워지기 때문에 노화콜라겐이 된다. 콜라겐의 신진대사를 촉진하기 위해서는 콜라게나제가 필요하며 또한 탄성선유인 에라스틴의 감소에 의해 피부의 노화가 진행된다.

피부의 노화를 지연시키는 방법으로는 첫 번째 자외선, 활성산소, 건조 등과 같은 환경인들을 제거하여 피부노화자체를 지연시키거나, 두 번째 피부주름의 생성 메카니즘을 연구하여 젤라티나제를 저해하는 방법, 콜라겐의 합성촉진 또는 분해억제하는 방법 또는 히아루론산의 합성을 촉진하하는 방법을 사용한다. 세 번째 방법은 감소된 피부 메트릭스 성분이나 세포를 보충하여 발생한 피부주름을 개선하는 방법으로 나누어 볼 수 있다. 현재 피부자극이 없는 레티놀, 파미틸산 등의 비타민 A류가 배합된 피부주름 개선 화장품 개발이 주를 이루고 있다.

미국과 일본에서는 AHA(α-Hydroxy acid)가 주름을 개선시키는데 응용되고 있다. AHA는 화학적인 작용에 의해 피부의 각질을 얇게 벗겨냄으로서 피부를 신생조직으로 새롭게 구성하여 피부주름을 개선시키기 때문에 안전성 측면에서 주의가 필요하다. 이외에 피부 주름개선제로 관심을 끌고 있는 성분으로는 살구씨에서 얻어진 DADA(Diisopropylamine dichloroacetate), 합성식물호르몬의 일종인 카이네틴(Kinetin), 생약을 포함한 식물체에 광범위하게 포함되어 있는 우루솔산(Ursolic acid), 생체의 필수 미량성분인 규산, 동식물에 널리 분포되어 있는 스핑고신(Sphingosine) 유도체, 합성물질인 NMS(n-metyl-L-serine), 보효소 Q10, 미생물에 의해 생산되는 메발루놀락톤(Mecalonolactone) 등이 있다. 광노화는 자외선에 의한 신호전달에 의해 시작되기 때문에 이를 초

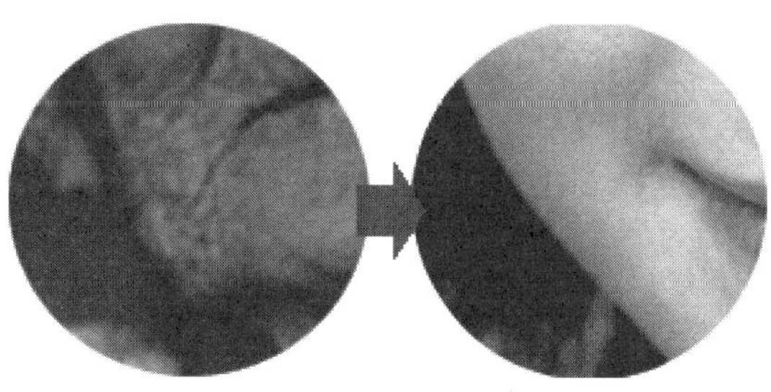

그림 155. 피부노화의 개선

기에 차단할 수 있는 항산화제나 MMP(Matrix metalloproteinase)의 발현 억제효과를 지닌 레티노이드 및 MMP 억제제 등에 의해 피부노화를 방지 할 수 있다.

(5) 자외선 차단 화장품

자외선 차단제는 유기물 계통의 자외선 흡수제와 무기물 계통의 자외선 산란제로 크게 나눌 수 있다. 현재 자외선 차단제로 등록되어 있는 것은 대부분 자외선 흡수제로 벤조페논계, 계피산계, 살리실산계, PABA(Para-aminobenzoic acid)계 등과 같은 유기화합물 계통이 있으며, 스틸벤 유도체, Benzitriazol substituted polyorganosilozane 등 사용성과 피부 안전성을 향상시킨 새로운 자외선 흡수물질이 개발되고 있다. 최근 들어 무기화합물 계통의 산화티탄과 산화아연이 자외선 흡수 또는 산란제로 나타나고 있으며 이들은 입경이나 형상의 변화에 따라 산란시키는 파장의 영역이 달라지고 화장품 기제내에서 물이나 기름에도 잘 녹지 않기 때문에 안정되게 분산시키는 기술이 중요하다. 시판되고 있는 자외선차단 화장품의 대부분은 자외선 흡수제 또는 산란제를 여러 가지로 혼합하여 피부의 외측에서 자외선을 차단함으로써 자외선에 의한 피부의 손상을 방지하는 개념이지만 최근 피부 내부에서도 자외선을 방어할 수 있는 새로운 기능이 부가된 자외선 차단 화장품이 개발되고 있다.

3.2 개발기술

국내 개발 중인 화장품의 원료는 종류가 1700 여종으로 알려져 있고 국내 시장 규모도 1800 억원으로 추정된다. 그러나 대부분을 수집에 의존하고 있다. 국내 기업들이 완제품 개발에만 치중되어 있기 때문에 외국기업과 대등한 위치에서 경쟁하기 위해서는 화장품 원료의 개발이 필요하다. 최근화장품의 개발은 의약품의 개발보다 상대적으로 진입이 용이하며 시장규모가 적지 않고 기능성 화장품 원료로 개발된 생리활성물질 가운데 많은 경우는 동시에 의약품 원료로 개발할 수 있는 부가적인 이점도 있기 때문에 화장품의 원료개발이 활발하게 이루어지고 있다.

광우병 등의 발병으로 동물 유래의 화장품 소재들이 식물 기원의 소재로 급격히 대체되고 있으며 화장품의 원료로 사용할 수 있는 식물 기원의 소재로는 올리브유, 야자유와 사포닌 등과 같은 계면활성성분과 아미노산, 단백질, 당류 등을 함유한 수용성 성분과 로즈마리 나뭇잎, 버드나무 껍질 추출액, 나래지치 뿌리, 꿀, 당근 등의 다양한 천연물 등이 있으며 보습제, 피막형성제, 피부보호제, 립스틱, 향류 등으로 이용되고 있다. 또한 콜라겐, 포도씨 추출물, 석류 추출물, 실크 펩타이드, 베타카로틴 등의 천연물질을 사용해 식용이 가능한 신개념의 화장품과 해양유래의 화장품 소재 개발이 활발히 진행되고 있으며 해양유래의 화장품 소재로는 한천, 알긴산, 카라제난, 키토산 등이 있다.

1973년 우리나라에서 인삼을 주원료로 화장품을 만들기 시작하면서 홍삼, 감초, 녹두, 흑두, 단풍잎, 대나무, 닥나무, 오가피 생강, 영지버섯, 상황버섯, 녹차, 뽕나무 등 다양한 식물 자원으로부터 효능 성능 추출로 화장품을 만드는 기술이 가능하다. 또한 차와 황금 추출액은 자외선 차단이 가능하고, 컴프리, 작약, 감초 추출액은 항염증 효과가 있으며, 인삼추출액은 광선억제 효과가 있고 참피나무 등은 항알레르기에 효과가 있으며 상백피, 갈근 등은 미백효과가 있으므로 화장품으로 개발가능하다.

표 30. 대표적인 화장품의 원료

원료명	분야/기술	주용도
Beta-Glucan	다당류/발효	보습, 면역활성
히아루론산염	다당류/발효	보습
TiO2	무기/합성	무기자외선차단제
Silica	무기/합성	메이컵용 체질안료
Sericite	무기/코팅	무기안료
Benzopheonone-5	유기/합성	자외선 차단제
Ceramide 류	유기/발효, 합성	각질층 보호
Arbutin	유기/합성	피부미백
3-APPA	유기/합성	피부노화방지
Kojyl-3-APPA	유기/합성	미백
계면활성제류	유기/합성	유화, 가용화, 분산
Polymer JR	유기/합성	두발 사용성 증대
Medimin A	유기/합성	주름완화
Bronopol	유기/합성	방부제
천연 추출물 류	천연물/추출	미백, 항산화, 노화예방, 보습
Stazyme PE	요소/안정화	각질제거

이 같은 효과적인 생리활성 원료를 이용 가능한 화장품으로 개발하기 위해서는 인체피부조직 모델의 개발과 인공모발세포모델의 개발 등이 우선되어야 하며, 새로운 기능성 원료의 신속하고 광범위한 탐색을 위해 DNA micro array를 활용한 탐색 기술도 필요하다. 또한 유기합성, 기기분석, 물리학, 재료공학, 고분자, 천연물 추출, 단백질 및 효소기술, 생물공학, 피부과학 등의 여러 학문 분야가 통합되어 개발되어야 한다.

표 31. 화장품의 주요 기술과 범위

구분	기술의 범위
신소재기술	미백, 주름개선, 자외선차단, 보습, 피지조절, 자극완화, 항산화, 육모, 비듬, 피부흡수, 분체, 계면활성제, 고분자화합물
제형기술	유화, 가용화, 분산, 겔화, 리포좀, 마이크로캡슐, 피부흡수 및 안정화
평가기술	효능평가, 안전성평가, 관능평가, 방부력평가

3.3 화장품 시장의 방향

앞으로의 화장품 개발은 안전성뿐만이 아니라 효능 효과를 강조한 기능성 화장품이 주를 이룰 것이다. 화장품의 개념이 피부 손질 개념에서 피부 노화방지와 세포부화, 미백 및 자외선 차단 등의 적극적인 개념의 도입이 강화되어 기능성화장품의 연구개발, 제조기술의 발전이 가속화되고 있다. 사람의 유전자 해독으로 유전자 조작이 용이해져 특정 생리활성을 갖는 유효성분의 대량 생산이 가능해질 것이며 나노공학과 전자공학의 발전으로 생리활성 성분의 안정화와 무방부제 화장품을 위한 새로운 저온 시스템의 화장품 용기의 개발도 필요하다. 나노공학과 정보기술이 융합된 새로운 인공 지능형 화장품이 개발되어 특정부위에 생리활성 물질을 목표로 하는 것이 가능해지며 인터넷을 통한 사이버의 발전에 의해 개개인의 피부 특성에 맞춘 주문식 화장품이 등장할 것이다.

전체 화장품 출하량 중에서 피부용 화장품(skin care cosmetics)은 35~40%이며 아름다움의 원형은 피부색이 희며 부드러운 살결이므로 피부용 화장품에 대한 기대감이 높다. 근래에는 고령화 사회의 도래에 따라 노화방지 화장품, 미백 화장품, 및 오존층 파괴에 따른 자외선방지 화장품에 대한 기대감이 점차 고조되고 있다. 피부용 화장품의 원료로서의 향장식물은 자연화장품의 인상을 강하게 주는 점에서도 소비자에게 어필하게 된다.

자연화장품이란 구성성분이 유지, 지방산, 탄화수소, 검 등의 청연물 또는 천연물 유래인 것을 의미하며 특정의 약리효과를 기대하여 약초추출물을 배합한 것도 자연화장품의 범주에 해당한다. 세계적으로 자연화장품, 포프리제품 등이 화장품 매장에서 넓은 면적을 차지하고 있고 많은 화장품 maker가 자연화장품을 취급하고 있으며 장미수(水), 라벤더수(水), 오렌지꽃 등의 증류수를 고농도로 배합하여 식물명을 전면에 내세운 화장수가 늘어나고 있다.

(1) 항노화 화장품

인구의 급속한 고령화로 인해 노화를 지연하는 화장품의 개발이 필요하며 항노화 화장품의 원료로서 천연물질 중 식물성 화장품에 대한 선호도가 높으며 전통의학에 기반을 둔 원료 개발을 중심으로 하는 연구가 계속될 것이다. 또한 아직 정확하지 않은 노화방지에 대한 이론을 정립하여 그에 따른 활성 물질개발이 필요하다. 기능성 화장품이 확대됨에 따라 인접영역으로의 확대가 가속화되어 식품, 의약품등의 소재가 항노화 화장품의 소재로 응용될 것이며 BT 및 NT의 융합을 통해 새로운 기전의 활성 물질이 개발될 것으로 예측된다.

(2) 자외선차단 화장품

향후 자외선 차단 화장품은 보습제, 항노화제 원료들과 함께 자외선 차단역할을 하는 화장품을 개발하는 방향으로 진행될 것이다. 또한 경제 성장과 국민소득의 향상에 의해 레저문화의 증가에 따라 땀이나 피지에 의해 쉽게 지워지지 않는 고지속성 자외선 차단화장품이 필요하며 환경오염에 따른 광범위한 자외선 차단제의 개발이 필요하다. 천연식물자원으로부터 자외선 차단작용이 우수한 식물성 자외선 차단 제품의 연구가 지속되며 자외선의 강도에 따라 자동으로 조절되는 자외선 차단제품의 출현이 예상된다. 이에 따라 피부에서의 멜라닌 생성과 자외선 차단 효과를 정량적으로 평가하는 종합적인 평가 시스템의 확립과 자외선에 의한 콜라겐의 파괴, 랑게르한스 세포의 손상 및 이를 억제하는 물질의 검색법 개발이 필요하다.

(3) 미백 화장품

미백 화장품은 기능성 화장품의 시장 확대와 발전을 선도하는 중추적인 역할을 하며 그 범위가 확대되고 있다. 피부 세포간 상호정보전달 과정에 포함되는 미백 신소재와 기미, 주근깨 등을 치유하는 성분이 개발되어 기미, 주근깨 완화 제품에 관한 연구가 계속되고 있으며 주위의 여건에 따라 피부의 명도가 자유로이 조절되는 카멜레온식의 화장품도 출현이 예상된다. 멜라닌 생성 유전자에 대한 연구가 많이 진척되어 이들을 조절할 수 있는 방법 및 소재들이 개발되어 색소 변이를 치유할 수 있는 제품의 개발이 기대되며 이후 멜라닌 생성 유전자에 대한 연구가 많이 진척되어 이들을 조절 할 수 있는 방법 및 원료들의 개발되어 기본적인 색소 변이를 치료할 수 있는 제품이 개발 되도록 연구가 진행되고 있다.

(4) 육모/양모 화장품

Hair care제품에 있어서 향장식물에 기대되는 효과 중에서 가장 관심이 높은 것이 육모양모효과이며 실제로 여러 가지 식물추출액을 배합한 육모양모제가 발매되고 있다. 육모양모제가 대상으로 하는 것은 남성형탈모증, 소위 대머리이다. 남성형탈모증의 발생 메카니즘에 대해서는 불명확한 점이 많이 남아 있다. 모포(毛包)에서 실제로 작용하는 남성호르몬은 고환과 부신에서 분비되는 테스토스테론이 아니라 세포내의 5−α reductase에 의해서 변환된 디하이드로테스토스테론(DHT)이다. DHT는 모포내의 세포질내에서 리셉터단백질과 결합하여 핵에 진입, 유전자에 작용함으로써 실제의 남성호르몬 작용을 발현하는 것으로 생각된다. 따라서, 남성형탈모증을 예방하기 위해서는 5−α reductase에 의한 테스토스테론으로부터 DHT로의 변환을 저해하든가 DHT와 리셉터와의 결합을 저해할 필요가 있다. 또한 5−α reductase저해제와 리셉터저해제를 적당한 비율로 혼합한 경우에는 상승효과에 의해서 저농도에서도 유효하게 작용할 가능성이 있으므로 5−αreductase저해제 및 리셉터저해제의 검색과 그 평가방법의 개발이 종전부터 행해지고 있다.

5−α reductase 활성을 저해하는 식물추출액의 검색을 실시한 예는 다음과 같다.

쥐 간장호모지네이트를 5−α reductase효소액으로 한 *in vitro* 실험에서 15종류의 식물추출액의 5−α reductase 활성의 저해작용을 조사한다. 이 때 효소의 변성에 의한 영향을 조사하기 위하여 식물추출액의 단백질 변성작용도 동시에 측정한다. 그 결과 호프(99.5% EtOH), 타임, 세이지, 로즈메리(50% EtOH) 등 4종류의 식물추액에서 높은 5−α reductase 저해작용이 인정된다. 이들 식물추출액을 햄스터 귀 피지선의 기관배양계에 첨가한 경우에는 호프추출액과 로즈메리추출액을 첨가한 계에서 ^{14}C−acetate 양이 저하하여 지질합성을 억제하는 작용이 인정된다. 특히 호프추출액에서는 약 50%의 높은 억제작용이 획인된다. 또한 테스토스테론을 처리한 마우스를 이용한 실험에서도 호프추출액과 로즈메리추출액에서는 테스토스테론에 의한 저해작용을 완화하여 발모(發毛)가 일어나는 것이 확인된다. 따라서 호프추출액과 로즈메리추출액으로 모포세포내에서의 테스토스테론으로부터 DHT로의 변환을 저해하여 안토로젠 작용의 발현을 억제하는 작용이 있다고 생각되며 남성탈모증의 예방에 효과가 있는 것으로 기대된다.

그밖에 일반적으로 탈모부위에서는 두피의 말초혈류량의 저하와 모포세포의 활성의 저하가 인정되므로 혈행촉진제와 세포부활제의 첨가도 유효하다고 생각된다. 또한 거세에 의한 남성호르몬 작용을 제외하더라도 탈모의 진행이 멈추는 것만으로는 모의 재생이 일어나지 않기 때문에 항남성호르몬제와 혈행촉진제 및 세포부활제를 병용하는 것에 의해서 탈모의 진행을 억제시킴과 동시에 새로운 모의 성장을 촉진시키는 것이 탈모의 개선에 유효하다. 육모제로서 이용될 수 있는 식물 중에서 혈행촉진작용이 높은 식물추출액으로는 쓴풀추출물, 연명초추출물, 고삼추출물, 등이 있으며 모포세포부활(賦活)효과가 높은 식물추출액으로는 인삼추출물, 죽절인삼추출물 등이 있다. 또한 하수오추출물은 피지선억제작용을 갖는다.

(5) 몸치장용 화장품

최근 프로판가스에 의한 오존층의 파괴, 열대 우림 등의 벌채에 의한 삼림파괴, 사막화, 석유, 석탄 등 화석연료의 연소에 의해 방출되는 다량의 이산화탄소에 의한 지구온난화 현상 등 지구환경이 급변함에 따라 사람들의 환경 보호에 대한 관심이 크게 높아지고 있어 이른바 ecology 붐이 일어나 화장품에 있어서도 인간과 환경에 대해서 친자연적, 친환경적인 소재와 제품이 요구되고 있다. 이러한 소비자 사이에서의 자연지향 의식은 샴프, 비누, 보디샴프, 욕료제, 방향제 등의 toiletries 상품에도 크게 영향을 미치고 있다. Toiletries제품에 이용되는 주된 형태는 식물추출액과 정유인데 식물추출액은 샴프나 욕료제 등에 첨가제로 사용된다. Toiletries제품에 사용되는 주요 식물추출액은 세이지 추출물, 캐모마일 추출물, 로즈메리 추출물, 유칼립투스 추출물, 타임 추출물, 밀포일(milfoil) 추출물, 린덴 추출물, 레몬밤 추출물 등이 있다.

이에 반하여 정유는 각각이 지닌 향기의 특성을 살려서 옛날부터 샴프, 비누, 보디 샴프, 욕용제, 방향제 등의 향장품 향료의 원료 소재로 이용되어 왔다.

(6) 구강위생용 제품

치아의 트러블에 관한 기록은 이미 크로마뇽시대(22,000년전)의 벽화에서도 볼 수 있으며 로마의 시나 세익스피어의 희곡에도 등장할 만큼 고대로부터 근대에 이르기까지 인간의 생활에 밀착해 왔다. 충치 이외에 치조농루와 구취 등의 구강 질환은 생명을 위협할 정도의 중병은 아니지만 살아가기 위해 기본적으로 필요한 식생활과 쾌적한 사회생활을 하는 데 밀접한 관계가 있다. 구강질환에서 비롯되는 불쾌감을 제거하기 위해서 유럽, 인도, 중국 등 동서양을 막론하고 많은 식물이 사용되어 왔다.

금세기 들어 구강질환의 원인 구명이 활발해지고 주변 과학의 진보에 힘입어 대부분의 구강질환이 구강 세균에 의한 감염이라는 것이 판명되었다. 최근 10년 사이에 원인균, 발증메카니즘 해명의 진보가 이루어짐으로써 새로운 식물의 유효성 평가법이 유효성을 과학적으로 구명함과 동시에 새로운 유용식물의 발굴을 가져오게 되었다. 치약에 허브생약을 배합하는 경우는 나라에 따라서 사용방법과 기대효과가 다르다. 독일을 중심으로 하는 유럽에서는 허브추출물을 사용하여 치조농루에 대한 항염증효과, 살균, 향균 효과를 기대한 배합이 많다. 미국에서는 사용감, 자연감을 위하여 향료 가운데 향장식물 정유를 강조하는 예가 많다. 중국에서는 생약배합의 치약이 발매되고 있는데 생강과 사균자 치약으로 충균을 예방하고 전칠(田七)과 후추, 정자치약으로 치조농루를 예방하며 황금치약으로 구취를 예방하는 등 종류가 다양하다. 일본에서는 캐모마일, 라다니아, 미르라, 세이지 등을 배합한 것과 한약재인 당귀, 홍화 등을 배합한 것, 민간약으로 별꽃, 가지를 태운 그을음, 알로에 등을 배합한 것 등 다양하게 접근하고 있다. 그러나 식물 중에 포함되어 있는 탄닌 등의 폴리페놀은 제품 속에서 시간이 경과하면서 중합되기도 하고 철 등의 미량 금속과 결합하기도 하여 착색 · 변색하는 경우가 있으므로 이에 대한 대책으로 안정화제를 탐색하고 불필요한 성분을 가급적 제거하는 추출법의 개발이 요구되며 또한 유효성분의 단리, 정제가 필요하다.

(7) 욕용제 제품

인간의 입욕 습관의 연혁은 이집트 문명에까지 거슬러 올라가며 그리스 시대에 들어서면서 입욕을 병의 치료에 이용하기 시작하였다. 입욕의 선구자는 기원전 400년대에 활약한 그리스의 의사 히포크라테스로서 그는 인간의 자연치유능력을 중시하여 수욕(水浴) 및 미시지를 그의 치료에 도입함과 동시에 여러 가지 종류의 식물을 보조적으로 방법으로 병용하였다. 로마시대에 들어와서는 입욕의 습관이 로마의 귀족 계급을 중심으로 확산되었다. 로마의 귀족들은 사교와 유흥의 장으로서 입욕을 이용하였으며 그것을 위해서 대규모의 욕장을 각지에 건립하였다. 현재도 로마시대의 유적이 남아 있는 카라카라 욕장은 약 2천 명이 한꺼번에 입욕할 수 있을 정도의 규모였다고 전해지고 있다.

중세는 기독교가 지배한 시대이므로 그 계율에 따라 제한되었던 까닭에 입욕문화에 있어서도 암흑시대였다고 할 수 있다. 따라서 볼만한 것이 거의 없지만 그 중에서 십자군이 원정에 의해 당시 도르코에서 성행했던 증기 풍려(風呂)가 유럽에 전해진 사실이 알려져 있다. 이것은 7세기 바그다드시대에 5천 칸이나 있던 전신 미용을 겸한 증기 풍려(Hanimam이라고 함)가 12세기에 도르코에 전해져 그것이 다시 서구에 전파된 것이다. 14세기 영국에서는 페스트가 만연되었는데 공중목욕탕이 그 원흉으로 생각되어 당시 국왕인 헨리 4세가 입욕금지령을 내렸다. 이 때문에 입욕이 쇠잔하는 결과가 되었고 그 후 17-18세기에 이르러 입욕습관이 부활하였는데 그 배경에는 일반 민중의 경제적인 기반의 확립과 위생 관념의 보급이 큰 영향을 미쳤다.

이와 별개로 유럽에서는 옛날부터 수치료법(水治療法)이라고 하는 냉온수를 이용한 입욕과 부분욕으로 병을 치료하는 일종의 이학요법(理學療法)이 민간에서 성행하였다. 이것은 처음에는 냉온수만을 이용한 간단한 것이었으나 점차 약용 및 향장식물(허브)를 병용하여 한층 치료효과를 높임으로써 체계를 세워 나갔다. 이것에 크게 공헌하여 집대성한 인물 가운데 한 사람은 19세기 독일의 세바스찬 구나이프(Cewaschan Kneipp)이었다. 즉, Kneipp요법이란 그 자신의 투병체험을 기초로 수치료법과 허브를 조합하여 Kneipp요법이라고 하는 치료체계의 확립과 보급에 노력하였다. 현재 이 치료법은 치료를 받은 사람이 2-4 주간 care house 라고 하는 전문치료기관에 체류하여 행해지고 있으나 가정에서도 간단히 치료를 계속할 목적으로 많은 허브욕용제가 시판, 보급되고 있다.

입욕에 이용되는 허브에는 다음과 같은 여러 가지 종류가 있다.

Valeriana officinalis, Quercus robur, Quercus petraea, Pinus sylvestris, Juniperus communis, Avena sativa, Anthoxanthum odorata, Matricaria chamomilla, Acarus calamus, riticum asetivum, Rosmarinus officinalis, Melissa officinalis, Thymus vulgaris, Equisetum arvense, Achilla millefolium, Lavandula officinalis, Hypericum perforratum, Eucalyptus globulus, Humulus lupulus, Viscum album, Tilia europaes, Erythraea centaurium 등이며 이들의 주요 작

용은 ①중추신경 및 말초신경에 대한 작용(진정, 흥분, 최면, 강심, 평활근이완, 근긴장완화, 진경 등), ②순환기에 대한 작용(혈관확장, 혈압강하, 혈행촉진 등), ③종합적인 작용(대사촉진, 세포증식촉진, 조직재생촉진, 이뇨, 발한 등), ④기타(국소자극, 수렴, 지혈, 건조, 피복보호, 소염, 살균, 항균 등)이다.

(8) 기타 기능성 화장품

• 보습기능소재 개발

화장품의 가장 기초적인 기능성이라 볼 수 있는 보습기능에 관련된 주요 소재로는 닭의 벼슬이나 유산구균으로부터 만들어지는 히아루론산(Hyaluronic acid), 사막의 식물이나 효모로부터 얻어지는 트레할로스(Trehalose), 버섯류의 자실체로부터 얻어진 혼합 다당체인 트레멜라(Tremella)추출물, 수렴과 다년목초인 순나물의 추출물, 고분자 물질인 폴리 MPC(Poly 2-methacryloyloxyethyl phosphorylcholine) 등이 개발되고 있다.

• 식물유래 소재 개발

올리브유, 야자유와 사포닌, 소맥 배아유, 미강유, 인지질 등과 같은 계면활성성분, 아미노산, 단백질, 당류 등을 함유한 수용성성분 등이 보습제, 증점제, 피막형성제, 피부보호제로서 사용되고 있으나, 최근에는 MMP-1(Matrix Metalloproteinase-1) 활성 및 생산을 억제하는 소재, 활성산소의 제거능력을 가진 소재, 각화세포의 증식을 촉진하는 소재, 섬유아세포의 증식을 촉진하는 소재, 멜라닌 생성을 억제하는 소재 등이 새롭게 식물로부터 연구 중이거나 이미 보습, 항노화, 미백 화장품의 원료로 사용되고 있다.

• 해양유래 소재 개발

해양에서 얻어지는 약 7000여종의 생리활성물질들이 대부분 의약품 및 화장품으로 활용되고 있는데, 프랑스의 CODIF사에서는 홍조류, 녹조류, 갈조류로부터 피부의 노호, 민감피부, 주름방지 등의 기능을 가진 20여종 이상의 헤조추출물을 상품회하고 있으며 특히 일본의 한지지체에서는 빙하가 녹아서 생기는 해수인 심층수를 이용한 화장품이 개발되었다.

• 바이오 기술관련

피부 관련 유전자중 성장인자, 사이토키닌, 호르몬 및 수용체의 유전자, 전사인자 유전자, 접착분자 유전자, 케라틴 등과 같은 피부 특이적 구조단백질의 유전자, 피부암 유전자, 피부암 억제

유전자, 피부 관련 효소유전자, 형태형성 유전자 등이 연구대상이 되고 있다. 현재 인간게놈의 해독이 거의 완결되어 개별적인 유전자의 기능은 어느 정도 알려져 있지만 아직 상당수의 피부 관련 유전자들의 역할이 밝혀지지 않아 향후 DNA Chip 기술이나 마이크로어레이(Micro array) 기술을 이용하여 피부세포 내에서 이들 유전자의 발현 메카니즘을 규명하는 연구가 중요한 과제로 지목되고 있다. 예컨대 피부 표피에 존재하는 색소세포의 증식에 SCF(Stem Cell Factor), 멜라닌 생성의 조절에는 MITF(Melanocyte-specific Transcription Factor) 등이 관여하고 있는데 이들 단백질의 기능이나 유전자 발현을 억제하면서 효율적으로 멜라닌 생성을 억제할 것으로 보고 있다.

• **나노기술관련**

화장품분야에서 나노기술관련 관심분야는 정밀 고분자물질의 개발, 나노입자의 합성과 기능화 기술, 나노코팅 기술이며 나노에멀젼 등과 같은 유화기술은 이미 여러 화장품업계에서 제품생산이 되고 있으며, 생체의 단백질, 당질, 세포, 조직 등이 초분자적 자기형성에 의해 만들어지는 초분자화학의 특성을 살린 생체재료의 개발에 특히 관심이 모아지고 있다.

(9) 비듬·가려움 방지 화장품

비듬, 가려움의 원인으로서는 두피상재균인 *Pityrosporum ovale*의 작용이 중요하다. *P. ovale*은 두피에서 피지, 특히 그 중의 불포화지방산을 자원화(資源化)하여 증식하지만 이 때 리파아제의 작용으로 피지를 분해하기 때문에 자극성이 높은 저급 지방산이 생긴다. 그 때문에 두피에 염증이 생기고 비듬과 가려움이 생긴다. 또한 이외에도 두피의 건조와 과잉 피지는 비듬과 가려움을 일으키므로 비듬과 가려움에 대해 유효한 식물추출액으로서는 항균작용, 방부작용, 항염증작용, 보습작용, 항지루효과 등의 기능이 요구된다.

실제 응용의 예로는 양칠엽수(*Aesculus hipocastanum*)추출물을 샴프와 헤어쇼에 배합하는 것이 비듬과 가려움의 개선에 유효함이 확인되었다. 또한 파슬리, 쑥, 흑포도, 회향 등을 비듬방지용 세품에 응용할 수 있으며 민들레의 성분 중에는 약 12%의 규산과 그 회분 중에 20% 이상의 유황이 함유되어 있어 피지루와 비듬의 방지에 효과가 있다.

사람의 모발은 피부와 마찬가지로 15% 전후의 수분을 보유하고 있으며 모발과 두피의 수분량은 NMF 성분 등으로 조절되고 있지만 수분량이 저하하면 모발은 건조하여 상하기 쉬운 상태기 되고 두피는 건성의 두구(頭垢)를 발생시킨다. 반대로 수분량이 과잉으로 되면 모발은 표면이 증가한 느낌이 되고 두피는 피지와 함께 습성의 두구를 발생시킨다. 따라서, 모발과 두피를 시원하면서 쾌적한 상태로 유지하기 위해서는 수분량과 유분(油分)량의 조절이 중요하므로 식물추출액의 샴프에의 배합은 모발과 두피의 상태에 맞도록 하는 것이 필요하다. 즉, 모발이 건조하여 상처가 심하고 스타일링이 곤란한 경우에는 보습효과가 높은 식물추출액과 피비분비를 촉진하는 작용이 있는 식물추출액을 첨가하고 반대로 모발이 기름기가 넘치는 느낌이 드는 경우에는 피지분비를 억제하는 작용이 있는 식물추출액을 첨가하는 것이 좋다. 헤어드라이어의 사용과 퍼머 등 모발에 손상을 주는 요인이 증가할 때는 모발을 보호하기 위해서는 보습작용과 에모리엔트효과가 높은 식물추출액이 요구된다.

또한 식물추출액은 일반적으로 플라보노이드와 탄닌 등의 색소성분을 함유하므로 염모제에도 응용이 가능하다. 헨나는 염모제로 이용되는 대표적인 식물이지만 그 염색 성분은 나프토키논계 화합물인 라손이다. *Hamamelis virginica* 추출액은 염모(染毛)효과가 높은데 그 주성분은 hamamelitannin이다. 이 하마멜리탄닌을 염모제로 첨가한 경우에는 변이원성을 억제하는 등의 안전성을 개선하는 효과도 인정된다.

현재 가정용 또는 미용실용으로서 사용되고 있는 염모제에는 방향족 아미노화합물이 염색성분으로서 쓰여지고 있기 때문에 안천성면에서 문제가 있다. 특히 p−phenylenediamine(PPDA)는 사실 염색제로 이용되고 있으나 감작성(感作性)이 높은 물질이기 때문에 접촉피부염을 일으키기 쉬우므로 식물성분에 의한 염모효과를 이용하여 안전성이 높은 염모제를 개발하는 것이 매우 중요하다. 최근 자연지향 붐과 지구환경문제로 소위 ecology 붐이 일어나면서 화장품에 있어서도 사람과 환경에 대해서 mild한 제품이 요구되고 있으므로 기능성과 안전성이 높은 식물추출액의 이용이 강조될 것이다. 특히 식물성분에는 상승효과와 길항작용을 나타내는 것이 많기 때문에 내용성분에 대한 상세한 분석과 연구를 통하여 보다 효과가 높고 새로운 작용이 발견되는 향장식물 및 화장품의 개발이 요망된다.

표 32. 피부용 화장품에 배합하는 식물유래 물질

식물유래물질	캐머마일水, 장미水, 수세미외水 등
식물분말	알로에분말, 캐머마일분말, 컴프리분말, 자작나무수액, 진피분말, 금잔화분말, 세이지분말, 인삼엑스분말, 수세미외분말, 라벤더분말, 로즈메리분말 등
식물추출물(엑스)	아카시아, 아보카도, 아몬드, 수국차, 아루니카, 알로에, 쐐기풀, 살구, 회향, 황련, 고추나물(소연교), 물냉이, 쥐오줌풀, 큰부들, 감초, 치자나무, 오이, 캐머마일, 당근, 고삼, 백합, 로즈메리, 포도잎, 파슬리, 백리향, 샐비아, 산초, 작약, 딸기, 콩, 차, 진피, 우엉, 홍차, 뽕나무, 스테비아, 세이지, 자소, 개연꽃, 약모밀, 당귀, 양박하, 서양톱풀, 참산사나무, 참피나무, 일본조팝나무, 염주, 쓴풀, 수세미외, 토마토, 마늘, 장미, 호프, 마로니에, 쑥, 레타스, 복숭아잎, 인삼, 혼합식물추출액 등

표 33. Hair care제품에 요구되는 기능

제품	기능
샴프	세정성, 모발보호, 비듬.가려움 방지, 땀냄새방지
린스	모발의 유연성, 머리결 개선, 광택부여
컨디셔너	정전기 방지, 모발보호, 보습
육모양모제	혈행촉진, 세포부활, 피지선억제, 살균, 항염증, 각질용해, 보습, 영양보급
스타일링제	스터일링, 보습, 광택부여

표 34. Hair care 제품에 응용되는 주요 식물추출액

학명	식물명	작용
Arnica montana	아르니카	혈행촉진, 보습작용, 소염효과
Urtica thunbergiana	쐐기풀	발모촉진작용, 수렴작용
Isodon japonicus	방아풀(회채화)	발모촉진, 항균작용
Phellodendron amurense	황벽나무	항균작용, 수렴작용, 소염작용
Nasturtium officinalis	물냉이	혈행촉진, 발모촉진작용
Cinchona ledgeriana	기나	혈행촉진, 수렴작용
Lonicera japonica	인동덩굴	항균작용, 수렴작용
Sophora flavescens	고삼	발모촉진, 항균작용
Gentiana lutea	겐티아나	발모촉진, 세포부활작용

Geranium thunbergii	이질풀(쥐손이풀)	항균작용, 수렴작용
Arctium lappa	우엉	비듬.탈모예방, 보습효과
Salvia officinalis	샐비아	혈행촉진, 방부작용, 소염효과
Zanthoxylum piperitum	산초나무	혈행촉진, 항균작용
Swertia japonica	쓴풀(당약)	발모촉진, 세포부활작용
Thymus vulgaris	타임(백리향)	혈행촉진, 살균작용, 방부작용
Syzygium aromaticum	정자	혈행촉진, 항균작용
Citrus sinensis	감귤나무	혈행촉진, 소염효과
Calendula officinalis	금잔화	혈행촉진, 항지루효과
Citrus aurantium	광귤나무	혈행촉진, 소염효과
Panax ginseng	인삼	혈행촉진, 세포부활, 보습효과
Glehnia littoralis	갯방풍	혈행촉진, 진통효과
Lawsonia inermis	헨나	모발보호, 보습효과
Tilia cordata	피나무류(?)	혈행촉진, 자극완화, 수렴작용
Houttuynia cordata	약모밀(어성초)	항균작용
Zingiber officinale	생강	발모촉진, 혈행촉진

표 35. 식물정유액의 샴프에의 배합예

모발의 상태	식물명
유성모(oily hair)	*Hedera helix* L., 레몬, 가바노끼
건성모(dry hair)	알로에, Arunica, 쐐기풀
보통모(normal hair)	로즈메리, 샐비아, 캐모밀러
손상모(damaged hair)	헨나, 캐모밀러
비듬.가려움 방지 (anti-dandruff)	기나, 마로니에, 쇠뜨기

표 36. 구강질환 및 불쾌감의 예방 및 치료에 유효한 식물 또는 성분

질환	대책	식물명 또는 성분명
충치	*S. mutans*균의 항균	호프, dill, 생강, 세신, 남천, 차전자, 감초, 은행나무, 자작나무
	GTF(Glucosyltransferase) 저해	인동, 하수오, 감잎, 유칼리, 우롱차, 차
	치질의 강화	차
	치통의 완화	삼지구엽초,
치조농루	*Porphyromonas gingivaris* 균 등의 항균	파슬리, 황백, 로즈메리, 세이지, 홍화, 금은화, 승마, 포도껍질,
	항염증	가지, 고삼, 녹차, 홍차, 황백
	지혈	당귀 홍화, 양파
	수렴	블랙베리, 화이트오크
	콜라게나제 저해	콩
	면역부활	쿠마린
구내염	항염증	제비꽃
구취	마스킹*Fusobacterium nucleatum* 균 등의 항균	황백
	화학적 소취	감귤, 연교, 자소과, 포도, 생강
치아착색	스테인 제거	세이지

4. 아로마테라피

식물의 정유 중 인체에 사용 가능한 정유는 약 300여종이 있으며 이 가운데 1종류의 오일만 사용할 수도 있고 2-3종류의 오일을 혼합해서 사용할 수도 있다. 정유에 의한 치료를 아로마테라피(향기요법)라고 한다. 향기요법에 이용되는 정유는 아로마(향) 입자가 후각신경을 통해 대뇌 변연계까지 전달되어 인간의 감정과 생리 기능을 관장하는 중추신경 기관에 직접적인 영향을 주어, 정신 기능, 성기능, 기억장치, 학습능력, 좌우 뇌의 통합 기능 등에 효과를 발휘한다. 즉, 뇌에 전달된 향기 입자는 분석이 이루어진 후 신경화학(neurochemical)을 조절한다. 이 신경화학물질들은 뇌하수체에 영향을 주어 호르몬 분비를 조절하고 균형을 맞추어 하부 신체조직과 기능에 치료적인 영향을 미치게 된다. 오홍근 박사의 실험 및 임상결과에 의하면 향기정유(향유)로 뇌파검사를 한 결과 안정된 알파파가 나타나고, 체혈 검사에서 순환기능이 향상되고, 통증이 완화되는 소견과 함께 뇌혈류 검사와 생체 에너지 공명 검사에서 치료적인 생리 기능 변화가 일어나고 있음을 알 수 있었다.

향기는 집중력 향상, 항우울 작용, 진통효과, 항불안 작용, 불면증 해소, 편두통 치료, 스트레스 완화, 피부미용, 여성 질환치료, 악취 제거 등의 측면에서 좋은 효과가 있다. 뉴욕의 슬로언 캐서린 암센터에서도 MRI 진단시 바닐라 향을 냄새 맡게 하여 환자들이 안정된 검사를 받을 수 있도록 하고, 항암제의 부작용을 감소시키는 데 향기요법을 적극 활용하고 있다.

그 밖에 실내, 사무실, 매장 등의 분위기와 맞는 향을 사용하여 향기인테리어 효과를 얻을 수 있다. 최근 들어 향기 아파트, 주방의 음식 냄새나 비린 냄새 등을 효과적으로 제거해 주는 향기 부엌 혹은 컴퓨터 작업 중 피로감을 덜어주기 위해 프로그램을 클릭하면 향기가 자연스럽게 발산되는 컴퓨터 향기요법 등이 개발되고 있다.

4.1 질병 예방 및 치료효과

향기의 질병 예방 및 치료효과를 요약하면 다음과 같다.

① 향(aroma)은 극도로 민감해진 신경에 진정 효과가 있다.

예) 캐러마일 로먼 향 – 뇌를 진정시켜 소아 불안 또는 과잉 행동 장애를 치료

계피 향 – 호흡과 근육 긴장을 제거하고 혈압을 강화

라벤더 향은 심장 수술 후 불안과 스트레스 해소에 효과

장미, 버거못 향 – 공황 발작, 기면증, 우울증에 사용

유향, 샌들우드 향 – 불면증 치료에 효과

② 항류머티즘 및 항생제 작용

예) 주니퍼베리, 로즈메리 – 항류머티즘 작용, 피부에 바르면 피와 임파 순환을 자극하여 산소 공급을 많아지게 할뿐만 이니리 요산, 젖산 배출을 원활하세 하므로 동증이 사라진다.

레몬, 클로브, 타임, 라벤더, 페퍼민트 – 강력한 항생제 역할, 레몬의 경우 3시간 이내에 장티푸스, 디프테리아, 폐렴균을 멸균시킨다.

③ 아로마는 호르몬의 균형에도 영향을 미친다.

예) 캐머마일, 사이프러스, 클라리세이지, 장미 – 여성들의 생리주기 조절

유향 – 불규칙한 생리나 생리과다에 뛰어난 효과

휀넬, 캐러웨이 – 수유기에 있는 여성들에게는 모유 생산을 촉진

클라리세이지, 페퍼민트 – 모유량을 감소시켜 젖을 뗄 때 효과적

④ 미음을 진정시켜 주는 작용뿐만 아니라 반대로 활발한 자극과 필요한 긴장을 유도하는 작용을 한다(시상하부의 활동을 효과적으로 조절하여 정신 기능의 균형과 조화를 이루게 하고 부신 피질을 안정시켜 진정과 이완 상태를 만들어줌).

예)버거못, 라벤더 등

⑤ 담즙대사를 원활하게 해주고 염증을 제거해 준다.

예) 페퍼민트와 로즈메리, 레몬 등

⑥ **감기에 효과적이다.**

예)Tea tree, 레몬, 제라늄, 유칼립투스 등

⑦ **객담 제거해 준다**

예)유칼립투스, 페퍼민트, 시더우더 등

⑧ **앨러지 증상의 개선에 유효하다**

예)히솝, 유칼립투스, 파인 오일 등

⑨ **방광염 등에 소염, 항박테리아 작용을 한다.**

예)유칼립투스, 계피, 히솝 등

표 37. 향장 및 약용식물의 약리작용 및 적응증

명칭	기원식물	사용부위	함유성분	용법	약리작용	적응증
발레리아나욕(浴)	*Valeriana officinalis*	뿌리	정유, 길초산	전신욕	진정, 최면, 강심, 진경, 혈압강하	자율신경실조증, 불면증, 피로
오크욕	*Quercus robur*	수피	탄닌산, 고미배당체	전신욕	수렴, 지혈, 소염, 살균, 건조	피부질환
침엽욕(송엽욕)	*Pinus sylvestris*	침엽, 소지	정유	전신욕	진정, 소염, 살균	자율신경실조증, 호흡기질환, 염증성 질환
두송욕	*Juniperus communis*	위과	정유	전신욕	진정, 근긴장완화, 이뇨, 발한	자율신경실조증, 류마티스, 통풍, 근육통, 피부질환, 방광염
연맥욕	*Avena sativa*	종자	인돌계 알카로이드, 사포닌	전신욕	온화한 진정, 세포증식촉진	신경성질환, 혈행장해, 류마티스, 신경통, 습진

4.2 주요 이용법

(1) 흡입법

코로 향을 들이마시는 방법으로서 호흡기 감염, 감기, 천식, 기침, 두통, 편두통 등에 효과적이다. 흡입된 오일 입자는 몸 전체는 물론 정신, 감정 등에 영향을 주며 바이러스의 성장을 막고 박테리아를 제거하고 통증을 없애주며 진정 또는 거담 작용을 한다. 흡입법에는 증기흡입법과 건조흡입법 및 아로마램프확산법 등이 있다. 일반적으로 증기흡입법은 2리터 이하의 더운물에 정유를 6-10방울 첨가한 후 물에 얼굴이 닿지 않도록 하여 10분정도 코로 들이마신다. 건조흡입법은 티슈나 천에 정유를 2-3방울 묻혀서 코로 흡입하는 방법으로서 시간이나 공간의 제약을 받지 않고 쉽고 간편하게 할 수 있다는 장점이 있다. 아로마램프확산법은 촛불 또는 전구 같은 램프를 이용하여 정유가 서서히 증발, 향이 발산하도록 하는 방법이다.

(2) 증기법

오일 성분이 섞인 증기를 쐬는 방식이다. 즉, 큰 대야에 뜨거운 물을 붓고 정유를 5-8방울 떨어뜨린다. 수건을 이용해 김이 밖으로 빠져나가지 않도록 한 후 적당히 얼굴을 들이대고 3-5분 김을 쬔다. 스팀을 쬔 후에는 미지근한 물로 노폐물을 제거하고 찬물로 마무리하여 피부가 수축되도록 한다. 스팀법은 혈액순환을 촉진시키고 피부에 수분을 공급하며 노폐물을 효과적으로 제거해준다. 그밖에 신진대사, 발한작용, 딥클렌징 효과도 있어 피부 관리에 좋은 방법이다. 특히 피부상태가 지성이거나 여드름이 많은 경우에 주니퍼베리, 레몬, 사이프러스 등을 이용하면 효과를 볼 수 있다. 또한 스티머와 같은 기계를 이용하는 방법도 있다.

(3) 마시지법

마사지는 몸을 이완시키고 피로를 풀어주며 정신을 맑게 해준다. 이때 정유를 함께 사용하면 정유성분이 피부를 통과하여 장기에 영향을 주고 휘발되는 향은 후각신경을 통해 감정 상태에 영향을 주는 효과를 나타낸다. 이렇게 마사지를 하면 오일이 서서히 피부에 스며들어 피부의 각 층을 통과한다. 아몬드 같은 캐리어 오일을 희석해 병용하면 오일이 더 넓은 부위로 확산되어 새로운 세포가 생성되고 노폐물 배출이 촉진되어 피부의 생명력이 증대된다. 보통 정유 10-20방울에 캐리어오일 50ml를 혼합하여 1-2% 정도 희석된 것을 사용하며 전신마사지에는 정유 30방울과 캐리어오일 50ml를 혼합, 3%정도 휘석된 것을 사용한다. 정유는 20분 정도면 표피층을 통과하여 진피층의 모세혈관과 임파선을 통과한 후 몸 전체로 퍼진다.

(4) 습포법

습포법은 전신 마사지가 곤란할 때 신체 부위별로 국소 찜질하는 방법이다. 통증이 있는 부위를 집중적으로 찜질하는 방법으로 더운 습포는 류머티즘, 신경통, 요통, 생리통, 치통, 귀통증, 발열, 기관지염, 피부염, 종기 등과 같은 만성 질환에 좋고 찬 습포는 두통, 부어오른 곳, 인대 손상, 근육 늘어짐, 멍든 데, 타박상, 눈통증 등 급성 질환에 좋다. 한번에 최소한 30분~1시간 정도 찜질하는 것이 좋다. 대야에 물 1리터 정도를 붓고 정유를 5-10 방울 떨어뜨려 잘 섞은 다음 깨끗한 거즈를 물에 적셔 통증 부위를 감싸듯 대어준다. 무릎과 같이 한번에 밀착이 잘 되지 않는 부의는 수건을 대고 랩으로 감아 고정시킨다. 두통에는 이마가 아닌 목 뒤에 수건을 대는 습포법이 더욱 효과적이다.

(5) 목욕법

물과 정유를 함께 이용하는 방법으로 욕조에 물을 받아 10~20방울의 정유를 떨어뜨려 잘 섞는다. 이 물에 15~20분 정도 몸을 담그면 욕조 가득히 피어오르는 향을 즐기면서 피로를 풀고 경직된 근육과 신경을 부드럽게 할 수 있다. 목욕법은 신체 부위와 목적에 따라 전신을 담그는 전신욕, 하반신만 담그는 반신욕, 앉아서 하는 좌욕, 발만 담그는 족욕, 아로마사우나, 스파 등으로 구분된다. 그 중 가장 큰 효과가 기대되는 방법은 전신욕이다. 따뜻한 물에 오일을 적당량 혼합한 물로 목욕을 하면 피부로 정유 성분이 흡수되어 체내의 임파액이나 혈액의 도움으로 온몸으로 운반된다. 이 과정에서 치료가 필요한 장기, 세포, 분비샘, 신경조직 부위까지 정유 성분이 흡수되어 효과를 나타낸다.

(6) 외적이용법

순수한 원액 오일을 피부에 바로 사용하는 경우는 드물지만 피부민감도를 고려하여 상처, 화상, 곤충에 물렸을 경우 에센셜오일을 방울지게 떨어뜨려 스며들게 한다. 이 외에도 향수나 영양크림, 보습크림으로 사용할 수 있다. 향수는 캐리어 오일에 선호하는 에센셜오일을 몇 방울씩 넣고 잘 섞은 다음 냉장고에 1주일가량 숙성시킨 후 사용하며 영양크림을 만들 때는 순수꿀벌 왁스, 아몬드오일, 소맥배아유, 아카시아벌꿀, 콩레시틴을 중탕으로 녹인 후 장미수, 또는 오렌지꽃수를 동일한 온도가 되도록 데운 다음 캐리어오일과 같이 섞어 크림처럼 될 때까지 저은 다음

식혀 에센셜오일을 떨어뜨리고 밀폐시킨 다음 냉장고에 보관하며 사용한다. 보습크림을 만드는 방법은 jojoba oil, 아몬드오일, 카카오버터, 순수꿀벌왁스를 중탕으로 녹인 다음 알로에베라와 오렌지꽃수를 데워서 함께 섞어 준 다음 온도를 낮추어 에센셜오일을 떨어뜨린 뒤 밀폐시켜 냉장고에 보관하며 사용한다.

(7) 내적이용법

원칙적으로는 위험하기 때문에 에센셜오일을 먹지 않지만 고통 받을 때는 대증적 치료를 하는 것도 가능하다. 라벤더, 티트리, manuka, kanuka 등의 에센셜오일 몇 방울을 설탕이나 꿀에 떨어뜨린 다음 이것을 입속에 조금 넣고 물고 있다가 삼키는 방법으로 사용할 수 있지만 2주일 이상 계속 먹어서는 안 된다.

4.3 향기마사지에 사용되는 캐리어오일의 종류 및 효능

마사지용 캐리어오일은 콩 등 종자유로 만든 식물성 기름으로 증상에 따라 정유와 희석하여 사용하는 기본 오일이다. 아로마 마사지 치료에 쓰이는 정유는 반드시 캐리어오일에 희석해 사용해야 한다. 캐리어오일은 1차 냉각 압축법으로 추출한 100% 천연 캐리어오일로 인체에 유익한 다량의 불포화 지방산과 비타민, 미네랄 등의 영양성분을 함유한다.

정유를 희석시키는 캐리어오일은 다양한 종류만큼 효능도 다양하므로 정유와 섞을 때 캐리어오일의 기능도 살펴가며 혼합하는 것이 좋다. 아몬드 오일은 가려움, 피부 건조, 염증성 질환에 효과적이고 Apricot oil은 주름살 제거, 소염작용, 건성 피부에 좋다. 캐놀라오일은 유채 종자에서 추출한 linoleic acid가 많이 함유되어 가볍고 침투력이 강해 부패를 막아준다. 아보카드오일은 피부건조, 탈수현상 완화, 습진성 피부에 효과적이다.

Borage oil은 GLA(γ-lonoleic acid) 성분이 함유되어 피부의 세포 재생효과는 물론 폐경기 증후군, 심장병 치료에 효과가 있다. Carrot oil은 피부 건조, 습진, 피부 재생 등에 효과적이며 헤이즐넛오일은 보습, 영양 보충, 수렴작용 등의 효과가 뛰어나 넓어진 모공 수축에 유효하게 쓰일 수 있다. 호호바오일은 습진 개선, 여드름 치료, 모발 영양 등에 쓰이며 올리브오일은 류머티즘, 모발 관리, 피부 진정효과가 뛰어나다. Evening Primrose oil과 Grape seed oil은 콜레스테롤이 없으며 유분이 가장 적다. 반면 비타민, 미네랄이 풍부하고 가벼우며 수렴효과가 있어 여드름이 많은 지성 피부에 사용하는 것이 좋다.

윤활유적인 역할을 하는 캐리어오일을 선택할 때는 사용목적과 구입가능성 등을 고려하여 각각 오일 특성에 맞는 것을 선택해야 한다.

(1) 알로에베라 또는 알로에베라오일(Aloe-vera or Aloe-vera-oil)

면역성과 항독성을 증가시키고, 다소간의 항사상균 역할, 항바이러스, 항균제 역할을 하며 상처가 났거나 일반적인 피부관리에 많은 도움을 준다. Aloe-vera-gel은 겔상태로 잎에서 추출한 것이지만 Aloe-vera-oil은 알로에 잎과 콩기름을 혼합해서 착즙하여 겔과 같은 효과가 있지만 효과의 정도가 낮다.

(2) 아몬드유(Almond oil)

아몬드유는 Sweet almond에서 추출한 오일로써 피부에 알맞고 아로마테라피적인 측면에서 습진에 특히 효과가 있으며 염증을 완화시키고 건조한 피부를 유연하게 하며 진정시키는 역할을 한다. 또한 윤활작용은 좋지만 침투가 잘 되지 않기 때문에 피부 마사지용으로 많이 사용한다.

(3) 살구씨오일(Apricot oil)

비타민 A가 풍부하며 지중해 연안에서 많이 생산되고 향이나 기름으로 사용하며 탈수상태의 근육, 노화가 시작되는 피부, 민감한 피부에 특히 유익하며 건조로 인한 염증 피부를 보호한다.

(4) 아보카도유(Avocado oil)

3%의 질 좋은 단백질, 미량원소, 비타민 B, 안티옥시드, 카로티노이드, 비타민 E, 레시틴이 함유되어 있으며 건조하고 노화가 시작되는 피부에 영양을 제공하고 건강을 회복시킨다. 향기가 나고 중후한 오일이기 때문에 다른 캐리어오일보다 좋게 사용되며 피부장애, 습진, 마른버짐에 효과가 있다.

(5) 보레이지유(Borage oil)

감마리노렌산(Gamma linolenic acid, GLA)이 많이 들어있어 신경성 피부염과 어린이 습지에 크게 효과가 있으며 잎과 꽃은 허브로 이용하고 씨앗으로부터 추출한 보레이지유는 피부세포에 자극을 주어 피부의 재생을 높이며 건조피부, 탈수상태피부, 노화성 피부, 조기노화 피부에 유익하다. 보레이지유를 다른 캐리어오일에 가하면 건강한 피부의 털을 촉진한다.

(6) 달맞이꽃기름(Evening primrose oil)

씨로부터 짜낸 오일로 건강한 피부 회복을 촉진시키며 피부의 회복을 촉진시키는 감마리노렌산(GLA)가 약 5~14% 함유되어 있으며 피부장해나 염증을 진정시키고 마른버짐 종류의 피부염증에 효과적이고 피부의 조기노화를 방지한다.

(7) 아마인유(Linseed oil)

아마씨의 기름을 뜻하며 비타민 E가 풍부하여 상흔이나 임신선이 나타나는 것을 방지하는 효과가 있으며 향기가 나는 금색의 오일은 버터와 유사하게 잘펴지며 피부에 영양을 주고 세포의 재생을 촉진시키는 효과가 있다.

(8) 포도씨기름(Grapeseed oil)

옛날부터 전통적으로 사용된 오일로 10~20%의 지방이 함유되어 있는 포도주 찌꺼기로부터 분류된 종자를 이용하여 얻는다. 포도씨기름에 함유된 procyanidine은 항산화제로써 뼈 연결조직의 고정에 효과적이며 플라보노이드와 2차산물이 많이 함유되어 있어 만성적인 통증을 치료하는데 효과적이다. 특히 정신적인 면에서 뇌세포보호, 사고력 증진, 신경세포 기능보호효과가 있다.

(9) 헤이즐넛오일(Hazelnut oil, 개암나무)

터키, 만부 또는 중부유럽에서 주로 재배되며 지역에 따라 형태와 향기가 다르며 오일 함량이 최고 65%에 달하며 주로 불포화지방산이고 비타민 B가 많이 포함되어 있다. 피부의 탄력을 유지시키며 영양을 공급하고 피부를 정상적으로 펴주어 탄력을 유지시킨다.

(10) 주주바(Jojoba oil)

미국 사막식물은 *Simmondsia chinensis*에서 추출한 것으로 오일이라기보다는 수용성 왁스 같은 특성이 있어 피부보호 역할을 하며 일광욕 할 때 피부를 살색으로 골고루 타게 해준다. 인간의 피부지방에 가까운 천연의 스킨오일로 피부노화와 주름을 방지하고 건성피부를 유언하게 해주며 마른버짐과 여러피부의 피부염증을 치료해주다. 지성피부나 지성의 두피를 개선해주는 효과가 있으며 산화방지의 효과가 있어 다른 오일과 혼합했을 때 부패의 진행을 막아준다. 주로 향수, 마사지오일, 헤어오일에 첨가하여 사용한다.

(11) 올리브유(Olive oil)

올리브는 한번 심으면 수십 년간 수확이 가능한 목본식물로써 종자오일과 과일까지 포함된 오일이므로 다양한 품질이 있다. 의학적으로 위산과다에 완충작용을 하고 무기염류도 많이 포함되어 있으며 류마티즘, 간과 담낭에 좋다. 또한 피부보호와 혈액순환에 좋으며 특히 여러 비싼 약물보다도 심장마비 예방에 효과적이다. 올리브오일은 퍼짐이 강하지만 로즈마리, 티트리, 백리향 등의 흐름이 강한 에센셜오일과 함께 사용하는 것이 좋다.

(12) 땅콩유(Peanut oil)

땅콩오일은 50% 정도의 지방을 함유하며 산화가 잘 되지 않으며 흐름이 오래 유지되지 않는 중후한 오일이다. 따라서 흐름이 강한 에센셜오일의 캐리어오일로 사용하는 것이 좋으며 윤활작용은 있지만 침투가 되지 않기 때문에 마사지 오일로 사용하는 것이 좋다.

(13) 참기름(Seame oil)

흐름이 잘 되지 않는 농후한 오일이기 때문에 유카리나무, 로즈말, 티트리, 백리향 같이 흐름이 강한 오일의 캐리어오일로서 마사지오일로 사용하며 여러 형태의 피부에 적당하고, 습진, 염증, 마른버짐, 조기노화가 일어나는 피부에 좋다.

(14) 콩기름(Soya oil)

저온 압착법으로 추출한 오일은 lecithine, 비타민 E, 베타카로틴 같은 여러 지방 동반 물질을 많이 함유하며 포함된 식물성호르몬은 유방암을 예방한다. 건조피부에 영양을 주고 흡수가 용이한 특성이 있으며 지성피부를 악화시키지 않다. 어떠한 경우에도 유전자 조작된 콩의 오일을 사용하지 않는 것이 좋다.

(15) 소맥배아유(Wheatgerm oil)

식물기름들 중에 비타민 E가 가장 많이 함유되어 있으며 그 외 크산토필도 함유되어 있어 면역을 강화시키고 순환계를 활발히 해주며 피부의 젊음을 유지시키기 때문에 피부용 아로마테라피 캐리어오일로 많이 사용된다. 건조한 피부가 갈라지는 곳에 영양을 공급하고 습진, 마른버짐과 피부질환을 깨끗이 해주며 상처흔적이 나는 것과 임신선이 나타나는 것을 막아주며 여러 피부에 사용가능하지만 특히 노화된 피부에 효과가 있다.

4.4 블랜딩 원칙

정유의 적당한 비율의 배합(blending)은 치료 효과와 직접적인 관련이 있으므로 매우 중요하다. 향의 휘발속도와 성질에 따라 향 정유를 3가지로 분류한다. 그것은 가장 빨리 휘발되는 상향(top note), 중간 정도의 휘발속도를 갖는 중향(middle note), 가장 늦게까지 향이 남아 있는 하향(base note) 등이다. 이들 세 가지 향을 적정 비율로 혼합하면 시너지효과를 기대할 수 있다. 그러나 향의 분류에 관계없이 개인적으로 좋아하는 향을 선택하거나, 기본적으로 자신의 성격과 기호에 잘 맞는 향을 선택하고 여기에 문제가 되는 증상을 해결하는 데 도움이 되는 향을 배합하는 이른바 체질적 처방법도 전문가의 도움을 받아 개별적으로 이용할 수 있다.

(1) 상향

3시간 이내에 증발하는 종류의 향이다. 맨 처음 맡을 수 있는 향으로 오래 가지는 못하나 배합에 중요한 향이다. 상향은 전체적으로 블랜딩된 배합 향의 성격을 결정지어 주는 역할을 한다. 레몬, 라임, 오렌지, 유칼립투스, grape fruit, 주니퍼베리 등이 상향에 속하며 전체 향의 5~10%를 차지하는 것이 바람직하다.

(2) 중향

보통 6시간 정도로 상향보다는 좀 더 오래 향을 유지한다. 배합에 있어50~80%를 차지할 만큼 중요한 부분이다. 상향과 중향을 중간에서 균형 있게 끌어주는 기능을 하며 예민한 것을 부드럽게 해주고 각진 것을 둥글게 해주는 역할을 한다. 블랙페퍼, 캐머마일, 제라늄, 라벤더 등이 중향에 속한다.

(3) 하향

가장 기본이 되는 하향은 2일 정도 향을 유지한다. 전체적인 배합을 안정되게 하고 깊게 해주는 향이다. 하향은 피부에 잘 고정되고 진하게 배어들며 향의 뿌리로서 영원성을 지니게 하므로 향을 2일 이상 오랫동안 유지시킨다. 샌들우드, 자스민, 시더우드, 유향, 몰약 등이 하향에 속한다. 하향은 상쾌함을 느끼게 하는 향은 아니지만 적절한 배합을 가능하게 해주는 역할을 한다.

전체의 5% 이내가 되도록 배합하는 것이 적당하다. 보통은 두, 세 가지의 향을 섞어야 제대로 된 효과를 볼 수 있는 반면 다섯 가지 이상의 향을 섞으면 오히려 효과가 반감된다.

표 38. 휘발되는 속도에 따른 에센셜오일의 분류

분류	정의	예
Top oil	빨리 휘발되는 것으로 자극적으로 고무시킴	바실, 베르가못, 그레리세이지, 고수, 유카립투스, 레몬, 레몬그래스, 네러리, 니아울리, 박하, 세이지, 백리향
Middle oil	향수같이 비교적 오래감	후추, 카모밀, 쥬니퍼, 페널, 제라늄, 히서프, 시프러스, 라벤더, 마죠람, 레몬밤, 소나무, 로즈마리
Base oil	진정작용이 있고 마음을 평온하게 하며 효과가 아주 오래감	벤죠인, 장뇌, 씨더나무, 정향, 계피, 프랑킨센스, 생강, 쟈스민, 몰약, 파초우리, 장미, 산달나무

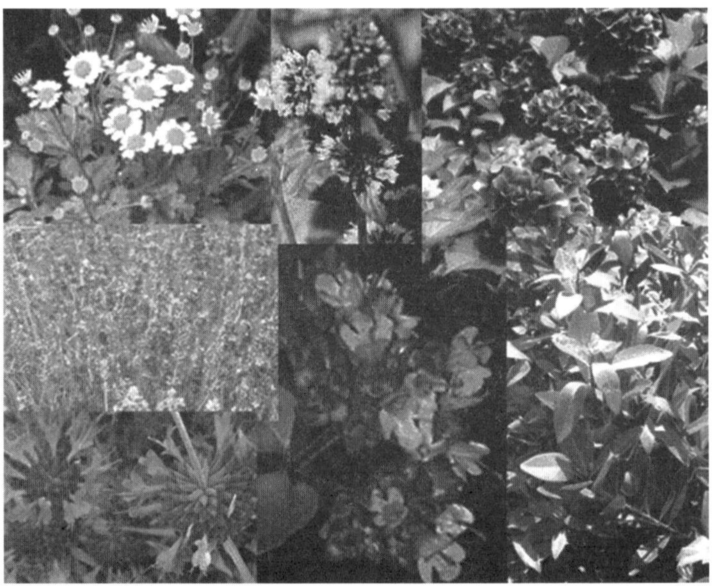

그림 156. 여러 가지 허브

4.5 에센셜 오일의 순도와 품질

순도와 품질이 나쁜 에센셜오일은 효과가 낮을 뿐만 아니라 인체에 해를 미치기 때문에 에센셜 오일의 효율적인 사용을 위해서 순도와 품질에 대한 지식이 있어야 한다. 특히 인조향을 사용했을 때 인간에게 전혀 치료적인 효과가 없다.

에센셜오일을 선택하기 위해 유의할 점으로는

① **생산국과 생산지역:** 에센셜오일은 천연산물이기 때문에 생산지의 기후와 토양조건에 따라 품질이 다양하며 생산국의 제조 기술에 따라 향도 차이가 있을 수 있다. 따라서 생산국을 반드시 따져 봐야 한다.

② **식물학명:** 세계적으로 에센셜오일을 부르는 명칭이 모두 다르기 때문에 생산품의 학명을 확인해야만 한다. 예를 들어 보통 카모밀(Chamomile)이라고 부르는 것에는 저먼 카모밀(German chamomile, 학명: *Matricaria chamomilla*), 로만 카모밀(Roman chamomile, 학명: *Anthemis nobilis*), 와일드 카모밀(Wild chamomile, 학명: *Chrysanthemum pasthenium*)이 있는데 이들은 각각 식물적으로 다르고 저먼 카모밀은 진정제로, 로만 카모밀은 소화불량치료제로 와일드 카모밀은 해열제로 사용되는 등 추출한 에센셜오일의 효능에도 차이가 있으므로 학명을 확인하는 일은 에센셜오일의 선택에 있어서 매우 중요하다.

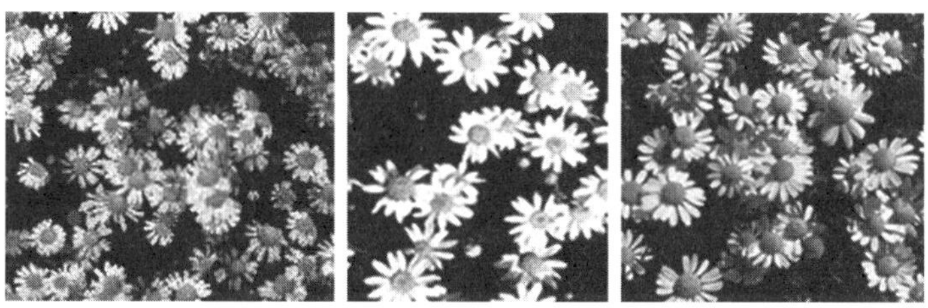

그림 157. 저먼 카모밀(좌), 로만 카모밀(중), 와일드 카모밀(우)

③ **추출부위:** 같은 식물에 따라서도 꽃, 잎에 따라 함유성분과 품질에 차이가 있다. 광귤(Sour orange, 학명: *Citrus aurantium*)의 잎 추출물은 petitgrain이라 하고 꽃은 neroli라고 하여 상품명이 다르고 이용범위도 다르다.

④ **추출방법:** 추출방법에 따라 품질이 전혀 다르며 가격차이도 많이 난다. 장미를 수증기 증류법으로 추출한 것은 로즈 옷토, 용매 추출법으로 나온 것은 로즈 앱솔루트 라고 다르게 명명하며 품질의 차이도 크게 나타난다.

⑤ **함유성분과 품질기준:** 에센셜오일은 100종 이상의 성분이 함유되어 있어 완전히 분석하여 표시하기가 어렵기 때문에 기본적인 함량표시마을 기본품질로 인정하며 이것은 국가나 생산회사에 따라 다르기 때문에 각각 사용하고자 하는 에센셜오일의 품질기준을 잘 살펴서 선택해야 한다.

제 5 장

헬스케어 소재와 활용

Biomedical Materials

1. 기능성 식품

식품은 단지 생명유지를 위하여 섭취하는 것뿐만 아니라, 먹는 행위를 통해 즐거움을 준다. 식품의 기능을 정리해 보면 영양기능을 제1차 기능이라고 하며 제2차 기능은 맛 등의 감각적인 기능이며, 과학기술의 진보에 따라서 식품의 제3차 기능 즉, 유해물질의 중화, 해독, 배설, 공존하는 물질의 흡수촉진, 혈압, 콜레스테롤의 감소 등의 작용이 있음에 주목하게 되었다. 이 중 제3차 기능에 주로 중점을 둔 식품을 기능성 식품이라고 하며 건강보조의 목적으로 특정성분을 원료로 하거나 식품원료에 들어있는 특정성분을 추출, 농축, 정제, 혼합 등의 방법으로 제조, 가공한 식품이라고 정의 할 수 있다. 즉 인간의 몸에 긍정적인 식품에 대한 강조가 더해진 것으로 삶을 연장하기 위한 기대감과 더불어 건강의 증진이나 건강에 도움을 주는 식품으로 범위를 정한다.

첫 번째 기능성 성분으로 식이성 섬유가 상업적으로 이용되었으며 이 성분은 수용성 폴리덱스트로즈(polydextrose)를 사용하여 장을 조절해주는 식품이다. 기능성 식품은 또한 질병을 예방하거나 호전시키는 식품을 의미하는 경우도 있다. 모든 음식물은 단백질, 에너지, 섬유질 등을 제공한다는 점에서 기능성을 지닌다고 할 수 있다. 따라서 기능성식품을 영양적 가치 이외에도 개인의 건강이나 신체적 활동, 정신 상태 등에 긍정적인 영향을 줄 수 있는 식품이나 식품소재로 정의하기도 한다. 기능성 식품이라 하면 천연적으로 존재하는 물질에서 유도한 성분들로서 캡슐이나 알약, 가루형태가 아닌 식품이어야 하며 일상의 식이로 소배될 수 있는 것이어야 하고, 섭취했을 때 특별한 기능인 생물학적 방어 기전을 향상시키거나 특정 질병을 예방하며, 노화를 지연시키거나 육체적 정신적 상태를 조절해 주는 기능을 가져야 한다.

건강을 향상시키는 것과 관련된 성분으로는 식이성 섬유, 올리고당, 당알콜류, peptides 나 단백질, 배당체류, 알콜류, isoprenoid와 비타민류, cholines, 유산균, 무기질, 불포화 지방산류와 같은 것이 있다. 1980년대는 저지방과 저콜레스테롤을 강조하여 지방 대체성분이 포함된 이 주로 개발되었으며 오메가-3 지방산(n-3 지방산)이나 항산화제, 비타민 E, C, A 및 phytochemical 등을 포함하는 식품의 연구가 활발하였다. 최근 기능성 식품의 사용이 심혈관계 질환이나 암, 골다공증, 비만 등의 예방에 특정한 역할을 한다는 연구가 수행되면서 면역계조절이나 노화지연, 지적 수행능력의 향상 등에 관한 과학적인 증거들의 연구가 진행되고 있다.

이와 같은 기능성 식품은 메디칼 식품(Medical food)로 불리기도 하며 다양한 신소재의 건강기능식품 시장이 성장하고 확대하고 있는 가운데 자연 친화적 식품인 메디컬 푸드(Medical Food)가 각광받을 것으로 기대되고 있다. 즉, 고령화 사회가 도래함에 따라 식품 산업 또한 노인용 식품이나 특정질환식품 등 개별 맞춤형 식품의 수요가 급증하고 있는 것이다. 이에 따라 자연 친화적 식품이 부각되면서 건강기능식품과 전혀 다른 의사의 감독이나 처방이 필요한 메디컬 푸드가 새롭게 떠오를 것으로 전망된다.

알츠하이머는 뇌신경의 퇴행성 변화와 연관된 질병으로 이 질병의 대사적 변화는 대뇌에서의 탄수화물 대사가 감소하는 문제거나 또는 국소적 대뇌의 대사 속도 감소로 나타난다. 따라서 뇌신경세포의 대사 속도와 연관된 식품이 중요한 가능을 할 가능성이 있다. Axnoa라는 메디컬 푸드는 알츠하이머 치매환자의 영양적 필요를 안전히고 효과적으로 맞춘 메디컬 푸드로 인정된다. 이는 간에서 대사돼 케톤체를 형성하는데 이 케톤체는 혈액을 따라 뇌로 전달돼 뇌세포의 새로운 원료로 사용된다. 즉, 뇌 기능의 개선을 위한 새로운 메디컬푸드다. axona는 알츠하이머 치매 환자의 ADAS−Cog(alzheimer's disease Assessment Scale-Cognitive subsclae)점수를 45일 만에 유의하게 증가시켰으며 연령에 따른 기억력 감소에 대한 연구도 진행, 알츠하이머 치매환자의 삶의 질에 대한 연구도 진행 중이다.

노인 여성에서 가장 많이 고통 받는 질병인 골감소증과 골다공증은 영양학적 문제점 중 비타민 D와 칼슘의 섭취감소와 연관이 있다. Fosteum은 칼슘과 비타민 D뿐만 아니라 콩의 영양학적 성분까지 더해 만들어졌다. 380명의 폐경 여성에게 2년간 복용시킨 결과 골 대사 속도의 유의한 감소와 골밀도의 유의한 증가를 나타냈다.

Limbrel은 골관절염과 관절 퇴행성 변화에 맞춘 메디컬 푸드로 두 가지 자용 모델을 갖추었다. 한 가지는 염증성 변화를 억제하는 기전과 항산화 효과로 인해 질병의 진행 속도를 줄이는 효과를 보인다.

미국과 일본의 연구결과 임상적으로 관절의 움직임과 stiffness 관절 불편감이 유의한 진전이 나타났으며 관절의 움직임에 대한 환자의 불편함을 확인하는 WOMAC 전수로 확인한 연구 결과 유의한 긍정적 결과가 나타났다. Deplyn(L-Methylfolate)는 우울증 환자와 정신분열증 환자에서 엽산의 농도가 낮은 사람들에게 경구로 투여하는 메디컬 푸드다. 우울증 환자에게 보조적 요법으로 엽산을 투여하면 세로토닌, 도파민 등의 신경전달물질 합성과 조절에 도움을 준다.

관동의대 제일병원 가정의학과 오한진 교수는 "메디컬 푸드는 약물처럼 아직 의사들에게 익숙하지 않으나 약물치료와 함께 효과를 증진시킬 것으로 기대한다"고 설명했다. 이어 오 교수는 "건강기능식품의 종류에는 여러 분류가 있으나 개인별, 질병별로 맞춤 형태의 메디컬 푸드가 만들어지고 이용될 것으로 보고 있다. 기능성 원료가 의학적으로 효과가 있다는 것을 확인해야마나 메디컬 푸드로 인정되고 사용해야 한다."고 강조했다. 또 "메디컬 푸드는 약물은 아니나 반드시 의사의 처방을 받아야 하며 환자를 대상으로 처방이 이루어져야 한다. 메디컬 푸드는 약물과 함께 사용돼야 효과가 더 크다."고 덧붙였다.

1.1 심혈관계 질환

심혈관계 질환은 전 세계적 사망률의 약 50%를 차지하는 가장 큰 사망의 요인으로 이와 관련하여 항산화제는 불포화 지방산과 LDL 콜레스테롤의 산화를 중재하는 자유라디칼에 관한 것으로 항산화제들은 LDL이나 PUFA의 산화를 방지해주기 때문에 항산화제를 적게 섭취하는 것은 심혈관계 질환의 원인이 될 수 있다. 식품 중 항산화제 역할을 하는 것으로는 비타민 C나 E, 카로티노이드 등이 있고 항산화 효소계의 구성원소로 구리, 아연, 철, 망간, 세레늄 등이 있으며 ubiquinone이나 플라보노이드 등도 여기 포함된다.

식이성 섬유나 n-3 지방산들은 혈중 콜레스테롤을 낮춘다고 알려져 있으며 생선기름도 LDL콜레스테롤을 낮출 수 있고 혈관확장을 촉진하며 혈소판 응집을 방지해준다. 또한 야자유가 콜레

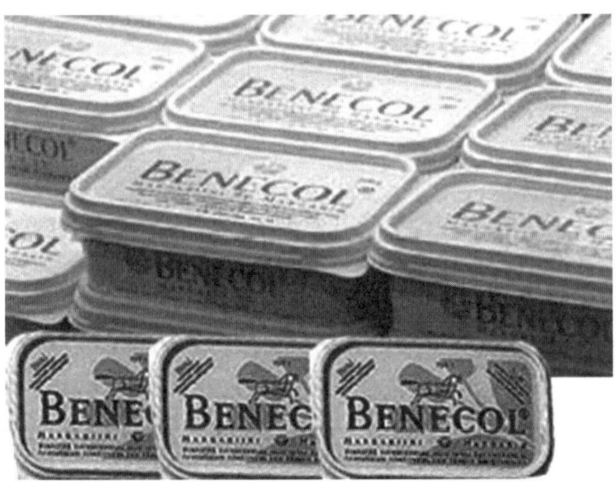

그림 158. 식물성 기름을 사용한 마가린

스테롤 저하에 효과가 있으며 토코페롤과 베타카로틴이 다량 함유되어있다. 포화 식물성 스테롤인 sitostanol이 콜레스테롤 수준을 낮춘다는 것과 관련하여 많은 시장 활동이 있어 왔으며 식물성 기름에서 온 지방산을 에스테르화 시켜 지용성으로 만드는 기술을 사용하여 benecol 마가린을 만드는 데 응용하였다.

1.2 암

암은 심혈관계 진환에 이어 모든 사망의 약 20%로 추정되는 질병으로 전 세계 사망 원인 중 두 번째 이다. 유전적 경향이 중요한 위험요소로 작용하기도 하지만 사망의 약 30%는 식사와 관련이 있다는 연구 결과가 발표 되었다. 그러므로 식사 섭취를 조절하는 것이 암 발생의 감소를 야기하는 중요한 접근 방법 중의 하나가 될 것이며 당근이나 오이, 사과, 딸기, 브로컬리, 고추 등의 식품이 항암성분을 포함하고 있다고 알려져 있다. 밝혀진 항암 성분을 포함하는 물질을 해독화 하거나 활성을 변화시키거나 세포내 cAMP 농도를 조절하거나 안티호르몬 등으로 작용하게 하면 그 기능을 발휘할 것이다.

표 39. 식품 성분 중 함유된 항암인자

식품의 성분	항암물질
아미노산	methionine, cysteine, tryptophan, arginine
지방산	butyric acid, stearic acid, conjugated linoleic acid, n-3 fatty acids
비타민	vitamin A/carotenoids, vitamin C, D, E, choline, folate, B12
무기질	Ca, Zn, Cu, Fe, Se, I
기타 비 필수 성분	flavanoids, terpenes,thiocyanates/isothiocyanates, idoles, ellagic acid, sulphides

mTOR 신호경로: 엠톨(mTOR)은 세포 내에서 신호전달에 관여하는 단백질이다. 세포의 크기, 분열, 생존 등 조절에 중심적 기능을 수행한다. 엠톨 단백질의 비정상적 조절이 암, 알츠하이머 등 다양한 질병의 원인이 되는 것으로 알려져 있다. mTOR는 영양상태, 세포 에너지 수순, 산소 수준과 분열촉진 신호전달을 점검함으로써 세포 성장과 증식의 조절에서 핵심적인 역할을 한다.

mTOR는 mTOR Complex 1 (mTORC1)와 mTOR Complex 2 (mTORC2)로서 2 개의 복합체로 구성되어 있다. mTORC1은 PI3K, PDK1 와 Akt 에 의한 신호전달을 통해 활성화되고, 단백질 합성 조절자인 S6K1 와 4E-BP1 의 인산화를 촉진시켜 신진대사를 조절함으로 세포의 성장과 증식을 조절하는 핵심적인 기능을 하는 것으로 보고되고 있다.

mTORC2 는 액틴 세포 골격과 Akt 활성화의 중요한 조절자로 작용하여 암세포의 생존과 증식에 핵심적인 역할을 하며 많은 암세포에서 과활성화 되어있다(GTB2012060837/GTB2011040278). 게다가, mTOR 신호전달경로의 과활성화는 항암치료의 저항성과 관련 있는 것으로 보고되고 있다. mTOR 신호전달의 억제는 종양세포에 대한 직접적인 효과뿐만 아니라 선천성과 적응성 면역 세포들에 대한 광범위한 조절 효과들이 보고되어 다양한 질환의 치료 표적으로 주목 받고 있다. BOLERO-2 시험뿐만 아니라 이외에도 HER2 양성 유방암에 everolimus를 투여하는 2건의 임상 3상 시험이 진행 중에 있다.

mTOR 억제제인 에베로리무스(Everolimus)는 최근 진행성 유방암에 대해 FDA로부터 추가 승인을 받았다. 에베로리무스(Afinitor, Norvatis)는 신장암, 상의하세포성 거대세포 성상세포종(SEGA), 진행성 췌장신경내분비종양(NET), 결절성 경화증(TSC)에 대해 이미 승인을 받았고, 이번에 진행성 유방암 치료제로서 5번째 적응증을 추가하였다.

1.3 비만

비만은 심장병, 고혈압, 당뇨병에 이어 심각한 질병 중의 하나로 저 열량식, 약물치료 등의 여러 방법과 외과적 수술법들을 사용하고 있지만 그다지 효과가 보이지 않고 오히려 부작용이 생겨 문제가 되고 있다. 그러므로 포만감을 유발하여 에너지 섭취를 줄일 수 있는 제품을 개발한다면 비만을 감소시킬 수 있을 것이다. 식품인자 중 카페인이나, theobromine, thiamin, 아연 등은 식용을 감퇴시켜주며, 식이성 섬유나 복합 탄수화물은 위가 비는 속도를 지연시켜 포만감을 주며 고추의 캡사이신은 열효율을 증가시켜 에너지 소비를 증가시키는 성분으로 알려져 있다. 또한 체지방의 합성이나 분포를 변경시킬 수 있는 성분에 대한 연구도 행해지고 있는데, 한 예로 복부 비만이 다른 주변의 지방 축적보다 만성질환을 일으킬 위험이 더 높기 때문에 대두 식품이나 클루버로부터 추출한 phytoestrogen이나 유단백질 등이 지방의 분포를 변성시키는 지에 대한 연구가 진행되고 있다.

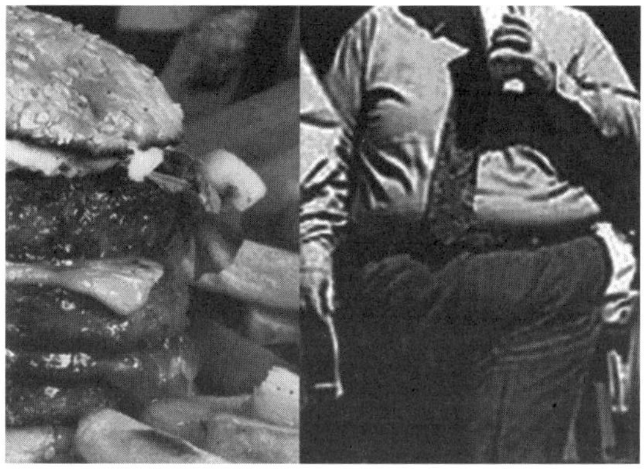

그림 159. 잘못된 식습관으로 인한 비만

1.4 감정, 행동, 지적 활동

카페인, 아미노산 및 탄수화물은 감정이나 행동, 지적 수행 능력에 영향을 줄 수 있는 효과를 가진다고 알려져 있지만 확실히 단언하기는 어렵다. 적당한 양의 카페인은 경각심을 불러일으키고 피로를 줄인다고 하지만 기억이나 학습능력과 같은 복잡한 임무에 대한 영향은 아직 결론지어지지 않았으며 충분한 양의 트립토판은 뇌의 세로토닌을 증가시켜 진정제와 같은 작용을 유도하지만 식품에 존재하는 양만으로는 이런 현상이 어려우며 고단백질이나 고탄수화물을 통해 트립토판의 공급을 조절할 수 있지만 역시 감정이나 행동에 효과를 미치기에는 부족하다. 이렇게 기능성 식품을 통해 감정이나 행동에 분명한 효과를 미치는지에 대한 연구가 확립되어 있지 않지만 소비자들은 이러한 효과를 기대하고 있기 때문에 이러한 제품들이 나타나고 있다.

표 40. 감정, 행동, 지적 활동을 위한 기능성 식품

판매나라	제품의 작용
미국	과일쥬스와 천연추출물로 비타민과 미네랄을 강화시킨 탄산수
스위스	은행나무 같은 식물자원으로부터 활성성분을 추출하여 뇌의 혈류순환을 유지하여 기억력을 향상시켜주는 제품
일본	뇌 성장 발달에 중요한 n-3지방산인 DHA를 신생아를 위한 우유나 어린이용 가공식품
독일	생선가루의 지방에 5% EPA와 25%의 DHA를 첨가한 신생아용 생선유
이탈리아	GPC와 L-glutamine, 바타민 B, 방산, 월귤나무 추출물을 통한 기억력 감퇴 억제제

약초는 진정작용을 하고 에너지를 주며, 회복효과를 가지는 풀로 알려져 오고 정신을 새롭게 하거나 활기를 주며, 마음을 안락하게 하고 스트레스를 풀어주는 것으로 인식되어 왔다. 약초차는 수 년동안 피로를 풀어주고 활기와 안락감을 주는 것으로 사용되어 왔다. 또한 phosphatidylserine을 영양 보충제로 사용하며 알츠하이머 질병과 같은 기억장애를 가진 경우에 효과적이기 때문에 기억력과 학습능력을 증진시키고 스트레스 하에서 일에 집중력을 증가시키고 긍정적인 감정을 준다고 알려져 있으므로 에너지 음료나 미네랄워터, 과일 비타민 음료, 아이스커피 및 기타 인스턴트 음료 등에 사용되고 있다.

가장 주요한 노화 이론은 자유 라디칼(ROS), 미토콘드리아 장해, 호르몬수치변화, 텔로미어 이론이다. 당화반응 이론은 의학 문헌에서 주요하며 이는 그것이 당뇨 치료법에 영향을 주는 이론이기 때문이다. 불행히도 필연적인 결론은 아직 노화의 메카니즘이 확실하지 않다는 것이다. 사람들은 죽지않는 방법을 찾아왔다. 우리가 나이를 먹으면 우리의 피부, 기관이 쇠퇴하며 결국 만성적인 산화 스트레스와 염증에 굴복한다. 피부노화는 자외선, 환경, 라이프스타일에 의한 과정으로 생각된다. 각질층의 수분손실이 피부에 창백함과 건조와 주름을 준다. 심박조율기를 통한 노화 관련 변화 조사가 계속되고있으나 모든 메카니즘이 아직 알 수 없는 다른 메카니즘과 연관되어 조정되고 있다고 보인다. 많은 노화이론들이 존재한다는 것이 노화를 이해하기에는 아직 멀었다는 증거이다. David Rollo의 말을 인용하자면, “어떤 과학분야에서도, 노화를 이해하는 학위는 역으로 그것을 설명하려는 이론들의 수에 비례한다.”고 하였다. 그렇기는 하지만 우리는 이 이론들을 쉽게 버리면 안 된다. 노인학에서의 삶과 인생의 경이와 죽음은 개연성의 놀이이다.

2. 항노화

2.1 노화란

현대 사회에서 출산률이 점차 하락하고 평균수명의 상승되면서 노인 인구가 점점 증가하고 있다. 이러한 상황에서 식품을 통해 육체적 정신적 노화를 물리칠 수 있게 된다면 오래도록 삶의 질을 유지하면서 살기 원하는 소비자들에게 큰 관심의 대상이 될 것이다. 많은 종류의 동물을 이용한 연구에 의하면 수명은 정상적인 대사과정에서 생겨나는 단백질이나 지방, 또는 DNA가 산화적 손상을 적게 하기 위하여 필수 영양소를 적절히 섭취하면서 칼로리를 제한했을 때 크게 증가시킬 수 있다고 한다. 그렇기 때문에 비타민 E나 C, 카로티노이드, 특정 미량 원소 및 항 산화적 성질을 가진 비영양 성분들이 노화와 함께 수반되는 신체적 정신적 감퇴현상의 속도를 줄일 수 있고 수명자체를 연장시킬 수 있을 것으로 예상되어 지고 있다. 실제 임상 실험을 통해 산화적 손상을 예방하거나 최소화 하는데 효과적이라고 보고된 항산화제들이 실제로 노화와 관련된 증상을 감소시키며 수명을 연장시키는지에 대해서는 충분한 연구가 필요하다.

노화는 모든 신체세포에서 관찰되며 몸 전체의 기능에 영향을 미친다. 노화가 모든 생물체들에게서 나타나는 현상이지만 그 생물학적 메카니즘은 아직 불분명하다. 만약 근본적인 노화의 원인이 밝혀진다면, 그 과정을 제어하여 인간의 장수를 이룰 수 있다. 지금까지 300가지 이상의 분자생물학적 메카니즘이 인간노화를 설명하기 위하여 서술되었다. 생물학자는 노화를 살아가며 입는 상처 등에 의해 점진적으로 호르몬과 자가분비, 신경내분비와 면역 항상성 메카니즘을 포함한 장기의 제어와 조절에 불균형을 가져오는 세포 내/외부의 형태적, 생리적 변화과정으로 정의했다. 다시 말하면, 노화는 점진적으로 구조적인 온전함과 생리적인 기능을 잃어가는 내/외부적의 과정이다. 노화이론은 기본적으로 두 개의 그룹으로 나눌 수 있다. DNA 손상 이론들은 노화가 DNA에 손상이 축적되면서 적절한 유전자의 발현 기능이 저해되어 이루어진다고 말한다. 이것은 세포죽음과 전반직인 피부의 노화를 야기힌다. 다른 그룹은 built–in breakdown 이론을 지지한다. 이들은 노화를 유전적 프로그래밍의 결과라고 말한다. 노화의 원인은 게놈과 세포 구조에 분자시계로써 포함되어있다는 이론이다. 이 챕터에서는 몇 가지 주된 노화의 이론들에 대해 알아본다.

몇몇 이론들은 다른 것들보다 증거를 더 모으고 있으며 좀 더 미래 연구에 포커스가 맞춰질 것이다. 노화는 대부분 미지의 영역이다. 아무도 왜 늙어가는 지 모른다. 몇몇 이론가는 노화가 미리 결정된 유전자의과정이라고도 한다. 하지만 한 과정으로 모든 노화의 변화를 설명할 수 없다. 노화는 복잡한 과정이며 사람과 기관마다 다르게 영향을 미친다. 많은 노인학자들은 노화가 많은 삶의 감염과 상호작용이라고 본다. 이 감염은 유전적과 환경적, 문화적, 음식, 운동, 과거병 등의 내용을 포함한다. 각각의 사람은 고유한 노화속도를 가진다. 어떤 이론도 적절히 노화과정을 설명하지 못한다. 노화과정은 많은 이론들이 합쳐져야 더 잘 설명된다. 노화에 대한 많은 이론들이 있다. 많은 이론들은 상호 연관되어 있다. 노화관련 변화는 동일하지 않고 개별적이다. 이는 유전적과 환경적 요인이 전부 작용하는 것으로 보인다. 또한 이로 인해 정확한 노화이론을 찾기가 더 힘들게 되고 있다. 삶의 시계가 뒤로 간다는 것은 비현실적으로 보인다. 사실 세포시간을 되돌리는 것은 아무도 본 적이 없다. 40~60%로 칼로리를 제한한 이스트와 지렁이, 원숭이에게서 수명이 늘어났으며 칼로리 제한이 노화와 발병을 지연시켰다. 산화스트레스와 노화의 메커니즘을 밝히기 위해서는 더 연구가 이루어져야 한다. 우리는 노화과정을 지연시키고 멈추거나 역행시킬 어떤 방법도 알지 못한다.

2.2 노화의 원인

(1) 노화는 유전 요소와 환경의 산물

대개의 경우 노화는 "유전학설(programming theory)"에 기초한 생명체의 탄생-성장-성숙-노쇠-사망의 과정에서 발생하는 현상으로 인식해 왔다. 그러나 근래 다양한 연구 결과에 따르면 노화과정이 단순하게 "유전학설"로만 설명할 수 없음을 알 수 있다. 가장 대표적인 것은 1984년부터 현재까지 미국과 스웨덴이 일란성 쌍둥이 958쌍, 3838명을 대상으로 한 연구인데(The Swedish Adoption/Twin Study of Aging, SATSA), SATSA 연구를 통해 다양한 노화와 노화 관련 질병에 대한 정보를 얻고 있있는데, 일란성 쌍둥이의 경우에도 이들의 수명이 유전적 요소에 따라 좌우되는 것은 불과 30%이고, 나머지 70%는 환경과 생활양식 등의 후천적 요소에 의해 영향을 받는다고 한다. 따라서 노화과정은 우리의 환경 조건, 식생활, 육체 활동 등 생활양식을 적절히 조절한다면 어느 정도까지는 조절이 가능하다는 뜻이다.

(2) 노화의 촉진 요소는 활성 산소(free radical)

그동안 많은 노화학자들의 연구 결과 우리의 생명 유지에 절대적으로 필요한 산소가 세포의 노화현상의 주범임을 밝혀냈다. 흔히 "산화 스트레스(oxidative stress)"때문에 세포조직과 그 기능이 파괴된다는 것이며, 이 현상을 "산소의 양면성(oxygen paradox)"이라고 한다. 호흡을 통해 체내로 들어온 산소는 미토콘드리아에서 연소되면서 체온유지, 세포활성, 육체활동에 필요한 에너지(ATP)를 생산하게 하는데, 이중 완전 연소가 되지 않은 1~3% 정도의 산소들이 활성산소로 변환되고 이들이 세포들을 손상하게 한다.

그러나 모든 생명체들에는 이들 활성산소를 파괴하거나 중화하는 방어체계, 즉 "항산화 방어체계"(예, SOD, catalase, 비타민C, E 등)을 갖추고 있는데, 이들 방어체계가 잘 구축되어 있을수록 노화는 덜 발생한다고 할 수 있으며, 다른 동물들과 비교하여 인간에게서 이러한 방어 체계가 가장 잘 갖추어져 있기 때문에 인간이 더 오래 살 수 있다고 할 수 있다. 그렇지만 "항산화 방어체계"가 활성산소의 공격 대상이 되기도 하여, 결국은 나이가 들면서 이 방어체계가 무너지게 된다. 따라서 활성산소는 생체의 가장 기본 성분인 단백질, 지방, 핵산 등을 무차별 파괴시킴으로서 인체의 주요 세포들 특히 면역세포와 같은 여러 조직의 세포들의 기능을 상실케 하여 노화를 야기시키고, 동시에 여러 주요 노인성 질병(예: 심장병, 암, 치매, 관절염, 당뇨병, 골다공증 등)들을 발생시킨다. 따라서 노화를 방지하려면 활성 산소의 생산을 줄이는 것과 방어체계를 보강하여 독성을 보이는 활성 산소를 제거하는 두 가지 방법이 효율적일 것이다.

활성산소들에 의한 노화의 분자 기전을 가장 잘 설명할 수 있는 가설이 미세(분자)염증가설이다. 노화과정에서 어떠한 요인에 의해 활성산소와 활성질소가 축적되어 세포가 손상되거나 죽게 되고, 죽은 세포를 제거하기 위하여 체내의 면역세포가 활성화되어 미세 염증반응이 말초조직에서 지속적으로 일어나, 이것이 다시 활성산소 · 질소의 과다생성을 조장하여 노화와 노인성 질환을 촉진한다고 설명한다. 특히 노화과정에서 말초 조직은 저산소증이 쉽게 발생하고, 이것이 말초 조직의 미토콘드리아에서 ATP의 생성을 저하시킨다. ATP 생성 저하로 인해 세포의 기능이 질 유지되지 못하게 되고 결국 세포시기 발생하며 죽은 세포를 제거하기 위해 염증세포들이 모여들고 이들이 분비하는 염증 매개 물질들에 의해 미세염증이 유발된다.

2.3 노화이론

(1) 마모 이론(면역학적 이론)

이 이론은 몸과 세포는 계속 사용됨에 의해 조금씩 손상을 받고 회복되지 않는다고 가정한다. 면역시스템에서 변화가 일어나며 낡아지기 시작하고 몸은 감염과 손상을 입기 쉬워진다. 시스템이 고장나면, 몸은 자가면역반응을 하기 쉬워지고 자신의 세포를 외부물체로 착각하며 파괴한다. 이것은 오용, 방치, 남용 등에 의해 세포가 상처를 받았을 때도 일어난다. 우리 몸의 간, 위, 신장과 피부같은 장기들은 우리의 식사, 환경, 지방과 당과 카페인, 알콜과 니코틴, 자외선 등의 과잉 및 여러 육체적, 심리적 스트레스에 의해 날마다 마모되고 있다. 마모는 장기에만 국한되지 않고 세포수준에서도 일어난다.

결과적으로 시스템이 마모되거나 손상을 받으면, 다른 장기에 스트레스를 주고 몸의 기능에 악순환을 일으킨다. 이것은 점진적으로 세포기능이 변하는 세포안의 불가역적인 물리/화학적 변화이다. 이 이론은 신진대사에 의한 유해물질의 축적이나 효소들의 무작위 에러 등 다른 요소들을 포함한다. 이는 세포노화의 가장 오래된 이론 중 하나이다.

(2) 신경내분비(neuro-endocrine) 이론

신경내분비이론은 뇌에 위치한 시상하부에서의 호르몬 분비를 제어하는 생화학의 복잡한 네트워크이다. 시상하부는 다른 기관과 분비선에서 그들의 호르몬을 내보내도록 지시한다. 노화 내분비선은 점진적으로 감소된 양의 호르몬을 분비하며 몸의 복구와 조절 기능을 저해한다. 그리고 혈액 내 호르몬 생물학적주기의 리듬을 점진적으로 불규칙화 한다. 게다가 호르몬의 효과도 리셉터의 질 저하로 떨어지게 된다.

(3) 유전적 조절 이론

수명을 결정하는 유전자는 물려받으며 longevity assurance genes라고 불린다. 그리고 노화의 과정을 결정한다. 게다가 노화는 어느 정도 생물학적 시계 역할을 하는 유전적 중심부에서 유전적으로 프로그램되어 있다. 그것은 특히 우리들의 DNA에 암호화된 유전적 프로그래밍에 초점이 맞춰져있다. 우리는 고유한 유전적 코드를 지니고 태어나며 확실한 육체적/정신적 타입이 미리 결정되는 경향이 있다. 유전은 얼마나 오래살지를 결정하는 중요한 요인이다. 우리들은 유전적 시계를 째깍이며 각자 독특한 시간을 살고 있다. 시간이 끝나면 그것은 처음에는 나이를 먹게 하며 나중에는 죽게 한다. 유전적 시계의 타이밍은 많은 변화를 겪는다. 어떤 세포 구성요소는 세포분열의 수를 제한한다. 이것은 질문을 가져 온다 : "만약 각 세포 타입에 따라 세포분열의 한계가 있으면 어떻게 일생동안의 세포분열이 몸에서 계속 일어날까?" 몸에는 휴면기의 "renewal cells"이 각각의 기관에 존재하며 세포분열의 속도가 차이가 있다. 배아세포를 제외하고, 이것들이 다 쓰이면 조직은 노화의 신호를 보인다. 이로 인해 노화는 세포의 분열능력을 잃는 결과라고 추측된다. 이를 보면 몸 세포의 배양 시 최소한 몇몇 세포에서 보여지는 이상 반응이 설명된다. 다른 기능적 손실이 세포 안에서 일어나면, 생리적인 기능장애가 일어난다. 이때에는 세포의 최대 분열 수에 도달하기 전에 노화가 일어난다.

(4) 자유라디칼 이론

자유라디칼은 불안정한 분자이며 다른 종류의 체세포에 손상을 준다. 이것은 사슬반응을 일으켜 세포기능을 방해하고 노화를 촉진한다. 이것은 가장 유명한 노화이론이다. 자유라디칼 이론은 1954년 Denham Harman 박사가 발견했다. 자유라디칼은 어떤 분자에서도 자유전자를 가진 것으로 묘사되며 건강한 분자와 반응하여 파괴하는 양상을 보인다. 이것은 현재의 자유라디칼을 생산하는 세포내 화학반응에 기인한 사실이다. 산소의 존재 하에, 이 자유라디칼은 체세포를 파괴한다. 자유라디칼은 생리적인 기능에도 필요하지만, 그들은 우리의 세포막구조를 파괴하고 리포푸신같은 대사산물을 만든다. 이런 독소가 축적되면 세포소통이 방해되고 DNA, RNA와 단백질 합성, 에너지레벨 저하와 생화학 과정이 저해된다. 과량의 리포푸신은 몸속에서 "노화 점"같은 피부 어두움으로 나타난다. 리포푸신은 세포의 복구기능과 재생산기능을 저하시킨다. 세포대사는 자유라디칼에 의해 방해되고 이것은 부분적인 우리세포의 노화에 대한 대답이 된다. 시간이 지나며, 많은 세포가 죽거나 기능을 잃고, 몸은 모든 기능을 정지한다. 근본적으로, 자유라디칼은 DNA 손상, 단백질 교차결합, 검버섯 등과 같은 비가역적 손상을 야기한다.

(5) 미토콘드리아 이론

미토콘드리아는 세포에서 발견되며 노화와 가장 연관이 적다고 생각된다. 미토콘드리아는 산소를 사용해 에너지를 만든다. 많은 연구자가 미토콘드리아 DNA의 손상과 퇴행성 병을 연관시켰다. 시간이 지나며 독소나 에너지 생산의 부산물이 미토콘드리아에 축적된다. 이 독은 미토콘드리아 기능을 저해한다. 이것이 노화에 대한 미토콘드리아이론이다. 미토콘드리아 손상의 첫 이유는 산소 라디칼에 노출되는 것이다. 자유라디칼이나 산소 라디칼은 미토콘드리아 대사의 부산물이며, 그 자신의 DNA를 파괴한다. 세포/미토콘드리아 DNA 복구가 실패하면 세포노화가 진행된다. 미토콘드리아는 다른 세포와 달리 손상을 입어도 좀처럼 세포죽음이루어지지 않는 등 자유라디칼 방어기작이 없어서 자유라디칼의 쉬운 타겟이다. 자유라디칼에 의한 미토콘드리아 손상과 넓은 의미의 노화 과정의 연관은 아직 불명이다.

(6) 쓰레기 축적(waste accumulation)이론

세포가 나이를 먹어가며 그들은 많은 양의 부산물을 축적한다. 이중에는 자유라디컬, 알데하이드, 히스톤, 리포푸신 등 축적되면 세포기능을 방해하는 물질도 포함되며 최후에는 세포를 죽인다. 리포푸신은 노랑-갈색 검버섯의 세포노화로 나타난다. 리포푸신이 발견되는 세포는 대부분 신경과 심장근육세포다. 둘 다 생존에 꼭 필요하다. 리포푸신은 사실상 세포쓰레기나 마찬가지이다. 쓰레기 축적이론은 리포푸신 등과 같은 세포기관의 유해한 변화를 야기하는 물질의 점진적인 축적을 의미한다. 세포 노화는 손상복구의 효율을 줄이고 비가역적인 손상과 노화를 야기한다.

(7) 헤이플릭 분열한계(Hayflick limit) 이론

헤이플릭 이론은 노화과정이 세포에 포함된 생물시계에 제어되며 세포마다 사전 조절된 원기회복 횟수가 있다고 주장한다. 세포가 그들이 대체되는 속도보다 빠르게 죽으면 기관은 제대로 작동하지 않으며 곧 사는데 필요한 필수기능을 유지하지 못하게 된다. 인간의 섬유아세포(폐, 피부, 근육, 심장)은 수명이 있다. 그들은 거의 1년에 50번 정도 분열하고 갑자기 멈춘다. 헤이플릭 박사는 각 세포분열의 시간에 그들 자신이 열화 되어 복제되고 역기능을 가져오기까지 하며 노화, 죽음을 맞이하는 것을 보였다. 하지만 세포죽음은 자연스런 피부의 현상이다. 세포에는 4가지 중요요소가 필요하다: 양분, 증식, 기능, 보호이다. 연구자들은 양분이 세포분열속도에 영향이 있으며 과양분의 세포는 그렇지 않은 세포보다 빠르게 분열하는 것을 발견했다.

(8) 죽음 호르몬 이론

노화는 탄생과 동시에 시작된다. 모든 종은 고유의 평균수명과 노화를 가지고 있다. aging chronometer(timekeeper)의 위치를 국한시켜 보면, 뇌에 위치한 시상하부이다. 시상하부는 뇌하수체 분비선을 통한 성장호르몬 조절의 중심이며 생식샘(갑상선, 부신)도 조절한다. 호르몬과 신경세포는 이곳에서 유래한 정보를 사용하지만 유기체의 정보전달기능은 수명에 따라 저하된다. 이것은 신경전달속도 장애나 구조변화, 호르몬양이나 신경신호와 호르몬 리셉터가 기능저하를 일으켜 분자적 메시지에 대한 적절한 반응을 보이지 못하기 때문이다.

림프선의 갑상선은 프로그램된 노화조절 기능을 가진 것으로 보인다. 그것은 청소년기 시작 때 위축되며 노화가 순조롭게 진행된다는 것을 나타낸다. 몇몇 연구는 프로그램 된 노화에 대한 중심 신경계의 역할을 제외한다. 각각의 보통세포는 유한한 세포분열을 하며 죽는다. 섬유아세포는 배아일 때는 50번이며 성인일 때는 20번이다. 이는 세포죽음이 세포의 유전적 특징이며 시상하부나 다른 aging chronometer와는 관련이 적다는 것을 보여준다. 그것은 우리가 나이를 먹으면, 뇌하수체 분비선이 DOCH(decreasing oxygen consumption hormone)을 내고 세포의 갑상선에서 만들어지는 호르본인 티록신 사용기능을 서하시킨나고 추측된다. 티록신은 기초대사를 통제하며 세포가 음식을 에너지로 바꾸는 속도를 조절한다. 대사속도는 노화과정을 촉진한다.

(9) 칼로리 제한 이론

칼로리 제한은 이스트, 파리, 지렁이, 쥐와 영장류의 수명을 연장한다. 시르투인은 여러 종에서 칼로리 제한에 따른 항노화 효과와 연관되어 있다. 시르투인 활성의 메카니즘이 항산화 과정을 통해 기능하는지는 나타나지 않았다. 연구자들은 SIR2가 세포내의 쓰레기물질의 생산을 멈춤으로써 노화과정을 멈추는 것으로 결론지었다. 그것은 이 유전자가 칼로리 제한을 통해 수명을 연장한다는 것을 나타낸다. 하지만 인간은 SIR2유전자가 없다. 인간에겐 SIRT1가 있다. SIR2(Silencing Information Regulator 2)와 SIRT1은 몸에서 비슷한 방식으로 일한다고 보여진다. 시르투인의 역할은 칼로리 제한으로 세포가 오랜 기간 생존하게 해준다. SIRT1은 세포대사의 속도를 낮춰주는 이 과정을 포함하는 것으로 보여 진다. 그들은 기본적으로 DNA 복구와 몇몇 유전자의 발현을 책임진다. 이 발현은 세포 침묵이라 하며 잘못된 유전자가 활성화 될 경우 세포기능이 망가지기 때문에 매우 중요하다. 유전자는 유전의 육체적/기능적 기본단위이다. 유전자는 DNA로 만들어져 있고 단백질을 만든다.

인간의 유전자는 몇 백 DNA염기에서 2백만 염기까지 크기가 다양하다. 인간게놈프로젝트는 인간의 유전자를 24,000에서 25,000개로 보고 있다. 나이를 먹음에 따라 SIR2와 SIRT1이 동시에 몇몇 작업을 하기가 힘들어지며 유전자 침묵이 쓸모가 없게 된다. 인간의 만성적인 노화 병인 암, 치매나 당뇨 등이 나타나게 된다. 칼로리 제한은 수명 연장에 꼭 필요한 것으로 보이며 이는 그것이 시트루인이 더 잘 역할을 하게 해주기 때문이다. 제한된 칼로리지만 영양이 많은 식이가 수명을 연장한다는 것이 널리 받아들여지고 있다. 200개 이상의 연구가 다양한 종에서 칼로리 제한이 유효하다고 확인했다. 칼로리 제한이나 에너지 제한은 실험적으로 수명연장과 건강증진을 보였다. 인체연구에서도 칼로리 제한 시 그들의 주요 병에 대한 위험이 줄어들었다. 하지만 장수는 이상적인 피부 건강과 혼동되어선 안 된다. 칼로리 제한을 하는 사람이 젊어지리란 보장은 없다. 그들의 삶은 음식의 노예에서 벗어나는 것에 초점이 맞춰져 있다. 많은 칼로리 제한자들이 100세까지 활동적으로 살며 그들 각각은 젊어 보이진 않는다. 그들의 피부는 노화되어있다. 사실, 칼로리 제한을 하는 사람들은 더 늙어 보이는 경향이 있다. 칼로리 제한은 포유류의 노화과정과 죽음, 암생성과 육체능력저하나 병 발생을 지연시킨다. 장수에 대한 연구가 진행된 후, 왈포드박사는 영양실조 시 고영양저칼로리 식이가 극적으로 노화과정을 지연시키는 것을 보였다. 그리고 각각 몸무게를 대사효율이 최대가 되는 점까지 점진적으로 줄인 개인이 최상의 건강과 수명을 보였다. 이것은 수명연장을 위한 이론이 된다.

(10) 교차 결합(cross-linking)이론

이 이론은 글리코실화(glycosylation) 이론이라고도 한다. 이 이론에서는 포도당이 단백질과 결합하는 것(산소의 존재 하에 일어나는 과정)이 여러 문제를 일으킨다고 본다. 이것이 일어나면, 단백질이 손상되고 적절한 반응일 일으키지 못한다. 세포에 부착되어있는 단백질은 펩타이드 결합으로 이루어져있다. 단백질 변성은 비가역적이다(삶은 달걀의 단백질은 변성되어 있으며 그 물리적 성질이 변한 상태이다) 변성은 펩타이드 줄기들 사이의 교차결합이 형성되며 나타난다. 이는 단백질의 구조와 기능을 변화시킨다. 교차결합은 화학적 결합이며 펩타이드의 수소원자들 사이에서 일어난다. 교차결합 이론은 나이가 들며 새로운 교차결합이 생기고 세포 속 단백질이 영구히 변성하면서 기관계의 기능장애(효소나 콜라겐 등)를 일으킨다고 말한다. 효소는 생체효소이다. 그들은 화학반응의 속도를 높인다(소화나 대사 등). 콜라겐은 신진대사적으로 불활성인 조직이며 단백질섬유로써 세포 사이에 위치한다. 콜라겐 구조의 변화는 혈관의 탄력을 없애며 이는 나이가 들며 나타난다. 또한 나이가 들며 콜라겐 퇴적이 많아지면 섬유증이 나타난다. 피부 속 탄성 섬유는 나이가 들며 악화되고 콜라겐섬유로 대체되며 신축성과 탄력성을 잃는다. 나이가 들며 단백질, DNA, 다른 구조분자가 교차결합 등 비정상적 결합을 하게 된다. 이 비정상적 결합은 단백질의 유동성을 없애고 이런 단백질이 세포 안에 축적되어 문제를 일으킨다. 피부 단백질 콜라겐의 교차결합은 주름 또는 다른 노화관련 피부변화와 관련이 있는 것으로 보여 진다.

(11) 텔로머레이즈 이론

염색체 말단부분의 DNA 가닥을 텔로미어라 부른다. 거기에는 비번역된 DNA가 존재하며 염색체 말단부의 중요 DNA의 손실을 막는다. 그들은 염색체를 안정시키고 유전적으로 온전하도록 유지하며 세포 수명을 조절한다. 많은 이론가들이 DNA손상을 노화의 중심과정으로 보고 있다. 나이가 들며, 텔로미어가 점진적으로 짧아지고 기능이 저하되며 노화를 촉진하는 것으로 보여진다. 그들은 많은 퇴행성 질환과 관련되어있다.

텔로미어는 염색체 간의 말단면 결합을 막고 부적절한 수복과 열화를 막는다. 텔로미어는 털로머레이즈에 의해 유지된다. 텔로머레이즈 고장이나 그것의 부재는 텔로미어의 점진적 손실을 야기한다. 매 시간 세포는 분열하며 텔로미어는 짧아진다. 이는 세포에 손상을 주고 세포죽음 및 노화와 연관이 있다. 이 이론은 유전기술의 급속한 발전과 함께 나타났다. 텔로미어는 염색체 말단의 핵산의 시퀀스이며 우리 염색체를 온전하게 유지한다. 연구자들은 우리의 없어진 텔로미어를 새로 만드는 키는 텔로머레이즈이며 생식세포나 암세포에 존재한다는 것을 발견했다. 텔로머레이즈는 텔로미어를 복구하고 대체하며 분열한 세포의 수명을 결정하는 "clocking"메커니즘을 조종한다. 미래에 텔로머레이즈 저해제가 발견되면 암세포의 분열을 막을 수 있고 보통 세포로 만들 수 있다.

(12) 당화반응(glyaction) 이론

당화반응은 손상된 단백질 구조에서 나타나는, 단백질이 포도당 분자와 결합하는 것이다. 동맥경화나 백내장과 신경질환등의 노화 병들은 당화반응이 원인이다. 당화반응이나 글리코실화 중에는 포도당 분자가 단백질에 붙으며 진행된 클리코실화 말단 생성물(advanced glycosylation end products : AGEs)를 만든다. AGEs가 다른 단백질과 붙으면 그들은 비정상적 교차결합을 일으킨다. 이 비정상적 교차결합은 우리몸 단백질의 탄력을 없애고 조직을 망가뜨리며 구조를 약하게 한다. 피부에서는 당화반응이 노화와 황화, 딱딱함을 만들고 혈액순환을 저해한다. 이 과정은 피부 탄성에도 영향을 주며 치매 환자의 단백질 상에서도 나타난다.

이 당화반응은 우리 몸의 단백질을 제기능하기 힘들게 한다. 이런 단백질이 축적되면 세포는 염증을 일으키는 사이토카인을 생성하도록 유도하는 신호를 내보낸다. 당화반응은 점진적이며 파괴적이다. NF-kB 생성을 촉진하는 다른 물질은 AGEs이다. AGEs가 과량 축적되면 세포와 조직과 기관의 구조와 기능이 변한다. 당화이론은 먼저 노화과정의 유전적 영향과 이른 노화에 대한 DNA의 역할에 주목한다. 우리 DNA와 몇몇 단백질은 서로 교차결합 하고 있다.

(13) 돌연변이 축적과 DNA/RNA 손상

많은 이론들이 DNA 손상이 노화의 중심이라고 묘사한다. 염색체 DNA의 온전성이 나빠지면 기능을 잃게 된다. DNA손상은 DNA분자구조의 화학적 변화이며 구조적 비정상으로 인해 DNA가 기능장애를 일으킨다. 돌연변이는 여러 종류의 핵산 시퀀스의 변화이다. 유전자발현을 방해하고 퇴행성 병을 야기한다.

(14) 면역계 결핍/자가면역 이론

자가 면역 이론은 나이가 들며 면역계가 외부단백질을 자기 단백질과 구분하지 못한다고 설명한다. 세포 노화는 체세포분열을 통한 자기복제를 중지시키고 세포자살을 유발한다. 노화는 면역계의 결점으로 보인다. 나이가 들며 병들과 싸우는데 필요한 항체를 만드는 기능이 저하된다. 몸은 감염을 자주 경험하며 면역계는 자신을 향해 작용하며 자멸한다.

(16) 염증 이론

세포 원형질막을 처음 공격하고 포스포리페이즈 A2라는 효소를 만들어 아라키돈산을 만드는 것은 자유라디칼이다. 이 효소는 언제나 피부가 큰 충격을 받을 때 촉발된다. 아라키돈산은 산화되고 염증을 일으킨다. 염증이 시작되면 자유라디칼이 더 생성되고 이 과정이 반복되며 피부를 포함한 모든 기관에서 노화가 가속된다. 염증유발의 외부요인으로는 담배연기, 자외선, 공기오염, 염증유발음식, 면역계약화, 스트레스, 수면부족 등이다. 몸은 염증을 통해 감염과 싸우며 손상된 조직과 산화과정의 잔여물을 제거한다. 과잉 염증은 노화를 촉진한다.

세포레벨의 염증은 손상된 콜라겐과 엘라스틴을 만들고 주름과 굴곡피부를 만드는 자유라디칼을 유발한다. 나이를 먹어가며 침투성의 염증성 사이토카인(세포파괴신호 화학물질)이 늘어나고 사실상 모든 퇴행성 질환에 관여한다. 염증성 사이토카인이 관절염 등 고통을 유발하고 동맥 내벽을 방해하고 DNA를 돌연변이 시키고 뇌세포를 파괴한다. 류머티즘관절염에서 염증을 일으키는 종양괴사인자-alpha(TNF-a), interluekin-6, NF-KappaB(NF-kB)를 포함하는 사이토카인들이 만들어진다. 여러 퇴행성질환을 앓는 사람은 항염증 장애가 존재함을 뜻하는 C-reactive 단백질의 혈액 내 수치 증가가 나타난다. 노화는 염증반응의 보호적 부분과 파괴적 부분의 밸런스를 파괴한다.

2.4 노화 유전자

국내 연구진이 노화 억제와 수명 연장하는 핵심 단백질인 '서투'의 구체적인 작동 원리를 규명했다. 미래창조과학부는 충남대 김정윤 교수팀이 서투 단백질이 노화 억제 기능을 하는 새로운 작동 원리를 규명하고 칼로리 섭취를 제한해 노화를 억제할 때 서투가 어떤 역할을 하는지를 증명했다. 서투(Sir2, Sirtuin계 단백질)는 효모 같은 단순한 진핵세포 생물에 있는 단백질로, 세포 내 대사산물인 NAD가 많을 때 활성화돼 기질 단백질의 일종인 '히스톤' 단백질(H4)에 붙어 있는 아세틸기를 제거한다. 서투가 히스톤 단백질의 16번째 라이신 잔기에 붙어 있는 아세틸기를 제거함으로써 특정 노화촉진 단백질(세모막 전위차 조절 단백질과 라이보좀 단백질)들의 발현을 억제해 효모의 수명을 증가시킨다. 기존에 알려진 것과 다른 염색체상 위치에서 서투가 히스톤 단백질로부터 아세틸기를 떼어내는 일이 수행된다는 사실을 밝혀냈다. 기존에 알려진 것과 위치가 달랐다는 것은 영향을 미치는 유전자가 달랐다는 뜻이고, 이때 영향을 미치는 유전자가 바로 노화를 촉진하는 것으로 알려진 유전자들이다. 또 이런 서투의 수명 연장 기능이 서투에 인산기를 붙이는 단백질에 의해 조절된다는 것도 밝혀냈다.

서투가 항상 인산화 되어 있는 돌연변이 효모는 특정 노화촉진 단백질들의 발현이 증가해 수명이 짧아진 반면, 서투가 인산화 되지 않도록 조작된 돌연변이 효모는 수명이 증가했음을 알았으며 나아가 서투의 인산화가 'cAMP–PKA'와 'CK2' 신호전달경로에 의해 조절된다는 것을 밝혀냈다. 특히 칼로리 섭취 제한이 일반적으로 생물체의 수명을 연장하는 것으로 잘 알려져 있지만 이런 효과는 cAMP–PKA와 CK2 신호가 비활성화 됐을 때만 나타나는 것으로 밝혀졌다. 즉, 똑같이 칼로리 섭취를 제한하더라도 서투의 수명 연장 효과가 나타날 수도 있고, 그렇지 않을 수도 있다는 것이다.

'세스트린'신호전달체계: 국내 의료진이 노화에 관여하는 '세스트린'신호전달체계 원리를 찾아내 국제학술지에 발표했다. 이번 연구 노화와 암 발생 억제, 비만과 당뇨 조절 기능을 이해하도록 도움을 줘 향후 관련 연구 활성화에 보탬이 될 전망이다. 순천향대서울병원 산부인과 김정식 교수와 미국 시미선대학 이순희 교수 연구팀은 노화 조절 기능을 가진 '세스트린(Sestrin)'단백질이 어떤 경로를 통해 활성화되고, 억제 되는지 작용원리를 발견했다고 19일 밝혔다.

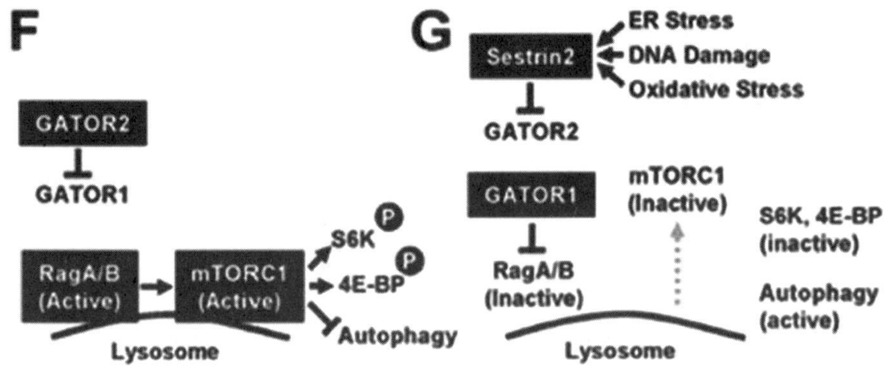

그림 160. 노화에 관여하는 세스트린 신호전달체계 원리

세스트린은 스트레스에 의해 나타나는 대사조절체 단백질이다. mTOR라는 신호전달체계의 활성을 저해해 암 세포증식과 노화 관련 퇴행성질환, 비만 및 당뇨병과 관련한 대사증후군을 막는 것으로 알려져 있다. 지금까지는 이 세스트린이 mTOR신호전달계에 직접 작용하지 않고 먼저 AMPK라는 신호전달계에 작용해서 간접적으로 mTOR를 억제하는 것으로 생각해 왔다. 하지만 이러한 작용원리는 세스트린이 노화 등을 억제하는 모든 상황에 일률적으로 적용할 수 없었으며, GATOR1과 GATOR2가 생리적으로 어떻게 조절되는지는 확인이 되지 않았다.

또한 mTORC1 활성화에 필수 요소인 RagB를 조절하는 GATOR1/GATOR2 라는 단백질 복합체가 보고되기도 했다. 이와 관련 김정식 · 이준희 교수팀은 그림(그림 160) 처럼 세스트린2가 GATOR2에 붙으면 GATOR1이 분리되고 분리된 GATOR1이 RagB에 작용하여 mTORC1 신호전달체계를 억제시키는 원리를 발견했다. 김정식 교수는 "mTORC1이 작용하는 원리에 대해 새롭게 설명할 수 있는 중요한 발견이며, 노화와 암발생 억제, 비만과 당뇨에 대한 조절 기능을 이해하는데 큰 도움을 줄 것으로 기대한다"고 말했다.

신노화물질, PKO'(phenyl 2-pyridyl kePtoxime: 국내 연구진이 세포 노화를 촉진하는 새로운 물질을 발견하고, 이 물질의 작용을 조절하면 노화를 억제하고 노화세포의 일부 기능을 회복시킬 수 있다는 사실을 밝혀냈다. 한국기초과학지원연구원(KBSI)은 최근 원내 질환표적기능연구팀 장익순 박사가 가천대 의대 여의주 교수와 함께 늙은 섬유아세포를 둘러싼 세포외 기질(ECM)에서 세포 노화를 촉진하는 소형 화합물인 'PKO'(phenyl 2-pyridyl kePtoxime)를 발견하고 이 물질의 노화유도 과정을 규명했다고 28일 밝혔다.

연구진은 젊은 세포와 노화세포를 배양한 다음 배양접시 표면에 있는 각각의 세포외 기질을 기체크로마토그래피 질량분석시스템(GC-MS)으로 분석, 양쪽에서 차이 나는 물질들을 비교해 노화세포에 PPKO가 많다는 사실을 발견했다. 세포외 기질은 조직 내 또는 세포외 공간을 채우는 생체고분자 집합체로 거의 모든 조직에 고루 분포돼 있지만 특히 피부 탄력 등에 중요한 결합조직에 다량 존재한다. 세포 실험 결과 PPKO는 세포를 훼손해 노화를 촉진하는 주범으로 알려진 활성산소(ROS)를 증가시키고 또 다른 활성 산소종인 일산화질소(NO)의 생성을 유도하는 것으로 나타났다.

또 PPKO를 제거하거나 항산화제를 투여해 PPKO에 의한 활성산소와 NO 생성을 막으면 세포의 노화가 억제되고, 노화세포에서 PPKO의 작용을 억제하면 세포 분열 등 일부 기능이 젊은 상태로 회복되는 것으로 나타났다. 연구진은 노화세포 기질에서 발견된 PPKO는 공업용 페인트 항산화제나 곰팡이 방제물질 등 외부 환경오염 물질에서 유래했을 가능성도 있지만 세포 내에서 어떤 화학반응에 의해 자연적으로 생성됐을 가능성이 큰 것으로 보인다고 밝혔다. 이 성과는 노화를 억제하거나 유발하고 노화세포를 다시 젊게 만드는 세포 노화 제어 연구에 응용될 수 있을 것이다. 한편 이 연구결과는 최근 노화과학 국제학술지 '노화 세포(Aging Cell)' 온라인판에 게재되었다.

• **인슐린 유사 성장인자(Insulin-like growth factor)** : 성장 호르몬(Growth hormone)에 의해

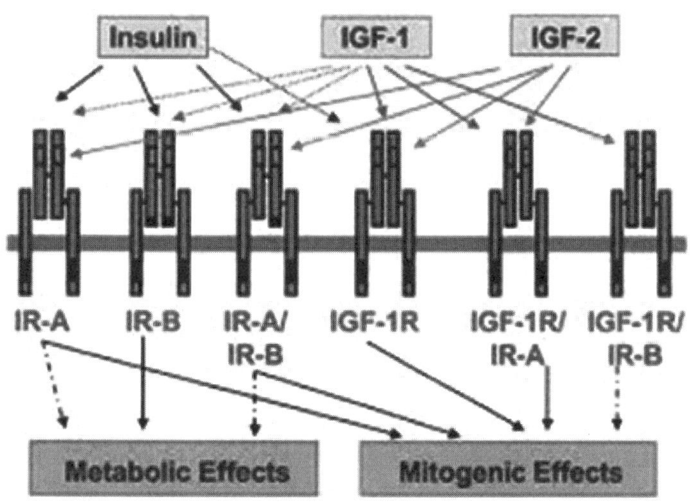

그림 161. 인슐린 유사 성장인자(IGF)의 수용체

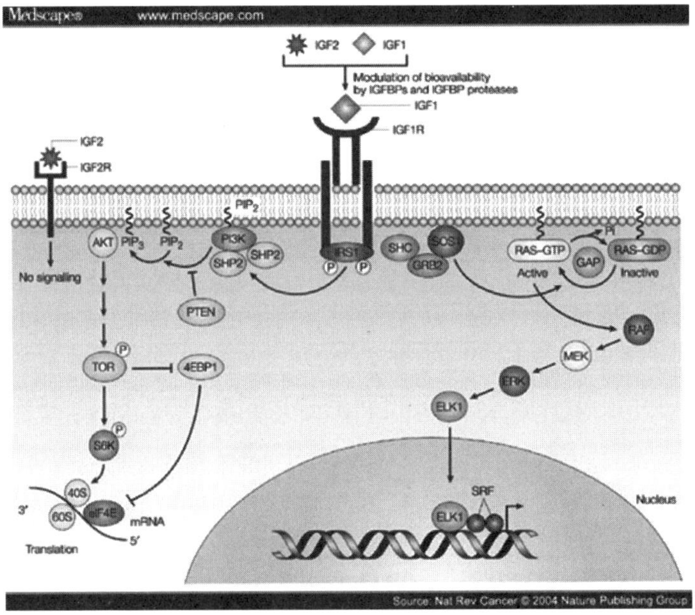

그림 162. IGF 수용체 IGFR1의 기전

간에서 발현 및 분비가 촉진되는 인슐린 유사 성장인자(IGF)에는 크게 두 종류가 있다. 각각을 IGF-1, IGF-2라 하는데, 효과는 둘이 비슷하다.

IGF는 특별한 분비 기관이 없이, 여러 조직에서 측분비(Paracrine)의 형태로 분비되고, IGF 결합 단백질(IGF binding protein)과 함께 결합한 상태로 혈류를 순환한다. 혈중 반감기는 약 15시간이며, IGF 결합 단백질과 IGF 사이의 결합력은 IGF와 IGF 수용체 사이의 결합력보다 강하기 때문에 혈장 단백분해효소에 의해 IGF 결합 단백질의 분해가 일어나야 IGF의 유리가 일어난다. 또한, IGF 결합 단백질에 결합한 IGF는 모세혈관을 통과할 수 없으므로, 생리적 활성을 나타내기 위해서는 반드시 IGF 결합 단백질의 분해가 일어나야 한다. IGF는 인슐린과 그 구조가 매우 유사하여 인슐린 수용체에도 결합하는데, 경우에 따라선 인슐린 수용체와 IGF 수용체가 하나씩 이형이합제를 구성하기도 한다.

모양을 보면 알겠지만 이들의 수용체는 티로신 인산화효소 수용체다. 대부분의 성장인자들이 티로신 인산화효소 수용체를 갖는다. 그런데 인슐린이 결합하기도 하는가? 그러면 인슐린도 성상 인자로 작용하는가? 태아에서는 인슐린과 IGF-2가 함께 주요한 성장 인자의 기능을 하는 것으로 여겨진다. IGF 수용체는 두 종류가 있으며, IGFR1은 생리적 활성을 가지나 IGFR2는

C-말단부가 매우 짧아 생리적 활성이 없는 잉여 수용체로 여겨진다.

IGFR1은 다음과 같은 기전을 통해서 단백질의 발현을 조절하며, AKT 경로를 통해 전사를 촉진시킨다. IGF의 생리적 작용은 다양하다. 성장 호르몬과 비슷하게 세포의 성장 및 분열, 생존을 촉진함은 물론, 인슐린에 대한 감수성을 증가시켜 세포 대사를 활발하게 한다. IGF는 성장 호르몬에 의해 분비가 촉진되지만, IGF는 성장 호르몬의 분비를 억제하는 것으로 보인다. 또한, IGF와 인슐린은 단백질 분해를 억제하여 성장 호르몬에 의한 단백질 합성이 더욱 잘 일어날 수 있도록 한다. 흥미롭게도, IGF는 노화에 기여하는 것으로 보이는데 이는 IGF가 세포의 대사를 촉진시키기 때문인 것으로 여겨진다. 물질 대사가 활발하게 진행될 경우 다양한 자유 라디칼들이 생성된다. 이들은 굉장히 강력한 산화력을 갖고 있어 세포의 DNA나 세포 구조물을 공격할 수 있다. 그 결과 돌연변이가 축적되고, 세포의 수명이 짧아진다. 실제로 세포 실험에서 IGF 자극을 감소시키면 노화가 더디게 일어나는 것이 관찰된다. 또한, 암세포에서 IGF 신호는 암의 성장 역시 촉진시킨다는 사실이 밝혀졌다. IGF의 결핍은 왜소증을 유발한다.

2.5 피부노화/항노화의 이론

(1) Acetyl hexapeptide와 히아루론산

피부는 가장 크고 복잡한 면역기관이다. 피부는 내부와 외부가 모두 산화요소들에 노출되어 있으며 노화와 세포기능의 손상이 빠르다. 모든 생체기관은 나이를 먹어가며 조금씩 그 기능을 잃는다. 오래 사는 것은 노화과정을 느리게 하는 것을 뜻하지 않는다. 몇몇 효과로 노화를 지연시킬 수 있으며 이는 직사광선을 피하는 것으로 피부노화를 지연시키고 적절한 식이로 심장병의 발생을 줄이는 것으로 알 수 있다.

노화는 생화학, 조직학, 생리학적 변화와 환경에 노출에서 오는 자연현상이며 일정한 얼굴 근육의 반복적인 사용과 장시간에 걸쳐 가해지는 중력의 힘 등의 영향과 진피상층의 콜라겐 및 진피 성분이 퇴행되면서 탄력성이 줄어들게 되는데, 콜라겐을 비롯한 여러 기질 단백질이 matrix metalloproteinase (MMP)에 의해 분해되고, 점차 콜라겐의 합성이 감소되고 MMP 생성이 증가됨으로써 주름생성이 증가되어 피부노화가 가속화되는 것으로 알려졌다. 각종 생리활성물질이 피부노화에 효과적으로 작용하는 것으로 보고되고 있는데, 올리고 펩타이드인 acetyl hexapeptide가 SNAP-25와 구조적으로 유사하여 SNARE complex 형성과 안정성을 방해함으로써 신경전달물질의 분비를 억제함으로써 근육운동으로 인해 주름이 생기는 것을 막아주는 효과를 나타내며, 구강복용 또는 국부 사용 시 유해반응이나 독성과 부작용이 없음이 in-vivo 실험을 통해 밝혀졌다. 고분자 다당류인 히아루론산(HA)은 피부의 extracellular matrix의 주요성분으로 강력한 hydroscope 성질을 가짐으로써 피부에 수분을 지탱해주는 중요한 저장고 역할을 담당하는 것으로 알려져 있는데, 최근 연구에 따르면 anhydrous HA가 hydration시 부피와 viscosity를 증가시켜 swelling효과를 한층 높이는 것으로 알려지고 있다.

(2) 시르투인과 피부

세포내에서 시르투인의 역할과 그들의 피부와 노화에 대한 효과를 알아본다. 시르투인 활성도를 조절하는 새로운 화장품을 만드는 것과 그들의 항노화 피부작용과의 관계에 초점을 둔다. 시르투인(SIRT)이 최근에 발견되었지만 많은 연구가 이루어졌으며 지금의 세포 생물학이 보여주는 많은 후성적이고 대사적인 과정에서 주요한 역할을 하는 분자라는 것이 보여진다. 시르투인은 진화적으로 잘 보호된 단백질이며 자연과 포유류 세포에서 발견되고 일곱 개의 isotype이 있는 것으로 나타났다. 그들의 기능은 주로 NAD-dependent deacetylases이며 일곱 개 중 두 개는 rebosyl transferase의 활성이다. 게다가, 시르투인은 세포 이하에 존재하며 유기체 특이적 생화학반응에 관여한다. 예를 들면, 핵에서 유전자 침묵을 일으키는 히스톤의 deacetylation은 SIRT1의 축적이 높아질수록 증가한다. 이 방법으로 칼로리를 제한하는 동안 유전자발현을 제한하여 에너지를 아껴 쓰고 기관을 보호할 수 있다. 칼로리 제한이 장수와 관련이 있는 것이 보여지며 시르투인의 조절 양상은 노화 연구의 또 한 전략이 되었다. 또한 현재 연구는 시르투인 발현을 바꾸는 것이 세포 에너지와 DNA 손상 복구에 즉각적인 효과를 보였다. 시르투인의 여러 세포내 과정과 특히 피부와 노화에 대해 논의하고, 새로운 시르투인 조절 활성의 화장품 생산과 관련성을 살펴 본다.

① 시트루인이란?

시르투인이 효소의 일종이며 많은 세포 반응에서 중요한 역할을 한다는 증거가 밝혀지고 있다. 최근에는 post-translational modifier로 역할을 하는 것이 발견되었고 그들은 이미 후성적 유전자 침묵과 유전자 전사 신호, 에너지 대사, 노화와 관련이 있는 것이 이미 밝혀졌다. 시르투인은 자연 곳곳에서 발견된다. 그들의 기능과 아미노산 시퀀스는 잘 보존되어있으며 이는 분자의 진화적 중요성을 뜻한다. 이스트 단백질 중 전사는 하지 않지만 돌연변이가 일어나면 바람을 피우게 하는 HM loci gene이라 알려진 이 유전자의 교배형을 보호하는 침묵 정보 조절자 2(Sir2)에서 돌연변이가 발생한 것이 발견됨에 따라 시르투인에 의한 유전자 침묵 개념이 형태를 갖췄다. 게다가, Sir2의 과잉발현은 수명을 연장시키는 것으로 나타났다. 노화에 대한 시르투인 활성과 영양 제한과의 관계에 대한 연구가 시작되었다. 논란은 있지만, 어떤 연구에서는 시르투인 과잉발현이 *C. elegans*의 수명을 늘리지 않았는데 이것은 이 생물의 유전적 배경 때문인 것으로 생각된다.

포유류의 세포에서, 일곱 개의 시르투인(SIRT1–7) 동족체가 밝혀졌으며 여러 세포구성물질에 포함되어있다. SIRT1과 6은 핵에 있으모 SIRT3,4,5는 미토콘드리아에 있다. SIRT2는 세포질에 있고 SIRT7은 원자핵에 존재한다고 한다. 시르투인은 NAD+(nicotinamide adenin dinucleotide)에 의존적인 III형 디아실레이즈이며 단백질의 라이신 곁가지에 있는 아실그룹을 제거한다. 반응이 일어나면, 아세트산의 일부는 NAD+ cofactor로 이동되며 2'–O–acetyl–ADP ribose를 형성하고 nicotinamide를 해리한다. 2'–O–acetyl–ADP ribose는 시르투인 반응으로 생성되는 고유한 부산물이다. 그렇지 않으면 NAD+의 ADP부분이 라이신 곁가지에 붙고 nicotinamide가 해리되는 ADP–ribosylation 반응에서 생성된다. 두 개의 반응 모두 nicotinamide는 효소적으로 재생산되어 NAD+로 돌아간다. 그러나, nicotinamide의 수위가 높아지면 nicotinamide는 피드백 저해로 시르투인 활성을 저해시킬 수 있으며 이 때의 nicotinamide는 효소적 부위에 달라붙고 더 이상을 디아세틸레이션을 막는다.

시르투인이 NAD+에 의존적이기 때문에 ATP 합성의 주요 전자 억셉터로 이것을 쓰는 세포는 세포 대사시 시르투인에 고유하게 반응하므로 왜 시르투인이 칼로리 제한에 반응을 보이는지 말해준다. 예를들어 *C. elegans* 등 많은 유기체에서 칼로리 제한이 노화반응을 조절하는 시르투인 발현을 조절해서 수명을 늘리는 것이라는 증거가 있다. 이 사실은 피부보호상품 개발에 매우 중요하다. 어떻게 시르투인 활성을 효과적으로 도와줘서 어린피부를 유지하는 가를 이해하는 것은 실제적인 피부 연구의 목표가 되고 있다.

② 시르투인의 세포기관–특이적 생화학

포유류 세포기관의 시르투인 활성도에 대한 연구는 크게 두 가지가 있다. 즉, 세포핵과 미토콘드리아에 대한 것이다.

• 가. 세포핵

SIRT1에 의한 후성적 침묵이 핵에서 일어난다. 이 반응에서 SILT1은 뉴클레오솜이라는 거대한 복합체로 구성된 히스톤 단백질을 deacylate 시킨다. 히스톤 단백질은 나선형 DNA가 감겨져 있는 물질이며 "beads on a string"모델로 표현되는 DNA 구조이다. 히스톤이 아세틸화되면, 염색질 구조가 정전기적 그룹이 발생해 극성으로 되며 유전자 발현하기에 좋도록 구조가 열린다. 시르투인 활성은 환경변화에 따라 증가하며 영양이 제한되거나 디아세틸레이션으로 인해 염색질의 극성이 줄어들고 유전자 침묵이나 condensation이 일어난 경우 등이 그 예이다. 포도 표피에서 얻는 레스베라트롤은 많은 주목을 받았다. 이는 그 시르투인 활성도를 높여서 이스트를 포함한 여러 유기체의 수명연장을 나타냈기 때문이다.

히스톤 디아세틸레이션으로 인한 유전자 침묵에 더하여, 시르투인은 signaling factor의 전사를 디아세틸레이션하여 유전자 발현을 조절한다. 아주 흥미로운 그 예는Pernodet과 Pelle의 생체시계 연구 분야에서 나타났다. 이는 피부보호의 새로운 전략이 될 것이다. 생체시계 단백질인 CLOCK과 BMAL-1은 헤테로다이머이며 유전자 프로모터에 결합한다. 그리고 diurnal cycle의 적절한 시간에 특정 유전자의 발현을 조절한다. CLOCK은 아세틸트랜스퍼레이즈의 활성을 가진다. CLOCK은 DNA에 결합하고 극성 아세틸 그룹을 뉴클레오솜에 찔러 넣으며 그 형태를 열어준다. 이것은 결국 BMAL-1 아세틸화하며 CLOCK과 헤테로다이머상태로 만든다. SIRT1은 이 반응을 조절하며 BMAL-1을 디아세틸화한다. 그리고 다른 단백질이 달라붙는 것을 막고 CLOCK/BMAL-1 복합체의 활성을 제한한다. 이런 방법으로 시르투인은 피부세포의 생체시계에 영향을 미친다.

SIRT1은 조절과 종양 억제 단백질 p53의 활성화를 보여준다. 결과적으로 시르투인은 p53을 통해 세포주기를 느리게 하는 것으로 유전자독성 스트레스에 반응을 보인다. 세포주기를 느리게 하는 것은 DNA를 복구하거나 손상이 심할 경우 세포사멸을 일으키게 하기 위함이다. 게다가, forkhead box protein(FOXO)등에 의한 산화 스트레스에 대한 전사 신호가 SIRT1에 의해 약화되고 세포생존을 돕는다. SIRT6은 핵에 존재하는 시르투인이며 DNA손상 복구나 포도당 대사, 염증과 관련이 있다. SIRT6은 염색질과 연결되어있으며 DNA 염기 삭제를 복구해준다. re-anneals DNA 이중가닥 파괴에 대한 복합체의 복구도 도와준다. 해당작용을 일으키는 유전자 또한 SIRT1 활성의 영향을 받는다.

영양적 스트레스상황에 있으면 SIRT1은 히스톤을 디아세틸화 하며 이는 해당작용을 일으키는 유전자의 프로모터 부분과 관련이 있다. 또한 전사 조절자를 불안정하게 만들며 해당작용이 미토콘드리아 호흡에서 멀어지게 만들고 결과적으로 에너지를 아끼게 된다. Mostoslavsky의 동물실험에서 SIRT6 유전자가 없을 때 노화의 표현형은 갈색화와 피하지방의 저하 등과 함께 확연히 보여졌다. SIRT6이 텔로미어의 결합에서 존재하는 것이 발견됨에 따라 미래의 피부노화 연구는 이 부분에 초점이 맞춰질 것으로 보여진다.

• 나. 미토콘드리아

지금까지 대부분의 미토콘드리아 시르투인 활성은 에너지 대사에서 나타났다. 미토콘드리아 단백질의 20%에서 아세틸라이신이 포함된 것이 측정되었고 이는 post-translational modification이 시르투인에 의해 촉진되었을 가능성을 나타낸다. 예를 들면 SIRT3은 acetyl-CoA 합성효소를 활성화하며 디아세틸레이션을 통해 산화적 인산화반응을 증가시킨다. 대조적으로, 칼로리 제한은 SIRT4에 의한 상향조절을 일으킨다. 이는 ADP-rybosylation을 통해 glutamine dehydrogenase를 저해하며 ATP 합성을 저해한다. SIRT3과 4의 활성도는 서로 균형적이며 이는 glutamine dehydrogenase의 생산물이 알파케토글루탐산이며 이는 ATP를 생성하는 tricarboxylic acid cycle의 중간생성물이기 때문이다. 그러므로 미토콘드리아 시르투인은 유전자에 의해 조절되는 세포 대사를 조절한다. Qiu등의 연구에서 SIRT이 superoxide를 없애는 활성을 보이는 superoxide dismutasw2(SOD2)에 디아세틸레이션을 보여줌으로써 산소와 미토콘드리아 시르투인의 연결점이 보여졌다. 마지막으로, SIRT5에 대해선 많이 알려지지 않았지만 최근의 연구에서는 그것이 주로 요소회로에 위치하는 carbamoly phosphate synthetase를 디아세틸레이트하는 것으로 보여진다.

③ 환경변화에 따른 시르투인 반응

칼로리 제한이 장수에 영향을 주는 것이 많이 알려져 있다. 생화학 수준에서의 연구가 시르투인이 영양 스트레스에 대한 반응에서 중요한 역할을 하는 것이 보여졌고 이것은 NAD+와 관계가 있다. 현재 연구실에서는 다른 환경 스트레스들에 대한 시르투인 활성의 영향을 조사하고 있다. Dong 등의 연구에서는 RT-PCR 검사에 의하여 세포 굶주림과 동기화 후의 SIRT3, 4, mRNA에 의해 발현되는 정상 인간 상피 keratinocytes(NHEK)가 서로 역비례하여 전사되는 것을 발견했다. 그러나, 낮고 비세포독성의 UVB(10mJ/cm2)에 노출될 경우 이 발현이 폐기되는 것을 발견했다. 게다가 우리는 hydrogen peroxide의 수준이 올라갔음에도 불구하고 ATP의 수준이 낮아진 것을 발견했다. 이 발견은 피부에 중요하다. 그 이유는 얼마나 햇빛에 노출되는 것이 피부의 에너지 요구에 영향을 미치는지를 입증하며 또한 피부가 높은 산화스트레스에 노출될 것이기 때문이다.

전 세계의 환경문제로 인한 오염물질의 형태는 대류권의 오존이며 이는 햇빛과 자동배기가스 배출의 상호작용의 결과이다. McCarthy등의 연구에서 환경적으로 적절한 수준의 오존(ca. o.4 ppm, 30 min)에 NHEK를 노출시켰고 그후 actin으로 정규화된 western blot 분석법으로 SIRT3의 발현을 분석했다. SIRT3이 오존 노출 후에 감소되는 것을 발견하였고 이것은 얼마나 시르투인 활성도가 이런 환경 하에서 얼마나 보장될지를 알려준다. 이 결과는 SOD2활성이 없을 경우 피부나 산화적인 상황에 에너지 대사가 얼마나 영향을 받는 지 다시금 보여준다. 이 연구는 environmental challenge의 효과를 나타내며 또한 칼로리 제한에 대하여 피부의 시르투인을 연구하고 이들의 타입에 따른 피부보호 상품을 만들 때 고려해야 할 점을 나타낸다.

④ 시르투인의 항노화 피부보호에 대한 적용

시르투인 활성자에 대한 연구는 화장품 산업이 발달함에 따라 안티에이징 연구에 대한 최근의 뜨거운 감자다. 생물적 활성을 지니며, 피부에 안전하고, 각질층에 들어갈만큼 작은 물질이며, 활성적이고 안정하게 화장품속에 남아있는 활성자를 찾아야 한다. 우리가 연구한 물질인 레스베라트롤은 이 영역에 들어맞는다. 레스베라톨은 작으며 세포 굶주림에 대해 SIRT1을 활성화 한다. 그러므로 레스베라트롤은 시르투인 수준을 늘리고 세포 침묵을 유발하는 성분으로 보여진다. 다른 물질은 유사 레스베라트롤이며 이또한 다른 물체에 비해 높은 수준의 활성도를 보인다. 그러나 최근의 분석 자료에서는 레스베라트롤에 의해 증가된 시르투인 활성도가 레스베라트롤의 시르투인과 어세이에 있는 플루오르와의 상호작용에 의한 결과라고 생각되기도 한다. 그럼에도 불구하고 레스베라트롤은 후생동물의 수명을 연장시키고 피부세포의 건강을 증진시켰다.

다른 한편, 피부보호상품은 시르투인의 활성도를 저해시켜도 유용한 물건이 될 수 있다. SIRT1이 keratinocytes의 분화를 촉진하므로 이 관계는 피부의 모든 층에서 사실로 나타난다. 만약 그렇다면 시르투인 저해가를 피부보호상품에 포함시킴으로써 피부의 긴신이나 다른 영역에 내해서 피부 컨디션이 좋아지는 것을 목적으로 할 수 있다. 이를 적용할 때에는 니코틴아마이드처럼 낮은 분자무게와 세포독성이 없는 물질이 좋은 후보가 될 것이다.

최근 10년간 노화 연구는 시르투인의 이해와 함께 급작스럽게 가속화했다. 시르투인 활성도는 유전자 침묵과 에너지 대사를 줄이며 장수와 건강에 영향을 준다. 또한 그들이 NAD+를 사용함으로 시르투인이 칼로리 제한을 통한 수명연장의 생물학적 메카니즘을 이해하도록 도왔다. 게다가 시르투인에 의존적인 동물들은 노화 표현형이 가속되는 것이 확연히 보여졌다. 피부학 연구와 노화 연구에 대한 새로운 진보를 가져오는 것과 이 업적을 이용해 새롭고 효과적인 피부 보호상품을 개발하는 것은 아직 도전적이라 할 수 있지만, 젊어 보이는 피부를 이루는 것은 지금 달성 가능한 목표로 보인다.

2.6 노화 제어 연구의 최신 동향

과거 진시황이 찾았다던 불로초는 아직 발견되지 않은 것 같고, 온 인류의 염원인 장수의 묘약도 발명되지 않은 것 같다. 영생불사를 제공하는 불로초와 장수의 묘약이 쉽게 얻어지지 않을 것이라는 것은 생명의 신비를 떠나서 인체의 노화 기전에 유전적인 요소와 후천적인 요소 등 아주 다양한 요소들에 의해 영향을 받기 때문에 어떤 천연물이나 약물로 노화를 제어한다는 것은 이론적으로나 실제적으로 불가능하다. 따라서 현재의 수준에서 접근할 수 있는 노화 제어 전략은 "복합적 방법(multi-pronged approach)" 만이 가능할 것이라는 것이 많은 노화학자들의 일치된 견해이다. 부산대학교 약학대학 및 장수생명과학기술연구원 원장, 김남득 교수는 현재 사용되고 있는 여러 가지 방법들을 다음과 같은 6가지 방법인 ①영양 섭취 조절, ②호르몬 보충요법, ③운동, ④항산화제, ⑤혈관노화조절, ⑥ 면역 기능 유지 등으로 분류하였다.

(가) 영양 섭취 조절

① 소식(小食)

이처럼 소식이 좋은 것은 사실이나 먹는 즐거움에 대한 욕구를 피하지 못할 경우 소식 모방제(CR mimetics)의 개발이 요구되어졌다. 천연물로는 폴리페놀류, 포도에 많이 함유된 레스베라트롤 등이 소식 모방제의 효능을 일부 보였다. 이외에 라파마이신(sirolimus, TOR 억제제), 2-deoxy-D-glucose(2DG), 당뇨치료제인 metformin 등도 소식 모방제의 후보 물질로서 이들에 대한 활발한 연구들이 진행되고 있다.

② 비만 조절

비만은 건강생활을 가로막는 최대의 장애물 중 하나이며 노화를 촉진하는 주범으로 지목되고 있다. 나아가 고혈압 · 당뇨 · 뇌졸중 등 다양한 성인병의 핵심 요인으로 지적될 뿐만 아니라 한국인에게 많은 대장암 · 직장암의 원인도 제공한다. 비만치료제로 정신신경계에 작용하는 식욕억제제(예. 시부트라민), 위장관이나 내분비계에 작용하는 지방흡수억제제(예. 제니칼)나 지방분해촉진제 등 다양한 의약품이 개발되었다. 하지만 불면 · 불안 · 가슴두근거림 · 부정맥 등 정신신경계나 심장혈관계 등에 부담을 줄 수 있는 것은 물론 장기 복용에 따른 경제적 부담도 만만치 않았다. 1997년 미국 아보트사가 개발한 시부트라민(국내 상품명: 리덕틸)은 심혈관계에 심각한 부작용을 발생시켜 2010년 전 세계 시장에서 퇴출되었다.

새로운 형태의 비만 치료제 계발이 다양한 형태로 시도되고 있는데, 비만 백신도 이러한 시도 중의 하나이다. 인체의 면역체계나 호르몬을 이용한 비만 예방백신은 선진국에서는 오랫동안 개발되어 왔다. 2008년 미국 사우스다코타주에 설립된 브라슈 바이오테크(Braasch Biotech LLC)가 대표적인 업체다. 소마토스타틴을 기본으로 한 백신과 생물의약품 개발 전문 개인기업인 이 회사는 2012년 세계 최초로 비만 예방백신을 개발했다고 발표했다.

백신을 이용한 비만 치료 기술이 2015년 11월 국내에서도 개발되었다. 한양대 에리카캠퍼스 김효준(과기대 · 분자생명) 교수팀은 지난 13일 인체 면역기능을 활용하는 획기적인 비만 개선 백신을 개발했다고 발표했는데, 이 백신은 혈액 속에서 지질을 운반하는 데 쓰이는 아포리포단백질의 한 종류인 아포-B100과 구조가 비슷하다. 구조적 유사체(mimotope)로 불리는 이런 물질이 인체에 들어오면 우리 몸의 면역시스템은 이를 이물질로 인식해 항체를 만들게 된다. 이 항체는 그렇게 정밀한 무기는 아니어서 백신은 물론 지방입자를 둘러싸고 운반하는 아포B-100과도 결합하게 된다. 이 과정에서 아포B-100에 붙어 있던 지방입자는 몸의 이물질을 먹어치우는 대식세포가 삼키게 된다. 혈액 속에 있던 지방은 저장되지 않고 인체 밖으로 배설되는 것이다. 향후 인체에 적용하기 위해서는 임상시험을 통해 효과와 부작용, 독성 검증 등이 필요하다.

비만 예방백신 개발에서 또 다른 가능성이 있는 것이 그렐린(Ghrelin)이다. 이 호르몬은 1996년 처음으로 인체 내 존재가 밝혀졌으며 학계나 의약계에는 1999년에 알려졌다. 이것은 성장호르몬 분비 유도(Growth Hormone Release-Inducing) 기능이 있고, 성장호르몬 분비를 유도하면 성장만 촉진되는 게 아니라 체중 증가가 억제되고 당뇨 치료에도 도움이 된다. 인체 위장관에서 분비되는 그렐린은 '배고픔 호르몬'으로도 불린다. 그렐린 투여로 최소한 배고픈 시간을 오래 유지하면 체중을 줄일 가능성이 커지는 것이다. 2006년 미국 스크립스연구소와 일본 오사카시립대 공동 연구로 그렐린을 생쥐에 접종한 결과 접종한 쥐에서 체중 증가량을 30% 억제시켰다고 보고한 이래 현재 다양한 후속 연구들이 진행되고 있다.

(나) 호르몬 보충 요법

인체의 많은 호르몬의 분비는 나이가 증가함에 따라 감소하며, 대표적인 호르몬으로 성장호르몬, 에스트로겐(여성 호르몬), 테스토스테론(남성 호르몬), DHEA(dehydroepiandrosterone), 멜라토닌, pineal peptide hormone 등이다. 나이 증가에 따라 감소되는 이들 호르몬을 대체요법으로 보충하면 다시 젊게 된다는 것이 기본 원리이며 그 목적이다. 실제로 여성의 폐경기 이후 에스트로겐의 급격한 감소로 발생하는 골다공증 방지를 위한 에스트로겐 보충, 남성의 근육 감소와 기력의 쇠약 등 노화방지 목적으로 사용되는 테스토스테론과 DHEA 보충, 근육 강화를 위한 성장 호르몬 보충 등이 좋은 예라고 할 수 있다. 따라서 최근에 많은 호르몬 대체요법이 유행하고 있는 이유는 그 효력이 잘 보여주며 또한 다양한 임상실험을 통해 여러 가지 효력이 있다는 것이 증명되었다.

송과선(pineal gland)에서 유래하는 멜라토닌과 pineal peptdie hormone들이 새로운 각광을 받고 있다. 멜라토닌은 이미 오래 전부터 인체의 생활주기(circardian rhythm) 조절, 수면 유도 효과, 사춘기 발현, 항산화와 면역 기능 증강 작용 등이 보고되었다. 멜라토닌 외에 합성된 pineal tetrapeptide인 "Ala-Glu-Asp-Gly"를 생쥐에 투여하였을 때 생쥐의 수명 증가, 활성 산소 생성과 폐의 선종과 같은 종양의 발생 등이 감소시켰다.

그렇지만 호르몬의 대체 요법은 장기간 계속 받아야 되고 또 장기간의 호르몬 대체요법에는 여러 가지 위험한 부작용이 동반된다. 특히 성장호르몬, 에스트로겐, 테스토스테론 모두 장기복용으로 인해 암 발생이 유도된다는 것이 잘 알려져 있다. 심지어 성장호르몬(hGH)의 경우 나이가 들면서 성장호르몬이 정상치보다 높을 경우 오히려 수명을 단축한다는 보고가 있고, 여러 형태의 동물 실험에서 성장호르몬이 적당히 낮을 경우 오히려 동물의 수명을 증가시킨다는 보고도 있다. 따라서 장수하려다 오히려 암과 같은 치명적인 질병을 초래하여 수명을 단축하는 위험성이 크다는 것을 알고 있어야 한다.

(다) 운동

① 노화에 따른 근감소증

인체를 구성하고 있는 근육은 나이가 많아짐에 따라 감소하는데 이것을 근감소증(sarcopenia) 이라고 한다. 이러한 현상은 모든 사람들에게 공통적으로 나타나며 한국인의 나이별 근감소 현상이 근래 보고되었다. 분당서울대병원의 발표 자료에 의하면 2008년부터 2010년 국민건강영양조사 자료를 토대로 성인 29,812명을 대상으로 조사한 결과인데, 남녀 구별 없이 나이가 많아질수록 현저한 근감소증을 보이고 있다(그림 161).

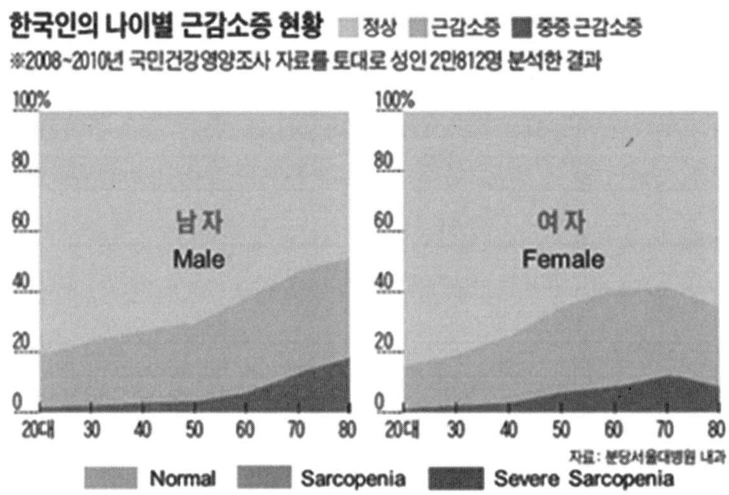

그림 161. 한국인의 나이별 근감소증 현황

(출처 : 조선일보 2015.3.19.)

② 운동에 의한 근감소증 개선

운동은 지금까지 알려져 있는 노화방지 방법 중 칼로리 제한 다음으로 효력이 있다고 알려져 있다. 운동은 신체기능 유지에 가장 효율적인 방법이다. 무엇보다 더 중요한 것은 암 발생의 위험이 있는 호르몬 대체요법이나 약물치료 등에 비하여 부작용이 전혀 없다는 것이 탁월한 장점이다. 운동은 육체의 기능을 향상시킬 뿐만 아니라 정신적 노화 방지에도 효력이 있다는 새로운 연구 결과들이 많다. 즉 나이 증가에 따라 발생하는 인지력 감소와 치매 현상도 운동으로 개선이 될 수 있다는 희망적 결과들이 보고되고 있다. 혈액 순환을 촉진하여 뇌세포에 혈액을 신속히 공급할 뿐만 아니라 여러 주요 호르몬들의 감소도 억제한다는 것이 바로 운동에 의한 노화 방지의 효력이다. 따라서 육체 운동은 일시적이 아니고 반드시 지속적으로 일생동안 해야 한다. 노인들을 위한 운동 처방은 아주 다양한데 미국 스포츠 의학회, 미국 심장협회, 미국 질병관리 본부, 미국 보건복지부 등이 추천하는 프로그램을 보면 에어로빅, 근력운동, 유연성 운동 등을 매일 30분~1시간 정도 실시할 것을 권장하고 있다.

소식과 더불어 운동을 병행할 경우 젊음과 건강을 유지할 수 있다. 흰쥐에 식이제한 없이 운동을 시키면 평균 수명이 다소 연장되지만, 10% 식이제한을 하고 운동을 시키면 거의 평균 수명이 40% 정도로 연장되었다. 운동에 의한 활성산소의 발생 증가로 조직이 손상되거나 노화가 촉진된다는 연구 보고도 있으나, 이는 과격한 운동을 할 경우에 해당하며 활성산소의 발생 측면만 지나치게 보는 견해로 보인다. 적당한 유산소 운동은 활성산소의 생성을 다소 증가시키지만 그보다 활성산소 제거력이 월등히 증가되어 오히려 생체의 손상을 보호한다. 더욱 운동은 중요한 혈관 조절 물질인 NO(일산화질소)를 생성하는 혈관 내피세포의 NO 합성효소를 유도한다. 이는 생리적인 농도의 혈관성 NO를 생성하여, 혈관 세포 내 cGMP를 증가시켜 혈관을 확장하여 혈액 순환을 촉진한다. 소식을 하게 되면 몸이 가벼워져서 많이 움직이게 되고 운동량 또한 많아지는데, 이것이 소식의 일석이조 효과이다. 적당한 운동을 할 경우 생리적인 일산화질소(혈관 유래 NO)가 생성되지만, 과도한 운동을 할 경우 병적인 일산화질소(염증 유래 NO)가 과도하게 생성되어 오히려 인체에 유해하기 때문에 주의가 필요하다.

③ 건강기능식품에 의한 근감소증 개선

꾸준한 운동을 통해 근감소증을 개선할 수 있다는 것은 너무나 자명한 사실이다. 그러나 운동을 할 수 없는 상태의 노인이나 환자들에게는 건강기능식품 섭취나 근육에 전기적인 자극을 통한 근감소증을 개선할 필요가 있다. 그리고 운동을 병행하면서 근력 증강을 도울 수 있는 건강기능식품이 있다면 그 수요가 매우 높을 것으로 판단된다. 미국 등 선진국에서는 스포츠 영양학 분야가 매우 잘 발달되어 있으며 오래 전부터 단백질을 구성하는 아미노산 중의 하나인 루신(leucine), 루신의 대사체인 HMB(β-hydroxy β-methylbutyric acid), 아르기닌, 크레아틴 등을 함유한 스포츠 건강기능식품들이 판매되고 있다.

근래 부산대 약대 김남득 교수와 동의대 한의대 최영현 교수팀은 비파잎(loquat leaf extract)에서 추출한 우르솔산(ursolic acid), 오미자 열매 추출물(Schisandrae fructus supplementation) 등이 흰쥐 근아세

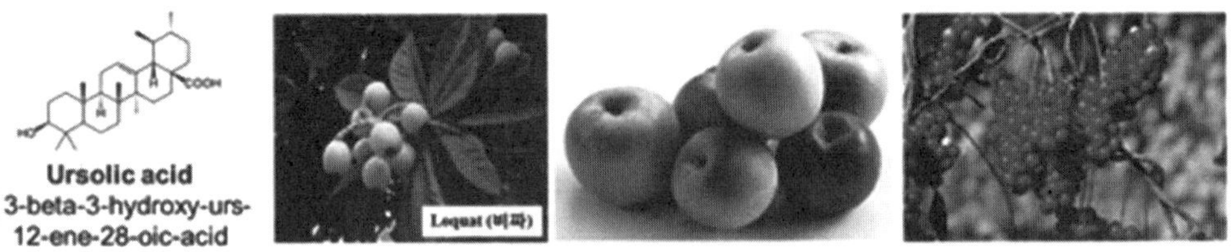

그림 162. 우르솔산의 화학 구조식, 비파잎과 열매, 사과, 오미자 열매

포계와 근위축을 유도한 흰쥐 모델에서 근육세포 분화와 위축 억제 효능을 보였으며, 양산 부산대병원과 동아의료원에서 각각 임상시험을 마쳤고 현재 식품의약품안전처에 근기능 개선을 위한 개별 인정형 건강기능식품 허가를 신청하여 심사 중에 있다. 우르솔산은 비파잎 외에도 사과껍질(apple pomace)에서 유래한 우르솔산 또한 근기능 개선 효과가 있음이 다른 연구자들 또한 보고하고 있다(그림 162).

(라) 항산화제

동서양을 막론하고 노화 방지제/제어제를 개발하려는 제약회사, 건강기능식품 제조회사, 벤처기업들이 많은 약물들이 효능이 있다고 선전하고 있으나, 실제로 과학적으로 인증 받은 장수의 묘약은 없다. 그러나 노화 제어의 기능이 있다고 알려져 있는 약물들은 대개 항산화제이며, 항산화작용을 나타내는 기전으로서 다음 세 가지를 생각할 수 있다. ① 활성산소의 발생을 미연에 방지, ② 생성된 활성산소를 포착하여 제거, ③ 철 등의 금속이온과 복합체를 형성하여 반응계에서 금속 이온을 제거하여 지질 과산화를 억제함으로써 항산화작용을 나타내는 것이다. 강력한 항산화 작용을 나타내는 천연물이나 생체 성분들은 항산화작용과 함께 미세염증반응을 조절할 수 있는 항산화물질은 매우 효과적인 노화제어물질이 될 것으로 예상된다.

① 녹차

녹차는 아시아권에서 가장 인기 있는 음료 중의 하나이며, 특히 녹차 속의 (-)-epicatechin 3-O-gallate, (-)-epigallocatechin-3-O-gallate (EGCG)와 (+)-gallocatechin 3-O-gallate가 강력한 항산화력을 나타낸다. 고혈압이 있는 쥐에게 녹차의 한 성분인 EGCG를 투여한 결과 뇌졸중의 발생 빈도가 감소하고 수명이 현저히 연장되었다. 그 외에도 녹차 성분들의 효과로서 암 예방, 혈전방지, 치매예방, 혈압강하, 동맥경화방지, 항당뇨, 소염, 항알레르기작용, 방사능 보호작용, 충치예방작용 등이 잘 알려져 있다. 그러나 국내의 경우 근래 커피에 비해 녹차 소비가 많이 줄어들어 염려가 된다.

② **비타민류**

비타민C는 활성산소의 강력한 제거제로서, 생체의 친수성 부위에서 활성산소 · 질소에 대항하여 가장 강력한 항산화 작용을 나타낸다. 반면에 비타민E는 소수성 부위에 작용하며 생체막 부위에서 활성산소를 효율적으로 제거한다. 또한 비타민C와 E의 상호작용으로 항산화작용의 효과가 상승되기도 하고, 세포 성분에는 친수성 부분과 소수성 부분이 모두 있으므로 비타민C와 E를 동시에 섭취하는 것이 중요하다. 비타민C와 E의 하루 소모량은 대개 각각 50mg, 12IU이지만 여러 가지 질병 예방이나 노화조절의 목적으로 섭취할 경우에는 각각 500mg/day, 200IU/day 정도의 섭취가 바람직하다. β-Carotene은 지용성 프로비타민A로서 인체 내에서 산화 · 환원되어 비타민A가 된다. β-Carotene은 녹황색 야채나 과일에 많이 함유되어 있으며 강력한 항산화 작용을 나타낸다. 미네랄 중에서 특히 셀레늄, 아연, 망간, 구리는 항산화효소의 보조인자로 작용하여 인체의 항산화력을 높여서 활성산소를 제거하는 역할을 한다.

(마) 혈관노화조절

노화조절과 제어를 위해서는 깨끗하고 젊은 혈관을 유지하는 것이 최대 관건이라 할 수 있다. 혈관을 젊게 유지할 수 있는 방법의 하나로 운동과 저콜레스테롤 식이가 있는데 이를 통해 동맥경화를 예방할 수 있다. 적당한 운동은 혈액의 흐름을 좋게 하여 혈관벽을 자극하며, 혈관 마사지와 같은 혈관의 물리적 자극을 통해 생리적인 NO 생성으로 혈액순환개선과 혈관 손상 방지를 가능하게 한다. 또한 활성산소 · 질소 제거제인 항산화제를 복용하게 되면 혈관변성이 억제될 수 있다. 에스키모인이나 일본의 어촌 사람들은 순환기계 질환이 현저하게 낮은데, 이러한 현상의 배경으로 등푸른 생선의 EPA(eicosapentaenoic acid)와 DHA(docosahexaenoic acid)라는 것이 잘 알려져 있다. 그러나 이들 등푸른 생선은 가능한 한 아주 신선한 생선으로 먹는 것이 중요하다. 어촌이 아닌 농촌, 도시 등에서는 신선한 등푸른 생선을 섭취하기 어려우므로, 대신 신선한 들깨 등에서 유래한 식물성 EPA와 DHA를 섭취하면 된다. 생선이나 들깨가 신선하지 않고 오래된 불포화 지방산이 많아 오히려 혈관 손상을 초래할 수도 있으므로 유의하여야 한다. 근래 등푸른 생선에서 얻어진 오메가3는 독특한 냄새(어취)와 중금속 오염 등의 단점을 피해서 식물성 오메가3가 각광을 받고 있다. 호두, 잣과 같은 견과류 및 들깨, 참깨와 같은 견과류/채소류의 오일에 포함된 오메가3로 알파리놀렌산(ALA)을 의미한다. ALA는 EPA/DHA와 같은 오메가3 지방산으로 식물성 물질에 많이 포함되어 있다. 녹조류인 Algae를 수조에서 양식으로 키운 뒤 식물성 오메가3을 추출하여 사용하기도 한다. 혈관을 젊게 하는 방법을 요약하면, ①운동, ②저콜레스테롤 식이, ③혈관운동을 통한 NO 생성 유도, ④활성산소질소 제거제, ⑤들깨와 등 푸른 생선 섭취 등이다.

(바) 면역 기능 유지

면역 기능을 유지하는 방법에는 적당한 운동, 소식, 다당류가 함유된 버섯류나 유산균 제제의 섭취, 면역장기 기능 유지법 등이 있다. 최근에는 면역 기능을 증강시키는 버섯류나 유산균 제제 등이 주목 받고 있다. 면역세포에 작용하는 비타민들과 미네랄들도 면역 기능 유지에 매우 중요한 기능을 가지고 있는데 이들의 작용을 간략히 정리하면 다음과 같다.

① 비타민류

비타민류로는 기존의 권장량이나 권장량보다 다소 많은 양의 비타민 섭취를 통해 면역 기능 유지와 이를 통한 노화 제어를 권장하고 있다. 비타민A, β−carotene, 비타민B1, 비타민B2, 비타민B6, 비타민B12, 비타민C, 비타민D 등은 다양한 항산화능력, 면역세포 분화 및 기능 증강, 고령자의 면역력 증가, 혈관신생증식을 억제하는 작용 등 다양한 면역 기능 유지 혹은 강화를 한다고 알려져 있다. 그러나 많은 연구 결과 우리나라처럼 국민의 기본 영양 상태가 좋은 경우, 과량의 비타민 섭취는 오히려 부작용을 야기할 수도 있다고 하기 때문에 상기한 비타민류 중에서 선별하여 꼭 필요한 것만 복용하는 것도 노화 제어의 방법이다.

최근에 합성 비타민의 부작용에 대한 보고가 증가하고 있다. 각종 화학적 공정을 거친 원료에 천연 비타민의 분자구조만으로 합성한 경우, 각종 보조인자가 들어 있는 천연 비타민과 달리 효과가 적거나 오히려 건강에 좋지 않은 영향을 미칠 수 있기 때문이다. 합성 비타민D와 젖산칼슘을 복용한 임산부의 태반에서 석회침착현상이 나타나거나 태아의 머리가 덜 여물거나 두개골 봉합선이 흐릿했다는 보고도 있다. 이러한 연구 결과들을 바탕으로 다양한 천연 비타민류들이 개발되어 시중에 판매되고 있고 또 소비자들의 요구도 커지고 있는 상황이다.

천연 비타민의 경우에는 과일, 채소, 각종 효모, 곡물, 유산균 등 자연에서 얻어진 원료로 비타민을 만들기 때문에 비타민 이름 앞에 XX분말이나 OO추출물 등으로 표기가 되어 있고, 합성인 경우에는 화학물질을 원료로 하여 화학적 합성을 통해 만들었기 때문에 합성원료명만 표기되어 있다. 천연 비타민C의 경우 아세로라 추출물, 비타민D의 경우 건조효모 추출물 등이 좋은 예이다.

② **미네랄**

칼슘은 반드시 비타민D와 함께 복용하면 흡수율이 향상되어 골다공증 예방효과와 항암작용을 더욱 상승시키는 반면 부족할 경우 대식세포의 활성이 저하되어 면역력이 떨어진다. 셀레늄은 활성산소로부터 조직을 보호하는 효소 성분이며 항산화작용이 있다. 셀레늄의 경우 항산화계에서는 비타민E와 공동으로 작용하기 때문에 비타민E와 함께 섭취하면 더욱 큰 효과를 올릴 수 있다. 특히 지질의 과산화반응으로부터 세포막을 지켜주며 발암물질이 유전자에 미치는 영향을 약화시켜 유전자의 돌연변이를 억제하여 암을 예방하기도 한다.

노화 제어 물질과 기술은 앞서 언급한 진시황이 불로초를 찾기 이전부터 우리 모두가 추구해 왔던 것일 수 있다. 그러나 현대 첨단 과학이 만들어 낸 노화 제어 물질들, 기술, 의약품, 건강기능식품들 어느 하나만으로 노화를 완전히 제어할 수 없음이 속속 밝혀지고 있다. 오히려 노화 원인과 진행에 70%를 차지하는 나쁜 행동 양식과 생활 습관의 변화를 통해 노화가 어느 정도 제어될 수 있음을 확인하였다.

즉 소식(하루 중 식사 2끼 량 정도), 운동(숨가쁠 정도로 30분~1시간), 적절한 비타민/항산화제, 혈관 · 림프운동 등이 바로 진시황이 찾던 불로초가 아닌가 생각된다. 그리고 이와 더불어 낙천적이고 적극적인 마음가짐으로 적절한 취미생활과 정신 건강을 위한 명상을 통해 유해한 스트레스를 제거 한다면 우리 인체의 호르몬계와 신경계 등이 안정화 되고 적절한 항상성 유지를 통해 노화 과정을 조절할 것으로 추측된다. 그러나 이에 대해 보다 체계적인 과학적인 연구가 필요하다. 1990년부터 2003년까지 진행되었던 게놈 프로젝트와 같이 노화와 노화 제어 연구분야가 21세기 생명과학의 핵심 연구 분야가 되어야 한다. 노화와 노화 제어 연구가 성공적으로 수행될 경우 우리 모두가 노인성 질환의 근본 요인을 규명하고 치료법을 확립할 수 있으며, 노하 지표 개발, 사회적 · 의료적 문제 해결, 노화 유전자 발굴, 노화 제어 기술 확보 등을 통해 삶의 질 향상을 통해 건강 장수를 실행할 수 있을 것이다.

2.7 항노화 화장품 소재개발 및 연구동향

세계적인 화장품 개발 경향은 90년대 초 이후 화장품이 추구했던 단순기능, 보호기능의 차원을 떠나 효능효과를 가시적으로 인지할 수 있는 기능성화장품 개발이 주류를 이루었으며, 2005년에는 3대 기능성 화장품인 미백화장품, 주름방지화장품, 자외선 차단화장품 등이 차지하는 시장 점유율이 전체 화장품 시장의 30%를 넘어섰다.

최근 연구에 따르면 각종 천연소재에서 추출한 생리활성물질이 MMP 작용을 저해하고 프로콜라겐 합성을 증가시키는 항주름 효과가 있는 것으로 보고되고 있으며, 수입 화장품 및 FTA시대에 대항하여 국내시장을 지키고 국제 경쟁력을 높일 수 있는 대안으로써 한국인의 피부에 맞는 기능성 화장품 개발이 필요하다.

찾아보기 (Index)

ㅇ

ㅈ

ㅊ

ㅋ

ㅌ

ㅍ